UTB

Eine Arbeitsgemeinschaft der Verlage

Böhlau Verlag · Wien · Köln · Weimar
Verlag Barbara Budrich · Opladen · Toronto
facultas.wuv · Wien
Wilhelm Fink · München
A. Francke Verlag · Tübingen und Basel
Haupt Verlag · Bern
Julius Klinkhardt Verlagsbuchhandlung · Bad Heilbrunn
Mohr Siebeck · Tübingen
Nomos Verlagsgesellschaft · Baden-Baden
Ernst Reinhardt Verlag · München · Basel
Ferdinand Schöningh · Paderborn · München · Wien · Zürich
Eugen Ulmer Verlag · Stuttgart
UVK Verlagsgesellschaft · Konstanz, mit UVK/Lucius · München
Vandenhoeck & Ruprecht · Göttingen · Bristol
vdf Hochschulverlag AG an der ETH Zürich

Claus Leitzmann, Markus Keller

Vegetarische Ernährung

3., aktualisierte Auflage

62 Abbildungen
74 Tabellen

Verlag Eugen Ulmer Stuttgart

Claus Leitzmann, Jahrgang 1933, studierte Chemie, Mikrobiologie und Biochemie in den USA und war dort als Molekularbiologe an der UCLA beim späteren Nobelpreisträger Paul Boyer tätig. Von 1969–71 war er Dozent für Biochemie und Ernährung in Bangkok und von 1971–74 Leiter eines Forschungslabors für Unterernährung in Chiang Mai, Thailand. Seit 1974 arbeitet er am Institut für Ernährungswissenschaft der Universität Gießen als Inhaber des Lehrstuhls „Ernährung in Entwicklungsländern“. Seit 1998 ist er emeritiert. Seine Forschungsgebiete sind die internationale Ernährung, Vollwert-Ernährung, Ernährungsökologie, Vegetarismus und Nachhaltigkeit

Markus Keller, Jahrgang 1966, studierte Ökotrophologie an der Universität Gießen, wo er auch promoviert wurde. Nach einer Tätigkeit als wissenschaftlicher Mitarbeiter bei Prof. Dr. Leitzmann am Institut für Ernährungswissenschaft der Universität Gießen arbeitet er seit 1997 als freiberuflicher wissenschaftlicher Autor, Lehrbeauftragter und Dozent. Im Jahre 2010 gründete er das Institut für alternative und nachhaltige Ernährung (IFANE), seit 2011 ist er Leiter der Abteilung Wissenschaft und Forschung im Verband für Unabhängige Gesundheitsberatung (UGB). Schwerpunkte seiner wissenschaftlichen Tätigkeit sind die Themen Vegetarismus, nachhaltige Ernährung sowie alternative Ernährungsformen.

Online-Angebote und elektronische Ausgaben sind erhältlich unter
www.utb-shop.de

Bibliografische Information der deutschen Nationalbibliothek
Die Deutsche Nationalbibliothek verzeichnet diese Publikation in der Deutschen Nationalbibliografie; detaillierte bibliografische Daten sind im Internet über http://dnb.d-nb.de abrufbar.

Wollgrasweg 41, 70599 Stuttgart (Hohenheim)
E-Mail: info@ulmer.de
Internet: www.ulmer.de
Lektorat: Sabine Mann
Herstellung: Jürgen Sprenzel
Umschlaggestaltung: Atelier Reichert, Stuttgart
Titelbild: ifong / Shutterstock
Satz: Arnold & Domnick, Leipzig
Druck und Bindung: Graphischer Großbetrieb Friedr. Pustet, Regensburg
Printed in Germany

UTB-Band-Nr. 1868
ISBN 978-3-8252-3873-5

Inhaltsverzeichnis

Vorwort der 1. Auflage

In Zeiten des Klimawandels, der Finanz- und Wirtschaftskrise sowie des unbefriedigenden Zustands unseres Gesundheitssystems findet das Thema Vegetarismus zunehmend öffentliches Interesse. Im Gegensatz zu früher werden vegetarische Ernährungsformen inzwischen nicht nur in wissenschaftlichen Fachgremien, sondern auch in weiten Teilen der Bevölkerung diskutiert. Die potenziellen Vorteile einer vegetarischen Ernährung machen diese Kostform für immer mehr bewusst lebende Menschen zur Ernährungsweise ihrer Wahl. Die öfters auftretenden Lebensmittelskandale – überwiegend betreffen sie vom Tier stammende Lebensmittel – beunruhigen die Öffentlichkeit und tragen zur Entscheidung bei, sich vegetarisch zu ernähren. Auch die Ratlosigkeit der modernen Medizin bei bestimmten Gesundheitsstörungen, wie rheumatischen Erkrankungen, begünstigt den Trend zum Vegetarismus, der bei diesen Gesundheitsstörungen hilfreich sein kann. Inzwischen gibt es eine Fülle an wissenschaftlichen Daten, die belegen, dass bereits eine pflanzlich betonte, mehr noch eine vegetarische Ernährungsweise günstige Auswirkungen auf die Gesundheit, die Umwelt und die Gesellschaft hat.

Die berechtigte Frage, ob eine vegetarische Ernährung mit Risiken verbunden ist, kann heute in differenzierter Weise anhand der vorliegenden wissenschaftlichen Erkenntnisse beantwortet werden. Früher bestanden die Antworten aufgrund der fehlenden Datenbasis meist aus einer Mischung von Erfahrungen, Spekulationen, Vorurteilen und theoretischen Überlegungen. Dabei wurde oft zu wenig zwischen den verschiedenen Formen des Vegetarismus unterschieden, die sich in ihrer Lebensmittelauswahl deutlich unterscheiden. Zudem wurde nicht zwischen der Menge an Nährstoffen, die mit pflanzlicher Nahrung aufgenommen wurde, und deren Verfügbarkeit für den Organismus differenziert. Trotz aller Erkenntnisgewinne gibt es weiterhin Vorurteile und Vorbehalte gegenüber dem Vegetarismus. Fundierte Informationen auf Basis der wissenschaftlichen Fakten können dabei helfen, diese Vorbehalte abzubauen. Hilfreich kann auch eine gezielte Ernährungsberatung sein, insbesondere für diejenigen Vegetarier, die ihre Lebensmittel nicht optimal zusammenstellen.

Der Vegetarismus ist nicht nur eine Ernährungsweise, sondern ein Lebensstil, der neben gesundheitlichen auch ethische, ökologische, soziale und wirtschaftliche Aspekte einbezieht. Der sich abzeichnende Klimawandel, die zunehmende Umweltbelastung, die Nahrungs- und Wasserunsicherheit einer rasant wachsenden Weltbevölkerung und die damit verbundenen Monokulturen und Massentierhaltungen sind Probleme, die durch eine vegetarische Ernährungsweise erheblich entschärft werden können. Vegetarische Ernährung ist deutlich weniger Klima belastend, benötigt erheblich weniger Ackerland und achtet die Tierrechte.

Die 1. Auflage „Vegetarische Ernährung" stieß sowohl in Fachkreisen als auch bei vielen Vegetarierinnen und Vegetariern[1] auf große Resonanz. Seit dem Erscheinen der Erstveröffentlichung sind dreizehn Jahre vergangen. In dieser Zeit gab es einen kräftigen Anstieg wissenschaftlicher Untersuchungen und Veröffentlichungen, die sich mit den verschiedenen Aspekten der vegetarischen Ernährung befassen. Diese Literatur wurde gesichtet, ausgewertet und in einen Zusammenhang mit dem bereits vorhandenen Wissen gestellt. Auf diese Weise fanden eine Reihe neuer Erkenntnisse, aber auch die Bestätigung der bereits bekannten Sachverhalte Eingang in die vorliegende, völlig neu bearbeitete 2. Auflage.

Die Schwerpunkte des Buches sind die historische Entwicklung des Vegetarismus, das Potenzial zur Krankheitsprävention sowie die Versorgungslage der Vegetarier mit Nährstoffen. Diese sowie alle weiteren Aspekte sind mit den wichtigsten aktuellen Quellen belegt, sodass der Leser bei Bedarf die Details in der jeweiligen Publikation nachlesen kann.

Es war der Anspruch der Autoren, die vegetarische Ernährung wissenschaftlich auf Basis der umfangreichen Fachliteratur zu bewerten und neutral darzustellen. Widersprüchliche Ergebnisse wurden als solche gekennzeichnet und aufgrund langjähriger Erfahrungen der Autoren mit vegetarischen Ernährungsweisen und Studien mit Vegetariern kommentiert. Manchem Vegetarier mag die Wertung zu neutral oder gar zurückhaltend erscheinen, Fleischesser mögen die Bewertungen für zu wohlwollend halten. Die Autoren haben die zahlreichen Vorzüge und die potenziellen Risiken des Vegetarismus vorurteilsfrei und (fast) emotionslos nebeneinandergestellt, sodass der Leser seine eigenen Schlussfolgerungen ziehen kann.

Das Buch richtet sich an Wissenschaftler und Studierende der Fachgebiete Ernährungswissenschaft und Medizin sowie der vielen anderen Bereiche, für die dieses Thema eine Bedeutung hat. An-

[1] Um eine leichtere Lesbarkeit zu ermöglichen, wird im weiteren Text bei Personen üblicherweise die männliche Form verwendet, wobei selbstverständlich auch Frauen einbezogen sind.

gesprochen werden sollen auch Mittlerpersonen in der Ernährungs- und Lebensberatung und in der Gesundheitsförderung sowie alle Menschen, die sich für den Vegetarismus interessieren.

Gerne werden wir Sachkritik und Anregungen für die nächste Auflage berücksichtigen.

Unser besonderer Dank gilt Frau Emma Stoll, Waldshut, die durch eine großzügige finanzielle Spende die Erstellung des Manuskriptes ermöglicht hat. Dieser Dank gilt gleichermaßen der Rothenfußer Stiftung, München, und der Eden-Stiftung, Bad Soden. Für die geduldige Betreuung des Projektes danken wir Frau Dipl. Biol. Alessandra Kreibaum vom Lektorat des Ulmer Verlages.

Gießen, im Juli 2009 Claus Leitzmann, Markus Keller

Vorwort zur 3. Auflage

Seit dem Erscheinen der zweiten Auflage wurden zahlreiche neue Studien zu verschiedenen Aspekten der vegetarischen Ernährung veröffentlicht. Damit wird einerseits das weiterhin zunehmende Interesse an dieser Ernährungsform unterstrichen, andererseits macht es die Notwendigkeit einer Aktualisierung des Buches deutlich. In der vorliegenden Auflage wurden die wichtigsten neuen Erkenntnisse zum Vegetarismus, aktuelle statistische Daten sowie neue Empfehlungen zur Nährstoffzufuhr eingearbeitet. Die Kapitelaufteilung des Buches hat sich bewährt und wurde für diese Auflage beibehalten.

Das Literaturverzeichnis wurde durch die wichtigsten neuen Quellen ergänzt. Im Gegenzug wurden ältere Literaturstellen gestrichen, wenn sie durch entsprechend neue Daten ersetzt werden konnten. Bei Interesse an Details der zitierten Studien sind fast alle Quellen im Internet einsehbar.

Die Inhalte des Vorwortes zur ersten und zweiten Auflage haben sich kaum geändert, außer dass die dort angesprochenen Überlegungen zu einer vegetarischen Ernährung noch dringlicher geworden sind. Erfreulicherweise nehmen die Vorbehalte und Vorurteile gegenüber der vegetarischen Ernährung weiterhin ab. Unserer Prognose, dass der Vegetarismus die besten Chancen hat, die Ernährungsform der Zukunft zu werden, stimmen inzwischen immer mehr Menschen zu.

Schließlich sollte bereits im Vorwort betont werden, dass die Akzeptanz jeglicher Ernährungsweise entscheidend vom Geschmack der Kost abhängt. Dies ist, besonders in der Gemeinschaftsverpflegung, bei vegetarischen Gerichten noch nicht immer der Fall, verbessert sich jedoch stetig. Die Vielzahl der inzwischen sehr guten Kochbücher zur vegetarischen Ernährung ist hier außerordentlich hilfreich. Es ist eine Binsenweisheit, dass Genuss und Freude beim Essen die zentralen Faktoren sind, um eine dauerhafte Hinwendung zu einer neuen Ernährungsform zu erreichen.

Für die hilfreiche Unterstützung bei der Vorbereitung dieser Auflage danken die Autoren Frau Anne Brants, Frau Beatrice Redemann und Frau Lisa Sonnenburg. Wir danken Herrn Dr. Martin Mittwede für die Durchsicht des Kapitels Religion und Vegetarismus. Bei Frau Sabine Mann vom Lektorat des Ulmer Verlages bedanken wir uns für die stets professionelle und geduldige gute Zusammenarbeit.

Gießen, im Februar 2013 — Claus Leitzmann, Markus Keller

1 Einführung in die vegetarische Ernährung

1.1 Vorbemerkungen

Eine ganze Reihe von bedeutenden Denkern befasste sich bereits in der Antike mit dem Töten von Tieren zur Nahrungsgewinnung. Der Philosoph **Pythagoras** (Griechenland, um 570 bis um 500 v. Chr.) war der Begründer des antiken Vegetarismus und hat viele Zeitgenossen, aber auch Gelehrte nach ihm, mit seinen Gedanken und Lehren beeinflusst. In allen Religionen der Welt finden sich Aussagen, die das Verhältnis von Mensch und Tier thematisieren. Besonders die alten Weltreligionen aus dem asiatischen Raum, wie der **Hinduismus** und der **Buddhismus**, vertreten den Vegetarismus. Der Kreislauf der Wiedergeburten sowie das Prinzip der Ehrfurcht vor dem Leben in all seinen Erscheinungsformen und Schattierungen sind bei den Anhängern dieser Glaubensrichtungen die entscheidenden Beweggründe, den Verzehr von Produkten getöteter Tiere abzulehnen.

Der Vegetarismus lässt sich nicht auf die Ernährung reduzieren, denn er ist Teil eines **Lebensstilkonzeptes**, das über die Auswahl und Zubereitung von Lebensmitteln hinausgeht. Vegetarismus beinhaltet auch Aspekte wie körperliche Aktivität, Umgang mit Genussmitteln, Perspektiven der Welternährung, Umweltanliegen und Tierrechte. Die Überlegungen, Einstellungen und Verhaltensweisen eines Vegetariers unterscheiden sich daher erheblich von denen der Durchschnittsbevölkerung. Aus diesem Grunde ist der Vegetarismus ein vielschichtiges Phänomen, das sich nicht mit wenigen Worten beschreiben lässt. Noch vor einigen Jahren wurden Vegetarier oft belächelt und als Sektierer abgetan, sie galten als kränklich, schwach, mangelernährt und irregeleitet. Menschen, die aus der Sicht anderer aufgrund sentimentaler Tierliebe den Verzehr von Fleisch und Fisch mieden, erweckten Misstrauen.

Heute stellt sich die Situation ganz anders dar. In Deutschland leben schätzungsweise **sechs Millionen Vegetarier** (VEBU 2009) und viele Menschen haben ihren **Fleischkonsum** reduziert. Zwischen 1990 und 2010 ging der Fleischkonsum von etwa 66 kg pro Person und Jahr auf 61 kg zurück (ZMP 2007; BVDF 2012). Die weiter steigende Tendenz zur vegetarischen Lebensweise ist besonders auf junge Menschen zurückzuführen. Zahlreiche Persönlichkeiten aus verschiedenen Lebensbereichen, wie Kultur, Sport und Politik, sind Vegetarier und dienen als Vorbilder. Die Flut von vegetarischen Rezepten in Kochbüchern, Zeitschriften, im Internet und in Kochsendungen dokumentiert, dass sich breite Teile der Gesellschaft für vegetarische Ernährung interessieren (s. Kap. 4.8, S. 68).

Die Beweggründe, kein Fleisch von Tieren zu verzehren, haben sich in den letzten Jahren geändert. Waren es früher eher **gesundheitliche Motive**, so sind es heute **ethische Überlegungen**, die im Vordergrund stehen. Die überwiegende Mehrheit der Befragten will es nicht länger hinnehmen, dass für sie Tiere ausgebeutet und getötet werden. Die zunehmende Aufklärung über unhaltbare Zustände bei Aufzucht, Mast, Transport und Schlachtung unserer Nutztiere brachte viele ehemalige Fleischesser zu der Entscheidung, alle Produkte von getöteten Tieren zu meiden. Andere besorgte Menschen fanden einen Ausweg aus diesem Dilemma durch Kauf und Verzehr von Erzeugnissen von Tieren, die artgerecht gehalten wurden, wie in der ökologischen Landwirtschaft.

1.2 Prävention von Mangelernährung

Neben der allgemeinen Bevölkerung war es der weitaus überwiegende Teil der Wissenschaft, der eine Ernährung ohne tierisches Protein, tierisches Eisen und bei bestimmten Formen der vegetarischen Ernährung auch ohne Vitamin B_{12} als **Mangelernährung** erachtete. Dabei beruhten diese Annahmen selten auf wissenschaftlichen Untersuchungen, sondern meist auf Vermutungen oder gar Vorurteilen. Den wenigen Wissenschaftlern, die sich für den Vegetarismus einsetzten, wurde früher oft Unwissenschaftlichkeit, Dogmatismus, Ideologie und eine fehlgeleitete Weltanschauung vorgeworfen. Die etablierte Wissenschaft war der Meinung, dass diese Kollegen mit ihren Ansichten und Überzeugungen, die sie in Vorträgen und Büchern verbreiteten, zur Verunsicherung der Bevölkerung beitragen würden.

Inzwischen hat sich das Bild auch hier stark gewandelt, wie aus den vielen Veröffentlichungen zum Vegetarismus in der wissenschaftlichen Literatur zu erkennen ist. Zunächst mögen die Studien geplant gewesen sein, um nachzuweisen, dass der Vegetarismus tatsächlich zu Mangelerscheinungen führt. Da dies aber nur in Ausnahmefällen oder bei extremer und einseitiger vegetarischer Ernährung festgestellt wurde, wuchs das Interesse der Wissenschaftler an der für westliche Länder ungewöhnlichen Ernährungsweise. Die zunehmende Zahl an Untersuchungen mit Vegetariern lieferte die wissenschaftlichen Beweise dafür, dass sich in fast allen Fällen das

Gegenteil von dem zeigte, was zunächst vermutet oder auch erwartet wurde.

Die Wissenschaft konnte in einer Vielzahl von teilweise groß angelegten Studien (Tab. 1.1, S. 16) überzeugend nachweisen, dass eine gut zusammengestellte vegetarische Ernährung eine optimale Nährstoffversorgung in allen Lebensabschnitten sichert (LEITZMANN 2005; ADA 2009).

1.3 Prävention von Erkrankungen

Aus gesundheitspolitischer Sicht ist der wichtigste Faktor vegetarischer Kostformen das **präventive Potenzial** gegenüber Krankheiten. So wurde inzwischen auch von der etablierten Medizin erkannt, dass eine vegetarische Ernährung in erheblichem Maße dazu beitragen kann, ernährungsassoziierten Erkrankungen vorzubeugen, wie Übergewicht, Diabetes mellitus, Atherosklerose, Herz-Kreislauf-Erkrankungen, Hypertonie, Gicht und verschiedene Krebsarten. Diese Erkenntnisse haben mittlerweile dazu geführt, dass eine ausgewogene lakto-(ovo-)vegetarische Ernährung aus gesundheitsprophylaktischen Gründen ausdrücklich empfohlen werden kann.

Die besorgniserregende Zunahme vieler Zivilisationskrankheiten belastet nicht nur den einzelnen Menschen und seine Angehörigen, sondern das gesamte Gesundheitssystem in bisher nicht gekanntem Ausmaß. Zahlreiche wissenschaftliche Untersuchungen haben die Zusammenhänge zwischen diesen Erkrankungen und der Lebensweise des „bewegungsarmen Wohlstandsbürgers" weltweit aufgezeigt. Dabei spielt die Ernährung eine entscheidende Rolle. Die Behandlung **ernährungsassoziierter Krankheiten** erfordert in Deutschland mit geschätzten 70 Mrd. Euro fast ein Drittel des gesamten Gesundheitsbudgets (BMELV und BMG 2007). Eine gesundheitsfördernde Ernährungsweise, besonders eine vegetarische Kost, könnte diese Ausgaben deutlich senken.

Nicht nur aus finanziellen Gründen sollte die Vorbeugung von Krankheiten sowohl bei den einzelnen Menschen als auch in der Gesundheitspolitik ein vorrangiges Ziel sein. Obwohl noch nicht alle Zusammenhänge zwischen Ernährung und Krankheitsentstehung bekannt sind, könnten die derzeitigen Erkenntnisse gezielter umgesetzt werden. Durch Prävention können gesundheitliche Schädigungen verhindert oder verzögert werden sowie das Risiko des Auftretens einer Krankheit vermindert werden. Prävention leistet damit einen entscheidenden Beitrag zur Reduktion der Morbidität[2], von

[2] Morbidität = Krankheitsrate (bezeichnet die Häufigkeit von Erkrankungsfällen in einer Bevölkerungsgruppe über einen bestimmten Zeitraum)

Tab. 1.1 Wissenschaftliche Untersuchungen mit Vegetariern (Auswahl)

Studie	Land	Beginn Jahr	Letzter Follow-up Jahr	Untersuchte Gruppen (Anzahl der Teilnehmer, gerundet)	(Haupt)Untersuchungsziel Zusammenhänge zwischen Ernährungsmuster und ...
Adventist Mortality Study (Kahn et al. 1984)	USA	1960	1986	Lakto-Ovo-Vegetarier (7920) Nicht-Vegetarier (6960)	Sterblichkeit
Adventist Health Study (Fraser 1999)	USA	1976	1988	Lakto-Ovo-Vegetarier (7190) Nicht-Vegetarier (7460)	Häufigkeit chronischer Erkrankungen, Sterblichkeit
Vegetarierstudie des DKFZ* (Chang-Claude et al. 2005)	Deutschland	1978	1999	Lakto-Ovo-Vegetarier (1170) Veganer (60) Gesundheitsbewusste Nichtvegetarier (680)	Sterblichkeit
Oxford Vegetarian Study (Appleby et al. 2002)	Großbritannien	1980	2000	Vegetarier** (4670) Nicht-Vegetarier (6370)	Sterblichkeit, Häufigkeit chronischer Erkrankungen
EPIC****-Oxford (Davey et al. 2003; Key et al. 2009)	Großbritannien	1993	2007 wird fortgeführt	Fleischesser (33 880) Fischesser (10 110) Lakto-Ovo-Vegetarier (18 840) Veganer (2600)	Häufigkeit chronischer Erkrankungen, Sterblichkeit, Nährstoffzufuhr
UK Womens' Cohort Study (Cade et al. 2004)	Großbritannien	1995	2004 wird fortgeführt	Fleischesserinnen (24 740) Fischesserinnen (4160) Vegetarierinnen ***(6480)	Krebshäufigkeit, Nährstoffzufuhr
Adventist Health Study 2 (Butler et al. 2008)	USA und Kanada	2002	– wird fortgeführt	Fleischesser (47 600) Fischesser (10 280) Lakto-Ovo-Vegetarier (28 490) Veganer (3790)	Häufigkeit chronischer Erkrankungen, Sterblichkeit (insbesondere Krebs)

* Deutsches Krebsforschungszentrum
** davon etwa 10% Veganer
*** davon etwa 1% Veganerinnen
**** European Prospective Investigation into Cancer and Nutrition

Behinderungen und vorzeitigem Tod, und somit zur Verbesserung der Lebensqualität (Leitzmann et al. 2009, S. 532 ff).

1.4 Zukunftsfähigkeit vegetarischer Kostformen

Die von vielen Experten und Organisationen geführte gesellschaftliche Diskussion über einen nachhaltigen oder **zukunftsfähigen Umgang** mit den verbliebenen Ressourcen und der bereits in Mitleidenschaft gezogenen Umwelt findet inzwischen weltweit statt. Die Datenlage zeigt, dass insbesondere die Menschen in den wohlhabenden Ländern ihren Lebensstil ändern müssen, bevor durch ein zu spätes Handeln wesentlich aufwändigere Kurskorrekturen notwendig werden. Die besorgniserregenden globalen Probleme häufen sich und werden intensiver. Zu nennen sind die wachsende Anzahl an Hungernden, die allgemeinen Umweltbelastungen mit teilweise irreversiblen Schädigungen, die von Menschen verursachte Klimaveränderung und die zunehmend kriegerischen Auseinandersetzungen um die begrenzten Ressourcen der Erde, inklusive Lebensmittel und Wasser.

Durch eine **vegetarische Ernährung** können diese gravierenden Probleme teilweise erheblich vermindert werden. Studien belegen mit überzeugenden Daten, dass sich in allen Problembereichen Verbesserungen durch einen vegetarischen Lebensstil erzielen lassen (s. Kap. 12, S. 327).

So wird immer deutlicher, dass die Situation vieler Menschen in materiell armen Ländern, die zu mittellos sind, um sich die vorhandenen Lebensmittel zu kaufen, auch mit unserem Lebensstil und besonders mit unserer Ernährungsweise sowie den derzeitigen Bedingungen der **Weltwirtschaft** zusammenhängt. Unsere Nutztiere werden teilweise mit Ackerfrüchten aus Ländern gefüttert, in denen sie den Menschen als Grundnahrungsmittel dienen, wie Sojabohnen, Getreide und Maniok. Für eine vegetarische Ernährung sind solche unverantwortlichen Praktiken nicht erforderlich.

Die weltweiten Umweltbelastungen durch die Landwirtschaft stammen überwiegend aus der Tierproduktion (FAO 2006, S. 4 ff). Neben dem Einsatz von Hormonen und Tierarzneimitteln, die teilweise in die Umwelt gelangen, führt die Entsorgung der Tierexkremente zu erheblichen Belastungen des Grundwassers. Der Ausstoß von **Treibhausgasen** aus der Tierproduktion, insbesondere Lachgas (N_2O) aus Mist und Gülle sowie Methan durch Wiederkäuer, trägt weltweit mehr zur Schädigung des Klimas bei als der globale Verkehrssektor (FAO 2006, S. 272).

Das Potenzial der Erde ist ausreichend, um alle Menschen bedarfsgerecht zu ernähren. Allerdings wird für den Anbau von **Futter-**

mitteln etwa ein Drittel der Weltackerfläche verwendet (FAO 2006, S. 32), die damit für die direkte Ernährung des Menschen verloren geht und so die weltweite Nahrungsunsicherheit verschärft.

Der Einsatz von **Ressourcen** wie Energie und Wasser liegt für die Produktion und Verarbeitung tierischer Nahrungsmittel um ein Vielfaches höher als für pflanzliche Lebensmittel. Schon heute gibt es ernste Auseinandersetzungen bei den Nutzungsrechten der vorhandenen Wasservorräte. Zukunftsforscher sehen in diesen Entwicklungen die Ursachen für Bürgerkriege und militärische Konflikte mit dadurch verursachten Flüchtlingsbewegungen (FAO 2008).

Abschließend ist festzuhalten, dass eine Bewertung vegetarischer Kostformen nicht nur die gesundheitlichen Aspekte, sondern auch den mit einer vegetarischen Lebensweise verbundenen weitergehenden Nutzen einbeziehen sollte. Die vorliegenden wissenschaftlichen Daten belegen mit großer Deutlichkeit, dass sich der Vegetarismus im Vergleich zur konventionellen Ernährung nachhaltig auswirkt und gute Chancen hat, die vorherrschende Ernährungsweise der Zukunft zu werden. Die Entwicklungen im Gesundheitssektor, in der Umweltbelastung und in der Ressourcenverfügbarkeit werden die Geschwindigkeit dieses Wandels bestimmen. Bei einem Vergleich des rasant gestiegenen Bewusstseins und der Zunahme der Anzahl von Vegetariern in den letzten Jahrzehnten könnte sich ein solcher Wandel schneller als allgemein erwartet vollziehen. Wenn sich eine Mehrheit der Menschen für eine vegetarische Ernährung entscheiden würde, könnten die vorhandenen Mittel für die Bewältigung der genannten globalen Probleme zielgerichteter eingesetzt werden.

Kernaussagen

- Pythagoras war der Begründer des antiken Vegetarismus.
- Vegetarismus ist Teil eines Lebensstilkonzeptes.
- Vorurteile gegen den Vegetarismus beruhen meist auf Unwissenheit.
- Die Vorteile des Vegetarismus sind wissenschaftlich belegt.
- Vegetarische Ernährung besitzt ein großes präventives Potenzial.
- Eine vegetarische Lebensweise ist nachhaltig und damit zukunftsfähig.

2 Charakteristika vegetarischer Ernährungs- und Lebensformen

Seit den 1990er Jahren lässt sich in Deutschland ein Trend zur vegetarischen Ernährung feststellen. Nach Einschätzung von Meinungsforschern ernährten sich 1983 etwa 0,6 % der Bevölkerung in den alten Bundesländern (360 000 Menschen) vegetarisch (GfK 1983), im Jahr 2001 betrug der **Vegetarier-Anteil** in Deutschland schätzungsweise etwa 8 % (mehr als 6 Mio. Menschen). Verschiedene Umfragen aus dem Jahr 2006 ermittelten einen Anteil an Vegetariern zwischen 9–11 % (etwa 7,5–9 Mio. Menschen) (VEBU 2009). In der Nationalen Verzehrsstudie (NVS) II, einer repräsentativen Studie von 2005 bis 2006 zu den Ernährungsgewohnheiten der deutschen Bevölkerung, bezeichneten sich hingegen nur 1,6 % der etwa 20 000 Befragten als Vegetarier (Max Rubner-Institut 2008a, S. 97).

Diese widersprüchlichen Ergebnisse lassen sich damit erklären, dass es in der Bevölkerung, aber auch in der Wissenschaft und den Medien, unterschiedliche Auffassungen darüber gibt, was ein Vegetarier ist. Meist wird „vegetarisch leben" mit „kein Fleisch essen" gleichgesetzt, verschiedentlich auch mit dem Verzehr von „reiner Pflanzenkost". Doch auch die Anhänger des Vegetarismus bzw. Menschen, die sich selbst als Vegetarier bezeichnen, definieren den Vegetarismus unterschiedlich.

Aus naturwissenschaftlicher oder philosophischer Sicht ist nicht jeder ein Vegetarier, der sich selbst als solcher bezeichnet. So gaben 64 % der sich als Vegetarier bezeichnenden Teilnehmer einer Studie (n = 13 313) in den USA an, Fleisch zu essen (Haddad und Tanzman 2003). In einer landesweiten Befragung in Finnland (n = 24 393) verzehrten 80 % der Teilnehmer, die sich selbst als Vegetarier einstuften, Fleisch und Fisch (Vinnari et al. 2009). Zunächst ist es daher erforderlich, den Begriff Vegetarismus zu definieren.

2.1 Begriffe und Definitionen

Die deutschen Begriffe „Vegetarier", „vegetarisch" und „Vegetarismus" wurden vom englischen Terminus *vegetarian* abgeleitet, der seit etwa 1840 im angelsächsischen Sprachgebrauch verwendet wurde

(MERRIAM-WEBSTER 2009). Die Wortschöpfung entstand aus der Verbindung von *veget*able (= pflanzlich) und dem Suffix *-arian*. Die darin enthaltene Sprachwurzel *veget-* geht auf die lateinischen Begriffe *vegetare* (= wachsen, beleben), *vegetus* (= lebendig) und *vegere* (= beleben, beseelen) zurück. Somit kennzeichnet der Vegetarismus im ursprünglichen Sinne eine „lebendige" und „belebende" Ernährungs- und Lebensweise, in der neben pflanzlichen Lebensmitteln nur solche Produkte verzehrt werden, die vom lebenden Tier stammen, wie Eier, Milch und Honig. Ab etwa 1900 setzten sich im deutschen Sprachraum die Begriffe „Vegetarier" und „Vegetarismus" durch, während vorher die aus dem Englischen eingedeutschten Formen „Vegetarianismus" und „Vegetarianer" üblich waren. Zuvor wurde die vegetarische Lebensweise in Anlehnung an Pythagoras (Philosoph, Griechenland, um 570 bis um 500 v. Chr.), dem Begründer des europäischen Vegetarismus (s. Kap. 4.1, S. 40), auch als Pythagoräismus oder pythagoräische Diät bzw. Ernährungsweise bezeichnet.

Die Entwicklung des Begriffs „Vegetarismus" in Enzyklopädien

Seitdem der Begriff Vegetarismus Eingang in die Enzyklopädien gefunden hat, haben sich die Definitionen und Beschreibungen immer wieder geändert. Dieser Wandel spiegelt auch die gesellschaftliche und wissenschaftliche Bewertung wider, die die vegetarische Lebensweise im Laufe der Zeit erfahren hat. Der **früheste Eintrag** zum Vegetarismus in einem deutschen Wörterbuch umfasste 14 Zeilen und erschien im Jahr 1860 in Meyers Neuem Konversations-Lexikon (1. Auflage): *„Vegetarianer, eine Sekte aus England, welche in der Praxis wie in der Lehre den Genuß thierischer Nahrung verwirft, überhaupt das Tödten eines Thiers verbietet und den Menschen einzig und allein auf die Nahrung aus dem Pflanzenreich angewiesen wissen will. Der erste Apostel dieses Dogma's war J. Newton, dessen Buch ‚Return to nature, or defence of vegetable regimen' (1811) die merkwürdigen Lehren und Deutungen der anfangs kleinen, aber schon 1812 auf gegen 100 Mitglieder angewachsenen Sekte predigte. Später verbreitete sich dieselbe unter dem Namen Grahamiten auch in Amerika"* (BIBLIOGRAPHISCHES INSTITUT 1860, S. 286).

Erst in späteren Ausgaben werden die Vegetarier sachlicher beschrieben ohne Begriffe wie „Sekte", „Apostel" und „Dogma". Ebenso werden neben den ethischen auch die gesundheitlichen und weiteren Anliegen des Vegetarismus thematisiert. In Meyers Lexikon aus dem Jahr 1930 (7. Auflage) sind dem Stichwort bereits 42 Zeilen gewidmet (Auszug): *„Vegetarismus (v. lat. vegetus, ‚gesund, munter'), eine Lebensanschauung, die körperliche und geistige Gesundheit und hiermit vollen Lebensgenuß durch Ablehnung bestimmter Folgeerscheinungen der Zivilisation, vor allem aber der animalischen Nahrung und der Genußmit-*

tel zu erreichen strebt. Die Allgemeinheit erblickt in der Enthaltung vom Fleischgenuß den Kernpunkt des Vegetarismus; doch umfaßt dieser außerdem ‚lebensreformerische' Bestrebungen, die sich nicht nur auf gesundheitlich-hygienische, sondern auch auf sittliche, ästhetische und volkswirtschaftliche Probleme beziehen. Man unterscheidet zwischen ‚strengen' Vegetariern, die jede Form der animalischen Kost verwerfen, und ‚gemäßigten' Vegetariern (sogenannten Laktovegetariern), die Milch, Butter, Käse, Eier nicht verschmähen. [...]" (Bibliographisches Institut 1930, S. 504f).

In der aktuellen Ausgabe der Brockhaus-Enzyklopädie (21. Auflage 2006) wird der Vegetarismus auf mittlerweile 1,5 Seiten unter Berücksichtigung von historischen, ernährungswissenschaftlichen, ethisch-weltanschaulichen und sozioökonomischen Aspekten objektiv und fundiert dargestellt (Brockhaus 2006, S. 585f).

Die International Vegetarian Union (IVU) definiert Vegetarismus wie folgt: *„The practice of not eating meat, poultry or fish or their by-products, with or without the use of dairy products or eggs"* (IVU 2006). Vegetarier ist somit jeder, der keine Nahrungsmittel zu sich nimmt, die von getöteten Tieren stammen.

Die Autorendefinition des Vegetarismus berücksichtigt die bisherigen Erkenntnisse zu dieser Kostform (siehe Kasten).

Definition des Vegetarismus (Leitzmann und Keller)
Beim Vegetarismus handelt es sich um eine Ernährungsweise, bei der ausschließlich oder überwiegend pflanzliche Lebensmittel wie Getreide, Gemüse, Obst, Hülsenfrüchte, Nüsse und Samen verzehrt werden. Je nach Form des Vegetarismus können auch Produkte von lebenden Tieren, wie Milch, Eier und Honig sowie alle daraus hergestellten Erzeugnisse enthalten sein. Ausgeschlossen sind Lebensmittel, die von toten Tieren stammen, wie Fleisch, Fisch (einschließlich anderer aquatischer Tiere) sowie alle daraus hergestellten Produkte.
Anhand der verzehrten Lebensmittel unterscheidet man Lakto-Ovo-, Lakto- und Ovo-Vegetarier sowie Veganer, die alle tierischen Produkte ablehnen, auch Honig und Gebrauchsgegenstände aus Tierkörperteilen (Wolle, Fell, Leder usw.).
Beim Vegetarismus handelt es sich um einen Lebensstil, da neben den gesundheitlichen Aspekten auch ethisch-moralisch, ökologische, soziale, ökonomische und politische Anliegen beachtet werden.

2.2 Formen vegetarischer Ernährung

Die Begriffswahl und Definitionen des Vegetarismus machen deutlich, dass weltanschauliche Gesichtspunkte bei der Entwicklung eine wesentliche Bedeutung hatten. Die vegetarische Bewegung hat eine lange Tradition, die von zahlreichen ethisch-religiösen, philosophischen, gesundheitlichen Anliegen sowie ökologischen und ökonomischen Überlegungen geprägt ist. Die dabei zugrunde liegenden Entwicklungen sind in Kap. 4 (S. 39) ausführlich dargestellt.

Entsprechend der unterschiedlichen Entwicklungen, Motive und Ziele gibt es **keine einheitliche Form** des Vegetarismus, sondern eine Vielzahl von Ernährungs- und Lebensweisen, die für sich in Anspruch nehmen, vegetarisch ausgerichtet zu sein (Leitzmann 2009, S. 14ff).

Bei der Einteilung vegetarischer Ernährungsweisen wird als Kriterium die **Lebensmittelauswahl** zugrunde gelegt. Gemeinsam ist allen vegetarischen Kostformen das Meiden von Nahrungsmitteln, die von getöteten Tieren stammen. Dies sind Fleisch, Fisch (einschließlich anderer aquatischer Tiere) sowie daraus hergestellte Produkte, wie Wurst und Gelatine (z.B. in Gummibärchen). Die Einbeziehung von Lebensmitteln, die von lebenden Tieren stammen, unterscheidet die Hauptformen des Vegetarismus (Tab. 2.1). Während **Lakto-Ovo-Vegetarier** neben pflanzlicher Nahrung auch Milchprodukte und Eier verzehren, vermeiden **Lakto-Vegetarier** den Konsum von Eiern. **Ovo-Vegetarier**, eine eher seltene Form, essen neben pflanzlichen Nahrungsmitteln auch Eier, lehnen aber Milchprodukte ab.

Tab. 2.1 Formen vegetarischer Ernährung

Bezeichnung	Meiden von*
Lakto-Ovo-Vegetarier	Fleisch und Fisch**
Lakto-Vegetarier	Fleisch, Fisch und Ei
Ovo-Vegetarier	Fleisch, Fisch und Milch
Veganer	alle vom Tier stammenden Nahrungsmittel*** (Fleisch, Fisch, Milch, Ei, Honig)

* Bei allen Lebensmitteln sind auch die jeweiligen daraus hergestellten Produkte eingeschlossen.
** Fisch beinhaltet hier alle aquatischen Tiere.
*** Meist auch Meiden aller Gebrauchsgegenstände und Konsumgüter, die Rohstoffe von Tieren enthalten (z.B. Leder, Wolle, Reinigungsmittel mit Molke, usw.).

Die konsequenteste vegetarische Variante praktizieren die **Veganer**, die auch als strenge oder strikte Vegetarier bezeichnet werden. Diese beiden Begriffe werden fälschlicherweise im umgangssprachlichen und populärwissenschaftlichen Bereich auch für die allgemeine Bezeichnung von Vegetariern verwendet; deren Verhaltensweise wird insofern als strikt angesehen, weil keine Produkte von getöteten Tieren verzehrt werden. Bei veganer Ernährung wird jedoch ausschließlich pflanzliche Kost verzehrt, sämtliche Nahrungsmittel tierischer Herkunft, einschließlich Honig, werden gemieden. Außerdem verwenden viele Veganer keine von Tieren stammenden Gebrauchsgegenstände oder Materialien, wie Wolle, Leder oder Reinigungsmittel mit Molke.

Eine besondere Gruppe der Veganer stellen die meisten **Rohköstler** dar. Diese praktizieren dieselben Einschränkungen bei der

Lebensmittelauswahl, meiden aber zusätzlich jede erhitzte Nahrung. Manche Rohkost-Varianten, wie die „Instinktotherapie", lassen auch den Verzehr von rohem Fleisch, rohen Fisch und teilweise auch rohen Insekten zu; diese Rohköstler werden nicht zu den Vegetariern gezählt.

Menschen, die **überwiegend vegetarisch** leben, verzehren grundsätzlich Lebensmittel von getöteten Tieren, schränken den Verzehr dieser Lebensmittel aber stark ein. Dies ist beispielsweise bei vielen Vollwertköstlern oder Anhängern anderer alternativer Ernährungsformen (s. Kap. 5, S. 72) der Fall. Definitionsgemäß handelt es sich bei diesen Menschen nicht um Vegetarier, auch wenn sie sich in ihrer Selbsteinschätzung oft als solche einstufen. In der wissenschaftlichen Literatur hat sich für diese Gruppe die Bezeichnung „Selten-Fleischesser" (bzw. *very low meat eaters*) etabliert (Singh 2001, S. 147). Um eine Interpretierbarkeit und Vergleichbarkeit der Daten zu gewährleisten, sollte festgelegt werden, bis zu welcher Verzehrshäufigkeit noch von einem „seltenen Verzehr" gesprochen werden kann. Ein Fleischkonsum von 1–2-mal pro Monat kann als seltener Verzehr bezeichnet werden. Dieser seltene Verzehr von Fleisch geht oft einher mit einer gesundheitsbewussten Ernährungs- und Lebensweise.

Der Begriff „Pudding-Vegetarier" wurde in den 1920er Jahren von Are Waerland (Naturphilosoph, Schweden 1876–1955) während einer Reise durch England eingeführt. Damit bezeichnete er vegetarisch lebende Menschen, die auf ihn nicht besonders gesund wirkten. Pudding-Vegetarier erfüllen zwar das Kriterium, Fleisch und Fisch zu meiden, ernähren sich aber vorwiegend mit Nahrungsmitteln, die stark verarbeitet sind und somit eine hohe Nahrungsenergiedichte, aber nur eine geringe Nährstoffdichte aufweisen – eben wie der englische Pudding. Die Pudding-Vegetarier werden im Folgenden nicht näher thematisiert, obgleich diese Gruppe der vegetarischen Ernährung einen schlechten Ruf eingebracht hat, denn hier finden sich am häufigsten Nährstoffmängel und Gesundheitsprobleme. Pudding-Vegetarier haben typischerweise ethische Beweggründe für ihre Ernährungsweise, gesundheitliche Aspekte spielen eine untergeordnete Rolle.

Der **Anteil** der verschiedenen Gruppen an der Gesamtzahl der Vegetarier kann nur geschätzt werden. In den meisten Untersuchungen werden nur die beiden Gruppen Lakto-(Ovo-)Vegetarier und Veganer unterschieden. Von den vegetarischen Teilnehmern (n = 21 436) der Oxford-Kohorte der EPIC-Studie waren 88 % Lakto-(Ovo-)Vegetarier und 12 % Veganer (Davey et al. 2003). Dies bestätigt weitgehend die Ergebnisse früherer Untersuchungen, die einen Veganer-Anteil von unter 10 % der befragten Vegetarier ermittelten (Thefeld et al. 1986; Schönhöfer-Rempt 1988, S. 52).

2.3 Soziodemografische Merkmale von Vegetariern

Verschiedene Untersuchungen weisen darauf hin, dass eine vegetarische Lebensweise mit bestimmten **soziodemografischen Merkmalen** verknüpft ist. So war der „typische" Vegetarier in einer deutschen Studie weiblich, jung, überdurchschnittlich gebildet und lebte in einer Großstadt (Friedrich-Schiller-Universität Jena 2007). Auch in der EPIC-Oxford-Studie waren die Vegetarier, insbesondere die Frauen, hauptsächlich in den jüngeren Altersgruppen vertreten und hatten tendenziell höhere Bildungsabschlüsse (Davey et al. 2003).

Mädchen im Alter von 13–19 Jahren sind besonders offen für eine vegetarische Lebensweise. In australischen Sekundärschulen gaben 40 % der Schülerinnen (Durchschnittsalter 16 Jahre) an, bereits einmal darüber nachgedacht zu haben, Vegetarier zu werden (Worsley und Skrzypiec 1998).

Die meisten Untersuchungen zeigen einen **Frauenanteil von 70–80 %** unter den Vegetariern. Dass der heutige Vegetarismus ein eher weibliches Phänomen ist, hat einerseits damit zu tun, dass sich Frauen stärker mit ihrem Körper, mit Gesundheit und somit auch der Ernährungsweise auseinandersetzen. Andererseits sind Frauen weiterhin für die Ernährung und damit für die Gesundheit der Familie zuständig.

Für viele Menschen hat Fleisch auch in modernen Gesellschaften die **kulturelle Bedeutung** von männlicher Kraft, Stärke, Herrschaft und Potenz (Pungs 2006, S. 190). Diese archaische Sichtweise, ob bewusst oder unbewusst, dürfte noch immer viele Männer davon abhalten, sich einer vegetarischen Lebensweise zuzuwenden. Manche Autoren sehen eine enge Verknüpfung zwischen Fleischverzehr und Sexualität sowie von Vegetarismus und Feminismus (Adams 1999; Fiddes 2001). Demnach stelle der Fleischverzehr eine Ausprägung und ein Erscheinungsbild männlicher Dominanz gegenüber der Frau dar. Außerdem seien die Unterdrückung der Natur, der Tiere und die der Frauen miteinander verbunden.

2.4 Motive von Vegetariern

Die Einteilung vegetarischer Ernährungsformen nach der Lebensmittelauswahl erlaubt zwar eine generelle Klassifizierung, sagt aber weder etwas über deren unterschiedliche Erscheinungsformen in der Praxis, noch über die zugrunde liegenden Motive aus. Wie sich Vegetarismus letztlich darstellt und zu welchen unterschiedlichen Ausprägungen er führt, hängt wesentlich von den Anschauungen und Zielen des einzelnen Vegetariers ab.

Die Gründe, Vegetarier zu werden, sind vielschichtig und werden durch eigene Erfahrungen, Überlegungen, Anliegen und Erwartungen bestimmt. Dabei sind die Motive der meisten Vegetarier nicht dauerhaft fixiert, sondern unterliegen im Laufe der Zeit einem Wandel. Wenn ethische Motive zur vegetarischen Lebensweise geführt haben, können beispielsweise auch gesundheitliche Fragen mehr und mehr an Bedeutung gewinnen und umgekehrt.

Die verschiedenen Beweggründe lassen sich mehreren **Motivgruppen** zuordnen. Eine derartige Einteilung kann, wie auch die unterschiedlichen Ansätze in der Literatur zeigen, nicht allgemeingültig und frei von persönlichen Auffassungen sein. Grundsätzlich gibt es solche Motive und Ziele, die aus naturwissenschaftlichen Überlegungen resultieren, und solche, bei denen weltanschauliche Gründe im Vordergrund stehen, ohne dass hier eine eindeutige Trennung möglich wäre. Im Wesentlichen können vier Motivbereiche unterschieden werden:

- Religion
- Ethik
- Gesundheit
- Ökologie

In Befragungen wird meist mehr als ein Grund für die Hinwendung zum Vegetarismus angegeben. Die folgende Zusammenstellung der Motive für eine vegetarische Lebensweise erhebt keinen Anspruch auf Vollständigkeit (Tab. 2.2, S. 26).

Unter der Vielzahl möglicher Beweggründe dominieren bei westlichen Vegetariern meist **ethische Motive**, gefolgt von **gesundheitlichen Gründen** (Fox und Ward 2008). In ethischer Hinsicht sind es vor allem die Ablehnung des Tötens und die Beschäftigung mit dem Verhältnis von Mensch und Tier, die zur vegetarischen Ernährung führen. Besonders die seit Mitte der 1970er Jahre erstmals rational-argumentativ geführte Diskussion über den Status von Tieren hat die Abkehr vom Fleischverzehr unterstützt. Seit dieser Zeit fordern verschiedene Ethiker, dass für Tiere die gleichen ethisch-moralischen Rechte einzuklagen sind wie für den Menschen (z.B. Kaplan 1993 u. 2007; Singer 1996; Regan 2004). Mittlerweile wird, auch unterstützt durch naturwissenschaftliche Erkenntnisse, die Leidensfähigkeit von Tieren als Faktum anerkannt (IGN 2007).

Die Probleme der **Massen-** bzw. **Intensivtierhaltung** und der **Tiertransporte,** die einer immer breiteren Öffentlichkeit bewusst geworden sind, tragen ebenfalls zu einer Hinwendung zum Vegetarismus bei. Die Kenntnis oder der Einblick in die nicht artgerechte Haltung von Tieren sowie die Bedingungen bei Aufzucht, Mast und Transport tragen zu einem Umdenken bei. Eng damit verbunden ist häufig auch ein ästhetischer Beweggrund, nämlich die Vermeidung des Anblicks toter Tiere.

Tab. 2.2 Motive für eine vegetarische Ernährung

ethisch	Töten als Unrecht Recht der Tiere auf Leben und Unversehrtheit Mitgefühl mit Tieren Ablehnung der Massen- bzw. Intensivtierhaltung Ablehnung der Tiertötung als Beitrag zur Gewaltfreiheit in der Welt Ablehnung des Fleischverzehrs und Einschränkung des Verzehrs tierischer Lebensmittel als Beitrag zur Lösung des Welthungerproblems
gesundheitlich	allgemeine Gesunderhaltung (undifferenziert) Körpergewichtsabnahme Prävention bestimmter Erkrankungen Heilung bestimmter Erkrankungen Steigerung der körperlichen Leistungsfähigkeit Steigerung der geistigen Leistungsfähigkeit
ökologisch	Beitrag zum globalen Klimaschutz durch bevorzugten Verzehr pflanzlicher Lebensmittel Verminderung der durch Tierhaltung (intensiv und extensiv) bedingten Umweltbelastungen Vermeidung von Veredelungsverlusten
religiös	Töten als Sünde Fleischverzehr als religiöses Tabu Barmherzigkeit gegenüber Tieren Fleischverzicht als Teil einer asketischen Lebensweise (Beherrschung der körperlichen Begierden) körperliche, geistige und seelische Reinheit
ästhetisch	Abneigung gegen den Anblick toter Tiere bzw. von Tierteilen Ekel vor Fleisch höherer kulinarischer Genuss vegetarischer Gerichte
hygienisch-toxikologisch	bessere Küchenhygiene in vegetarischen Küchen Verminderung der Schadstoffaufnahme
kosmetisch	Körpergewichtsabnahme Beseitigung von Hautunreinheiten
ökonomisch	begrenztes Angebot tierischer Lebensmittel (v. a. in sog. Entwicklungsländern) begrenzte finanzielle Möglichkeiten
politisch	Ablehnung des Fleischverzehrs und Einschränkung des Verzehrs tierischer Lebensmittel als Beitrag zur Lösung des Welthungerproblems Ablehnung des Fleischverzehrs als Bestandteil einer patriarchalen Gesellschaftsordnung
sozial	Erziehung Gewohnheit Gruppeneinflüsse (*peer groups*)
spirituell	Freisetzung geistiger Kräfte spirituelle Weiterentwicklung Unterstützung von meditativen Übungen und Yoga Mäßigung bzw. Beherrschung des Geschlechtstriebes

Bei mehr als 60 % von 2500 befragten Vegetariern waren **moralische Gründe** ausschlaggebend für ihre Ernährungsform; etwa 20 % nannten gesundheitliche Motive und 11 % emotionale Gründe (Abneigung gegen den Geschmack von Fleisch) (Friedrich-Schiller-Universität Jena 2007).

Je nach Form des Vegetarismus kann die Bedeutung der einzelnen Motive variieren. Die Veganer sind diejenigen Vegetarier, die von ihrer Ernährungs- und Lebensform am stärksten überzeugt sind und sie auch am konsequentesten umsetzen. In einer Studie waren für über 92 % der befragten Veganer (n = 150) **ethische Motive** ausschlaggebend für die Wahl ihrer Lebensweise, lediglich 15 % nannten auch gesundheitliche Gründe (Grube 2006, S. 24 u. 120). In der Deutschen Vegan-Studie (n = 376) hingegen dominierten die **gesundheitlichen Motive**, gefolgt von ethischen Überlegungen (Waldmann et al. 2003).

Sozialpsychologische Verhaltensansätze sprechen dafür, dass der Vegetarismus im Allgemeinen nicht spontan, sondern schrittweise übernommen wird. Oft wird der Fleischverzehr zunächst eingeschränkt und erst später ganz aufgegeben. Die meisten Veganer ernähren sich eine gewisse Zeit lang lakto-(ovo-)vegetarisch, bis sie schließlich alle tierischen Lebensmittel meiden.

Voraussetzung für diese Verhaltensänderung ist die Erlangung von Wissen unter anderem über Tierhaltung, Fleisch- bzw. Fischproduktion und eine gesunde sowie nachhaltige Ernährungsweise. Diese Bewusstseinsbildung führt zu anderen persönlichen Auffassungen und Einstellungen, woraus schließlich eine Verhaltensänderung resultiert. Viele Vegetarier wurden erstmals durch ihr soziales Umfeld (Familienangehörige, Freunde, Bekannte) oder durch Medien mit dem Vegetarismus konfrontiert (Grube 2006, S. 87). Es sind allerdings auch zahlreiche „Schlüsselerlebnisse" bekannt, die zu spontaner Änderung der Ernährungsweise führten, beispielsweise der Besuch eines Schlachthofs.

Während der Schwangerschaft und insbesondere nach der Geburt eines Kindes räumen viele Mütter den **Gesundheitsaspekten** des Essens einen besonderen Stellenwert ein. Zudem sind es meist die Frauen, die – neben den Kindern – die Themen Gesundheit und Ökologie in die Familie einbringen und Veränderungen initiieren. Dabei zeigen sich in Familien mit gemeinschaftlich geteilter Hausarbeit und partnerschaftlichem Geschlechtsverständnis die Männer aufgeschlossener, zumindest partiell an einer Änderung der Ernährungsweise teilzunehmen. Bei Jugendlichen bzw. jungen Erwachsenen wird teilweise erst mit dem Auszug aus dem elterlichen Haushalt die Umsetzung einer selbstbestimmten vegetarischen Ernährungspraxis ohne Konflikte (v. a. mit den Vätern) möglich (Kropp und Brunner 2004, S. 47 f).

Aus **psychologischen** Untersuchungen ist bekannt, dass Vegetarier keine bestimmte psychische Konstitution aufweisen, die die Hinwendung zu dieser Lebensform begünstigt. In einigen Bereichen unterscheidet sich die Persönlichkeit jedoch von der der Durchschnittsbevölkerung. So zeigen sich Vegetarier offener für neue Erfahrungen und legen mehr Wert auf universelle Tugenden wie Verständnis, Toleranz oder die Sorge um das Wohlergehen aller Menschen und der Natur. Außerdem empfinden Vegetarier Macht, sozialen Status und Autorität über andere Menschen als vergleichsweise unwichtig (Friedrich-Schiller-Universität Jena 2006).

In einer Studie bestand ein Zusammenhang zwischen dem **Intelligenzquotienten** (IQ) in der Kindheit und einer vegetarischen Lebensweise im Erwachsenenalter: Je höher der IQ im Alter von zehn Jahren war, umso höher war die Wahrscheinlichkeit, im Alter von dreißig Jahren Vegetarier zu sein (Gale et al. 2007).

In verschiedenen Untersuchungen mit Mädchen und jungen Frauen korrelierten **psychische Auffälligkeiten** und vegetarische Ernährung. So zeigten junge Vegetarierinnen (11–18 bzw. 22–27 Jahre) öfter Depressionen und Angststörungen als Nicht-Vegetarierinnen. Praktiken der Selbstverletzung, Selbstmordgedanken sowie versuchte Selbsttötungen kamen ebenfalls häufiger vor (Perry et al. 2001; Baines et al. 2007). Vegetarische Kostformen sind auch bei Mädchen und jungen Frauen mit Essstörungen häufiger zu finden als in der Gesamtpopulation der vergleichbaren Altersgruppen (Perry et al. 2001; McLean und Barr 2003; Baş et al. 2005) (s. Kap. 10.3, S. 309).

Abschließend lässt sich feststellen, dass die vegetarische Ernährungsweise in den letzten Jahren Anhänger gewonnen hat. Parallel zu dieser Entwicklung hat sich in der Bevölkerung die Überzeugung verstärkt, dass es aus ethischen, gesundheitlichen und ökologischen Überlegungen sinnvoll ist, den Fleischkonsum zu reduzieren. Diese sensibilisierten Menschen werden vermutlich die zukünftigen Vegetarier sein. Dabei ist es nicht ausschlaggebend, aus welchen Gründen sich Menschen einer vegetarischen Ernährungsweise zuwenden; entscheidend ist, dass überhaupt eine Veränderung im Lebensstil stattfindet.

Kernaussagen

- Der Begriff Vegetarismus geht auf das Lateinische *vegetare* (= wachsen, beleben) zurück.
- Die Anzahl der Vegetarier schwankt mit der jeweiligen (Selbst-)Definition.
- Der Vegetarismus existiert in vielen Ausprägungen.
- Lakto-Ovo-Vegetarier meiden den Verzehr von Fleisch und Fisch.
- Veganer meiden alle Produkte vom Tier.
- Hauptmotive der Vegetarier sind Religion, Ethik, Gesundheit und Ökologie.
- Der typische Vegetarier ist weiblich, jung, gebildet und lebt urban.

3 Entwicklungsgeschichte der Ernährung des Menschen

Die zunächst logisch erscheinende Annahme, dass die über mehrere Millionen Jahre prägende Ernährungsweise unserer Vorfahren auch die artgerechte Ernährung des heutigen Menschen darstellt, ist weit verbreitet. Diese sog. **paläolithische Ernährung** (*paleo diet*), die nach der archäologischen Epoche der Altsteinzeit (Paläolithikum: 2,6 Mio. bis 8 000 Jahre v. Chr.) benannt ist, wurde bei uns als Steinzeiternährung bekannt. Besonders die zahlreichen Veröffentlichungen aus der Arbeitsgruppe um Eaton (Eaton 2006) haben in den letzten 25 Jahren die kontroverse Diskussion um dieses Thema beherrscht. In dieser Zeit sind viele Publikationen zur präventivmedizinischen Relevanz der Steinzeiternährung erschienen, die teilweise als Basis für weltweite Ernährungsempfehlungen dienen. Dabei ist es aus methodischen Gründen schwierig, die ursprüngliche Steinzeitdiät zu rekonstruieren (Ströhle und Hahn 2006; Ungar 2006, S. 3 f).

Eine **artgerechte Ernährung** des Menschen wird nicht nur anhand der Ernährungsweise der genetisch nächsten tierischen Verwandten begründet, mit denen der Mensch gemeinsame Vorfahren hat, sondern auch aufgrund anatomischer und physiologischer Merkmale. Kennzeichnend für den Menschen und seine Vorfahren ist die hohe Anpassungsfähigkeit an eine unterschiedliche Nahrungsverfügbarkeit. Dies belegen die heute noch natürlich lebenden Naturvölker, von denen manche ausschließlich pflanzliche, andere fast ausschließlich tierische Nahrung verzehren. Die jeweilige Nahrungsverfügbarkeit als Teil der Lebensbedingungen des Menschen beeinflusste den Organismus in vielfältiger Weise, besonders den Verdauungstrakt und den Stoffwechsel (von Koerber et al. 2012, S. 27 ff).

3.1 Entwicklungsphasen der Ernährung des Menschen

Vor etwa 50 Mio. Jahren lebten vermutlich die **ältesten Vorfahren** der Primaten (einschließlich des Menschen) als spitzmausgroße Lebewesen, die sich primär von Insekten ernährten. Um diese Zeit begannen einige dieser Lebewesen, überwiegend Früchte zu verzeh-

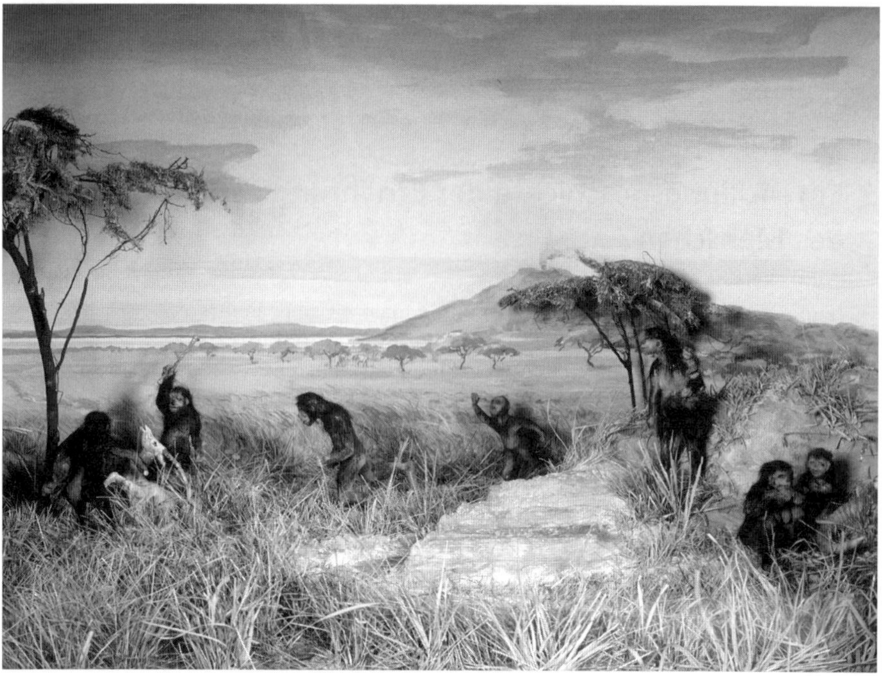

Abb. 3.1 *Australopithecus*

ren. Die nachfolgenden Primaten lebten auf Bäumen und ernährten sich vornehmlich von Blättern und Früchten. Ein geringer Anteil tierischer Kost stammte weiterhin von Insekten (Eaton und Konner 1985). Über den Zeitraum danach bis vor etwa 5 Mio. Jahren ist wenig über die weitere Entwicklung unserer Vorfahren und damit deren Ernährungsweise bekannt, da es keine archäologischen Funde aus dieser Zeit gibt.

Hinweise gibt es erst wieder von der Gattung ***Australopithecus***, die in der Zeit von vor 4,5 bis 2,5 Mio. Jahren (Alt-Paläolithikum) in den Wäldern Ostafrikas lebte (Abb. 3.1). Anhand der Gebissmorphologie und Zahnstruktur ist erkennbar, dass sich die Australopithecinen von einer harten, abrasiven Pflanzenkost ernährten, die auch stärkehaltige Speicherwurzeln und -knollen enthielt (Yeakel et al. 2007). Wahrscheinlich verzehrten sie weiterhin nur geringe Mengen an tierischer Kost, inklusive Insekten.

Diese Ernährungsweise ist bei den heute noch lebenden **Menschenaffen** (wie Orang Utan, Gorilla und Schimpanse) anzutreffen, die auf reife Früchte spezialisiert sind, aber auch Blätter und Pflanzenmark verzehren. Samen und unreife Früchte spielen eher eine untergeordnete Rolle, tierische Nahrung hat einen Anteil von 4–8 % (Stanford 1996). Die Energie- und Nährstoffzufuhr ist saison-

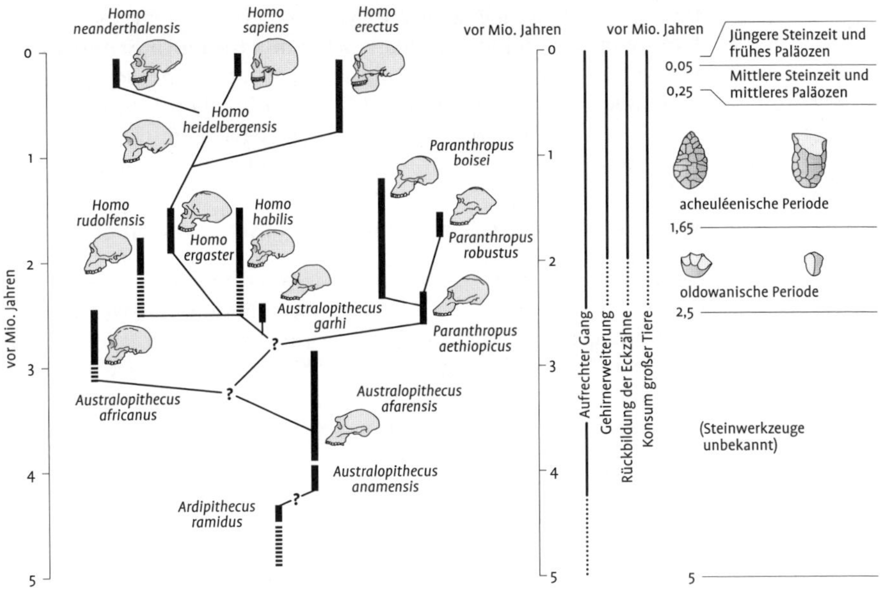

Abb. 3.2 *Der Stammbaum des Menschen (nach* STRÖHLE *et al. 2009)*

abhängig, da sie von der Verfügbarkeit reifer Früchte abhängt. So schwankt die Fettzufuhr zwischen 1,5 und 17,5 Energie%[3] (durchschnittlich 5 %), die Aufnahme von Protein liegt bei etwa 10 % (nach CONKLIN-BRITTAIN et al. 1998), die der Ballaststoffe bei etwa 200 g pro Tag (MILTON 1993).

Das eigentliche Auftreten der **Gattung Mensch** (*Homo*, Homininen) erfolgte vor etwa 2 Mio. Jahren in der durch Klimaveränderungen entstandenen Savanne Ostafrikas (Abb. 3.2). Mit Holz- und Steinwerkzeugen wurde es möglich, Jagd zu betreiben und dadurch den Fleischanteil in der Kost zu erhöhen, was sich an Veränderungen des Gebisses zeigt.

Die Zufuhr an gut verfügbarem Eisen aus Fleisch und die erhöhte UV-Exposition könnte die Mutationsrate unserer Vorfahren deutlich erhöht haben. Durch den Verzehr von Knochenmark und Hirn, das für die Raubtiere nicht zugänglich war, wurden die für das Gehirnwachstum vorteilhaften langkettigen mehrfach ungesättigten Fettsäuren zugeführt. Das Gehirnvolumen hat sich vom *Australopithecus* bis zum *Homo sapiens* etwa verdoppelt.

Die genaue Zusammensetzung der Nahrung der frühen Homininen ist weiterhin umstritten (UNGAR et al. 2006). In Trockenzeiten standen wohl Nüsse und Samen als energiereiche Nahrung zur Ver-

[3] Energie% ist der prozentuale Anteil, den ein Nährstoff zur Gesamtenergiezufuhr beiträgt.

fügung. In der übrigen Zeit überwog die tierische Nahrung, auch in Form von Aas und Fisch, sodass sich eine **omnivore Ernährungsweise** entwickelte. Diese auf Annahmen sowie genetischen Untersuchungen von Fäzes beruhenden Entwicklungen führten in den letzten Jahrzehnten zu unterschiedlichen Modellen, die jeweils ein bestimmtes Ernährungsmuster favorisieren (Ströhle et al. 2009).

Verschiedene Modelle zur Ernährung unserer Vorfahren

Im **Sammlermodell** (O'Connell et al. 1999) stellt das Sammeln von Nahrung vornehmlich durch Frauen, auch mit Hilfe von Werkzeugen, die Grundlage für Ernährungssicherheit und soziale Verhaltensweisen dar. Dabei kommt dem Sammeln von stärkehaltigen Speicherwurzeln und -knollen eine Schlüsselstellung im Nahrungsspektrum zu. Deren effiziente Nutzung setzt allerdings den Einsatz von Feuer voraus, das wahrscheinlich bereits vor 1,5 Mio. Jahren genutzt wurde. Für dieses Modell fehlen archäologische Belege und es steht im Widerspruch zum Konzept der optimalen Nahrungsnutzung, das besagt, dass bei der Jagd größere Energiemengen pro Zeiteinheit gewonnen werden können.

Im **Jägermodell** (Hill 1982) gilt Jagd als innovative Strategie der Männer zur Nahrungssicherung, die auf einer vorausschauenden Planung, Kooperation und Arbeitsteilung zwischen den Geschlechtern beruht. Dieses Modell beinhaltet die Fähigkeit, Werkzeuge herzustellen, den aufrechten Gang sowie eine Gehirnvergrößerung. Bestimmte physiologische Aspekte stehen nicht im Einklang mit diesem Modell, wie die begrenzte Fähigkeit der Leber zum Abbau von Ammoniak sowie die obligaten Wasserverluste und der thermogenetische Effekt bei hoher Proteinzufuhr aus fettarmem Wildfleisch. Außerdem gibt es keine stichhaltigen archäologischen Belege.

Im **Aasfressermodell** (Capaldo 1997) steht die Beschaffung proteinreicher Nahrung durch die Nutzung von Tierkadavern im Vordergrund. Die effiziente Nutzung dieser Nahrungsquelle war durch die inzwischen entwickelten Steinwerkzeuge möglich. Wegen des stark schwankenden Angebots war diese Nahrung risikoreich und konnte zudem ohne Feuereinsatz gesundheitsschädlich sein. Inwieweit Feuer bereits genutzt wurde, ist nicht bekannt.

Im **Aquatischen Modell** (Cunnane 2007) wird angenommen, dass die frühen Homininen Seeufergebiete und Flusslandschaften bewohnt haben und aquatische Ressourcen wie Fische, Mollusken und andere Meeresfrüchte als Hauptnahrungsquelle nutzten. Diese Nahrung enthielt die für die Gehirnentwicklung notwendigen Nährstoffe, wie maritime Omega-3-Fettsäuren, Jod, Zink und Selen. So wurde auch die Evolution neuro-kognitiver Fähigkeiten ermöglicht. Es gibt allerdings keine Hinweise dafür, dass Populationen, die keinen Zugang zu aquatischen Ressourcen hatten, Einschränkungen in der Gehirnentwicklung aufweisen. Gesicherte archäologische Daten, die auf eine systematische Nutzung aquatischer Ressourcen hinweisen, liegen nicht vor.

Im **Anpassungsfähigen Vielseitigkeitsmodell** (adaptive versatility model, UNGAR et al. 2006) wird für die frühen Homininen eine flexible, opportunistische und omnivore Nahrungsstrategie postuliert, bei der abhängig von Lebensraum und Jahreszeit alle Nahrungsressourcen effizient genutzt werden konnten. Somit ist eine Nichtspezialisierung auf bestimmte Nahrung ein Kennzeichen der frühen Homininen. Die Anteile pflanzlicher und tierischer Nahrung und damit die Zusammensetzung der Nährstoffe waren sehr schwankend. Sie lassen sich lediglich recht allgemein dahingehend charakterisieren, dass Wildpflanzen und Wildfleisch die Nahrungsgrundlage bildeten.

3.2 Die Ernährung von Sammlern und Jägern

Ein weiterer oft angewendeter Ausgangspunkt zur Bestimmung einer artgerechten Ernährung des Menschen sind Analogieschlüsse zur Ernährungsweise noch lebender **Sammler- und Jägergesellschaften**. Da die relativ gut untersuchten Ernährungsweisen von Wildbeutern in Afrika, Südamerika, Australien und in der Arktis sehr stark variieren – sie reichen von vorwiegend pflanzlicher bis zu fast rein tierischer Nahrung – sind diese jedoch wenig hilfreich. Welche dieser Ernährungsweisen die Kost unserer frühen Vorfahren repräsentiert und damit eine artgerechte Ernährung darstellt, bleibt offen (STRÖHLE et al. 2009). Denn der archaische und moderne *Homo sapiens* lebte bis zum Mittel-Paläolithikum (vor 200 000 bis 50 000 Jahren) ausschließlich in Ostafrika. Der auch in dieser Zeit lebende Neandertaler ist vor etwa 30 000 Jahren ausgestorben. Die Zonen nördlich des 60. Breitengrades wurden frühestens vor 30 000 Jahren, Südamerika erst ab vor 12 000 Jahren besiedelt, sodass deren Bewohner die Anatomie unserer Verdauungsorgane genauso wenig geprägt haben können wie die Neandertaler.

Die Erschließung neuer Nahrungsressourcen findet erst seit etwa 40 000 Jahren statt. Dieser Zeitraum ist viel zu kurz, um die genetische Veranlagung des Menschen grundsätzlich zu verändern. Somit sind die meisten derzeitigen Sammler- und Jägerkulturen nicht als Modell für die Ernährungsweise unserer frühen Vorfahren geeignet, da sie deutliche Unterschiede im Anteil pflanzlicher und tierischer Nahrungsmittel aufweisen. Die **Ernährungsweise** von 98 Sammler- und Jägerpopulationen in der alten Welt entsprach der des *Australopithecus*, nämlich omnivor, opportunistisch und flexibel (MARLOWE 2005). Der Anteil an tierischen Lebensmitteln, wie Fleisch und Fisch, hat vermutlich stetig zugenommen, verlässliche Angaben fehlen jedoch.

Nachhaltig prägend für unsere Organe und den Stoffwechsel war die Ernährungsweise des **prähistorischen *Homo sapiens*** in seiner langen Entwicklungsphase in Ostafrika vor der Auswanderung in andere Erdteile. Durch die Besiedlung der anderen Kontinente änderten sich für *Homo sapiens* die klimatischen Bedingungen und damit das Nahrungsspektrum. Deshalb können, wenn überhaupt, nur die heutigen Sammler- und Jägerkulturen Ost- und Südafrikas zur Orientierung der Steinzeiternährung herangezogen werden. Diese Kost war zwar omnivor, aber überwiegend pflanzlicher Natur (60–80 % der Nahrungsenergie). Für die Hauptnährstoffe wurde eine Relation von 35–50 % Kohlenhydrate, 20–30 % Protein und 30–35 % Fett errechnet (Marlowe 2005).

Die Anthropologen sind sich dahingehend einig, dass die Homininen eine **omnivore Nahrungsweise** entwickelten, die zu einer veränderten Nahrungsqualität führte. Dies beinhaltet eine Erhöhung der Nahrungsenergiedichte und der Nährstoffverfügbarkeit bei gleichzeitiger Abnahme des Ballaststoffanteils durch den bevorzugten Verzehr hochwertiger pflanzlicher Nahrung (Nüsse, Samen und Speicherwurzeln), einen Anstieg des Fleischverzehrs sowie die Nutzung des Feuers. In dieser Zeit lässt sich keine Spezialisierung auf bestimmte pflanzliche oder tierische Lebensmittel erkennen.

3.3 Das Ackerbauzeitalter

In dem für uns überschaubaren Entwicklungszeitraum des Menschen begann vor etwa 10 000 Jahren der **systematische Anbau von Nahrungspflanzen**; diese Entwicklung hatte bereits Jahrtausende vorher eingesetzt. Dadurch wurde der bereits überwiegende pflanzliche Anteil der Kost weiter erhöht und es erfolgte eine Einschränkung auf einige Pflanzen mit teilweise hohem Kohlenhydratanteil (besonders Getreide). Die vom Ackerbau lebenden Menschen (Nahrungs-Erzeuger) verzehrten im Vergleich zu Sammlern und Jägern (Nahrungs-Sammler) eine deutlich geringere Vielfalt an Pflanzen sowie einen höheren Anteil an Kohlenhydraten. Die Aufnahme an tierischem Protein, Fett und Vitaminen lag bei den Nahrungs-Sammlern entsprechend höher.

Gegen Ende der Jungsteinzeit (Neolithikum: 4500–2000 v. Chr.) erhöhte sich aufgrund der fortschreitenden **Domestikation von Haus- und Nutztieren** der Anteil tierischer Kost. Die Verwendung der Milch von domestizierten Wiederkäuern begann in Mitteleuropa vor etwa 6000 Jahren. Die unterschiedliche enzymatische Anpassung an diese neue Nahrungsquelle wird deutlich am Beispiel der Unverträglichkeit von Laktose (Milchzucker) bei Erwachsenen in den meisten Regionen der Welt. Die Laktase, das Enzym zum Abbau der Laktose, wird bei diesen Menschen nach dem Säuglingsalter nicht mehr synthetisiert. Die weitgehende Verträglichkeit der Laktose bei erwachsenen Kaukasiern beruht auf einer genetischen Anpassung. Die vermeintliche Unverträglichkeit von Laktose nach dem Säuglingsalter ist, evolutionär gesehen, der Normalzustand (von Koerber et al. 2012, S. 28f).

3.4 Nahrungsverfügbarkeit und körperliche Merkmale

Die anatomischen und physiologischen Merkmale des Menschen geben deutliche Hinweise auf die Ernährung unserer Vorfahren. Die **pflanzliche Kost** hatte in allen längeren Entwicklungsphasen (mit Ausnahme der frühen Phase des Insektenverzehrs) mengenmäßig eine größere Bedeutung als Nahrung von Tieren. Die wichtigsten Beispiele:

Magen, Dünn- und Dickdarm weisen Proportionen sowie Größen auf, die auf eine gemischte, jedoch überwiegend pflanzliche Kost deuten. Bei reinen Fleischfressern, wie bei Katzen, nimmt allein der Magen 70 % des Volumens des Verdauungstraktes ein. Bei nicht wiederkäuenden Pflanzenfressern haben Blind- und Dickdarm ein sehr großes Volumen.

Bei typischen Fleischfressern nimmt der Dünndarm mehr Volumen und Fläche ein als der Dickdarm. Auch beim Menschen nimmt der Dünndarm mit etwa 60 % des Volumens den größeren Teil des Verdauungstraktes ein. Diese Tatsache belegt eine Stellung zwischen Pflanzenfressern und Fleischfressern und weist auf die Abstammung des Menschen von Insekten verzehrenden Primaten hin (Milton 1993).

Die Darmmorphologie der frühen Vorfahren des Menschen wurde zunächst durch Insektenverzehr geprägt und später durch die überwiegend vegetarische Ernährung der zeitlich folgenden Primaten. Auch dadurch erklärt sich die geringe Spezialisierung des Darms des Menschen im Vergleich zu anderen Pflanzen fressenden Säugetieren.

Der Dickdarm des Menschen besitzt bestimmte Muskelfasern, sog. Tänien und Haustren, die zeitweise Gärkammern zum Abbau unverdaulicher Nahrungsbestandteile bilden können. Tänien sind typische Merkmale von Pflanzenfressern und Allesfressern mit überwiegend pflanzlicher Ernährung.

Die Unfähigkeit des Menschen, **Vitamin C** zu synthetisieren, unterstreicht die ununterbrochen genutzte pflanzliche Kost für seine Ernährung und die seiner Vorfahren. Offenbar war Vitamin C immer ausreichend in seiner Ernährung vorhanden (Früchte, Blätter), sodass auf die Fähigkeit zur Synthese dieses Vitamins verzichtet werden konnte. Außer dem Menschen sind nur noch Menschenaffen, Meerschweinchen und einige Vogelarten nicht in der Lage, Vitamin C zu synthetisieren. Typische Fleischfresser, wie beispielsweise Katzen, haben die Fähigkeit, Vitamin C selbst zu bilden.

Die Art der **Zähne** der Vorfahren des Menschen (Mahlzähne) und deren Morphologie (Dicke des Zahnschmelzes) sind ein weiterer Beleg für einen überwiegenden Verzehr pflanzlicher Kost. Auf Mahlzähnen vorhandene Abnutzungsspuren beim *Australopithecus* deuten auf ein intensives Kauen pflanzlicher Kost hin. Ferner sind der Schluckmechanismus (gegenüber Schlingen der Nahrung), Schweißdrüsen sowie das Vorkommen eines Stärke abbauenden Enzyms im Speichel typische Merkmale von Pflanzenfressern, die bei Fleischfressern fehlen. Diese grundlegenden Unterschiede sind so zahlreich, dass sie zusammengenommen den Beweis antreten können, dass der Mensch in seiner langen Evolution überwiegend Pflanzenkost verzehrt hat (Tab. 3.1).

Trotz dieser starken Indizien und weiteren Erkenntnissen liegt eine rein vegetarische Ernährung nicht in der Natur des Menschen begründet, sondern ist eine kulturelle Erscheinung. Weder eine rein vegetarische, noch eine rein tierische Ernährung hatte offensichtlich

Tab. 3.1 Anatomische und physiologische Merkmale des Verdauungskanals bei Pflanzenfressern und Fleischfressern (nach von Koerber et al. 2012, S. 30)

Merkmale	Pflanzenfresser (Herbivoren)	Fleischfresser (Carnivoren)
Maul- bzw. Mundöffnung	klein, Hautfalten bzw. Backentaschen	weit, z. T. bis zum Kiefergelenk
Zähne	schneiden und mahlen	reißen und festhalten
Kieferbewegung	vertikal und horizontal	vertikal
Schluckvorgang	schlucken	schlingen
Zunge	muskulös, kräftig, rau	dünn
Speichelsekretion	viel	wenig
pH-Wert des Speichels	alkalisch	sauer
Speichelenzyme	Amylase, Ptyalin	keine
Gärmagen	teilweise mehrere	keinen
Magensäuresekretion	schwach	stark
Magenverweildauer	lang	kurz
Darmoberfläche	Zotten	glatt
Dickdarmmuskeln	Tänien, Haustren	glatt
Unverdauliches	bakterieller Abbau von Zellulose	auflösen von Haaren, Knorpel und Knochen
Fäzesgeruch	unauffällig	stinkend
Verhältnis von Darm : Länge des Körpers*	groß (Schaf 20:1)	klein (Wolf 4:1)

* Mensch 12:1

für den über alle Entwicklungsphasen omnivor lebenden Menschen einen arterhaltenden oder artfördernden Auslesewert.

3.5 Artgerechte Ernährung des Menschen

Eine artgerechte Ernährung des heutigen Menschen ist in ihrer Zusammensetzung von der jeweiligen Region abhängig und kann unterschiedliche Anteile pflanzlicher und tierischer Nahrung beinhalten. Bevor der Mensch hungert oder verhungert, wird er alles Essbare verzehren. Dieses opportunistische Verhalten trägt zu einer erhöhten Sicherheit bei der Nahrungsversorgung bei, kann sich bei Überversorgung aber als problematisch erweisen.

Die für Verdauung und Verstoffwechselung der Nahrung wesentlichen Häufigkeiten von Genkombinationen des Menschen sind durch das während der Evolution vorhandene **Nahrungsangebot** geprägt worden. Voraussetzung dafür waren lange Zeiträume (bis mehrere Millionen Jahre) mit konstantem Nahrungsangebot. Solche Bedingungen waren bis zum Ende der Zeit der Sammler und Jäger (bis vor etwa 10 000 Jahren) gegeben (Eaton und Konner 1985). Für eine vollständige genetische Anpassung an die Änderungen des Nahrungsangebots seit Beginn des Ackerbaus war nicht genügend Zeit vorhanden. Ein weiteres Beispiel für eine unvollständige Anpassung ist neben der bereits erwähnten Laktose-Unverträglichkeit die Getreideprotein-Unverträglichkeit (z. B. von Gluten). Daraus sollte aber nicht gefolgert werden, dass Milch und Getreide für den Menschen allgemein nicht zuträglich sind. Der **Verzehr** dieser Lebensmittel muss allerdings bei Unverträglichkeiten reduziert oder ganz gemieden werden.

Weitere Unterschiede der Ernährungs- und Lebensweise unserer Vorfahren im Vergleich zur heutigen Situation sind entscheidend für die Gesundheit. So stammte das verzehrte Fleisch früher ausschließlich von frei lebendem Wild, mit geringen Mengen an Fett, das nicht primär aus Depotfett, wie bei gemästeten Tieren, sondern vornehmlich aus Strukturfett mit einem hohen Anteil an mehrfach ungesättigten Fettsäuren besteht. Die Zufuhr mehrfach ungesättigter Fettsäuren war dadurch gesichert. Zur Nahrungsbeschaffung war eine hohe körperliche Aktivität notwendig, das Angebot war saisonalen Schwankungen unterworfen mit Perioden von Nahrungsmangel. Der Verzehr von Wildkräutern lieferte hohe Konzentrationen an essenziellen und gesundheitsfördernden Inhaltsstoffen. Ein optimaler Säure-Basen-Haushalt wurde durch eine überwiegend pflanzliche Kost erreicht, die nur mäßige Mengen an Getreideprodukten enthielt (Sebastian et al. 2002).

Gegenwärtig ist demnach mit den vorhandenen Lebensmitteln eine Ernährung wie zu Zeiten der Sammler und Jäger nur in den

Anteilen pflanzlicher und tierischer Kost möglich, aber kaum in ihren Anteilen von Protein und Fett. Abgesehen von einigen Extremregionen (z. B. Arktis) kann jedoch eine **überwiegend pflanzliche Ernährung** als artgerecht und gesundheitsfördernd bezeichnet werden, wobei die Nahrungsenergiezufuhr der inzwischen stark reduzierten körperlichen Aktivität angepasst sein sollte (VON KOERBER et al. 2012).

Abschließend kann darauf hingewiesen werden, dass die Evolution des Menschen und seiner Ernährung ein interessantes Forschungsgebiet bleiben wird, denn unsere bisherigen Kenntnisse sind lückenhaft und das Interesse an dieser Thematik ist ungebrochen. Mit neuen Daten wird sich aber voraussichtlich an den Empfehlungen für eine bedarfsgerechte vegetarische Ernährungsweise wenig ändern, denn die Beschaffenheit und Funktion des menschlichen Körpers werden die entscheidenden Bestimmungsfaktoren bleiben.

Inwieweit Fortschritte in der Molekulargenetik zukünftig individualisierte Empfehlungen erlauben, bleibt abzuwarten. Vorerst sollten die jetzt vorliegenden bewährten Empfehlungen befolgt werden.

Kernaussagen

- Vor 50 Mio. Jahren lebten unsere frühesten Vorfahren von Insekten.
- *Australopithecus* (vor 4,5–2,5 Mio. Jahren) ernährte sich überwiegend von Pflanzen, wahrscheinlich auch von Aas und Fisch.
- Die frühen Vertreter der Gattung Homo (vor 2 Mio. Jahren) waren Sammler und Jäger.
- Der prähistorische *Homo sapiens* ernährte sich omnivor, aber überwiegend pflanzlich.
- Im Ackerbauzeitalter (ab vor 10 000 Jahren) erhöhte sich der Anteil pflanzlicher Kost weiter.
- Mit der fortschreitenden Domestikation von Nutztieren stieg der Anteil tierischer Nahrung.
- Anatomisch und physiologisch ist der Mensch überwiegend vegetarisch geprägt.
- Eine überwiegend pflanzliche Ernährung kann als artgerecht für den Menschen bezeichnet werden.

4 Historische Entwicklung und heutige Situation des Vegetarismus

Der Vegetarismus ist mehr als nur eine Ernährungsweise – er wird auch als **Weltanschauung** verstanden und definiert. Während der Millionen Jahre der Menschwerdung gab es sowohl Phasen mit überwiegend vegetarischer Ernährung als auch solche mit erheblichem Fleischanteil (s. Kap. 3, S. 29). Dabei wurde die Ernährungsweise unserer Vorfahren, der Homininen, vor allem durch das vorhandene Nahrungsangebot bestimmt, das von jahreszeitlichen, geographischen, klimatischen und weiteren Faktoren abhängig war. Heutige Überlegungen, aufgrund derer sich Menschen für eine vegetarische Ernährung entscheiden, spielten damals keine Rolle.

Der Verzehr **tierischer Nahrung** in evolutionären Zeiträumen soll die Weiterentwicklung des menschlichen Gehirns begünstigt haben, insbesondere durch die Aufnahme gut verfügbarer langkettiger mehrfach ungesättigter Fettsäuren aus Knochenmark und Hirn (Eaton et al. 2002). Zudem war die Jagd möglicherweise eine wichtige Triebkraft, in entfernteren Gebieten nach Beute zu suchen und so den Lebensbereich langsam auszudehnen (Schrenk 2001, S. 101). Der systematische Anbau von Nahrungspflanzen initiierte den Aufbruch in das Ackerbauzeitalter und revolutionierte damit seit etwa 8 000 v. Chr. die Ernährungsgeschichte des Menschen grundlegend und schuf dadurch eine wichtige Voraussetzung für die Entwicklung des Vegetarismus (Dierauer 2001, S. 11).

So gab es bereits im griechischen Altertum Berichte über **vegetarisch lebende Natur- und Kulturvölker**. Die meisten lebten vermutlich hauptsächlich aus Not vegetarisch, bei anderen handelte es sich um einzelne Klassen oder Sekten, die aus sittlichen Gründen den Fleischverzehr mieden (Haussleiter 1935, S. 32 u. 53). Eine bleibende kulturelle Bedeutung bekam der Vegetarismus ab dem 8. Jahrhundert v. Chr., als sich im Norden des indischen Subkontinents eine Vorläuferform des **Hinduismus** herausbildete. Noch heute leben die meisten Menschen in Indien nach hinduistischen Grundsätzen – und damit viele auch vegetarisch.

Die Wurzeln des **westlichen Vegetarismus** liegen im antiken Griechenland. Hier begründete der Philosoph Pythagoras im 6. Jahrhundert v. Chr. eine bewusste Form der fleischlosen Ernährung, den

Vegetarismus aus religiösen bzw. philosophisch-ethischen Überlegungen. Bald wurde diese Form des Vegetarismus durch gesundheitliche und später durch soziale, ökonomische und ökologische Motive ergänzt. Auffallend ist, dass ab etwa dieser Zeit verschiedene Mystiker, Propheten, Philosophen und Religionsgründer zeitgleich vegetarische Ideen und Ideale formulierten. Neben Pythagoras waren dies Zarathustra in Persien, Daniel in Babylon, Mahavira und Siddharta Gautama in Indien (Blix 2001, S. 509) (s. Kap. 4.2, S. 46).

Während der östliche Vegetarismus über die Jahrhunderte fort existierte, geriet der westliche Vegetarismus nahezu in Vergessenheit. Ab dem 19. Jahrhundert erlebte dieser jedoch eine umfassende Renaissance, die zu einer bisher nie dagewesenen Verbreitung führte. Gegen Ende des 20. Jahrhunderts war der Vegetarismus schließlich in der Mitte der westlichen Gesellschaften angekommen.

4.1 Antike

Während in den griechischen Helden- und Göttersagen, dokumentiert in Homers Dichtung, blutige Tieropfer, Fleischverzehr und auch die Anthropophagie – der Verzehr von Menschenfleisch – eine wichtige Rolle spielten, waren die gewöhnlichen Mahlzeiten im griechischen Altertum überwiegend vegetabil (Haussleiter 1935, S. 3 u. 7). Gegessen wurden Getreide (v.a. Brei und Fladen aus Gerste, später auch aus Weizen), Hülsenfrüchte, Gemüse (v.a. Kohl- und Zwiebelgewächse) und Obst, ergänzt durch Ziegen- und Schafskäse, Honig, Eier, Fisch und Wein (Bommer und Bommer 1943, S. 11–15).

Religiöser Vegetarismus: Die Orphiker

Die erste religiöse Gruppe, die sich gegen den blutigen Opferkult – und damit auch gegen den Fleischverzehr – wandte, waren ab dem 6. Jahrhundert v. Chr. die Orphiker. Die Anhänger dieses Mysterienkultes beriefen sich auf die mythische Gestalt des thrakischen Sängers und Dichters Orpheus. Nach der orphischen Lehre ist die Seele aufgrund früherer Schuld im menschlichen Körper eingeschlossen. Durch die Einhaltung einer orphischen Lebensweise könne die Seele befreit und der Kreislauf der Wiedergeburten abgekürzt werden, um ein glückseliges Leben im Jenseits zu erreichen. Ein sittlich reines Dasein sowie das Streben nach Askese in sämtlichen Lebensbereichen bezogen sich auch auf die tägliche Kost. Diese Lebensempfehlungen zeigen die Nähe ethischer und religiöser Überlegungen zur vegetarischen Ernährung.

Die Lebensweise der Orphiker ist durch Platon (Philosoph, Griechenland, 427–347 v. Chr.) überliefert: *„Vielmehr hielten sich die damaligen Menschen an die sogenannte orphische Lebensweise, indem sie sich den Genuss alles Leblosen* [Anm. d. Verf.: Dazu zählten auch Pflanzen] *gestatteten, dagegen den Genuss alles Beseelten* [Anm. d. Verf.: Einschließlich Eier] *mieden".*

Der (seltene) Fleischverzehr war meist mit **religiösen Opferfeiern** verbunden. Die Tieropfer und das anschließend zelebrierte Fleischmahl stellten in der griechisch-antiken Gesellschaft zentrale, verbindende Gemeinschaftserlebnisse dar, so wie das Opfer auch Götter und Menschen verbinden sollte. Eine Ablehnung der Tieropfer kam einer religiösen Revolution gleich und bedeutete eine radikale Selbstausgrenzung aus der Gesellschaft (Dierauer 2001, S. 11).

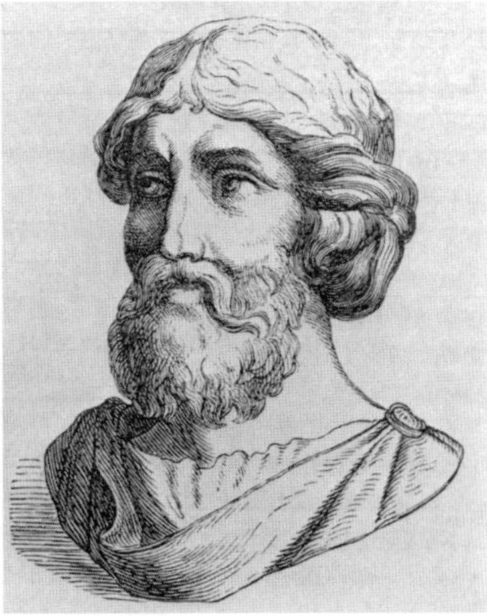

Abb. 4.1
Pythagoras von Samos

Im Anschluss an die Orphiker griff der von der griechischen Insel Samos stammende **Pythagoras** (Philosoph, um 570 bis um 500 v. Chr.) die Lehre von der Seelenwanderung und das sich daraus ergebende Meiden des Fleischverzehrs auf (Riedweg 2002, S. 87 u. 94) (Abb. 4.1). Seit der Antike gilt Pythagoras als Begründer des **ethischen Vegetarismus**, mit deutlich religiöser Prägung. Die Quellenlage ist jedoch nicht eindeutig. Zudem liegt nichts Schriftliches von Pythagoras selbst vor, wobei unklar ist, ob er – wie Sokrates und Jesus – nichts geschrieben hat oder ob seine Schriften verlorengegangen sind (Dierauer 2001, S. 13).

Die heutige Forschung sieht Pythagoras als Guru, Philosophen, politischen Ratgeber und Erzieher, Religionsstifter und Reformator sowie eine Art Wissenschaftler. Bereits etwa 60-jährig gründete er in Kroton (Unteritalien) eine Art religiöse Gemeinschaft, die er in Mathematik, Geometrie, Musik und Sphärenharmonie, Astronomie, Zahlenmystik, metaphysischen Fragen sowie in religiös-sittlicher Lebensführung unterrichtete (Riedweg 2002, S. 133).

Auch wenn einzelne Autoren berichten, Pythagoras habe Fleisch gegessen, ist der von ihm propagierte Vegetarismus gut belegt. Der Verzicht auf den Fleischkonsum ergibt sich fast zwangsläufig aus der **Seelenlehre**, denn wenn die Seele auch in Tierkörper eingehen kann, ist alles „Beseelte" miteinander verwandt. Das Schlachten von Lebendigem käme somit einem Mord gleich. Zudem würde die Gefahr bestehen, mit einem Opfertier nicht nur einen Artgenossen, sondern einen nahen Verwandten zu verzehren. Nach Pythagoras durften lediglich schädliche Tiere getötet werden, jedoch ohne sie zu verspeisen (Haussleiter 1935, S. 208; Riedweg 2002, S. 54f).

Für das Motiv einer allgemeinen **Tierschonung** sprechen verschiedene Berichte, nach denen den Pythagoreern auch der Verzehr von Eiern (als Keim lebender Wesen) sowie das Tragen wollener Kleidung verboten waren. Zudem stellte die Milde gegenüber Tieren

„eine Übung in Menschenliebe und Barmherzigkeit" dar. So heißt es bei Iamblichos von Chalkis (Syrien/Griechenland, um 240 bis um 325), einem Pythagoras-Biographen: *„Wenn man sich daran gewöhnt hat, den Tiermord als gesetzlos und widernatürlich zu verabscheuen, so führte man keinen Krieg mehr, da man es für viel gesetzloser hielt, einen Menschen zu morden"* (Haussleiter 1935, S. 106 u. 144).

Zusätzlich zum allgemeinen Tötungsverbot sind aber auch Vorschriften überliefert, die nur die Opferung und den Verzehr bestimmter Tierarten bzw. Körperteile untersagen (z. B. dem Mond heilige weiße Hähne; bestimmte den Göttern heilige Fische; Gebärmutter, Herz, Hirn und Hoden) (Riedweg 2002, S. 93 f). Pythagoras und die eingeweihten Anhänger (Esoteriker) brachten wohl nur **unblutige Opfer** dar, wie z. B. Weihrauch, Honig, Hirse, Opferkuchen und Myrrhe, während dem äußeren Kreis seiner Gefolgschaft (Exoteriker) teilweise auch die Opferung von Lämmern und anderen neugeborenen Tieren, in die keine menschliche Seele eingehen würde, gestattet war.

Ähnlich verhielt es sich vermutlich mit den **Speisevorschriften**, sodass manche Pythagoreer am gängigen Opferkult der griechischen Gesellschaft festhalten konnten und den Fleischverzehr nicht völlig meiden mussten. Diese Unterscheidung in zwei Gruppen von Pythagoreern könnte den vermeintlichen Widerspruch zwischen dem strikten Vegetarismus und Opferverbot einerseits sowie den partikulären Tabus andererseits erklären (Riedweg 2002, S. 94 f). Dennoch war Pythagoras, gemäß Iamblichos, der Ansicht, dass das Meiden des Fleischverzehrs eine unbedingte Voraussetzung für die angestrebte Reinheit von Körper und Seele sei (*„Des Beseelten enthalte Dich!"*).

Die Geschichte des antiken Vegetarismus ist wesentlich durch das Pythagoreertum und seine Verhaltens- und Speisevorschriften geprägt. Dabei darf nicht vergessen werden, dass die freiwillig gewählte und dauerhafte vegetarische Ernährung die Ausnahme war und Vegetarier – wie auch in späteren Jahrhunderten bis hin zur Neuzeit – eine soziale Randgruppe darstellten. Dies zeigen auch die verbalen Angriffe und spöttischen Anekdoten von zeitgenössischen und späteren Denkern, die nichts von Pythagoras, seinen Lehren und/oder seinem ethisch begründeten Vegetarismus hielten (v. a. Xenophon sowie die Peripatetiker, Stoiker und Epikureer) (Dierauer 2001, S. 24–26; Riedweg 2002, S. 68 f). Dennoch traten auch weitere Protagonisten, meist unter Berufung auf Pythagoras, für eine vegetarische Lebensweise ein. Die pythagoreischen Lehren beeinflussten philosophische Schulen und Denker bis in die Neuzeit.

Der Philosoph und Arzt **Empedokles von Akragas** (Griechenland, um 490 bis um 430 v. Chr.) war wie Pythagoras ein Vertreter der Seelenwanderungslehre. Mit drastischen Bildern vom Töten nächster Verwandter und dem Verschlingen ihres Fleisches polemisierte er gegen eine der heiligsten Institutionen der griechischen Religion und Gesellschaft: Das feierliche Tieropfer samt anschließendem Opfermahl (Dierauer 2001, S. 17).

Platon und dessen Akademie waren gemäß Aristoteles (Philosoph, Griechenland, 384–322 v. Chr.) ebenfalls vom pythagoreischen Gedankengut beeinflusst. So ist in Platons Werk „Der Staat" von der ursprünglichen, gesunden Stadt die Rede, in der sich die Menschen vegetarisch ernährten. Erst in der größeren, ungesunden Stadt begnügten sie sich nicht mehr mit dem Notwendigen, sondern aßen auch Fleisch – weshalb neben Jägern und Schweinehirten auch Ärzte nötig wurden, weil die Menschen nicht mehr so gesund lebten. Platon sympathisierte wohl mit dem Vegetarismus, forderte jedoch in keiner seiner Schriften dazu auf, zu diesem idealisierten Urzustand zurückzukehren (Dierauer 2001, S. 21 f; Riedweg 2002, S. 155).

Xenokrates von Chalkedon (Philosoph, Griechenland, 396/395–314 v. Chr.) hingegen, der zweite Nachfolger Platons in der Akademie, hat die erste uns bekannte vegetarische Schrift verfasst (die wie fast alle von Xenokrates' Werken verloren gegangen ist). So wird berichtet, dass er die Fleischnahrung abgelehnt und seinen Vegetarismus mit der Verwandtschaft des Menschen mit den Tieren sowie der Unsterblichkeit auch der Tierseelen begründet habe (Dierauer 2001, S. 22).

Theophrastos von Eresos (Philosoph, Griechenland, um 370–287 v. Chr.), Schüler des Aristoteles, betonte die körperliche und psychische Verwandtschaft von Mensch und Tier. Er polemisierte gegen die Tieropfer und dadurch indirekt auch gegen den Fleischverzehr. Der zentrale Gedanke war, dass der Mensch anderen Wesen das Leben raube, wenn er Tieropfer darbringt. Einfache, pflanzliche Opfer seien Gott am liebsten. Da man sowohl Menschen als auch Tiere gerecht oder ungerecht behandeln könne, leitete Theophrastos aus der Verwandtschaft beider – vermutlich als erster Denker überhaupt – eine Art Rechtsverhältnis zwischen Mensch und Tier ab (Dierauer 2001, S. 27).

Für die hellenistische Epoche (3.–1. Jahrhundert v. Chr.) sind keine prinzipiellen Vertreter des Vegetarismus bzw. der Tierethik überliefert. Es folgte eine Zeit des politischen Wandels, denn bis zum Jahr 30 v. Chr. waren die letzten griechischen Staaten ins Römische Imperium eingegliedert worden. Rom beließ der hellenistischen Welt jedoch kulturelle Autonomie und wurde ihrerseits durch die griechische Kultur beeinflusst. So kam es auch zu einer Neubelebung des Pythagoreismus in der frühen Kaiserzeit ab dem Ende des 1. Jahrhunderts v. Chr.

Ovid schreibt gegen den Fleischverzehr

Der Dichter Ovid (Italien, 43 v. Chr. bis 18 n. Chr.) lässt Pythagoras in seinen „Metamorphosen" eine Rede halten, in der er sich heftig gegen das Fleischessen wendet:

„Welch ein vermessenes Tun, im Fleische das Fleisch zu versenken
Und den begehrlichen Leib mit verschlungenem Leibe zu mästen
Und mit des Lebenden Tod ein Lebender sich zu erhalten!"

Auch die bei den Römern verbreitete Tieropferung zum Zwecke der Weissagung aus den Eingeweiden wird in der Rede angeprangert:

„Aus noch lebender Brust gleich reißend die edelen Teile,
Halten sie Schau und erforschen darin die Gesinnung der Götter.
Warum hungert denn so nach verbotener Speise den Menschen?
Sterblich Geschlecht, sie zu essen vermesst ihr euch? Von dem Frevel
Sehet, ich bitt' euch, ab und höret auf unsere Warnung!"

Allerdings kann aus diesen Versen wohl nicht der Schluss gezogen werden, dass Ovid selbst Pythagoreer oder Vegetarier war, da er sie in erster Linie zu dichterischen Zwecken formuliert hat (Dierauer 2001, S. 32f).

Ganz in der Tradition des Pythagoras lebte der Philosoph und Wanderprediger **Apollonios von Tyana** (Griechenland, etwa 40–97). Der Neupythagoreer führte ein streng asketisches Dasein, lehnte blutige Opfer, Fleischverzehr und auch Kleidung aus tierischen Materialien ab. Er soll Wunder wie Krankenheilung und Totenerweckung vollbracht haben und wurde deshalb gelegentlich mit Jesus verglichen. Sein Hauptmotiv für den Vegetarismus war der Gewinn seelischer Reinheit sowie die Ermöglichung göttlicher Eingebung (Dierauer 2001, S. 33f; Riedweg 2002, S. 163).

Auch in Rom war die Ernährung des einfachen Bürgers überwiegend vegetarisch, enthielt aber vermutlich täglich kleine Mengen an Hühnerfleisch, Schinken, Speck, Muscheln und Salzfisch (Bommer und Bommer 1943, S. 61f). Hinzu kamen viele blutige Tieropfer mit anschließendem Fleischverzehr. In den letzten beiden Jahrhunderten der Republik stieg mit fortschreitendem Luxus auch der Fleischkonsum stetig an (Haussleiter 1935, S. 388).

Die grundsätzliche Einstellung der Römer zu Tieren lässt sich auch an den berüchtigten Tierkämpfen in den Arenen ablesen. Hier wurden Hetzjagden veranstaltet, Tiere mussten gegen Tiere und gegen Gladiatoren kämpfen. Die Tierzahlen gingen dabei bis in die Tausende: Bei den Spielen des Kaisers Titus im Jahr 80 wurden angeblich 9000 wilde und zahme Tiere getötet. Proteste gegen die Schlächtereien gab es weder seitens des Publikums noch von Philosophen und anderen Denkern.

Plutarch argumentiert tierethisch

Der Grieche Plutarch (Schriftsteller und Philosoph, etwa 45 bis um 120) wandte sich indirekt gegen die populären Tierhatzen seiner Zeit (Dierauer 2001, S. 31 f). In seinem Sammelwerk „Moralia" sind neben zwei Abhandlungen zur Tierethik auch zwei Reden gegen die Fleischnahrung enthalten („De esu carnium") – und somit die ersten bis heute erhaltenen Schriften zum Thema Vegetarismus. Sie beginnen mit einem Verweis auf Pythagoras:
„Du aber fragst, mit welcher Begründung Pythagoras sich der Fleischnahrung enthielt? Ich aber wundere mich darüber, mit welcher Leidenschaft und welcher Seelenverfassung der erste Mensch mit seinem Mund Mordblut anrührte und mit den Lippen das Fleisch eines toten Lebewesens berührte, Mahlzeiten von toten Körpern und Leichen vorsetzte und dazu die Glieder, die kurz zuvor brüllten, kreischten, sich bewegten und sahen, als Zukost und Leckerbissen bezeichnete [...]".
Neu ist dabei, dass die Tierliebe und der Gedanke an das Wohl des Tieres im Mittelpunkt der Argumentation für den Vegetarismus stehen, wie aus folgendem Satz ersichtlich:
„Für ein kleines Stückchen Fleisch nehmen wir den Tieren die Seele sowie Sonnenlicht und Lebenszeit, wozu sie doch entstanden und von Natur aus da sind".
Als weitere Begründungen für eine vegetarische Ernährung nannte Plutarch die Unnatürlichkeit der Fleischnahrung, die sich schädlich auf Körper, Seele und Denken des Menschen auswirke sowie die Tierschonung als Übung der Mitmenschlichkeit. Wahrscheinlich war Plutarch vor allem in seiner Jugendzeit konsequenter Vegetarier. Seine Schriften lassen jedoch vermuten, dass er in späteren Jahren auch Fleisch gegessen hat. Dennoch trat er, wie Pythagoras gegenüber den Exoterikern, dafür ein, den Fleischkonsum zumindest einzuschränken. Zudem solle Fleisch nicht die Begierden stillen, sondern lediglich als Zukost verwendet werden (Dierauer 2001, S. 35–45).

Ab der Mitte des 3. Jahrhunderts erlebte die platonische Philosophie eine Renaissance. Damit verbunden war auch eine Wiederbelebung des pythagoreischen Gedankenguts, insbesondere der asketischen Lebensweise und des Vegetarismus. So hat der Begründer des Neuplatonismus, **Plotin** (Philosoph, Ägypten/Griechenland, um 205 bis um 270), der Überlieferung nach kein Fleisch gegessen.

Sein Schüler **Porphyrios von Tyros** (Syrien/Griechenland, 234 bis um 305), Autor einer Pythagoras-Biographie, verfasste ein umfangreiches Werk gegen den Fleischverzehr („De abstinentia"). Sie ist die einzige längere erhaltene Schrift zum Vegetarismus aus der Antike und bleibt es bis in die Neuzeit hinein. Porphyrios argumentiert darin, dass eine asketische, vegetarische Lebensweise Gerechtigkeit übe sowie zu Besonnenheit und Reinheit führe, er wendet sich gegen Tieropfer und berichtet über vegetarisch lebende Völker.

Das Besondere bei Porphyrios ist seine **religiöse Begründung** des Vegetarismus. Er versteht die Nicht-Schädigung von Tieren als wesentlichen Bestandteil der Angleichung des Menschen an Gott. Allerdings gibt es auch bei Porphyrios eine Zweiteilung in konsequente Vegetarier (v.a. Philosophen) und solche, für die die strengen Gesetze nicht gelten (alle tätigen Menschen: niedere Handwerker, Soldaten, Athleten, Seeleute usw.). Er betonte jedoch, dass Gott uns die Selbsterhaltung nicht auf Kosten anderer Wesen ermöglicht habe. Folglich sei der Fleischverzehr nicht notwendig wie Atmen, Trinken und das Essen von Pflanzen (Dierauer 2001, S. 45–49).

Die antiken Befürworter des Vegetarismus argumentierten fast ausschließlich aus ethischen und/oder religiösen Motiven heraus. Einige Denker führten jedoch auch **gesundheitliche Gründe** an, da sie den Fleischverzehr als unnatürlich und schädlich erachteten. Meist wurde gleichzeitig auch eine möglichst einfache, natürliche Ernährungsweise propagiert.

Epikur (Philosoph, Griechenland, um 341 bis um 270 v. Chr.) war wie die Stoiker der Ansicht, dass der Mensch gegenüber Tieren keinerlei Rechtsverpflichtungen habe und sie demnach zu seinem Nutzen töten dürfe. Dennoch lebte er überwiegend vegetarisch, da Fleischspeisen der Gesundheit hinderlich seien, während einfache Nahrung wie Brot und Wasser höchste Lust vermitteln könne und leicht zu beschaffen sei (Dierauer 2001, S. 27 f).

Der gemäßigte Stoiker **Gaius Musonius Rufus** (Philosoph, Italien, um 30 bis um 100) war konsequenter Vegetarier, allerdings aus rein anthropozentrischen Gründen. Er lehnte die Fleischnahrung ab, da sie den Menschen den wilden Tieren ähnlicher mache sowie das Denken und die Seele verdunkele. Zudem solle der Mensch eine einfache und seiner Natur angemessene Kost zu sich nehmen, die auch ohne Feuer zubereitet werden könne: Getreide, Obst, Gemüse, Milch, Käse, Honig usw. (Dierauer 2001, S. 34).

Auch einige antike Ärzte, wie **Hippokrates von Kos** (Griechenland, um 460 bis um 370 v. Chr.), traten für eine einfache und maßvolle Ernährungs- und Lebensweise ein, die jedoch nur teilweise vegetarisch geprägt war (s. Kap. 4.6, S. 61).

Das Wirken des Pythagoras und seiner Schüler hatte maßgeblichen Einfluss auf Entstehung und Entwicklung des westlichen Vegetarismus. Mit dem Untergang der antiken Kultur geriet jedoch auch die Idee des Vegetarismus in Europa für viele Jahrhunderte in Vergessenheit, bis sie im Zeitalter der Renaissance und der Aufklärung zu neuem Leben erweckt wurde (s. Kap. 4.3, S. 51).

4.2 Religion und Vegetarismus

Der Vegetarismus ist eine Weltanschauung, in der sich die moralischen und ethischen Grundsätze sämtlicher Religionssysteme, wie Liebe, Gnade und Barmherzigkeit, sowie in einigen Religionen die Gewaltlosigkeit gegenüber allen Lebewesen wiederfinden. Trotz oder gerade aufgrund dieser Tatsache führt die Diskussion um das Verhältnis von Vegetarismus und Religion immer wieder zu Kontroversen, insbesondere, weil das Prinzip der Barmherzigkeit auch auf den Umgang des

Menschen mit den Tieren Anwendung findet. Vegetarische Elemente sind in den einzelnen Religionen in sehr unterschiedlichem Ausmaß vorhanden. Auch innerhalb der Religionen, in deren Dogmatik der Vegetarismus praktisch keine Rolle spielt, gibt es heute Zusammenschlüsse von Vegetariern, die sich für eine größere Berücksichtigung der Rechte von Tieren und für eine vegetarische Lebensweise einsetzen.

In **östlichen Religionen** stellt der allgemeine Glaube an die Beseelung aller Lebewesen einen ganz entscheidenden Impuls für ein religiöses Fleischverbot dar. Bedeutsam ist in diesem Kontext der Kreislauf von Geburt und Tod (auf Sanskrit *samsara*), der die Basis der Lehre von der Wiedergeburt bzw. der Seelenwanderung bildet. So können sich unter bestimmten Umständen auch Seelen wieder in Tieren inkarnieren, wodurch die Tiere auch als beseelte Mitgeschöpfe betrachtet werden. Nach dem Gesetz von Ursache und Wirkung (auf Sanskrit *karma*) verursacht jede Handlung eine kausal festgelegte Wirkung, daher legt die Ethik im alten Indien Wert auf das Prinzip des Nichtverletzens (auf Sanskrit *ahimsa*).

Nach der vedischen Epoche (bis etwa 800 v. Chr.), welches auch rituelle Tieropfer mit anschließendem Verzehr des Fleisches kannte, wurde die Kritik an solchen Praktiken immer lauter. Das Prinzip, Leiden möglichst zu verringern, führte zur Ausprägung des Vegetarismus, der als ein ethisch höherer Standard betrachtet wurde. Reformbewegungen wie der Buddhismus und Jainismus, aus denen später eigene Religionen wurden, aber auch mystisch orientierte Traditionen wie Yoga und Vedanta erhoben die *ahimsa* zum höchsten ethischen Prinzip und sorgten somit dafür, dass sich der Vegetarismus immer mehr durchsetzte. Im Kontext ritueller und geistiger Reinheit wurde eine vegetarische Lebensweise als die höher stehende und ethisch verdienstvollere betrachtet. So heißt es im *Manusmriti* („Gesetzbuch des Manu“), einem Text über angemessenes soziales und religiöses Verhalten, entstanden zwischen dem 2. Jahrhundert v. Chr. und dem 2. Jahrhundert n. Chr.: *„Ohne das Töten von lebenden Wesen gibt es kein Fleisch (zum Verzehr), weil Töten aber gegen die Grundsätze der ahimsa verstößt, muss man den Verzehr von Fleisch aufgeben“* (Rosen 1992, S. 93).

Im heutigen **Hinduismus** besitzen diese alten Prinzipien weiterhin Bedeutung: Wer vegetarisch lebt, wird positiv geachtet. Etwa 30–40 % der Bevölkerung leben konsequent vegetarisch. Besonders geachtet wird die Kuh, der eine weitreichende Symbolik zugeordnet wird. In der indischen Subsistenzwirtschaft stellt eine lebende Kuh als Lieferantin von Milch, Quark, geklärter Butter (*ghee*), Dung (als Brennstoff) und Arbeitskraft ein viel wertvolleres Gut dar als eine getötete zur Fleischgewinnung (Spencer 2000, S. 77).

Auch im **Buddhismus**, der ab dem 6. Jahrhundert v. Chr. von den Anhängern des Siddharta Gautama (Indien, 563–483 v. Chr.;

nach neueren Forschungen um 450 bis um 370 v. Chr.) aus dessen mündlichen Lehren entwickelt wurde, sind Barmherzigkeit und eine vegetarische Lebensweise Grundvoraussetzungen für die Erlangung der Weisheit. Das Sanskrit-Wort *Buddha* bedeutet „der Erleuchtete". Buddhas Anliegen war es, das Ende des Leidens aller Lebewesen, einschließlich der Tiere, herbeizuführen: *„Mögen alle Kreaturen, alles Lebende, mögen alle Lebewesen, welcher Art auch immer, nichts erfahren, wodurch ihnen Unheil droht. Möge ihnen nie Böses widerfahren"* (Rosen 1992, S. 99f).

Das buddhistische Ideal des Vegetarismus

Im frühen Buddhismus wurde das Prinzip, Leiden zu minimieren, in den Mittelpunkt gestellt. Von den Mönchen wurde primär Genügsamkeit gefordert, d. h. sie sollten das essen, was ihnen gegeben wurde – dazu konnte auch Fleisch gehören. In der Schriftensammlung Mahavastu sind nur noch wenige Fleischarten (Elefant, Pferd und Hund) gänzlich verboten. Grundsätzlich erlaubt ist der Fleischverzehr, wenn das Tier nicht speziell für den Empfänger – beispielsweise einen Almosen empfangenden Mönch – getötet wurde (Spencer 2000, S. 82).

Die heute am weitesten verbreitete Form des Buddhismus, der Mahayana, betont jedoch in vielen Texten das Ideal des Vegetarismus. So heißt es im Lankavatara Sutra: *„Es ist nicht wahr, dass Fleisch richtige und erlaubte Nahrung ist, wenn das Tier nicht von ihm selbst getötet wurde, wenn er andere nicht beauftragt hat, es zu töten [...]. Es mag in Zukunft Menschen geben, die [...] unter dem Einfluss ihres Verlangens nach Fleisch viele ausgeklügelte Argumente auf die verschiedensten Arten hervorbringen, um den Fleischverzehr zu rechtfertigen [...]. Aber der Fleischverzehr in jeder Form, auf jede Art und Weise, ist überall und ohne Ausnahme und für immer verboten [...]".*

Der **Jainismus**, der etwa zeitgleich mit dem Buddhismus entstand, ist der strengste Vertreter der *ahimsa*. Sein Begründer Mahavira (Indien, 599–427 v. Chr.) lehrte völlige Gewaltlosigkeit, Askese und universelle Toleranz. Anhänger dieser Religion ließen die Wege vor ihnen von Bediensteten fegen, um auf keine Insekten zu treten und trugen Mundschutz aus Gaze, um keine Insekten zu verschlucken. Die Jainas im westlichen Indien sind konsequente Vegetarier; bekannt sind sie auch für ihre Tierkrankenhäuser (Rosen 1992, S. 94; Spencer 2000, S. 83).

Zarathustra/Zoroaster (Prophet und Religionsstifter, Iran, vermutlich 6. Jahrhundert v. Chr.), der Begründer des **Zoroastrismus**, gilt ebenfalls als strenger Verfechter des Vegetarismus. Seine Lehren eines monotheistischen und dualistischen Weltbildes beeinflussten neben Pythagoras (s. Kap. 4.1, S. 40) auch die Entwicklung des Judaismus und des Christentums. Die reformierte Form des Zoroastrismus ist der Mazdaznan, deren Anhänger ebenfalls eine vegetarische Lebensweise praktizieren.

In der **jüdisch-christlichen Tradition** werden Tiere zumeist ganz selbstverständlich als dem Menschen untertan und somit auch als

Nahrungsmittel betrachtet. Diese Haltung wird oft mit dem Bibelvers Genesis 1,28 gerechtfertigt:

„Seid fruchtbar und mehret euch und füllet die Erde und machet sie euch untertan und herrschet über die Fische im Meer und über die Vögel unter dem Himmel und über das Vieh und über alles Getier, das auf Erden kriecht."

Jüdische Vegetarier weisen jedoch darauf hin, dass sich in den heiligen Schriften des **Judentums** (v.a. Tora und Talmud) zahlreiche Gebote für einen barmherzigen Umgang mit Tieren finden (Rosen 1992, S. 61 f). Da auch diese Gottes Geschöpfe sind, ist Juden jegliche Grausamkeit gegenüber Tieren verboten. Dies wird in dem hebräischen Ausdruck *tsa'ar ba'alei chayim* zusammengefasst, dem biblischen Mandat, „keinem lebenden Wesen Schmerzen zu verursachen". Für vegetarisch lebende Juden (und auch Christen) ist die erste von Gott gegebene „diätetische Anweisung" im Alten Testament eine eindeutige Beschreibung der vegetarischen Lebensweise des Menschen:

„Und Gott sprach: Sehet da, ich habe euch gegeben alle Pflanzen, die Samen bringen, auf der ganzen Erde, und alle Bäume mit Früchten, die Samen bringen, zu eurer Speise" (Genesis 1,29).

Nach Ansicht verschiedener Rabbiner hat Gott den Menschen erst auf deren Drängen hin den Verzehr von Fleisch gestattet, insbesondere nach der Sintflut, als alle Vegetation vernichtet war (Rosen 1992, S. 58). Der Fleischverzehr ist jedoch mit zahlreichen Einschränkungen verbunden, die ihren Ausdruck in den jüdischen Speisegesetzen (*kaschrut*) fanden. Während fast alle pflanzlichen Lebensmittel *koscher* (rein, tauglich) sind und somit verzehrt werden dürfen, sind zahlreiche tierische Produkte verboten und gelten als *trefe* (unrein). Koscher sind von den Säugetieren nur diejenigen, die gespaltene Hufe haben und Wiederkäuer sind. Trefe sind beispielsweise Schweine (gespaltene Hufe, aber keine Wiederkäuer), Kamele (Wiederkäuer, aber keine vollständig gespaltenen Hufe), Wassertiere ohne Flossen und Schuppen (z.B. Aal, Stör, Muscheln) sowie deren Produkte (z.B. Kaviar), alle Raubtiere, Reptilien, Frösche und vieles mehr.

Zudem ist Juden der Verzehr von Blut als Sitz der Seele verboten. Aus diesem Grunde ist es vorgeschrieben, Tiere mittels Schächten möglichst vollständig ausbluten zu lassen. Um das Fleisch von erlaubten Tierarten koscher zu machen, sind umfangreiche und zeitaufwändige Zubereitungsverfahren notwendig. Zahlreiche jüdische Gelehrte sind der Auffassung, dass die Einschränkungen hinsichtlich des Fleischverzehrs von Gott erlassen wurden, um das Schlachten von Tieren möglichst gering zu halten. So schreibt Rabbi Dresner in seinem klassischen Werk über die jüdischen Speisegesetze: *„Der Mensch sollte idealerweise überhaupt kein Fleisch essen, denn um Fleisch zu* *essen, muss Leben zerstört werden. [...] Dadurch lehrt uns die Tora moralisches Verhalten, lehrt, dass der Mensch kein Fleisch essen sollte, es sei denn, er hat ein heftiges Verlangen danach, und dass er nur gelegentlich und wenig davon essen soll"* (ROSEN 1992, S. 60f).

Zwar ist die vegetarische Lebensweise auch im praktizierten Judentum die Ausnahme. Dennoch wird berichtet, dass nach Indien prozentual die meisten religiös motivierten Vegetarier in Israel leben (ROSEN 1992, S. 72).

Im **Christentum** waren und sind bekennende Vegetarier fast nur in außerkirchlichen Kreisen und christlichen Sekten zu finden, von denen einige seitens der etablierten Kirche in der Vergangenheit als ketzerisch betrachtet wurden, wie die Katharer (DIERAUER 2001, S. 52). Eine einfache und überwiegend vegetarische Ernährungsweise war in den frühchristlichen Gemeinden vermutlich sehr verbreitet. Der Beweggrund dafür war jedoch nicht die Milde gegenüber Tieren. Vielmehr sollte die Seele auf ihrer Suche nach Gott durch eine asketische Lebensweise die Begierden des Leibes beherrschen (SPENCER 2000, S. 115). Außerdem wurden die griechisch-römischen und die jüdischen Tieropfer sowie die damit verbundene gesellschaftliche Ordnung abgelehnt (PUNGS 2006, S. 123 u. 126).

Als Vertreter des asketisch-christlichen Vegetarismus, oft verbunden mit regelmäßigen Fastenperioden, gelten beispielsweise die östlichen Kirchenlehrer Basilius der Große (Bischof, Türkei, um 330–379) und Johannes Chrysostomos (Erzbischof, Türkei, um 347–407) sowie die Mönchsorden der Trappisten und Kartäuser.

War Jesus Vegetarier?

Im Neuen Testament gibt es weder Hinweise darauf, dass Jesus Vegetarier war, noch wird berichtet, dass er Fleisch gegessen hat (ROSEN 1992, S. 146f; DIERAUER 2001, S. 51). Ebenfalls wird in der kanonischen Bibel nirgendwo erwähnt, dass er oder seine Jünger Respekt gegenüber Tieren gelehrt oder das Töten von Tieren zum Fleischverzehr abgelehnt hätten (SPENCER 2000, S. 117).

Christliche Vegetarier sind jedoch der Ansicht, dass die universelle Liebesbotschaft Jesu sich auf alle Lebewesen und die gesamte Schöpfung erstreckt. Zudem betrachten sie das 5. Gebot des Alten Testamentes („Du sollst nicht töten!") als eine alle Lebewesen einbeziehende Lebensregel und weisen auf zahlreiche Bibelstellen hin, in denen Gottes Fürsorge auch gegenüber Tieren beschrieben wird (CVA 2007). Entsprechend wird Gottes Ausspruch „Macht euch die Erde untertan" zunehmend im Sinne eines verantwortungsbewussten und liebevollen anstelle eines tyrannischen Umgangs mit der Schöpfung interpretiert.

Christliche Gruppierungen, die zwischen dem 17. und 19. Jahrhundert entstanden sind, wie die **Quäker** in England sowie die **Mormonen** und die **Siebenten-Tags-Adventisten** in den USA, sind in unterschiedlichem Ausmaß von vegetarischem Gedankengut beeinflusst. Zahlreiche wissenschaftliche Untersuchungen zur vegetarischen Ernährung wurden mit Siebenten-Tags-Adventisten durchgeführt, die generell einen gesundheitsbewussten Lebensstil pflegen und diesen auch propagieren. Adventisten betreiben Verlage, Kliniken, Naturkostgeschäfte, vegetarische Restaurants und eine Hochschule, die *Loma Linda University in Kalifornien*. Ein großer Teil der etwa 16 Mio. Siebenten-Tags-Adventisten weltweit lebt lakto-ovo-vegetarisch (Schwartz o.J.; Adventistischer Pressedienst 2010).

Der **Manichäismus**, benannt nach seinem Begründer Mani (Persien [heutiger Irak], 216–276/277), lehnte unter anderem jeden Verzehr von Fleisch als Symbol der Dunkelheit ab. Fleisch, wie alle Materie, beschwere die Seele und behindere ihren Weg zu Gott (Spencer 2000, S. 138). Anderen Berichten zufolge waren die Manichäer angehalten, auch keine Milch und Eier zu essen und ihre Nahrung möglichst roh zu verzehren.

In den heiligen Schriften des **Islam**, Koran und Hadith, wird die Barmherzigkeit gegenüber Tieren an vielen Stellen hervorgehoben. Verschiedene Biographen des Propheten Mohammed (Saudi-Arabien, um 570–632) berichten von dessen Vorliebe für einfache, vegetarische Speisen. In verschiedenen Prophetenworten wird Milde und Mitleid auch in Bezug auf Tiere gelehrt (Rosen 1992, S. 76–82).

Ähnlich wie im Judentum regeln Speisevorschriften vor allem den Verzehr von Fleisch. Dabei ist alles erlaubt (*halal* = rein), was nicht ausdrücklich verboten (*haram* = unrein) ist. Verboten sind Alkohol, Blut, Schweinefleisch sowie Fleisch von fleischfressenden und verendeten Tieren u.a. Außerdem wird das Schächten mit seinen umfangreichen und detaillierten Verhaltensregeln (Reinigung, Gebete u.a.) vorgeschrieben. Muslimische Vegetarier deuten diese Vorschriften dahingehend, dass sie in erster Linie den Fleischverzehr eindämmen sollen.

Dennoch ist auch die jüngste der Weltreligionen weit davon entfernt, eine vegetarische Lebensweise zu propagieren. Islamische Mystiker, wie die Sufis, stehen jedoch dem Vegetarismus nahe. Da sie nach spiritueller und körperlicher Reinheit streben, meiden sie den Verzehr tierischer Lebensmittel, die nach ihrer Auffassung die animalische Seite im Menschen verstärken.

4.3 Mittelalter und Neuzeit

Für die Zeit des christlichen **Mittelalters** sind praktisch keine Denker überliefert, die sich für den Vegetarismus einsetzten. Der asketische Vegetarismus des frühen Christentums, der in einigen wenigen Mönchsorden weiterexistierte, war nicht mehr als eine Randerscheinung. Die katholische Kirche als oberste Instanz in allen Lebensfragen folgte den Ansichten von Theologen wie Augustinus von Hippo

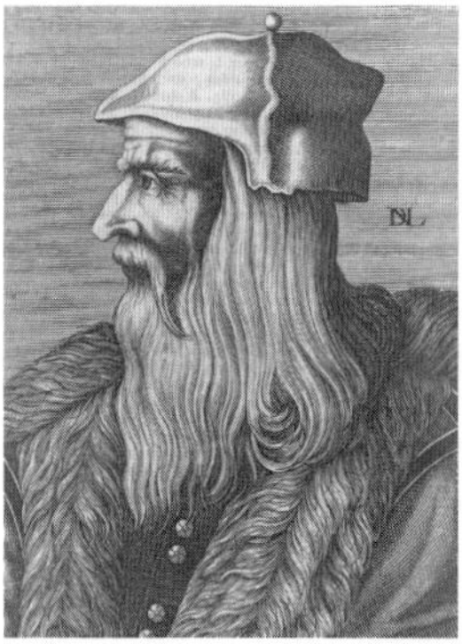

Abb. 4.2
Leonardo da Vinci

(Algerien, 354–430) und Thomas von Aquin (Italien, 1225–1274). Demnach müsse auf das Leiden von Tieren keine Rücksicht genommen werden, da diesen der Verstand fehle. Folglich sei der Mensch mit den Tieren durch keinerlei Rechtsgemeinschaft verbunden und dürfe sie nach seinem Gutdünken lebendig oder tot ausnützen (Dierauer 2001, S. 54 f; Whorton 2001, S. 485 f).

Mit **Renaissance** und **Humanismus**, als sich antikes und modernes Gedankengut verbanden, zeichnete sich eine Wende ab. Einzelne Autoren wie Erasmus von Rotterdam (Theologe, Niederlande, 1465 [oder 1469]–1536), Thomas Morus (Jurist, Großbritannien, 1478–1535) und Michel de Montaigne (Jurist, Frankreich, 1533–1592) verfassten bewegende Schriften über die Leidensfähigkeit von Tieren, aßen jedoch selbst Fleisch. Das Universalgenie **Leonardo da Vinci** (Italien, 1452–1519) hingegen setzte seine Überzeugungen konsequent um und lebte vegetarisch (Spencer 2000, S. 173–180) (Abb. 4.2).

Im 17. und 18. Jahrhundert, dem Zeitalter der **Aufklärung**, verbreitete sich mit dem Aufkommen der Naturwissenschaften zunehmend eine rationalistische Denkweise. Während der Philosoph René Descartes (Frankreich, 1596–1650) lebende Tiere sezierte und deren Schmerzensschreie in mechanistischer Auffassung mit dem Quietschen eines Rades verglich, setzten sich mehr und mehr Denker, insbesondere in England, für einen Vegetarismus mit tierethischen Ambitionen ein. Dabei spielten sowohl religiöse Motive (Barmherzigkeit gegen die Kreatur) als auch Gedanken des Rationalismus, des Humanismus und der Philanthropie (Pflichten, Gerechtigkeit und menschliches Mitgefühl) eine Rolle.

Der Theologe und Philosoph Pierre Gassendi (Frankreich, 1592–1655) sprach sich aus physiologisch-anatomischen wie auch moralischen Gründen gegen den Fleischverzehr aus (Haussleiter 1935, S. 357 f). Der Autodidakt und Lebensreformer Thomas Tryon (Großbritannien, 1634–1703) gilt als der „größte Pythagoräer im 17. Jahrhundert und der größte Träger des Antriebs für den Vegetarismus" (Ingensiep 2001, S. 78 f). In seinen Werken führte er die moralischen und physischen Aspekte einer aufrechten Lebensführung zusammen: Askese und Selbstdisziplin als spiritueller Weg zu Gott sowie zur Reinhaltung von Körper, Seele und Geist. Dazu zählten insbesondere eine mäßige Ernährung sowie das Meiden des Fleischverzehrs.

Die beiden italienischen Ärzte Georgio Baglivi (1668–1707) und Antonio Cocchi (1695–1758) würdigten in ihren Schriften die pythagoreisch-vegetarische Lebensweise erstmals aus vorwiegend medizinischer Sicht (Haussleiter 1935, S. 363). Auch der schottische Arzt George Cheyne (1671–1743) empfahl die Pflanzenkost aus hygienisch-medizinischen Gründen (Krabbe 1974, S. 51).

Einen entscheidenden Impuls für eine neuere intensive Beschäftigung mit den pythagoreischen Ideen im 18. Jahrhundert gab der Philosoph Jean-Jacques Rousseau (Schweiz/Frankreich, 1712–1778), der in seinem Erziehungsroman „Emil" Plutarchs Beitrag zum Vegetarismus (s. Kap. 4.1, S. 45) ausführlich zitierte und wiederholt auf die Vorzüge der pythagoreischen Lebensweise hinwies.

Weitere wichtige Fürsprecher des Vegetarismus in dieser Epoche waren Voltaire (Dichter, Frankreich, 1694–1778), John Wesley (Theologe und Begründer des Methodismus, Großbritannien, 1703–1791), John Oswald (Dichter, Großbritannien, 1730–1793) und Joseph Ritson (Schriftsteller, Großbritannien, 1752–1803).

4.4 Der moderne Vegetarismus im 19. und 20. Jahrhundert

Nach langen Jahrhunderten der „Abstinenz" erlebten im Verlauf des 19. Jahrhunderts der Vegetarismus und die Tierethik im abendländischen Denken eine neue Blütezeit. Dabei war es alles andere als selbstverständlich, dass beide Strömungen miteinander verbunden waren: Die wenigsten Tierethiker propagierten einen strengen Vegetarismus und die wenigsten Vertreter des Vegetarismus verstanden sich gleichermaßen als Tierethiker. Für viele Anhänger des Vegetarismus waren in erster Linie **politische, soziale** und **naturalistische Aspekte** ausschlaggebend (Ingensiep 2001, S. 73 u. 81).

Der organisierte Vegetarismus hingegen war, zumindest in den Anfangsjahren, maßgeblich von **christlich-asketischem** bis hin zu **christlich-fundmentalistischem Denken** beeinflusst (Spencer 2000, S. 239). Daraus erklärt sich, dass im Rahmen der propagierten moralisch-enthaltsamen Lebensführung neben dem Fleischkonsum zumeist auch der Alkoholkonsum abgelehnt wurde.

Abb. 4.3 *Gustav von Struve*

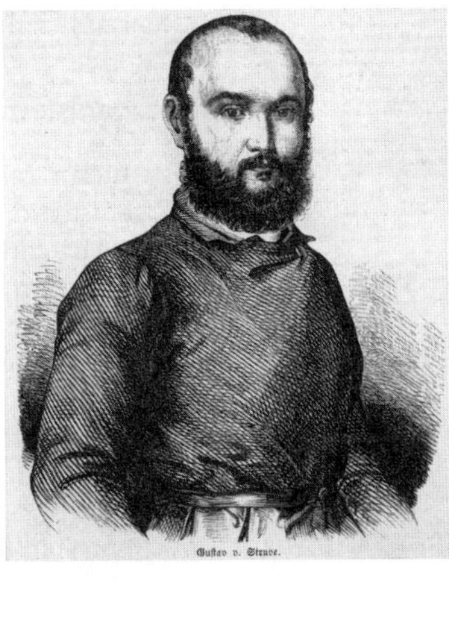

Ein Plädoyer für die **gesundheitlichen Vorteile** des Vegetarismus war das 1811 erschienene Buch „The return to nature, or, a defence of the vegetable regimen" von John Frank Newton (Schriftsteller, Großbritannien, 1770–1825). Auch der englische Dichter Percy Bysshe Shelley (1792–1822) war ein wichtiger Fürsprecher des Vegetarismus zu Beginn des 19. Jahrhunderts. Er begründete seine vehemente Ablehnung des Fleischverzehrs damit, dass die menschliche Anatomie „in Allem" den pflanzenfressenden Tieren gleiche und kam zu dem Schluss, dass in der unnatürlichen Ernährung des Menschen die Ursache allen Übels der Welt liege. Außerdem fügte er dem Vegetarismus noch eine politisch-ökonomische Dimension hinzu, als er auf die Ressourcenverschwendung hinwies, die durch Tierfütterung und Fleischproduktion verursacht wird (Spencer 2000, S. 235f; Ingensiep 2001, S. 82).

Der Beginn des Vegetarismus in Deutschland
Gustav von Struve (Rechtsanwalt, Deutschland, 1805–1870), Mitinitiator der badischen Revolution von 1848, kann als Begründer des Vegetarismus in Deutschland bezeichnet werden (Abb. 4.3). Im Jahr 1833 erschien mit seinem Roman „Mandaras Wanderungen" die erste vegetarische Schrift in deutscher Sprache. Mit seinem zweiten Buch „Pflanzenkost. Die Grundlage einer neuen Weltanschauung", veröffentlicht 1869, leistete Struve einen wichtigen Beitrag zur theoretischen Begründung der aufkommenden vegetarischen Bewegung in Deutschland (Krabbe 1974, S. 55).

Neben diesen Pionieren gab es weitere wichtige Wegbereiter der vegetarischen Lebensweise im Europa des 19. Jahrhunderts und zu Beginn des 20. Jahrhunderts:

- William Lambe (Arzt, Großbritannien, 1765–1847)
- Jean-Antoine Gleizès (Schriftsteller, Frankreich, 1773–1843)
- Richard Wagner (Komponist, Deutschland, 1813–1883)
- Eduard Baltzer (Priester, Deutschland, 1814–1887)
- Robert Springer (Lehrer, Deutschland, 1816–1885)
- Wilhelm Zimmermann (Lehrer, Deutschland, 1819–unbekannt)
- Theodor Hahn (Apotheker, Deutschland, 1824–1883)
- Lew Nikolajewitsch Tolstoi (Schriftsteller, Russland, 1828–1910)
- Gustav Schlickeysen (Fotograf, Deutschland, 1843–1893)
- Henry Stephens Salt (Schriftsteller, Großbritannien, 1851–1939)
- George Bernhard Shaw (Schriftsteller, Irland, 1856–1950)

Der organisierte Vegetarismus

Bis zu dieser Zeit gab es keine Ansätze, die vegetarische Bewegung zu organisieren. Doch im **„Jahrhundert der Vereine"** verstand sich der Vegetarismus zunehmend als Strömung, die an die Öffentlichkeit trat, um sich für ihre Sache einzusetzen. Durch die Technisierung sowie den Auf- und Ausbau des Kommunikationssektors war erstmals die Möglichkeit gegeben, sich auf breiter Ebene zu artikulieren. Die neuartigen Möglichkeiten, über Zeitschriften, Flugblätter und Bücher die vegetarische Idee zu verbreiten, gaben der Bewegung einen bis dahin unbekannten Auftrieb. Zudem entwickelte sich der Vegetarismus zu einer zentralen Strömung der umfassenden Lebensreformbewegung (s. Kap. 4.5, S. 57).

Die Blüte des Vereinslebens in dieser Zeit erklärt sich auch aus der politischen Situation. Nach der gescheiterten Revolution von 1848/49 machte das Zeitalter der Restauration ein parteipolitisches Wirken in der Öffentlichkeit praktisch unmöglich. Die einzige Möglichkeit, sich mit Gleichgesinnten für eine Sache einzusetzen, waren die Vereine. So wurde im 19. Jahrhundert der Vegetarismus, wie auch andere Bereiche der Lebensreform, zu einem gesellschaftlichen Ventil. Nationale und lokale Vegetariervereine entstanden insbesondere in Großbritannien, den USA und in Deutschland.

Der Beginn des organisierten Vegetarismus liegt in **Großbritannien**. Bereits im Jahr 1809 wurde in Manchester eine vegetarische Vereinigung gegründet, als Mitglieder der Bible Christian Church um William Cowherd (Priester, Großbritannien, 1763–1816) gelobten, sich fortan des Fleisch- und Alkoholkonsums zu enthalten.

Aus den Reihen der Bibelchristen stammt auch das weltweit **erste vegetarische Kochbuch** „A new system of vegetable cookery, with an introduction recommending abstinence from animal foods and intoxicating liquors". Es wurde 1821 anonym veröffentlicht, vermutlich von der Ehefrau von Cowherds Nachfolger Joseph Brotherton (Priester, Großbritannien, 1783–1857) (Spencer 2000, S. 237 u. 245f).

Im Jahr 1847 gründeten Bibelchristen im südostenglischen Küstenort Ramsgate die „Muttergesellschaft" aller Vegetariervereine, die britische *Vegetarian Society*. Mit der Vereinsgründung wurde der Begriff *vegetarian* die offizielle Bezeichnung für die fleischlose Ernährung, während in den Jahrhunderten zuvor von der *pythagorean diet* oder dem „Pythagoräismus" gesprochen wurde (Spencer 2000, S. 238). Die aus der Vegetarian Society hervorgegangene *Vegetarian Society of the United Kingdom* ist die älteste heute noch existierende vegetarische Organisation weltweit.

Im Jahr 1944 entstand in Leicester die *Vegan Society*, der erste organisierte Zusammenschluss von Veganern. Auf deren Mitbegründer Donald Watson (Schreiner, Großbritannien, 1910–2005) geht die Wortschöpfung *vegan* (als Verkürzung von *veg-etarian*) zurück.

In den **USA** ist die Verbreitung der vegetarischen Lebensweise im 19. Jahrhundert vor allem mit dem Ernährungsreformer und Priester **Sylvester Graham** (USA, 1794–1851) verbunden (Abb. 4.4). Er vertrat eine streng asketische, spartanische Lebensweise, in deren Mittelpunkt eine rohkostreiche vegetarische Ernährung stand. Ein wichtiger Bestandteil war selbstgebackenes Brot aus Weizenvollkornschrot, das nach ihm benannte „Grahambrot" (Spencer 2000, S. 256).

Im Jahr 1850 nahm Graham in New York an einem Treffen teil, aus dem die *American Vegetarian Society* hervorging (auf-

Abb. 4.4
Sylvester Graham

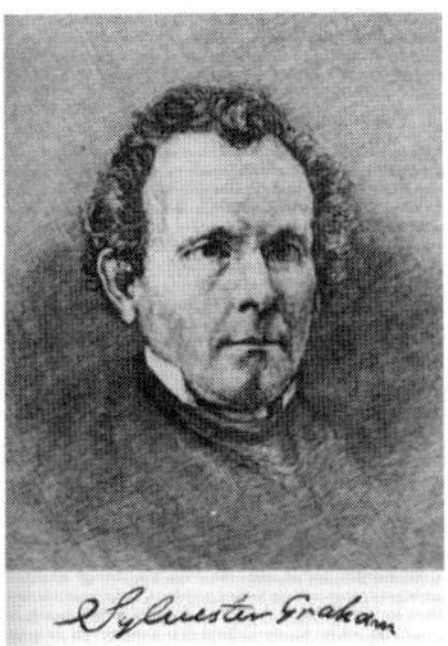

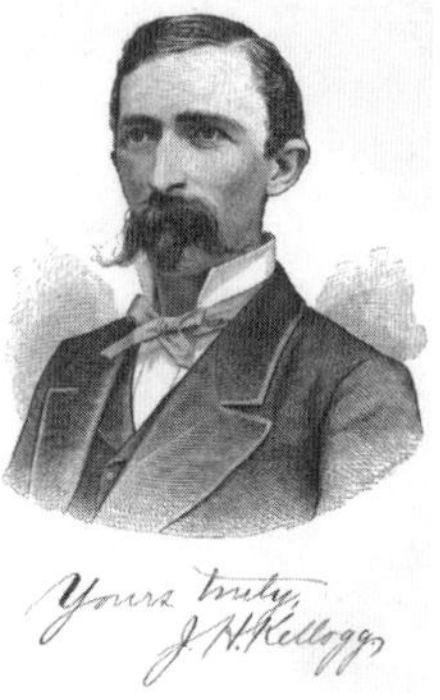

Abb. 4.5 *John Harvey Kellogg*

gelöst 1862). Zu dem Treffen hatte William Metcalfe (Priester, Großbritannien, 1788–1862) aufgerufen, der zusammen mit anderen Mitgliedern der britischen Bibelchristen in die USA emigriert war.

Erster Präsident der American Vegetarian Society wurde der Arzt William Andrus Alcott (USA, 1798–1859), der sich in zahlreichen Veröffentlichungen für den Vegetarismus einsetzte. Russel Trall (Arzt, USA, 1812–1877), erster Schriftführer der Organisation, fand aus medizinischen und ethischen Gründen zum Vegetarismus. Beeinflusst durch Graham verordnete er seinen Patienten Naturheilverfahren und eine vegetarische Kost.

Einige Jahrzehnte später war **John Harvey Kellogg** (Arzt, USA, 1852–1943), Miterfinder der gleichnamigen Cornflakes, ein wichtiger Fürsprecher der vegetarischen Ernährungs- und Lebensweise, die er in seinem weltweit bekannten naturheilkundlichen *Battle Creek Sanatorium* therapeutisch anwandte (Abb. 4.5). Mit seinen Büchern, Zeitschriften und Vorträgen erreichte Kellogg ein Millionenpublikum (Wirz 1993, S. 161, 165 u. 177).

In **Deutschland** begann die organisierte vegetarische Bewegung etwas später als in Großbritannien und den USA.

Im Jahr 1867 gründete Eduard Baltzer, freireligiöser Priester, Teilnehmer der Revolution von 1848 und Mitglied des Frankfurter Vorparlaments, im thüringischen Nordhausen den ersten vegetarischen Verein, den *Verein für natürliche Lebensweise* (Abb. 4.6).

Bereits in der Namenswahl wird der Wunsch nach Naturverbundenheit und einem neuen Naturverständnis (s. Kap. 4.5, S. 57) deutlich. Baltzer trat jedoch auch aus tierethischen Motiven für den Vegetarismus ein und kritisierte die negative Einstellung des Christentums zur Tierethik (Ingensiep 2001, S. 89). Mit der Vereinsgründung war die organisatorische Basis für weitere Vereinigungen und Zusammenschlüsse gelegt. Von Ende der 1860er bis in die 1880er Jahren kam es zu einer Fülle von lokalen Vereinsgründungen, vorwiegend in Großstädten und Ballungsgebieten. Zentren der vegetarischen Bewegung waren neben Nordhausen vor allem Stuttgart und Berlin.

Abb. 4.6 *Eduard Baltzer*

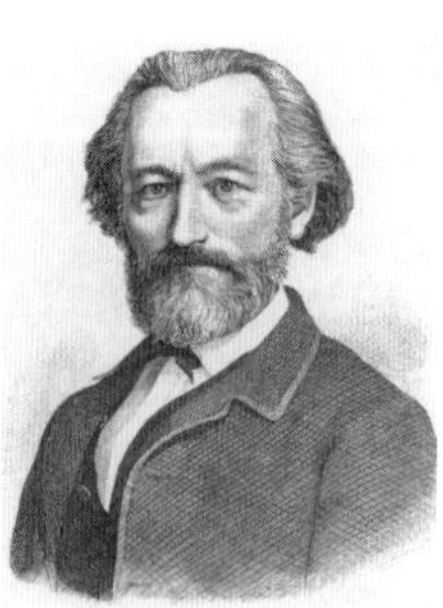

Unter der Mitwirkung Richard Wagners (Komponist, Deutschland 1813–1883) entstand im Jahr 1871 in Bayreuth das **erste vegetarische Speisehaus** Deutschlands (Ingensiep 2001, S. 96). Wagner selbst war jedoch kein konsequenter Vegetarier, auch wenn er dies als Ideal anstrebte (Baumgartner 1989, S. 19).

Baltzer bezeichnete die naturgemäße Lebensweise der Vegetarier auch als „Thalysianismus", nach dem antiken Erntedankfest *Thalysia*. In der zeitgenössischen Literatur wurden außerdem die aus dem Englischen eingedeutschten Begriffe

„Vegetarianer" und „Vegetarianismus" verwendet. So wurde Baltzers Verein 1869 in *Deutscher Verein für naturgemäße Lebensweise (Vegetarianer)* umbenannt (Ingensiep 2001, S. 89). Ab etwa 1900 setzten sich dann die heute gebräuchlichen Verkürzungen „Vegetarier" und „Vegetarismus" durch.

Im Jahr 1892 schlossen sich die beiden bedeutendsten vegetarischen Vereine Deutschlands zum *Deutschen Vegetarier-Bund* zusammen. Sitz des eingetragenen Vereins wurde Leipzig. Um der drohenden Gleichschaltung durch die Nationalsozialisten zu entgehen, löste sich der Deutsche Vegetarier-Bund 1935 selbst auf. Nach dem Zweiten Weltkrieg musste sich die vegetarische Bewegung neu organisieren. Im Jahr 1946 knüpfte die *Vegetarier-Union Deutschland (VUD)* an die Arbeit und Tradition des Deutschen Vegetarier-Bundes an. Nach einer Namensänderung 1973 in *Bund für Lebenserneuerung e.V.* wurde 1984 der bis heute gültige Vereinsname ***Vegetarier-Bund Deutschlands e.V. (VEBU)*** beschlossen.

Bereits 1908 wurde die ***International Vegetarian Union (IVU)*** gegründet, als der erste Welt-Vegetarier-Kongress in Dresden abgehalten wurde. Seitdem werden regelmäßig internationale Kongresse in verschiedenen Ländern veranstaltet. Deutschland war erneut Gastgeberland in den Jahren 1932 (Berlin/Hamburg), 1960 (Hannover/Hamburg) und 1982 (Neu-Ulm). Zur Feier des 100-jährigen Jubiläums wurde der 38. Welt-Vegetarier-Kongress im Jahr 2008 ebenfalls in Dresden abgehalten.

Als Dachverband der nationalen Vegetarier-Verbände in Europa wurde 1985 die ***European Vegetarian Union (EVU)*** mit Sitz in Hilversum bei Amsterdam gegründet, der mittlerweile etwa 200 Organisationen angehören.

4.5 Lebensreform und Vegetarismus

Die **Lebensreform** entstand im Zeitalter der Industrialisierung als alternative Bewegung zu einer Entwicklung, die grundlegende Veränderungen der Gesellschaft, Wirtschaft und Kultur nach sich zog. Die sozialen Missstände (v.a. die erbärmlichen Lebensbedingungen der Arbeiterfamilien in den Städten), Luftverschmutzung, die Schnelllebigkeit des modernen Lebens, die Auflösung von Traditionen und die Skepsis gegenüber den Entdeckungen der Naturwissenschaften („Mikrobenangst") verunsicherten die Menschen zutiefst. Dies führte dazu, dass immer mehr Menschen, insbesondere aus dem mittelständischen Bildungsbürgertum, nach Alternativen suchten, sie strebten nach „natürlichen" Lebensbedingungen und wollten ihr Leben reformieren (Barlösius 1997, S. 165). Die Devise „Zurück zur Natur" wurde später zum Leitmotto der Lebensreformbewegung.

Um 1890 wurde „Lebensreform" zu einem festen Begriff, der Umschreibungen wie „naturgemäße" oder „natürliche Lebensweise" ergänzte (Baumgartner 1992, S. 21). Die Lebensreform bestand aus zahlreichen Einzelbestrebungen: Naturheilbewegung, Vegetarismus, Antialkoholbewegung, Tierschutzbewegung, Impfgegner, Naturschutzbewegung, Bodenreform, Siedlungs- und Gartenstadtbewegung, Kleiderreform, Freikörperkulturbewegung (FKK), Jugendbewegung, Reformpädagogik u.a. (Abb. 4.7).

Lebensreform: Modern oder antimodern?
Meist wird die Lebensreform als antimoderne Gegenbewegung beschrieben, die sich gegen die negativen Folgen der Industrialisierung und die zunehmende Entfremdung des Menschen aus seinen natürlichen Lebenszusammenhängen richtete. Sie war jedoch auch eine moderne Bewegung, die die Möglichkeiten der Moderne, wie verbesserte Kommunikations- und Produktionstechniken, nutzte. Der Modernisierungsprozess wurde nicht grundsätzlich abgelehnt, sondern die tatsächliche Entwicklung als Fehlentwicklung kritisiert. Viele Konzepte der Lebensreform, wie eine gesündere Ernährung, waren zukunftsweisend (Fritzen 2006, S. 29 u. 33f). Auch wenn einige lebensreformerische Ideen aus heutiger Sicht als vormodern erscheinen, haben sich andere Konzepte in der Gesellschaft etabliert und weiterentwickelt, beispielsweise die Reformwarenwirtschaft (Barlösius 1997, S. 19).

Diese Strömungen waren organisatorisch nicht miteinander verbunden und standen sich mitunter auch ablehnend gegenüber. So betrachteten die **Tierschutzvereine** (der erste wurde 1837 in Stuttgart gegründet) die **Vegetarierverbände** distanziert bis unfreundlich, was wohl auch mit *„dem emphatischen Auftreten einiger Vegetarier als Lebensreformer bzw. mit ihrer öffentlichen Wahrnehmung als Sektierer und Missionare für eine neue Weltanschauung"* zusammenhing (Ingensiep 2001, S. 88). Umgekehrt waren um 1900 die meisten Mitglieder von Vegetariervereinen gesundheitlich motiviert, nur die wenigsten hatten auch tierethische Motive. Andererseits sympathisierten Vegetarier mit anderen Zweigen der Lebensreform, die strukturell vergleichbare Ideen und Interessen vertraten. So waren viele Vegetarier auch Impfgegner, praktizierten Naturheilkunde, gehörten der Gartenbewegung an und förderten die FKK-Bewegung (Barlösius 1997, S. 217).

Vorreiter innerhalb der Lebensreform war die **Naturheilbewegung**, die bereits zu Beginn des 19. Jahrhunderts erste Impulse für eine naturgemäße Lebens- und Heilweise gab (s. Kap. 4.6, S. 61). Während aber bei der Naturheilbewegung noch der einzelne Kranke im Mittelpunkt stand, war es jetzt die ganze Gesellschaft, die krank war und durch eine Rückkehr zu natürlichen Lebensformen gesunden sollte (Rothschuh 1983, S. 106).

Neben der Naturheilkunde war die **vegetarische Bewegung** die treibende Kraft hinter den Reformbestrebungen. Im Unterschied zu anderen Strömungen, die sich, wie die Antialkoholbewegung

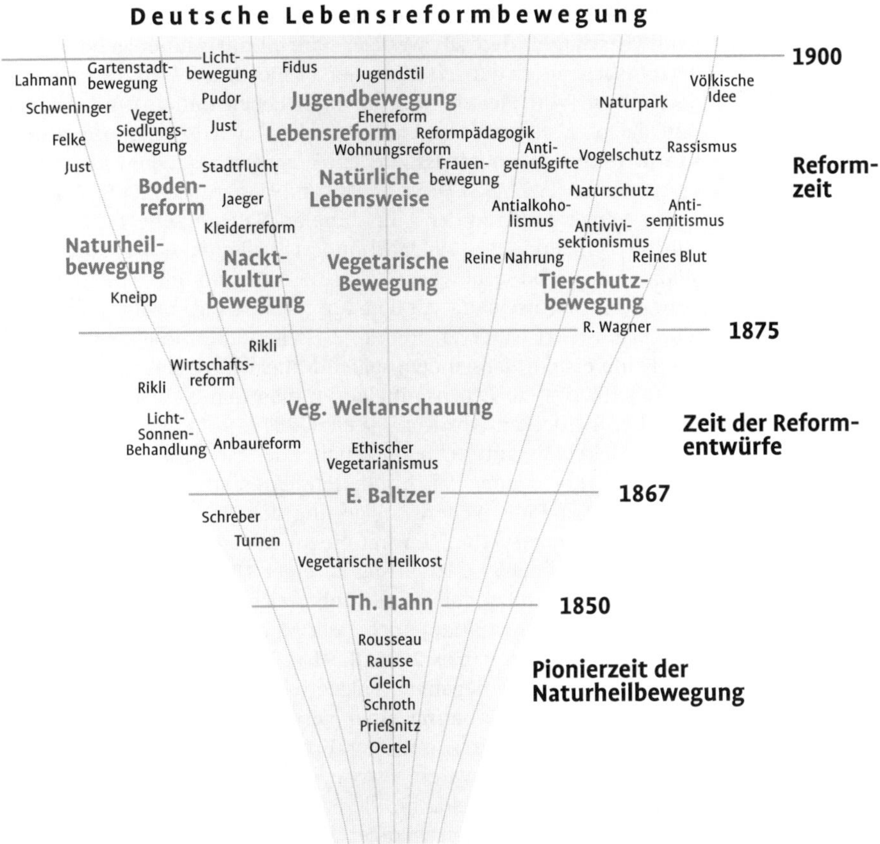

Abb. 4.7 *Zusammenhänge zwischen Naturheilbewegung, Vegetarismus und weiteren Strömungen der Lebensreformbewegung (Rothschuh 1983, S. 113)*

oder die Bodenreform, gegen eng umrissene, konkrete „Feindbilder" richteten, stellte der Vegetarismus die weitreichendste Reform der Lebensführung dar. Vegetarisch zu leben bedeutete nicht nur das Meiden des Verzehrs von Fleisch, sondern die besondere Gestaltung aller körpergebundenen Lebensbereiche, wie Ernährung, Kleidung, Gesundheit und Sexualität (Barlösius 1997, S. 182).

Durch die Aufklärung der Bevölkerung sollte über eine ganzheitliche, gesündere Lebensführung auf ein zukünftiges „vegetarisches Zeitalter" hingewirkt werden (Fritzen 2006, S. 336). Dennoch lebten bei weitem nicht alle Lebensreformer vegetarisch oder sahen die fleischlose Ernährung als einzig mögliche Grundlage für ein Leben im Sinne der Lebensreform an.

Entscheidend für die Herausbildung des Zweiges der ernährungsorientierten Lebensreform war der **Ernährungswandel** im 19. Jahrhundert. Die Ernährungsgewohnheiten hatten sich durch Technisierung und Modernisierung des Nahrungsmittelsektors und der Landwirtschaft innerhalb weniger Jahrzehnte grundlegend verändert. Insbesondere der seit Mitte der 1850er Jahre stetig zunehmende Konsum von Fleisch, verarbeiteten Lebensmitteln und Alkohol und die parallel dazu steigende Prävalenz[4] von sog. **Zivilisationskrankheiten** gaben Anlass zur Kritik an der modernen Ernährung (Baumgartner 1992, S. 77f; Teuteberg und Wiegelmann 2005, S. 128f).

Die Steigerungen in der Aufnahme an Nahrungsenergie und Protein bis zum Ende des 19. Jahrhunderts bedeuteten aber auch eine allmähliche Verbesserung der Ernährungssituation und eine Überwindung der in Deutschland seit dem ausgehenden Mittelalter verbreiteten chronischen Unterversorgung. Zwischen 1880 und 1890 konnte wohl zum ersten Mal seit dem späten Mittelalter – zumindest gesamtwirtschaftlich – die Lebensmittelversorgung den Nährstoffbedarf der Bevölkerung decken (von Koerber et al. 2012, S. 35).

Der Fleischkonsum stellte im Zeitalter der Industrialisierung, ebenso wie in vergangenen Jahrhunderten, einen sensiblen Wohlstandsindikator dar. Eine weitere Steigerung der Nahrungsenergie- und Proteinaufnahme, verbunden mit einem Rückgang der körperlichen Aktivität, führte jedoch langfristig zu einer **Überversorgung**. Dabei wurden die Begriffe „gute Kost" und „reichliche Kost" fälschlicherweise oft gleichgesetzt: Hauptsache, der Magen war „recht gut gefüllt" (Teuteberg und Wiegelmann 2005, S. 91 u. 118).

Die Kritik an den negativen Folgeerscheinungen des Ernährungswandels und die Betonung einer gesunden und naturbelassenen Ernährung waren der Ansatz der Ernährungsreform. Die meisten Ernährungsreformer waren vorwiegend gesundheitlich orientiert, ethisch-moralische Gründe für die Propagierung einer vegetarischen Ernährungsweise spielten weniger eine Rolle. Bezeichnend ist, dass viele Ernährungsreformer auch der Antialkoholbewegung nahe standen, denn der Alkoholismus entwickelte sich im 19. Jahrhundert zu einem gravierenden Problem der industrialisierten Nationen (Krabbe 1974, S. 25).

Rückblickend war die Lebensreformbewegung im Wesentlichen eine Erscheinung des deutschen Sprachraums (Altpeter 1964, S. 12). Zwar gab es seit der Wende zum 20. Jahrhundert auch in anderen europäischen Ländern sowie in den USA (z.B. John Harvey Kellogg) und Australien Reformbestrebungen. Diesen ging es jedoch fast ausschließlich um Gesundheitspflege und gesunde Ernährung, beispielsweise durch eine vegetarische Lebensweise. Das „spezifisch deutsche Profil" hingegen zeichnete sich durch einen starken Idealismus aus,

[4] Prävalenz = Krankheitshäufigkeit (gibt an, wie viele Menschen einer bestimmten Bevölkerungsgruppe zu einem bestimmten Zeitpunkt an einer bestimmten Krankheit erkrankt sind)

der nicht nur die Verbesserung der seelischen, geistigen und körperlichen Gesundheit oder eine Läuterung des Individuums, sondern eine Reform der modernen Gesellschaft anstrebte (Fritzen 2006, S. 36).

Vegetarische Siedlungsgemeinschaften

Um die Wende zum 20. Jahrhundert entstanden zahlreiche lebensreformerische Siedlungsgemeinschaften, meist mit genossenschaftlicher Struktur. Einige dieser Siedlungen, wie die Künstlerkolonie *Monte Verità* bei Ascona, nahmen die vegetarische Lebensweise in ihre Statuten auf. Die bekannteste Siedlungsgenossenschaft auf deutschem Boden ist die *Vegetarische Obstbau-Kolonie Eden* in Oranienburg bei Berlin. Sie wurde 1893 auf dem Höhepunkt der Lebensreformbewegung gegründet und überstand als Genossenschaft die sich ständig ändernden politischen und ökonomischen Rahmenbedingungen. Bereits ab 1901 war die vegetarische Lebensweise nicht mehr Voraussetzung für die Aufnahme als Siedlungsmitglied in Eden. Dennoch fühlen sich heute wie damals Vegetarier und Menschen, die dieser Lebensweise aufgeschlossenen gegenüberstehen, von Eden angezogen. Als Handelsmarke der Reformhäuser steht *Eden* auch heute noch für naturbelassene und vegetarische Lebensmittel.

4.6 Naturheilkunde und Vegetarismus

Sowohl die Naturheilkunde als auch der Vegetarismus haben eine Jahrtausende alte Tradition, die bis in die griechische Antike zurückverfolgt werden kann. So zählt die Anwendung von Wasser und von diätetischen Maßnahmen zu den ältesten „naturgemäßen" Heilverfahren (Rothschuh 1983, S. 9). Eine zentrale Frage ist in diesem Zusammenhang die Bedeutung des vegetarischen Gedankengutes in der antiken Medizin.

Bei **Pythagoras** war das Meiden des Verzehrs von Fleisch zwar vorwiegend ethisch-religiös motiviert, aber auch hygienisch-gesundheitliche Gründe spielten eine Rolle. So berichtet Iamblichos, dass Pythagoras bereits als junger Mann dem Vielessen sowie dem Fleisch- und Weingenuss entsagt habe. Ziel dieser Verhaltensweise, die Pythagoras auch seinen Schülern empfahl, seien nicht nur „Schärfe und Reinheit der Seele", sondern auch die „genaueste und unerschütterliche Gesundheit des Körpers" gewesen.

Nach der Überlieferung des griechischen Historikers Diodorus Siculus (1. Jahrhundert v. Chr.) forderte Pythagoras zu „einfacher Lebensweise" auf, denn „die meisten Krankheiten entständen ja aus Unverdaulichkeiten", die sich auf eine „üppige Lebensweise" zurückführen ließen. Zudem habe er viele dazu überredet, „sich nur ungekochter Speise zu bedienen und ihr ganzes Leben lang nur Wasser zu trinken, um dem wahrhaft Guten nachstreben zu können" (Haussleiter 1935, S. 141).

Offenbar waren Pythagoras' Schüler diätetisch sehr interessiert, sodass vegetarische Bestrebungen vermutlich zuerst Eingang unter den pythagoreischen Ärzten fanden. Gegenüber Arzneimitteln waren die Pythagoreer eher kritisch eingestellt, denn sie waren der Ansicht, dass sämtliche Krankheitserscheinungen durch eine **vernünftige Lebensweise** ***(diaita)*** geheilt werden könnten. Die antike Diätetik verstand sich somit als Regelung der gesamten Lebensweise nach dem Ideal des rechten Maßes und beinhaltete neben der Ernährung eine umfassende Pflege von Leib und Seele (Weisser 1999, S. 16) (Abb. 4.8). Zu einer Bedeutungsverengung des Begriffs „Diät" bis hin zu unserem heutigen Verständnis von diätetischer Kost als Schon- und Heilkost sowie als Reduktionskost kam es erst im Laufe der letzten 150 Jahre.

Im Sinne dieser ganzheitlichen Betrachtung der diaita steht der bei Porphyrios überlieferte und dem griechischen Arzt Androkydes (4. Jahrhundert v. Chr.) zugeschriebene Ausspruch: *„Heilmittel sind nicht nur die von der Heilkunst bereiteten, sondern auch die täglich zur Nahrung genossenen Speisen und Getränke"* (Haussleiter 1935, S. 360f).

Bei den bedeutenden Vertretern der antiken Medizin wie Herodikos von Selymbria (5. Jahrhundert v. Chr.), Hippokrates von Kos (um 460 bis um 370 v. Chr.), Akron von Akragas (5. Jahrhundert v. Chr.), Diokles von Karystos (4. Jahrhundert v. Chr.) oder Asklepiades von Bithynien (um 124 bis 40 v. Chr.) kann keine ausgesprochen vegetarische Richtung festgestellt werden. So wird im *Corpus Hippocraticum*, einer Sammlung antiker medizinischer Texte, wiederholt der Wert verschiedener Fleischarten betont. Danach sei etwa „gut durchgekochtes Hundefleisch, Geflügel und Hasenfleisch für den Körper am leichtesten" und „Schaffleisch im gekochten

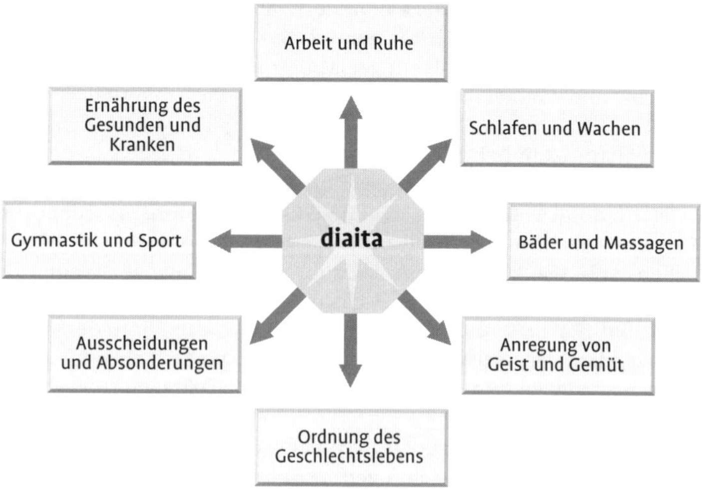

Abb. 4.8 *Die verschiedenen Aspekte der diaita (Lehre von der Lebensweise) (nach Pollak 1993, S. 80)*

wie im gebratenen Zustand für Gesunde und Kranke der Natur am angemessensten“. An anderer Stelle wird jedoch „gewohnheitsmäßiger Fleischgenuss“ als „Wahnsinn auslösendes Moment“ bezeichnet. Der Nährwert von Gemüse, insbesondere der einseitige Verzehr pflanzlicher Nahrung, wird eher negativ bewertet. So heißt es beispielsweise: *„In Ainos* [Stadt in Thrakien, Anm. d. Verf.] *fühlten sich die Leute, Frauen wie Männer, durch den fortwährenden Genuß von Gemüsen schwach auf den Beinen und blieben es“* (Haussleiter 1935, S. 366 u. 368).

Fast allen antiken Ärzten ist jedoch die Empfehlung des Maßhaltens beim Essen gemeinsam, teilweise wird auch der Wert des Fastens hervorgehoben. Die Bedeutung und der Wert pflanzlicher Lebensmittel werden vor allem bei bestimmten Krankheiten geschätzt. Der Fleischverzehr wird jedoch von den antiken Medizinern meist nur bei bestimmen Krankheitsbildern oder in gewissen Zubereitungsformen, wie fettes oder stark gebratenes Fleisch, verboten (Haussleiter 1935, S. 373).

Beide Ansätze, diaita und Hygiene, wenn auch von nur geringer Bedeutung, blieben über die Jahrhunderte hinweg lebendig. Durch das Rousseausche Naturverständnis und den wieder erstarkenden Glauben an die Heilkräfte der Natur erhielten sie in der ersten Hälfte des 19. Jahrhunderts neue Impulse: Physikalisch-diätetische Methoden wurden zu einem zentralen Bestandteil der Naturheilbewegung.

Als Begründer der Naturheilkunde gilt der Landwirt **Vincenz Prießnitz** (Österreichisch-Schlesien [heute Tschechien] 1799–1851) mit seiner Gräfenberger Wasserheilanstalt. Weitere bedeutende Vertreter der Naturheilkunde waren Johann Schroth (Landwirt, Österreichisch-Schlesien, 1798–1856), Heinrich Friedrich Francke (genannt Johann Heinrich Rausse, Forsttaxator, Deutschland, 1805–1848), Sebastian Kneipp (Priester, Deutschland, 1821–1897), Arnold Rikli (Unternehmer, Schweiz, 1823–1906), Theodor Hahn (Apotheker, Deutschland, 1824–1883) und Leopold Erdmann Emanuel Felke (Priester, Deutschland, 1856–1926).

Wegbereiter der engen Verbindung zwischen Naturheilkunde und vegetarischem Gedankengut war **Theodor Hahn**, der die Bedeutung von vegetarischer Ernährung als Heilnahrung in den Bemühungen der Naturheilkunde erkannte und förderte. In seiner Wasserheilanstalt *Auf der Waid* im schweizerischen St. Gallen empfahl er den Patienten, ihre spontan oder instinktiv aufkommende Appetitlosigkeit zu beachten und während dieser Zeit völlig auf Nahrung zu verzichten. Wenn sich das Bedürfnis nach Nahrung wieder eingestellt hatte, wurde eine vegetarische Schonkost verzehrt. Dies widersprach völlig der damaligen medizinischen Lehrmeinung, die besagte, dass gerade Fleisch den kranken Organismus kräftige. Mit dieser viel beachteten Wende ebnete Hahn den Weg für eine neue naturheilkundliche Diätetik (Heyll 2006, S. 71–73).

Die frühe Naturheilkunde übernahm Hahns Prinzip des Vegetarismus als Grundsatz der naturgemäßen Lebensweise, die nun auch die Vorbeugung stärker in den Mittelpunkt rückte. Dabei betrachtete Hahn den Fleischverzehr auch „von der sittlichen Seite", sodass dessen Ablehnung in der naturheilkundlichen Bewegung zu weiten Teilen moralisch begründet wurde (Heyl 2006, S. 90). Seine Erkenntnisse von richtiger Ernährung sowie gesunder Lebensweise und damit Gesunderhaltung legte Hahn in seinem Werk „Die naturgemäße Diät, die Diät der Zukunft" dar. Heute wird Hahn auch als der erste Vegetarier der Naturheilkunde bezeichnet.

Adolf Just (Buchhändler, Deutschland, 1859–1936) war der letzte bedeutende naturheilkundliche Laientherapeut. Bekannt wurde er vor allem durch die äußere und innere Anwendung von Lehm als Heilmittel („Heilerde"). Beeinflusst von Rikli, Hahn und insbesondere Kneipp, ging ihm eine vegetarische Ernährung nicht weit genug. Aufgrund eigener positiver Erfahrungen behandelte er in seiner 1896 gegründeten Naturheilanstalt *Jungborn* im Harz mit pflanzlicher Rohkost aus Obst, Beeren und Nüssen. Später erweiterte er den Speiseplan um Vollkornbrot, Rohmilch, Butter, Quark, rohes Gemüse, Kartoffeln und Salate. Dies geschah jedoch nur als Zugeständnis an die Kurgäste, die sich mit einer reinen Rohkost nicht abfinden wollten (Heyll 2006, S. 73 u. 165).

Als einer der ersten Ärzte setzte **Heinrich Lahmann** (Deutschland, 1860–1905) pflanzliche Rohkost als Heilnahrung ein. Anfang 1888 eröffnete er im Dresdener Villenvorort Weißer Hirsch ein Sanatorium, sieben Jahre später ein physiologisch-chemisches Labor für wissenschaftliche Untersuchungen über Stoffwechsel und Ernährung in Verbindung mit den klinischen Erfahrungen. Dabei richtete sich Lahmanns Interesse vor allem auf den Mineralstoffgehalt der Lebensmittel. Seine Arbeiten waren wegweisend, da aus ihnen eine neue Perspektive auf den Wert pflanzlicher Lebensmittel entstand: Weg von der Fixierung auf den reinen Energiewert zu einer Betrachtung der übrigen Nahrungsbestandteile. Wegen seiner systematischen Forschungen gilt Lahmann als der „erste wissenschaftliche Naturarzt" (Heyll 2006, S. 194 f; Semler 2006, S. 37).

Abb. 4.9 *Maximilian Oskar Bircher-Benner*

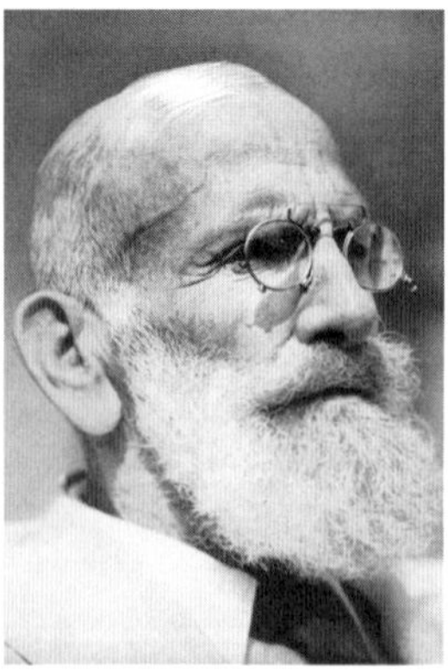

Im Jahr 1897 besuchte ein Schweizer Kollege, der Arzt **Maximilian Oskar Bircher-Benner** (1867–1939), Lahmanns Sanatorium, um sich die Einrichtung und den Kurbetrieb anzuschauen (Abb. 4.9). Die beiden Naturärzte tauschten sich unter anderem über die Frage aus, warum pflanzliche Rohkost bei vielen Krankheiten so gute Heilerfolge brachte. Noch im gleichen Jahr eröffnete Bircher-Benner in Zürich eine kleine Privatheilanstalt, in der er weitere Erfahrungen mit pflanzlicher Rohkost sammelte. Im Jahr 1904 erfolgte der Umzug in das neu gebaute Sanatorium *Lebendige Kraft* am Zürichberg, wo Bircher-Benner bis in die 1930er Jahre über 10 000 Kranke mit vegetarischer Rohkost-Diät behandelte, darunter Prominente wie Thomas Mann und Hermann Hesse (Heyll 2006, S. 196). Bircher-Benner distanzierte sich jedoch immer wieder von jeglicher Form des „Rohkost-Fanatismus". Ausschließliche Rohkost sollte immer nur als „Heilernährung während begrenzter Zeitperioden" angewendet werden. Zum Erhalt der Gesundheit empfahl er eine vollwertige, vegetarische Kost mit einem Rohkostanteil von etwa 50 % (Semler 2006, S. 35 u. 45).

Bircher-Benner wandte sich vehement gegen das „Eiweißdogma" der gerade aufkommenden modernen Ernährungswissenschaft, die einem steigenden Fleischkonsum das Wort redete: *„Das Fleisch wurde der König unter den Nahrungsmitteln, nach ihm folgten die Eier; Gemüse und Salate aber erschienen als fast nährwertloser Luxus"* (Wirz 1993, S. 57). Zwar konnte Bircher-Benner die von ihm beobachtete besondere Heilqualität pflanzlicher Rohkost nicht naturwissenschaftlich nachweisen und seine Theorie vom „Sonnenlichtwert" der Nahrung trug ihm heftige Anfeindungen der etablierten Ärzteschaft ein. Dennoch nahm er viele der heute allgemein anerkannten Ernährungsgrundsätze vorweg, indem er die Nahrungsmittel auf Grundlage ihres Verarbeitungsgrades neu ordnete.

Auf dieser Einteilung basiert auch das Ordnungssystem der Vollwertkost, wie es der Arzt **Werner Kollath** (Deutschland, 1892–1970) erstmals 1941 veröffentlichte. Aus heutiger Sicht war Bircher-Benner somit einer der bedeutendsten Ernährungsreformer und neben Kollath Wegbereiter der heutigen Vollwert-Ernährung.

Die Vertreter der Naturheilkunde in der ersten Hälfte des 19. Jahrhunderts waren Vorreiter der späteren breiten Bewegung der Lebensreform (s. Kap. 4.5, S. 57). Oftmals ergänzten sich die Forderungen aus beiden Bereichen gegenseitig. Vertreter der Naturheilkunde empfahlen eine vegetarische Ernährung als wesentlichen Bestandteil bzw. zur Unterstützung natürlicher Therapiemethoden sowie als wichtigen Bestandteil einer gesund erhaltenden und vorbeugenden Lebensführung. Die ersten Lebensreformer, wie Eduard Baltzer, bekannten sich zu einer vegetarischen Lebensweise, die nach ihrer Ansicht auf den „Weg zum sozialen Heil" geleitet. Aus der *Natur*heilbewegung wurde somit eine *Kultur*heilbewegung (Rothschuh 1983, S. 106 u. 109).

Auch heute besteht eine enge Verbindung zwischen Naturheilkunde und Vegetarismus, denn viele Vegetarier bevorzugen natürliche Heilmethoden (Baines et al. 2007).

4.7 Aktuelle Situation

Wie viele Vegetarier es weltweit gibt, ist nicht genau bekannt. Oft liegen nur Schätzungen der Vegetarierverbände oder nicht repräsentative Bevölkerungsbefragungen vor. Letztere basieren zudem meist auf einer Selbsteinschätzung der Interviewten – dabei bezeichnen sich viele als Vegetarier, die im eigentlichen Sinne keine sind. Die vorliegenden Zahlen müssen daher wohl nach unten korrigiert werden. Aus den Angaben lassen sich jedoch nationale Unterschiede erkennen. So ist der Anteil der Vegetarier in den Ländern Südeuropas meist geringer als beispielsweise in Großbritannien und Deutschland (Tab. 4.1).

Tab. 4.1 Anzahl der Vegetarier in verschiedenen Ländern (Ergebnisse aus Umfragen und Schätzungen verschiedener Vegetarierorganisationen zwischen 2001 und 2012) (nach Evana 2013)

Land	Einwohner (Mio.)	Anzahl der Vegetarier (in 1000)	Anteil der Vegetarier in der Bevölkerung (%)
Australien	20,4	1035	5
Belgien	10,5	210	2
Deutschland	82,3	7000*	8,5
Frankreich	61,2	1225	2
Großbritannien	62,3	1245	2
Indien	1210,2	484100	40
Israel	7,0	595	8,5
Italien	58,9	3945	6,7
Kanada	32,6	1300	4
Niederlande	16,3	735	4,5
Norwegen	4,7	190	4
Österreich	8,2	245	3
Portugal	10,6	30	< 1
Schweden	9,0	360	4
Schweiz	7,5	375	5
Spanien	44,1	880	2
USA	313,9	12560	4

* außerdem 700000 Veganer

Vorreiter und Vorbild für den Stellenwert der vegetarischen Lebensweise in der Bevölkerung ist Großbritannien mit einer mehr als 160-jährigen Tradition des organisierten Vegetarismus (s. Kap. 4.4, S. 54). Die 1847 gegründete *Vegetarian Society of the United Kingdom* ist die älteste Vegetarierorganisation weltweit. Sie hat heute über 12 000 Mitglieder und beschäftigt etwa 30 hauptamtliche Mitarbeiter, einer der Schirmherren ist Sir Paul McCartney (The Vegetarian Society 2012).

Die *Vegetarian Society of the District of Columbia (VSDC)* aus dem Jahr 1927 ist die älteste noch existierende nordamerikanische Vegetarierorganisation; sie befindet sich in Washington DC (VSDC 2009).

Im Jahr 2012 hatte der *Vegetarierbund Deutschland* etwa 7 000 Mitglieder, die jährlichen Wachstumsraten lagen in den letzten drei Jahren zwischen 30 und 40 % (Zösch 2012).

Aus den Mitgliederzahlen der zahlreichen nationalen und lokalen Vegetarierorganisationen auf die tatsächliche Anzahl der Vegetarier in den verschiedenen Ländern zu schließen, ist kaum möglich. Während in Deutschland ein Mitgliederzuwachs zu verzeichnen ist, sind die Mitgliederzahlen der großen Vegetarierverbände in Großbritannien und den USA rückläufig, obwohl die vegetarische Ernährung auch dort weitere Anhänger gewinnt. Eine Erklärung für diese Entwicklung liegt vermutlich darin, dass der Vegetarismus in der Gesellschaft mittlerweile so etabliert ist, dass die meisten Vegetarier keine Notwendigkeit mehr sehen, einem Netzwerk anzugehören, das sie beim Durchsetzen ihrer Interessen unterstützt (The Vegetarian Society 2008).

Seit 1969 gibt es in Großbritannien das von der *Vegetarian Society of the United Kingdom* vergebene und als Handelsmarke eingetragene V-Symbol („Seedling"), mit dem Produkte (Lebensmittel, Kosmetika usw.), die für Vegetarier geeignet sind, gekennzeichnet werden können (Abb. 4.10). Mit diesem verbraucherfreundlichen Kennzeichnungssystem, das mittlerweile über 7 000 Produkte umfasst, fand die vegetarische Idee Eingang in die Lebensmittelwirtschaft und andere Produktionszweige. So lassen heute auch bekannte Fast-Food-Ketten und Catering-Unternehmen ihre Produkte auf dem britischen Markt mit dem gebührenpflichtigen V-Symbol kennzeichnen.

Abb. 4.10 *V-Symbol („Seedling") der Vegetarian Society of the United Kingdom*

Ein Logo für vegane Produkte vergibt die *Vegan Society* in Großbritannien (Abb. 4.11, S. 68).

Die *European Vegetarian Union (EVU)* setzt sich auf europäischer Ebene für die Verbreitung des Vegetarismus ein und veranstaltet regelmäßig Kongresse, die Vorträge und die Möglichkeit zum Erfahrungsaustausch bieten. Eine weitere wichtige Aufgabe ist seit der Öff-

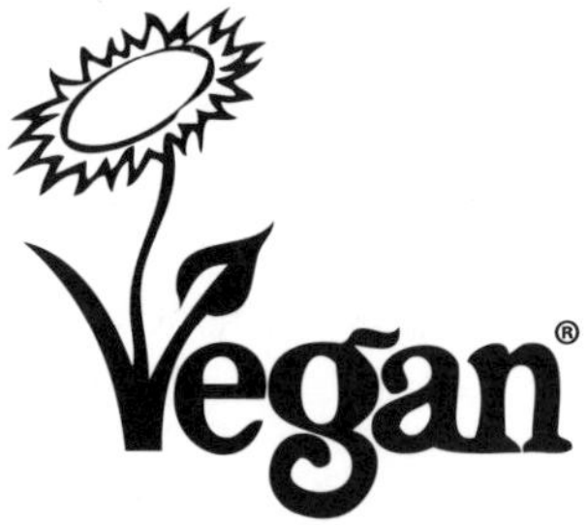

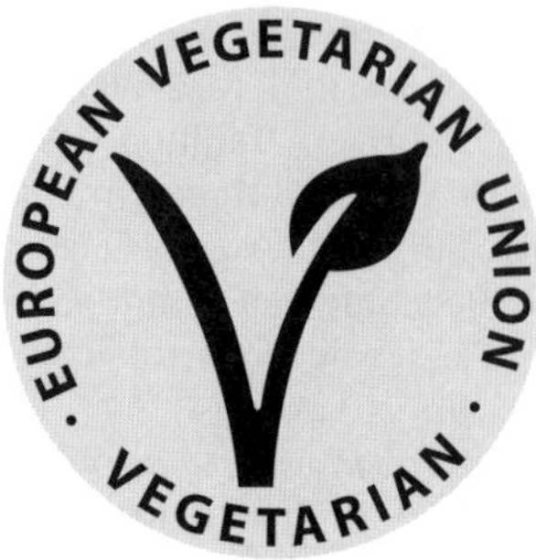

Abb. 4.11 *Vegan-Logo der Vegan Society in Großbritannien*

Abb. 4.12 *V-Label der European Vegetarian Union (EVU)*

nung Osteuropas die Unterstützung der dortigen Verbände. Außerdem vergibt die EVU auf europäischer und internationaler Ebene das ebenfalls als Handelsmarke eingetragene V-Label, das für Vegetarier geeignete Lebens- und Gebrauchsmittel kennzeichnet (Abb. 4.12). Das Label richtet sich nicht nur an Vegetarier bzw. Veganer, sondern auch an bewusste Verbraucher, die weniger Fleisch essen möchten, an Allergiker sowie an Angehörige von Religionsgemeinschaften mit besonderen Speisevorschriften (z. B. Meidung von Schweinefleisch, *koscher* oder *halal*).

4.8 Gesellschaftliche Stellung und Ansehen von Vegetariern

Der Entschluss für eine fleischlose Ernährungsweise ist ein Schritt, der weit mehr als nur den täglichen Speisezettel verändert. Die Gründe für eine Hinwendung zum Vegetarismus können vielfältig sein (s. Kap. 2.3, S. 24). Aus der Umstellung auf eine vegetarische Kost ergeben sich weiterreichende Konsequenzen, die vielleicht zunächst weniger bedacht werden.

Neben der Ernährung wandelt sich oftmals auch das Verhältnis zu den Mitmenschen, die keine Vegetarier sind, wenn auch in sehr unterschiedlicher Weise. Zwar gibt es Vegetarier, die den Drang verspüren, ihre Mitwelt zu „missionieren“ und von der Richtigkeit des eigenen Tuns zu überzeugen. Für einige ist es unerträglich und Anlass, den Sitzplatz zu wechseln, wenn der Nebenmann einen Schweinebraten verzehrt, während dies für andere nicht von Belang ist. Viele Vegetarier vermeiden jedoch so weit wie möglich, ihre Ernährung zum Gesprächsthema zu machen. Denn wie die Erfahrung zeigt, beginnen sonst fast unvermeidlich die Nicht-Vegetarier eine Diskussion über den (Un)Sinn des fleischlosen Lebens, oft mit dem Hinweis auf den eigenen geringen Fleischverzehr.

Anders als in der Vergangenheit ist der Vegetarismus heute nicht mehr mit gesellschaftlicher Isolation verbunden. Dennoch kann es

Situationen geben, in denen ihre „Andersartigkeit" den Vegetariern ein gewisses Selbstbewusstsein abverlangt, wie beim traditionellen Weihnachtsessen, dem Betriebsausflug oder der Grillparty bei Freunden. Auch und gerade innerhalb der Familie kann es zu Konflikten kommen (Grube 2006, S. 84f). Meist lebt ein Familienmitglied im Gegensatz zum Rest der Familie vegetarisch, oder vegetarische Familien erleben, dass ein Familienangehöriger (wieder) Fleisch isst. Aus den unterschiedlichen Essgewohnheiten können Partner- und Eheprobleme entstehen, die häufig auch mit Erziehungsdifferenzen gekoppelt sind. Bei vegetarisch lebenden Familien ergeben sich für die Kinder bereits ab dem Vorschul- und Kindergartenalter Probleme (Sherratt 2007). Oftmals müssen die Kinder von vegetarisch lebenden Eltern ein starkes Selbstbewusstsein entwickeln, um mit ihrer „Andersartigkeit" im nichtvegetarischen sozialen Umfeld zurecht zu kommen.

In dieser sozialen Problematik sieht Thomas Schönberger, der Vorsitzende des Vegetarierbund Deutschland, einen wesentlichen Hinderungsgrund für viele Menschen, sich der vegetarischen Lebensweise anzunähern. Zudem werde mit dem Vegetarismus oft noch ein „weltanschauliches Gesamtkonzept" verbunden, was dem heutigen Bedürfnis nach Distanz von jeder Form von Dogmatismus widerstrebe (Schönberger 2001, S. 131f). Studien zeigen, dass sich besonders Veganer sozial ausgegrenzt fühlen und teilweise ihrer Umwelt verschweigen, dass sie vegan leben (Grube 2006, S. 128).

Im Großen und Ganzen wird die vegetarische Ernährung jedoch in der Gesellschaft akzeptiert. Dies hat sicher auch damit zu tun, dass sich neben zahlreichen historischen Persönlichkeiten inzwischen auch viele prominente Sportler, Musiker, Schauspieler und andere Künstler zu ihrer vegetarischen Lebensweise bekennen (siehe Kasten S. 70).

Das heutige Erscheinungsbild der meisten Vegetarierverbände ist realitätsbezogen und weitgehend ideologiefrei. Zwar weckt vegetarisches Ernährungsverhalten mitunter Aufsehen, jedoch kennen die meisten Menschen Vegetarier und wissen in groben Zügen, was eine vegetarische Ernährung ist. Allerdings werden mitunter auch Geflügel, Wurst, Fisch und andere Meerestiere zu den vegetarischen Lebensmitteln gezählt – ein Zeichen dafür, dass es in der Bevölkerung noch an Wissen mangelt und Aufklärung erforderlich ist. Dabei gibt es lokale Unterschiede: In Groß- und Universitätsstädten, in denen vegetarische Restaurants, Naturkostläden und Reformhäuser in vielen Stadtteilen zu finden sind, ist das Wissen um die vegetarische Ernährung und damit auch die Toleranz gegenüber den Vegetariern größer als in ländlichen Gebieten.

Berühmte Vegetarier

- Mahavira (Religionsgründer, Indien, 599–427 v. Chr.)
- Pythagoras (Philosoph, Griechenland, um 570 bis um 500 v. Chr.)
- Empedokles, (Philosoph und Arzt, Griechenland, um 490 bis um 430 v. Chr.)
- Appolonius von Tyana (Philosoph, Griechenland, etwa 40–97)
- Plutarch (Philosoph, Griechenland, um 45 bis um 120)
- Mani (Religionsgründer, Persien, 216–276/77)
- Porphyrios (Philosoph, Griechenland, 234 bis um 305)
- Leonardo da Vinci (Maler und Erfinder, Italien, 1452–1519)
- Percy Bysshe Shelley (Schriftsteller, England, 1792–1822)
- Sylvester Graham (Priester, USA, 1794–1851)
- Henry David Thoreau (Schriftsteller, USA, 1817–1862)
- Theodor Hahn (Apotheker, Deutschland, 1824–1883)
- Lew Nikolajewitsch Tolstoi (Schriftsteller, Russland, 1828–1910)
- Wilhelm Busch (Dichter, Deutschland, 1832–1908)
- John Harvey Kellog (Arzt, USA, 1852–1943)
- George Bernhard Shaw (Schriftsteller und Nobelpreisträger, Irland, 1856–1950)
- Maximilian Oskar Bircher-Benner (Arzt, Schweiz, 1867–1939)
- Elly Ney (Musikerin, Deutschland, 1882–1968)
- Franz Kafka (Schriftsteller, Deutschland, 1883–1924)
- Paavo Nurmi (Leichtathlet und mehrfacher Olympiasieger, Finnland, 1897–1973)
- Isaac Bashevis Singer (Schriftsteller und Nobelpreisträger, Polen/USA, 1904–1991)
- Otto Wilhelm Fischer (Schauspieler, Österreich, 1915–2004)
- Yehudi Menuhin (Musiker, USA, 1916–1999)
- Barbara Rütting (Schauspielerin, Deutschland, *1927)
- Jane Goodall (Verhaltensforscherin, Großbritannien, *1934)
- Dustin Hoffman (Schauspieler, USA, *1937)
- Eugen Drewermann (Theologe, Deutschland, *1940)
- Paul McCartney (Musiker, Großbritannien, *1942)
- Reinhard Mey (Musiker, Deutschland, *1942)
- Richard Gere (Schauspieler, USA, *1949)
- Nina Hagen (Musikerin, Deutschland, *1955)
- Bryan Adams (Musiker, Kanada, *1959)
- Kim Basinger (Schauspielerin, USA, *1963)
- Pamela Anderson (Schauspielerin, Kanada/USA, *1967)
- Thomas D. (Musiker, Deutschland, *1968)
- Nadja Auermann (Fotomodell, Deutschland, *1971)
- Alicia Silverstone (Schauspielerin, USA, *1976)
- Natalie Portman (Schauspielerin, Israel/USA, *1981)

Abschließend soll nochmals festgehalten werden, dass sich die historische Entwicklung des Vegetarismus mit sehr starken Schwankungen vollzogen hat. Nach einer Blütezeit in der Antike bewahrten im Grunde nur die (fern)östlichen Religionen das Erbe einer vegetarischen Ernährungsweise. In unseren Breitengraden waren es besonders die Reaktionen auf die Industrialisierung in Form von Lebensreform- und Naturheilbewegung, die den Vegetarismus wieder neu belebten. Die beiden Weltkriege unterbrachen diese Entwicklung, denn in den Hungerjahren hatte der Überlebenskampf Vorrang vor ethischen Überlegungen. Mit dem zunehmenden Wohlstand und seinen teilweise negativen Auswirkungen auf Gesundheit und Umwelt ist ein neues Bewusstsein entstanden, das viele Menschen veranlasst, eine vegetarische Lebensweise zu praktizieren.

Kernaussagen

- Der religiöse Vegetarismus bildete sich ab dem 8. Jahrhundert v. Chr. in Nordindien heraus.
- Der ethische Vegetarismus wurde im 6. Jahrhundert v. Chr. von Pythagoras begründet.
- Hinduismus, Buddhismus, Jainismus und Mazdanan propagieren den Vegetarismus.
- 1809 entstand die weltweit erste vegetarische Vereinigung in Manchester, England.
- 1867 Gründung des ersten vegetarischen Vereins in Deutschland (*Verein für natürliche Lebensweise*, Nordhausen).
- Ab Mitte und Ende des 19. Jahrhunderts förderten Naturheilbewegung und Lebensreform eine vegetarische Ernährungsweise.
- 1908 Gründung der *International Vegetarian Union* in Dresden.
- Die vegetarische Ernährung wird heute in der Gesellschaft akzeptiert.

5 Vegetarismus und alternative Ernährungsformen

5.1 Kennzeichen alternativer Ernährungsformen

Alternative Ernährungsformen weichen mehr oder weniger von der allgemein praktizierten Ernährung ab. Ein entscheidendes Merkmal ist die **Konzeption** der jeweiligen Ernährungsform, aus der sich die Empfehlungen zur Lebensmittelauswahl ableiten. Hinzu kommen die lebenslange Praktizierbarkeit und eine gewisse Dauerhaftigkeit der Existenz der Kostform. Bisher gibt es keine allgemein gültige Definition alternativer Ernährungsformen, eine neu erarbeitete Definition führt die verschiedenen Aspekte dieser unterschiedlichen Ernährungsformen zusammen (siehe Kasten).

Manche alternative Ernährungsformen, wie die Ernährung im Ayurveda, existieren bereits seit mehreren Jahrtausenden. Die jüngsten dieser Kostformen, wie die Vollwert-Ernährung, wurden erst in den letzten 100 Jahren entwickelt. Kurzfristige Modeerscheinungen, wie z.B. die Blutgruppen-Diät, zählen nicht zu den alternativen Ernährungsformen. Wenn aktuelle modische Ernährungsformen jedoch langfristig mit einer nennenswerten Zahl von Anhängern fortbestehen, können sie in Zukunft ebenfalls zu den alternativen Ernährungsformen gezählt werden. Eine Übersicht (Keller 2008, S. 17) über modische Ernährungsformen zeigt deren Vielfalt:

- Atkins-Diät
- Blutgruppen-Diät
- Forever young-Ernährungsprogramm
- Glyx-Diäten
- Low-carb-Diäten
- Montignac-Methode
- Sears-Diät (Zone Diet)
- Steinzeit-Diät (Paleo Diet)

Definition alternativer Ernährungsformen (nach Keller 2008)

Alternative Ernährungsformen folgen einer Konzeption, die sich deutlich von der üblichen Ernährungsweise in Industrieländern unterscheidet. Es handelt sich um ganzheitliche und präventive Ernährungsformen. Die ihnen zugrunde liegenden Empfehlungen zur Lebensmittelauswahl berücksichtigen weitergehende Aspekte der Lebensmittelqualität (Art, Produktion, Verarbeitung, Zubereitung und Wirkung der Lebensmittel). Alternative Ernährungsformen sind keine kurzfristigen Modeerscheinungen, sondern zeichnen sich durch Beständigkeit aus.

Reduktionsdiäten (z. B. Brigitte-Diät), therapeutische Diäten (z. B. glutenfreie Diät bei Zöliakie), Ernährungskuren (z. B. Schroth-Kur), traditionelle Ernährungsweisen sowie bestimmte Ernährungspraktiken (z. B. die Bevorzugung von Bio-Lebensmitteln oder Fast Food), stellen keine alternativen Ernährungsformen dar.

Trotz unterschiedlicher Ansätze und Begründungen weisen die verschiedenen alternativen Ernährungsformen eine Reihe von Gemeinsamkeiten auf (nach Leitzmann und Michel 1993):

- Bevorzugung pflanzlicher Lebensmittel
- Bevorzugung von Produkten aus ökologischer Landwirtschaft
- Ablehnung übertriebener Lebensmittelverarbeitung
- Ablehnung bestimmter Produktionsverfahren und Techniken (z. B. Lebensmittelzusatzstoffe, Gentechnik)
- Bevorzugung regionaler und saisonaler Lebensmittel
- Bevorzugung schonender Zubereitungsmethoden
- Ganzheitliche Sichtweise

Eine wichtige Übereinstimmung ist die Bevorzugung pflanzlicher Lebensmittel, die jedoch verschieden stark ausgeprägt ist, sodass hierdurch keine klare Unterscheidung möglich ist. So sind einige alternative Ernährungsformen nahezu vegan orientiert, während andere auch mäßigen Fleisch- und/oder Fischverzehr zugestehen bzw. empfehlen. Andere Grundsätze alternativer Ernährungsformen betreffen Art, Herkunft und Verarbeitung der konsumierten Lebensmittel.

Obgleich es keine implizite Forderung des Vegetarismus ist, wird beispielsweise von Vegetarier-Organisationen ausdrücklich empfohlen, vorzugsweise naturbelassene und ökologisch erzeugte Lebensmittel zu verzehren. In der Praxis dürfte ein Großteil der Vegetarier entsprechend handeln.

Es ist schwierig, eine eindeutige Trennlinie zwischen Vegetarismus und alternativen Ernährungsformen zu ziehen. Die Gründe dafür sind die unterschiedlichen Ausprägungen des Vegetarismus sowie die Tatsache, dass alle alternativen Ernährungsformen vegetarisch geprägt sind. Auch wenn der vegetarischen Ernährung kein einheitliches Konzept zugrunde liegt, kann sie dennoch als alternative Ernährungsform bezeichnet werden, und zwar als die mit der größten Verbreitung.

5.2 Einteilung alternativer Ernährungsformen

Die alternativen Ernährungsformen lassen sich in vorwiegend **weltanschaulich** orientierte und vorwiegend **gesundheitlich** orientierte Kostformen einteilen. Allerdings erweist sich diese Einteilung in der Praxis teilweise als problematisch. So ist beispielsweise die Ernährung in der Traditionellen Chinesischen Medizin (TCM) wesentlicher Bestandteil eines Medizinsystems, das den Prinzipien einer präventiven und therapeutischen Vorgehensweise verpflichtet ist. Dieses Medizinsystem basiert wiederum auf einer ganzheitlich-philosophischen Betrachtungsweise der Welt, beeinflusst unter anderem durch den Daoismus. Umgekehrt beinhalten einige Kostformen, die primär gesundheitliche Ziele verfolgen, wie beispielsweise die Haysche Trennkost, auch weltanschauliche Aspekte, wie die Einheit von Körper, Geist und Seele (Keller 2008, S. 14).

Dennoch ist diese Einteilung hilfreich, insbesondere im Zusammenhang mit den Beweggründen für die verschiedenen alternativen Ernährungsformen. Eine Reihe der Begründer litt selbst an schweren und teilweise als unheilbar geltenden Krankheiten. Durch eine radikale Ernährungsumstellung erlangten sie nach eigener Aussage wieder vollständige Gesundheit (Leitzmann et al. 2005, S. 3). Die aus den persönlichen Krankheitserfahrungen der Begründer entwickelten alternativen Ernährungsformen sind vermutlich besonders attraktiv für Menschen, die an ähnlichen, meist chronischen Krankheiten leiden.

Die Ernährungsempfehlungen der vorwiegend **weltanschaulich** orientierten Kostformen sind recht komplex (Tab. 5.1). Hier ist die Ernährung als Teil einer Gesamtphilosophie zu verstehen, die Außenstehenden kaum zugänglich ist. So ist die auf Rudolf Steiner (Philosoph, Österreich 1861–1925) zurückgehende anthroposophische Ernährung mit rein naturwissenschaftlichem Denken nicht erfassbar. Dennoch hält die Ernährungsform in der Praxis fast allen ernährungswissenschaftlichen Anforderungen stand.

Alle vorwiegend **gesundheitlich** orientierten Kostformen (Tab. 5.2) nehmen für sich in Anspruch, in besonderer Weise zur Erhaltung und Wiederherstellung der Gesundheit bzw. zum Schutz vor bestimmten oder auch allen Krankheiten beizutragen. Allerdings

Tab. 5.1 Alternative Ernährungsformen mit vorwiegend weltanschaulichem Hintergrund

Kostform	Lebensmittelauswahl
Mazdaznan-Ernährung	lakto-(ovo-)vegetarisch
Makrobiotische Ernährung	überwiegend vegan*
Ernährung im Ayurveda	überwiegend lakto-vegetarisch
Anthroposophische Ernährung	überwiegend lakto-vegetarisch
Ernährung in der Traditionellen Chinesischen Medizin	überwiegend vegetarisch**

* moderne Variante, gelegentlicher Fischverzehr
** seltener Fleisch- und Eiverzehr, regelmäßiger Fischverzehr

Tab. 5.2 Alternative Ernährungsformen mit vorwiegend gesundheitlicher Orientierung

Kostform	Lebensmittelauswahl
Schnitzer-Intensivkost	vegan
Fit for Life	überwiegend vegan*
Rohkost-Ernährung	überwiegend vegan*
Waerland-Kost	lakto-vegetarisch
Evers-Diät	lakto-ovo-vegetarisch**
Schnitzer-Normalkost	lakto-ovo-vegetarisch
Haysche Trennkost	überwiegend vegetarisch
Vitalstoffreiche Vollwertkost	überwiegend vegetarisch
Vollwert-Ernährung	überwiegend vegetarisch

* von Variante abhängig
** moderne Variante

sind die von den Begründern der jeweiligen Ernährungsform vertretenen Auffassungen aus naturwissenschaftlicher Sicht häufig nicht haltbar.

Diese Zusammenhänge sollen am Beispiel der **Hayschen Trennkost**, eine der bekanntesten alternativen Ernährungsformen in Deutschland, dargestellt werden. Das zentrale Prinzip dieser Ernährungsform ist der getrennte Verzehr von überwiegend kohlenhydrathaltigen und überwiegend proteinhaltigen Lebensmitteln. Als Begründung wird angeführt, dass die beiden Nährstoffe nicht gleichzeitig verdaut werden könnten, da die jeweils benötigten Verdauungsenzyme (Speichelamylase und Pepsin) ihre optimale Wirkung bei unterschiedlichen pH-Werten entfalten. In der Folge komme es zu einer unvollständigen und verzögerten Verdauung, die zu Säure bildenden Gärungs- und Fäulnisprozessen führe. Die daraus folgende „Übersäuerung" des Körpers sei schließlich die Grundursache aller Erkrankungen. Aus ernährungsphysiologischer Sicht ist diese Theorie der unvollständigen oder verzögerten Verdauung bei gleichzeitigem Verzehr von Protein und Kohlenhydraten seit langem widerlegt (Semler und Heintze 2007, S. 24ff).

Andererseits gibt es zahlreiche Hinweise darauf, dass eine Kost, die reich an Säurebildnern (v.a. schwefelhaltige Aminosäuren) ist, wie Käse und Fleisch, ungünstige gesundheitliche Wirkungen haben kann, etwa auf den Knochenstoffwechsel (s. Kap. 7.8, S. 170). Die „Übersäuerung" als Ursache aller Erkrankungen kann jedoch nicht bestätigt werden (Keller 2008, S. 291–296). Unabhängig von den zugrunde liegenden Theorien kann die Haysche Trennkost aber in der Praxis eine durchaus empfehlenswerte Ernährungsform sein, bei der zahlreiche übliche Ernährungsfehler vermieden werden. Zudem berichten viele Menschen von positiven Erfahrungen mit der Kostform, beispielsweise von einer besseren Bekömmlichkeit und einer erfolgreichen Körpergewichtsreduktion (Heintze 2001, S. 27 und 31).

Nicht in allen alternativen Ernährungsformen werden Fleisch und Fisch vollständig gemieden, meist wird der Verzehr jedoch deutlich eingeschränkt. Zudem können alle diese Ernährungsweisen auch als vegetarische Variante durchgeführt werden. So praktizieren viele Menschen die Vollwert-Ernährung als lakto-ovo-vegetarische Kost, obwohl sie nicht grundsätzlich als vegetarische Ernährungsform konzipiert ist.

5.3 Anhängerzahl alternativer Ernährungsformen

Wie viele Menschen eine alternative Ernährungsform praktizieren, ist nicht genau bekannt. Im Jahr 2001 wurde in einer Umfrage des Instituts FORSA in Deutschland ein Vegetarier-Anteil von 8 % (mehr als 6 Mio. Menschen) ermittelt (s. Kap. 2, S. 19). In einer Untersuchung an der Universität Gießen im Jahr 2006 wurden Vertreter von 13 alternativen Ernährungsformen nach ihrer Einschätzung der jeweiligen Anhängerzahl befragt. Danach praktizieren in Deutschland derzeit etwa 4–8 Mio. Menschen eine alternative Ernährungsform. Zusammen mit den Vegetariern handelt es sich um etwa 11–15 Mio. Menschen, die sich alternativ ernähren. Zudem gingen die Befragten von einer steigenden Tendenz aus. Neben den 6 Mio. Vegetariern entfallen etwa 4 Mio. Menschen auf die Vollwert-Ernährung und etwa 3 Mio. auf die Haysche Trennkost (Keller 2008, S. 183 u. 189).

Diese Schätzungen stimmen jedoch nicht mit den Ergebnissen der Nationalen Verzehrsstudie (NVS) II überein. Die NVS II ist eine in den Jahren 2005 und 2006 durchgeführte repräsentative Studie zu den Ernährungsgewohnheiten der deutschen Bevölkerung. Von den etwa 20 000 Befragten gaben insgesamt nur etwa 4 % an, sich nach einer besonderen Ernährungsweise zu richten; als Vegetarier bezeichneten sich lediglich 1,6 % der Teilnehmer, etwa 0,6 % praktizierten Vollwert-Ernährung und 0,2 % Trennkost (Max Rubner-Institut 2008a, S. 97 f).

Die Unterschiede in den erhobenen Daten zeigen, dass es schwierig ist, die tatsächliche Anzahl der Vegetarier zu ermitteln. Weitere Studien sind erforderlich.

5.4 Ernährungsphysiologische Bewertung alternativer Ernährungsformen

Als Grundlage einer ernährungsphysiologischen Bewertung alternativer Ernährungsformen muss, wie bei allen anderen Ernährungsweisen auch, in erster Linie geklärt werden, ob die **Nährstoff-**

versorgung sowie der Erhalt der **Gesundheit** sichergestellt sind (s. Kap. 6, S. 80). Dies kann durch Untersuchungen an Menschen, die seit längerer Zeit eine bestimmte Kostform praktizieren, überprüft werden. Dabei werden beispielsweise die Nährstoffzufuhr mit der Nahrung und die Nährstoffkonzentration im Blut ermittelt. Zur Beurteilung des Gedeihens von Kindern werden zusätzlich anthropometrische Daten, wie Körpergröße und Körpergewicht, oder Daten zur geistigen Entwicklung erhoben. Neben einer Vielzahl von Studien zur vegetarischen Ernährung liegen auch Untersuchungen für die Makrobiotik, die Vollwert-Ernährung und die Rohkost-Ernährung vor.

Um auch für alternative Kostformen, bei denen bislang keine Studien durchgeführt wurden, eine ernährungsphysiologische Bewertung vorzunehmen, wird meist die Nährstoffzufuhr auf Grundlage des Lebensmittelverzehrs abgeschätzt.

Wie alle Ernährungsweisen können auch alternative Ernährungsformen richtig oder falsch in die Praxis umgesetzt werden. Dies hat sich bei der **makrobiotischen Ernährung** gezeigt. Die ursprünglich von Georges Ohsawa (Naturphilosoph, Japan 1893–1966) begründete und später von Michio Kushi (Rechtswissenschaftler, Japan, geb. 1926) weiterentwickelte und maßgeblich vertretene Kostform gründet auf dem chinesischen Daoismus. Zentraler Bestandteil der Ernährungsform ist die Beschreibung des Kosmos durch die beiden komplementären Energien Yin und Yang, denen auch alle Lebensmittel zugeordnet werden können. Ziel der Lehre ist eine „energe-

Die alte Makrobiotik in den Niederlanden

Die in der Makrobiotik empfohlene Lebensmittelauswahl ist nahezu vegan. Studien mit Kindern in den Niederlanden, die makrobiotisch ernährt wurden, zeigten bei einem Teil der untersuchten Kinder erhebliche Entwicklungsstörungen und Nährstoffmängel. Hierzu zählten ein niedriges Geburtsgewicht, Verzögerungen des Größenwachstums, der Gewichtszunahme, der Grobmotorik und der Sprache, Dystrophien und rachitische Symptome (Dagnelie et al. 1989a, b, c u. 1990). Die Studienergebnisse verdeutlichten, dass diese energie-, protein- und fettarme makrobiotische Ernährung für Kinder ungeeignet ist, da die Zufuhr von Nahrungsenergie, Protein, Kalzium, Eisen sowie der Vitamine B_2, B_{12} und D unzureichend war.

Aus den Ergebnissen kann jedoch nicht gefolgert werden, dass die makrobiotische Ernährung für Kinder grundsätzlich ungeeignet ist. Vielmehr wies die von den Eltern zusammengestellte Kost eine sehr einseitige Lebensmittelauswahl auf, die überwiegend auf ein unzureichendes Ernährungswissen zurückzuführen war. Nachdem die niederländische Forschergruppe aufgrund der Studienergebnisse die makrobiotischen Familien beraten hatte, konnte die Nährstoffversorgung der Kinder durch Modifikationen in der Lebensmittelzusammenstellung deutlich verbessert werden (van Dusseldorp et al. 1996).

In der modernen Variante der Makrobiotik nach Steven Acuff (Germanist, USA, geb. 1945) wurden diese Erkenntnisse berücksichtigt und entsprechende Modifikationen zur Sicherstellung der Versorgung mit den kritischen Nährstoffen vorgenommen.

tisch" ausgewogene Ernährungs- und Lebensweise als Grundlage für Gesundheit, Glück, Freiheit und Frieden.

Das weiter steigende Interesse der Bevölkerung an alternativen Ernährungsformen erfordert somit nicht nur eine deutliche Ausweitung der wissenschaftlichen Auseinandersetzung mit diesen Kostformen, sondern auch ein kompetentes Beratungsangebot der dafür zuständigen Multiplikatoren (v.a. Ökotrophologen und Ernährungswissenschaftler, Diätassistenten, Ärzte). Auf der anderen Seite sind die Autoren und Vertreter alternativer Ernährungsformen aufgefordert, anerkannte wissenschaftliche Erkenntnisse zu berücksichtigen, um ihre Empfehlungen dem aktuellen Stand der Wissenschaft anzupassen.

Die massiven Gesundheitsprobleme, mit denen die Wohlstandsgesellschaften heute weltweit konfrontiert sind, können nicht auf alternative Ernährungsformen zurückgeführt werden, sondern auf die verbreitete Fehlernährung, verbunden mit Bewegungsmangel und Tabakkonsum. Im Gegenteil, die wissenschaftlichen Empfehlungen für eine gesundheitsfördernde Ernährungsweise lassen sich mit vielen alternativen Ernährungsformen besser umsetzen als mit

Tab. 5.3 Literatur zu verschiedenen alternativen Ernährungsformen

Kostform	Literatur
Allgemein	Leitzmann und Michel 1993 Leitzmann et al. 2005 Keller 2008 Leitzmann et al. 2009
Anthroposophische Ernährung	Kühne 2008
Ernährung im Ayurveda	Schrott und Bolen 2004
Ernährung in der TCM	Engelhardt und Hempen 2006 Temelie 2009
Evers-Diät	Evers 2002
Fit for Life	Diamond und Diamond 2005
Haysche Trennkost	Summ und Heintze 2008
Makrobiotische Ernährung	Acuff 2004
Mazdaznan-Ernährung	Hanish 2004
Rohkost-Ernährung	Wandmaker 1992 Strassner 1998 Konz 2006 Semler 2006
Schnitzer-Kost	Schnitzer 2004
Vitalstoffreiche Vollwertkost	Bruker 2005
Vollwert-Ernährung	von Koerber et al. 2012
Waerland-Kost	Waerland o.J.

der üblichen Mischkost. Einzelne Kostformen enthalten jedoch Schwächen, die nur durch deutliche Modifikationen in der Lebensmittelauswahl ausgeglichen werden können.

Weiterführende und detaillierte Informationen zu alternativen Ernährungsformen finden sich in verschiedenen wissenschaftlichen und nichtwissenschaftlichen Veröffentlichungen (Tab. 5.3).

Abschließend lässt sich sagen, dass vielfältige Verknüpfungen zwischen alternativen Ernährungsformen und dem Vegetarismus bestehen. Alternative Ernährungsformen haben vielen Menschen eine vegetarisch geprägte Ernährungsweise näher gebracht. Dabei ist die Motivation, eine alternative Ernährungsweise zu praktizieren, nicht ausschlaggebend für den Wandel, den sie bei Menschen bewirken kann. Viele Menschen, die über ihre Lebensweise nachdenken, verändern früher oder später auch ihre Ernährungsweise. Menschen, die sich Gedanken über Tiertransporte, Umweltschäden oder die Zunahme von Übergewicht und chronischen Krankheiten machen oder selbst von diesen Erkrankungen betroffen sind, werden durch Veränderungen ihres Bewusstseins in vielen Fällen auf den Vegetarismus aufmerksam.

Kernaussagen

- Alternative Ernährungsformen entstanden in frühen asiatischen Kulturen, der Antike und ab dem 19. Jahrhundert.
- Alternative Ernährungsformen sind als Dauerkost konzipiert und überwiegend vegetarisch orientiert.
- Vorwiegend weltanschaulich orientiert sind u.a. die ayurvedische, makrobiotische und anthroposophische Ernährung.
- Vorwiegend gesundheitlich orientiert sind unter anderem die Haysche Trennkost, die Rohkost- und die Vollwert-Ernährung.
- Alternative Ernährungsformen lassen sich durch geringe Modifikationen in der Lebensmittelauswahl optimieren.
- Ernährungswissenschaftliche Empfehlungen lassen sich im Rahmen von alternativen Ernährungsformen meist gut umsetzen.

6 Ernährungsphysiologische Bewertung einer Kostform

6.1 Grundlagen: Nährstoffzufuhr, Ernährungsstatus und Gesundheitsstatus

Eine Ernährungsform kann sowohl unter ernährungsphysiologischen Gesichtspunkten als auch unter ökologischen, ethischen oder sozialen Anliegen beurteilt werden (Abb. 6.1). Im Vordergrund steht jedoch die Sicherstellung der Nährstoffversorgung sowie der Erhalt bzw. die Verbesserung der Gesundheit. Für die Erfassung der Nährstoffzufuhr und die Beurteilung von Ernährungs- und Gesundheitsstatus stehen zahlreiche Methoden zur Verfügung, die in den folgenden Kapiteln erläutert werden.

Die Nährstoffversorgung von Einzelpersonen oder Bevölkerungsgruppen kann über die **Nährstoffzufuhr** (Synonym: Nährstoffaufnahme) sowie den **Ernährungsstatus** (Synonyme: Ernährungszustand, Nährstoffstatus) bewertet werden. Dabei ist die Nährstoffzufuhr die Menge an Nährstoffen (und Nahrungsenergie), die über die Nahrung (Lebensmittel einschließlich Getränke) sowie in Form von Nahrungsergänzungsmitteln aufgenommen wird. Der Ernährungsstatus ist der durch die Ernährung bedingte körperliche Zustand einer Einzelperson oder Bevölkerungsgruppe. Er ergibt sich primär aus der Bi-

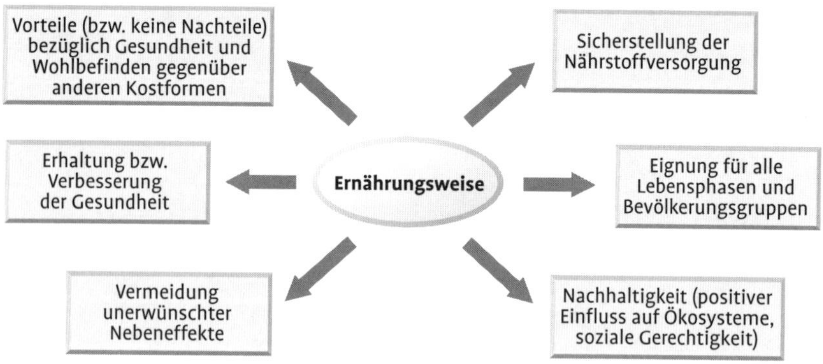

Abb. 6.1 *Aspekte zur Bewertung einer Ernährungsform*

lanz von Bedarf und Verbrauch an Nahrungsenergie und Nährstoffen und kann anhand von Indikatoren (Biomarkern) gemessen werden. Sekundär ist er von zahlreichen Umweltdeterminanten abhängig (Elmadfa und Leitzmann 2004, S. 81):

- physiologischer Zustand: Genetik, Geschlecht, Alter, Körpergewicht, Schwangerschaft, Stillzeit, Menstruation, Krankheit
- Umwelt: Klima, Höhenlage, Kultur, Religion, Wohnort, Beruf, Familienstatus, Einkommen
- Nahrungsmittel: Verfügbarkeit, Auswahl, Zubereitung, Zusammensetzung, Aufnahme, Verschwendung
- Gewohnheiten: Essgewohnheiten, Genussmittel, Drogen, Hobbys

Ein optimaler Ernährungsstatus ist erreicht, wenn die Bilanz zwischen Nährstoffbedarf und Nährstoffzufuhr ausgeglichen ist (Abb. 6.2).

Der Ernährungsstatus hat Auswirkungen auf den **Gesundheitsstatus** (Synonym: Gesundheitszustand), wobei die Übergänge fließend sind und Wechselwirkungen zueinander bestehen. Die Weltgesundheitsorganisation definiert Gesundheit wie folgt: *„Gesundheit ist ein Zustand vollkommenen körperlichen, geistigen und sozialen Wohlbefindens und nicht allein das Fehlen von Krankheit und Gebrechen"* (WHO 1946). Üblicherweise bedeutet ein optimaler Gesundheitsstatus, dass keine von der Norm abweichenden ärztlichen Befunde hinsichtlich ernährungsassoziierter Erkrankungen und der entsprechenden Risikofaktoren vorliegen.

Eine langfristig unzureichende Nährstoffzufuhr führt zu einem unbefriedigenden Ernährungsstatus und einem schlechten Gesund-

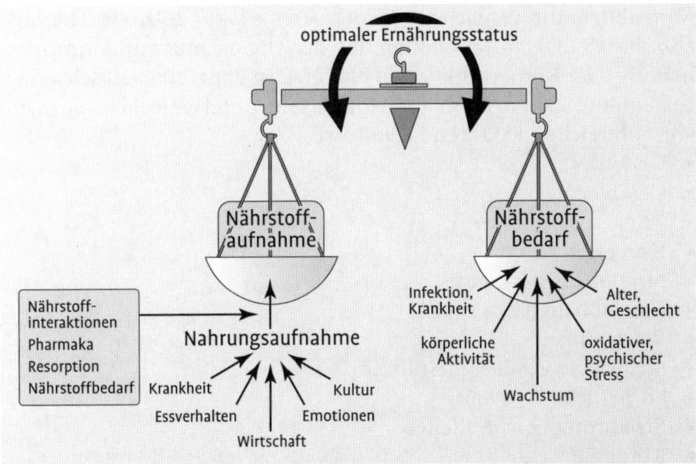

Abb. 6.2 *Optimaler Ernährungsstatus als ausgeglichene Bilanz zwischen Nährstoffaufnahme und Nährstoffbedarf (nach Elmadfa und Leitzmann 2004, S. 61)*

heitsstatus, der sich in latenten oder manifesten Krankheitsbildern äußern kann. Ursachen können quantitative (Mangel an Nahrungsenergie und mehreren Nährstoffen) oder qualitative Fehlernährung (Mangel an einem bestimmten Nährstoff) sein. Umgekehrt hat ein schlechter Gesundheitsstatus meist einen erhöhten Nährstoffbedarf zur Folge (Elmadfa und Leitzmann 2004, S. 297).

Die **quantitative Fehlernährung** spielt in den Industrieländern heute praktisch keine Rolle mehr, jedoch können Anhänger sehr einseitiger Kostformen davon betroffen sein (z. B. vegane Rohköstler, die kein Getreide essen; Strassner 1998, S. 98f u. 102f). Zu den potenziellen Risikogruppen für **qualitative Fehlernährung** zählen Personen mit erhöhtem Nährstoffbedarf (z. B. Schwangere, Stillende, Säuglinge, Kleinkinder, Jugendliche) sowie ältere Menschen (z. B. geringerer Energiebedarf bei gleichbleibendem Nährstoffbedarf, verringerte Nahrungsaufnahme durch Appetitmangel).

Vegetarier können bei eingeschränkter Lebensmittelauswahl von qualitativer Fehlernährung betroffen sein, besonders bei gleichzeitig ungünstiger Zusammenstellung und Zubereitung der Kost. So müssen beispielsweise bei veganer Ernährung verlässliche Vitamin-B_{12}-Quellen einbezogen werden. Die potenziell kritischen Nährstoffe, auf die bei vegetarischen Kostformen besonders geachtet werden muss, werden in Kap. 9 (S. 220) ausführlich dargestellt.

6.2 Empfehlungen für die Nährstoffzufuhr – Aussagewert und individueller Nutzen

Angaben zur Nährstoffzufuhr von Einzelpersonen oder Personengruppen besitzen erst Aussagekraft, wenn sie mit der empfohlenen Nährstoffzufuhr verglichen werden. Der exakte **Nährstoffbedarf**, also die Menge an Nährstoffen, die der Organismus zur Aufrechterhaltung aller Körperfunktionen benötigt, ist experimentell schwer zu bestimmen. Zudem ist er individuell sehr unterschiedlich und wird von zahlreichen Faktoren beeinflusst:

- Genetik
- Geschlecht
- Alter
- Körpergröße
- physiologischer Status
- Gesundheitsstatus
- Wachstum
- Schwangerschaft und Stillzeit
- körperliche Aktivität
- Ernährungsgewohnheiten
- Körpergewicht

- Alkohol- und Tabakkonsum
- Aufnahme von Fremdstoffen
- Einnahme von Pharmaka
- Stress
- Klima und Höhenlage

Der alleinige Fokus auf die klassischen Nährstoffe ist nicht mehr zeitgemäß, da die Ernährung dadurch auf die Minimalforderung reduziert wird, alle zum Überleben notwendigen Stoffe zuzuführen. Bereits Ballaststoffe gelten in diesem Sinne nicht als essenziell. Bei einer Gesamtdarstellung der Aufgaben der Ernährung wirken alle Substanzen als Nährstoffe, die zur Aufrechterhaltung der Körperfunktionen und auch zur Vermeidung von Erkrankungen beitragen. Hierzu zählen beispielsweise die sekundären Pflanzenstoffe und bestimmte Ultraspurenelemente (Leitzmann et al. 2009, S. 4).

Der Nährstoffbedarf ist keine konstante Größe, sondern kann beispielsweise bei Erkrankungen, Stress und abhängig von der körperlichen Aktivität (schwere Arbeit, Leistungssport) stark schwanken. Während Wachstum, Schwangerschaft und Stillzeit ist der Bedarf an zahlreichen Nährstoffen erhöht.

Der Vergleich des Nährstoffbedarfs verschiedener Personen gestaltet sich noch komplexer. Um trotz dieser Problematik der Bevölkerung Anhaltspunkte über die Höhe der Nährstoffzufuhr zu geben, werden von verschiedenen nationalen und internationalen wissenschaftlichen Gremien Empfehlungen ausgesprochen. In den deutschsprachigen Ländern finden die **Referenzwerte für die Nährstoffzufuhr** der deutschsprachigen Ernährungsgesellschaften Anwendung (DGE et al. 2008). Sie gelten jeweils für eine definierte Bevölkerungsgruppe und berücksichtigen deren spezifische physiologische Erfordernisse. Für einzelne Personen sind die Empfehlungen nur als Orientierung zu verstehen.

Die Empfehlungen sind Angaben zu den angenommenen Nährstoffmengen, die alle Personen der jeweiligen Gruppe vor ernährungsassoziierten Gesundheitsschäden schützen und die Voraussetzung für volle Leistungsfähigkeit gewährleisten (DGE et al. 2008, S. 7). Mit Ausnahme der Nahrungsenergie sind die Empfehlungen für die Nährstoffzufuhr nicht mit dem Nährstoffbedarf gleichzusetzen. Die Empfehlungen liegen deutlich höher als der tatsächliche Bedarf, damit theoretisch nahezu alle Personen einer Bevölkerungsgruppe (97,5 %) ausreichend versorgt sind (Abb. 6.3, S. 84).

Statistisch ergibt sich die Empfehlung aus dem **durchschnittlichen Nährstoffbedarf** plus der 2-fachen Standardabweichung, die etwa 20 % des Durchschnittsbedarfs beträgt. Hinzu kommen weitere **Sicherheitszuschläge**, die Unsicherheiten bei der Bedarfsbestimmung, beispielsweise aufgrund eines ungenügenden wissenschaft-

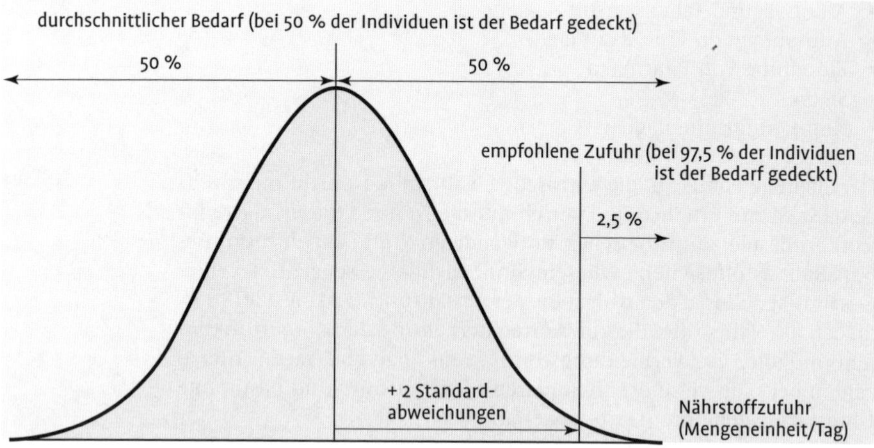

Abb. 6.3 *Normalverteilung des Nährstoffbedarfs und Empfehlungen für die Nährstoffzufuhr (nach Bechthold 2009)*

lichen Kenntnisstandes, berücksichtigen. Daraus ergibt sich, dass eine Nährstoffzufuhr, die unterhalb der Empfehlungen liegt, nicht zwangsläufig zu einer unzureichenden Bedarfsdeckung führt. So liegt beispielsweise die Angabe für Menschen mit dem geringsten Bedarf (2,5 % der Population) vier Standardabweichungen unter den Empfehlungen. Diese Personen sind somit auch bei einer etwa 40 % unter den Empfehlungen liegenden Nährstoffzufuhr immer noch ausreichend versorgt. Zudem verfügt der Organismus, je nach Nährstoff, über unterschiedliche Reservekapazitäten, sodass kurzfristige Unterschreitungen der Zufuhrempfehlungen unproblematisch sind.

Dieses Konzept zur Sicherung der Nährstoffversorgung gilt für Protein, essenzielle Fettsäuren sowie für die meisten Vitamine und Mineralstoffe. Obwohl die Empfehlungen pro Tag angegeben werden, ist es ausreichend, sie im Wochendurchschnitt zu erreichen.

Die Angaben für Nahrungsenergie orientieren sich am durchschnittlichen Bedarf der Bevölkerung ohne Berücksichtigung von Sicherheitszuschlägen. Dies bedeutet, dass die Empfehlungen für die Hälfte der Bevölkerung theoretisch zu niedrig liegen. Angesichts der allgemein zu hohen Nahrungsenergieaufnahme in den Wohlstandsgesellschaften ist dieses Vorgehen gerechtfertigt. Der Schutz vor einer energetischen Überernährung hat Vorrang vor der Sorge bezüglich einer unzureichenden Zufuhr. Ob der individuelle Bedarf gedeckt ist, kann relativ unproblematisch durch die regelmäßige Kontrolle des Körpergewichts oder des Bauchumfangs überprüft werden.

Für Nährstoffe, deren Bedarf bisher nicht exakt ermittelt werden konnte, wurden **Schätzwerte** auf der Basis experimenteller Untersuchungen festgelegt (z. B. für die Vitamine E und K, β-Carotin, Biotin und einige Mineralstoffe). **Richtwerte**, die beispielsweise für Fett, Cholesterin und Ballaststoffe angegeben werden, dienen als Orientierung, wenn eine Regelung der Zufuhr innerhalb eines bestimmten Mengenbereichs (minimale bzw. maximale Zufuhr) aus gesundheitlichen Gründen notwendig erscheint.

Die Empfehlungen der verschiedenen Gremien zur Nährstoffzufuhr werden in regelmäßigen Abständen dem aktuellen Wissensstand angeglichen. Teilweise unterscheiden sie sich deutlich voneinander, da verschiedene Zielsetzungen, Kriterien zur Bedarfsdeckung, aber auch praktische und politische Gesichtspunkte in die Empfehlungen einfließen. Die Deckung des Nährstoffbedarfs wird heute nicht mehr ausschließlich unter dem Aspekt der **Mangelverhütung**, sondern auch als Möglichkeit zur **Krankheitsprävention** gesehen. So werden beispielsweise für Folat, Kalzium, die antioxidativ wirksamen Vitamine C und E sowie für β-Carotin Zufuhrmengen diskutiert, welche die in Deutschland, Österreich und in der Schweiz geltenden Referenzwerte teilweise deutlich überschreiten (Elmadfa und Leitzmann 2004, S. 74). Vor diesem Hintergrund ist auch die 2012 erfolgte Anhebung der Zufuhrempfehlungen für Vitamin D durch die deutschsprachigen Fachgesellschaften zu sehen.

6.3 Ermittlung von Nährstoffzufuhr, Ernährungsstatus und Gesundheitsstatus

Zur Bestimmung der Nährstoffversorgung werden verschiedene Methoden eingesetzt, die zu unterschiedlichen Ergebnissen führen können. Somit kann durch die Wahl einer bestimmten Untersuchungstechnik oder eines bestimmten Kriteriums das Ergebnis unbewusst oder auch bewusst in die eine oder andere Richtung beeinflusst werden. Zum besseren Verständnis dafür, wie Daten zur Nährstoffversorgung, zum Ernährungsstatus sowie zum Gesundheitsstatus ermittelt und interpretiert werden, sollen die wesentlichen Prinzipien der Gewinnung solcher Zahlen, die damit verbundenen Schwierigkeiten und Unzulänglichkeiten sowie die Aussagekraft der Befunde im Folgenden kurz und exemplarisch aufgezeigt werden.

Erfassung des Lebensmittelverzehrs

Der Lebensmittelverzehr kann auf direkte und indirekte Weise ermittelt werden (Abb. 6.4, S. 86).

Bei **indirekten** Methoden wird auf vorhandene Daten zurückgegriffen, die in anderen Zusammenhängen gesammelt wurden. Beispielsweise bildet die Agrarstatistik zusammen mit Daten aus der Einkommens- und Verbrauchsstichprobe (EVS) die Grundlage für die Analysen zum Lebensmittelverbrauch in den Ernährungsberichten

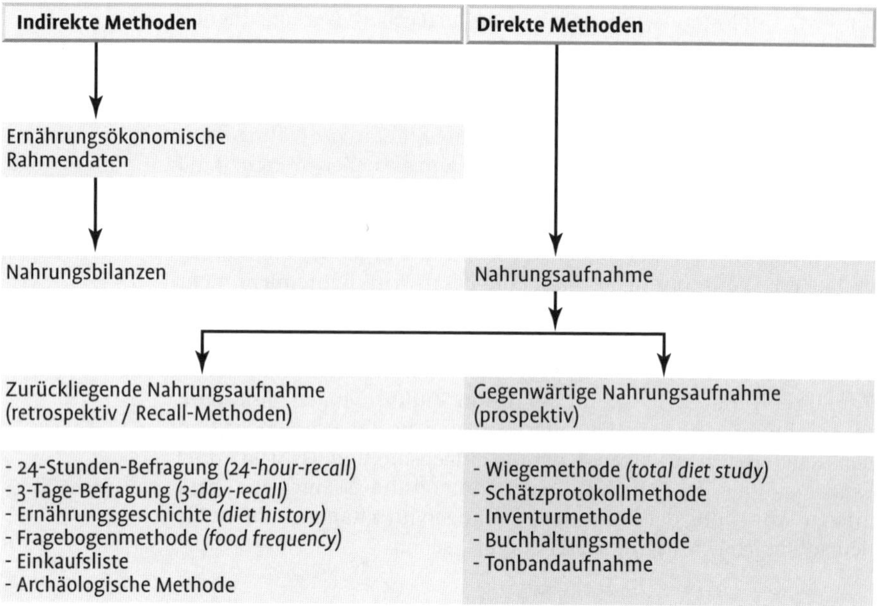

Abb. 6.4 *Methoden zur Ermittlung des Lebensmittelverzehrs (nach Elmadfa und Leitzmann 2004, S. 76)*

der DGE. Auf Basis der beiden Datenquellen lassen sich vor allem Aussagen über durchschnittlich verbrauchte Lebensmittelmengen, den daraus abgeleiteten Verzehr in einzelnen Altersgruppen sowie über Trends im Ernährungsverhalten der Bevölkerung machen. Angaben zum Lebensmittelverzehr sowie zur Nährstoffzufuhr von Einzelpersonen können daraus nicht abgeleitet werden.

Bei den **direkten** Methoden wird entweder die zurückliegende Nahrungsaufnahme erfasst (retrospektive Methoden) oder der aktuelle Verzehr protokolliert (prospektive Methoden). Die retrospektive Erfassung erfolgt beispielsweise anhand von 24-Stunden-Befragungen (*24-h-recall*) oder eines Fragebogens zu Verzehrshäufigkeiten (*food frequency*). In beiden Fällen geben die Befragten aus der Erinnerung zu Protokoll, was sie im jeweils abgelaufenen Zeitraum konsumiert haben. Der gegenwärtige Verzehr lässt sich unter anderem durch die Wiegemethode oder Ernährungsprotokolle ermitteln.

Die genannten Erhebungsmethoden unterscheiden sich in Aufwand, Durchführbarkeit und der Qualität der Ergebnisse, sie weisen spezifische **Vor- und Nachteile** sowie typische **Fehlerquellen** auf (Schneider 1997, S. 106, 112 u. 115).

Die Qualität der Ergebnisse hängt stark von der Kooperationsbereitschaft der Studienteilnehmer ab, zumal häufig das eigenständige Protokollieren der aufgenommenen Lebensmittelmengen erforderlich ist. Schwierigkeiten bereitet auch die Erfassung des Außer-Haus-Verzehrs, der oft nur grob abgeschätzt werden kann.

Auch wenn die Probanden bereit sind, umfassend und gewissenhaft ihren Lebensmittelverzehr zu protokollieren, sind Fehler nicht auszuschließen. Bei retrospektiven Methoden kann es aufgrund von Erinnerungslücken zur unvollständigen und ungenauen Erfassung des Nahrungsverzehrs kommen. Außerdem führt bereits das Bewusstsein, an einer Ernährungserhebung teilzunehmen, zu Veränderungen. Aus Gründen der „sozialen Erwünschtheit“ oder aus Bequemlichkeit wird beispielsweise im Untersuchungszeitraum weniger gegessen (*undereating*) oder weniger protokolliert, als tatsächlich verzehrt wurde (*underreporting*) (Schneider 1997, S. 113).

Bei einer einmaligen Erfassung des Lebensmittelverzehrs oder bei Erhebungen über kurze Zeiträume entsteht daher ein wenig repräsentatives Bild der Ernährungssituation. Gleiches gilt für die verschiedenen Wochentage und die Jahreszeiten. So wird üblicherweise an Freitagen öfter Fisch verzehrt. Außerdem ist bei einem hohen Verzehr frischer Lebensmittel – besonders Obst und Gemüse, wie er bei Vegetariern oder Vollwertköstlern zu finden ist – mit ausgeprägten saisonalen Schwankungen des Verzehrsmusters zu rechnen. In einigen Studien wird deshalb der Verzehr zu verschiedenen Jahreszeiten erfasst.

Bei Ernährungserhebungen wird häufig eine Kombination verschiedener Methoden (Methoden-Mix) eingesetzt. Auf diese Weise werden die spezifischen Nachteile der verschiedenen Methoden minimiert, auch können Validierungen durchgeführt werden (Schneider 1997, S. 123f).

Berechnung der Nährstoffzufuhr

Auf Grundlage des erfassten Lebensmittelverzehrs erfolgt die Berechnung der Nährstoffzufuhr. Dazu werden spezielle EDV-Programme eingesetzt, die auf Nährwertdatenbanken (z. B. dem Bundeslebensmittelschlüssel) basieren. In allen Phasen der Datenaufbereitung kann es zu Fehlern seitens des durchführenden Personals kommen.

Auch bei der Auswertung können sich Probleme ergeben, denn die Güte der berechneten Nährstoffaufnahmen hängt u. a. von der Aktualität sowie von Umfang und Differenziertheit der hinterlegten Daten ab. Verbesserte Analysemethoden führen zu exakteren Angaben zum Nährstoffgehalt, die deutlich von früher ermittelten Werten abweichen können. Bei manchen Lebensmitteln liegen bisher keine vollständigen Analysedaten für alle Nährstoffe vor; besonders industriell hergestellte Produkte sind teilweise unvollständig oder gar nicht in den Datenbanken erfasst. Für die Nährstoffgehalte von unverarbeiteten Lebensmitteln ergeben sich je nach Herkunft, Sorte, Anbauart oder Standort mehr oder weniger große Schwankungsbreiten, insbesondere für Jod und Selen.

Die in der Laienpresse oft proklamierte teilweise drastische Nährstoffverarmung der heutigen Lebensmittel trifft nicht zu. Der Vitamin- und Mineralstoffgehalt pflanzlicher Lebensmittel ist im Verlauf der letzten 50 Jahre, im Bereich der natürlichen Schwankungsbreiten, weitgehend konstant geblieben (DGE 1999 u. 2004, S. 229).

Vergleich der ermittelten Nährstoffaufnahme mit den Zufuhrempfehlungen

Durch Vergleiche der tatsächlichen Nährstoffzufuhr (bzw. der berechneten Ist-Mengen) mit den empfohlenen Soll-Mengen kann abgeschätzt werden, ob die von einer Person bzw. einer Gruppe praktizierte Ernährungsweise tendenziell den ernährungsphysiologischen Anforderungen entspricht. Wird die angestrebte Nährstoffzufuhr erreicht oder überschritten, kann dies als Indiz dafür gewertet werden, dass die Nährstoffversorgung gesichert ist. Wegen der erheblichen **Sicherheitszuschläge** muss kein Nährstoffmangel vorliegen, wenn beispielsweise nur 70 oder 80 % einer empfohlenen Zufuhr erreicht werden. Außerdem kann sich der Organismus durch langfristige Adaptationen an niedrige Nährstoffzufuhren anpassen, sodass es nicht zu Mangelerscheinungen kommt.

Die Vielzahl der Schwankungen bei der Ermittlung der Nährstoffzufuhr sowie bei der Herleitung der wünschenswerten Höhe der Zufuhr erlauben nur pauschale Empfehlungen. Allerdings kann aus einer Zufuhr unterhalb der Soll-Werte gefolgert werden, dass eine höhere Wahrscheinlichkeit für einen subklinischen oder klinischen Mangel an den betreffenden Nährstoffen besteht. Ob und wieweit einzelne Personen oder ganze Bevölkerungsgruppen tatsächlich von einem Mangel betroffen sind, bedarf im Einzelfall der Bestimmung des Ernährungsstatus.

Erfassung des Ernährungsstatus

Auf eine unzureichende Versorgung mit Nährstoffen reagiert der Organismus durch homöostatische Anpassungsmechanismen in Stoffwechsel und Leistungsfähigkeit. Diese Veränderungen sind anhand von geeigneten **Indikatoren** messbar, die zur Beurteilung des Ernährungsstatus mit bekannten Standardwerten (Norm) verglichen werden (Elmadfa und Leitzmann 2004, S. 81). Dabei kommen unterschiedliche anthropometrische, klinische, biochemische, immunologische und leistungsphysiologische Kenngrößen zur Anwendung (Tab. 6.1).

Zur Beurteilung des Ernährungsstatus werden meist verschiedene Messmethoden und Parameter kombiniert. Während etwa Nährstoffkonzentrationen in Blut und Harn meist die aktuelle Versorgung anzeigen, sind Enzymaktivitäten nur langfristig beeinflussbar und geben die Versorgungssituation über einen längeren Zeitraum wieder. Dabei wird die Funktion des jeweiligen Nährstoffs anhand der Aktivität von Enzymen gemessen, die bestimmte Vitamine als Coenzyme benötigen (z. B. die Transketolaseaktivität in den Erythrozyten als Indikator der Vitamin-B_1-Versorgung).

Tab. 6.1 Kenngrößen zur Beurteilung des Ernährungsstatus (nach Elmadfa und Leitzmann 2004, S. 83 ff)

Methodenbereich	Beispiele für Indikatoren
anthropometrisch	Relativwerte: • Körpergewicht/Körpergröße • Körpergewicht/Alter • Körpergröße/Alter • Kopfumfang/Brustumfang • Oberarmumfang/Alter • Taillenumfang/Hüftumfang Körperbau Körperzusammensetzung: • Gesamtkörperfett • lean body mass Hautfaltendicke (z. B. am Bizeps)
klinisch	Diagnose von ernährungsbedingten Gesundheitsstörungen anhand klinischer Symptome: • Allgemeinverhalten (z. B. Apathie) • Veränderungen an Haut, Haaren, Augen, Lippen, Zunge, Zähnen u. a. • Funktionsfähigkeit des Nervensystems
biochemisch	Gesamtprotein Plasmaalbumin Transferrin-Sättigung Serumferritin Stickstoffbilanz Serumtriglyzeride Serumcholesterin (gesamt, HDL, LDL) Kreatininausscheidung im Urin alkalische Phosphatase im Serum Aktivierbarkeit der erythrozytären Transketolase Homocystein im Serum Kalziumausscheidung im Urin Jodausscheidung im Urin Zink im Serum Transcobalamin im Serum
immunologisch	Gesamt-Lymphozytenzahl Phagozytoseaktivität Immunglobulinwerte intrakutaner Hauttest (Immunkompetenz der T-Zellen) Lymphozytentransformationstest
physiologisch	Leistungstests

Erfassung des Gesundheitsstatus

Die Ermittlung des Gesundheitsstatus folgt ähnlichen Prinzipien wie die Erfassung des Ernährungsstatus. Geeignete Indikatoren werden gemessen, mit Normwerten verglichen und anschließend interpretiert. Dabei soll der „Grad der Gesundheit" der Probanden ermittelt und bewertet werden. Oftmals geht es um die Erfassung von definierten Krankheitsbildern (z. B. Diabetes mellitus Typ 2, Osteoporose) und/oder deren Risikofaktoren (z. B. LDL-Cholesterinkonzentration im Serum als Risikofaktor für die koronare Herzkrankheit).

6.4 Konsequenzen für die ernährungsphysiologische Bewertung des Vegetarismus

Wie bei jeder Ernährungs- und Lebensweise ist es auch beim Vegetarismus schwierig, die ernährungsphysiologischen und gesundheitlichen Konsequenzen eindeutig einer bestimmten Ursache zuzuordnen. Unterschiedliche Studienansätze und Untersuchungsmethoden erschweren die vergleichende Bewertung vieler Befunde ebenso wie Ergebnisse von verschiedenen Personengruppen mit unterschiedlichem ethnischen, und damit auch genetischen, Hintergrund.

Das Hauptproblem liegt aber darin, dass es *den* Vegetarismus nicht gibt. Vegetarische Kostformen existieren, wie in Kap. 2 (S. 19) dargestellt, in unterschiedlichster Ausprägung und aus einer Vielzahl von Beweggründen. Entsprechend variabel ist die Nahrungsmittelauswahl. Somit können keine allgemeinen Aussagen getroffen werden, wie beispielweise, dass eine vegetarische Ernährungsweise zu einer ausreichenden oder unzureichenden Versorgung mit bestimmten Nährstoffen führt. Auch wenn die Öffentlichkeit derartig vereinfachte Aussagen von wissenschaftlicher Seite erwartet, ist dies gerade bei einer so vielfältigen Ernährungsform nicht möglich.

Aus diesen Gründen ist eine **detaillierte und differenzierte Betrachtungsweise** notwendig, die bei der Bewertung vegetarischer Kostformen zahlreiche Aspekte einbezieht. Hierzu zählt die Berücksichtigung der verschiedenen Lebensabschnitte des Menschen, in denen der Bedarf an einzelnen Nährstoffen verändert ist; neben Schwangerschaft und Stillzeit sind dies besonders Kindheit, Jugend und Alter. Auch Krankheiten und Sport, insbesondere Leistungssport, beeinflussen den Nährstoffbedarf. Welche Auswirkungen eine vegetarische Ernährung auf die Nährstoffversorgung und den Gesundheitsstatus des Einzelnen hat, hängt nicht zuletzt auch davon ab, wie gut die Kost zusammengestellt wird (s. Kap. 11, S. 308).

Abschließend kann festgestellt werden, dass die Ernährungswissenschaft verschiedene Methoden entwickelt hat, um den Ernährungs- und Gesundheitsstatus des Menschen zu erfassen. Auf Basis des bisher bekannten Wissens können Empfehlungen zur Nährstoffzufuhr für unterschiedliche Zielgruppen ausgesprochen werden, auch wenn noch nicht alle Details bekannt sind. Besonders das Zusammenwirken der verschiedenen Nährstoffe miteinander und mit anderen Substanzen, die sich in unserer Nahrung finden, muss weiter erforscht werden.

Kernaussagen

- Der Ernährungsstatus ergibt sich aus der Bilanz zwischen Nährstoffbedarf und Nährstoffzufuhr.
- Der Nährstoffbedarf beruht u.a. auf Genetik, Geschlecht, Alter, Körpergröße und -gewicht, körperlicher Aktivität, Ernährungsgewohnheiten und Stress.
- Referenzwerte für die Nährstoffzufuhr gelten für Bevölkerungsgruppen.
- Wissenschaftliche Empfehlungen zielen auf Vermeidung von Mangelernährung und auf Krankheitsprävention ab.
- Die Nährstoffzufuhr kann anhand des Lebensmittelverzehrs berechnet werden.
- Der Lebensmittelverzehr kann mit direkten und indirekten Methoden ermittelt werden.
- Der Ernährungs- und Gesundheitsstatus wird u.a. durch anthropometrische, klinische und biochemische Indikatoren ermittelt.
- Der Ernährungs- und Gesundheitsstatus von Vegetariern hängt auch von der Auswahl und Zubereitung der Lebensmittel ab.
- Eine pauschale ernährungsphysiologische Bewertung des Vegetarismus ist aufgrund seiner vielfältigen Varianten und Ausprägungen nicht möglich.

7 Vegetarismus und die Prävention chronischer Erkrankungen

Die Entstehung einer Reihe chronisch-degenerativer Erkrankungen ist direkt oder indirekt von der Ernährung abhängig. Die Veränderung der **Nahrungsmittelauswahl** in den vergangenen Jahrzehnten und die nachfolgende Zunahme verschiedener sog. **Zivilisationskrankheiten** verdeutlichen diese Beziehung. Steigender Wohlstand geht einher mit einer Kost reich an Energie, Fett, Protein und isolierten Kohlehydraten, der es u.a. an einer ausreichenden Zufuhr von Ballaststoffen sowie sekundären Pflanzenstoffen mangelt. Dies betrifft inzwischen nicht nur die Bevölkerungen westlicher Industrieländer, sondern zunehmend auch wohlhabende Menschen in Schwellenländern und sog. Entwicklungsländern.

Das Ausmaß der Ernährungsabhängigkeit einer Krankheit ist teilweise nur schwer quantifizierbar, da zahlreiche weitere Faktoren bei der Entstehung eine Rolle spielen, wie Bewegungsmangel und Rauchen. Unbestritten ist jedoch, dass ernährungsassoziierte Krankheiten in Deutschland und anderen Industrieländern erheblich zur Morbidität und Mortalität[5] beitragen. Nach offiziellen Schätzungen gehen 30 % aller Krankheitskosten in Deutschland auf **ernährungsmitbedingte Krankheiten** zurück, die Kosten in Höhe von mehr als 70 Mrd. Euro pro Jahr verursachen (BMELV und BMG 2007).

Gesundheitliche Motive spielen unter den möglichen Beweggründen für eine vegetarische Ernährung eine wichtige Rolle. Bevölkerungsstudien zeigen, dass eine Reihe chronischer Erkrankungen bei Vegetariern deutlich seltener vorkommt als im Bevölkerungsdurchschnitt. In welchem Umfang vegetarische Kostformen bei welchen ernährungsassoziierten Krankheiten zu deren Vermeidung beitragen können, ist im Folgenden dargestellt.

---

[5] Mortalität = Sterberate (bezeichnet die Anzahl der Todesfälle in einer Bevölkerungsgruppe über einen bestimmten Zeitraum)

7.1 Paradigmenwechsel: Von der Risiko- zur Nutzenbewertung vegetarischer Kostformen

Eine optimale Ernährungsweise soll den Organismus mit allen lebensnotwendigen Nährstoffen versorgen und darüber hinaus das Risiko für chronische Erkrankungen verringern. In der Vergangenheit wurde die vegetarische Ernährung oft einseitig bezüglich möglicher **Nährstoffmängel** diskutiert (Ströhle et al. 2006a). So befasste sich Mitte der 1960er bis Mitte der 1970er Jahre etwa die Hälfte der publizierten wissenschaftlichen Beiträge zur vegetarischen Ernährung mit Fragen zur ausreichenden Nährstoffversorgung (Sabaté et al. 1999) (Tab. 7.1).

Tab. 7.1 Hauptthemen der publizierten biomedizinischen Artikel zur vegetarischen Ernährung, 1966–1995 (nach Sabaté et al. 1999)

Thema	Anzahl (%)		
	1966–1975	1976–1985	1986–1995
ausreichende Nährstoffversorgung	14 (48)	66 (37)	82 (24)
präventive und therapeutische Aspekte	7 (24)	68 (39)	135 (40)
andere	8 (28)	43 (24)	121 (36)
Gesamt	29 (100)	177 (100)	338 (100)

Die damals übliche allgemeine Abwertung der vegetarischen Ernährung beruhte fast ausschließlich auf Untersuchungen **potenzieller Risiken**, wie eine Unterversorgung mit Eisen und Vitamin B_{12} (Hoffmann 2004, S. 27) (Abb. 7.1). Das zugrunde liegende Paradigma besagte, die Bevölkerung würde bei einer vegetarischen Ernährungs-

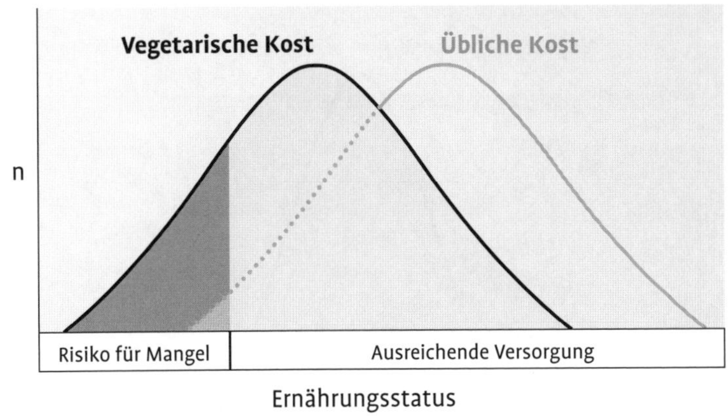

Die Fläche unter der Kurve zeigt den Anteil an Individuen einer Bevölkerung, für die eine gegebene Kost mit mangelhafter oder ausreichender Nährstoffversorgung verbunden ist.

Abb. 7.1 *Frühes Modell zur Bewertung vegetarischer und üblicher Ernährung (nach Sabaté 2001, S. 22; Hoffmann 2004, S. 27)*

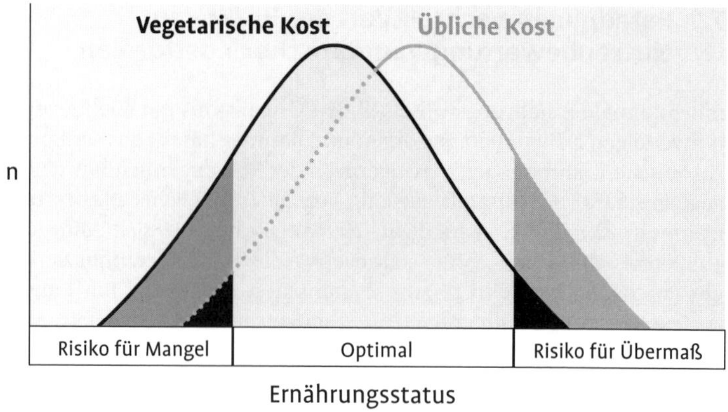

Abb. 7.2 *Gegenwärtiges Modell zur Bewertung des gesundheitlichen Risikos (für Mangel oder Übermaß) und Nutzens (optimal) von vegetarischer und üblicher Ernährung (nach* SABATÉ *2001, S. 24;* HOFFMANN *2004, S. 28)*

weise mit höherer Wahrscheinlichkeit Nährstoffmängel entwickeln als bei einer Mischkost, die tierische Lebensmittel einbezieht (SABATÉ 2001, S. 22).

Bis Ende der 1980er Jahre war die Zahl der wissenschaftlichen Veröffentlichungen zur vegetarischen Ernährung im Vergleich zu den 1960er Jahren auf mehr als das 8-fache angestiegen (SABATÉ et al. 1999). Nur noch ein Viertel der Beiträge befasste sich mit der Nährstoffversorgung, die **präventiven** und **therapeutischen Aspekte** vegetarischer Kostformen waren in den Mittelpunkt des wissenschaftlichen Interesses gerückt. Dieser Trend setzt sich bis heute fort. Die neuen Erkenntnisse führten zu einem veränderten Bewertungsmodell, in dem das Risiko sowohl für Mangelernährung wie auch Überernährung berücksichtigt wird. Es besagt, dass das

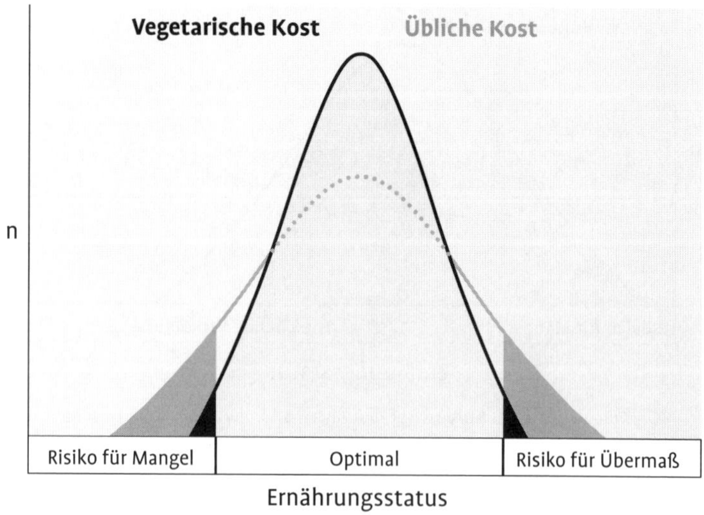

Abb. 7.3 *Neues Modell zur Bewertung des gesundheitlichen Risikos (für Mangel oder Übermaß) und Nutzens (optimal) von vegetarischer und üblicher Ernährung (nach* SABATÉ *2001, S. 27;* HOFFMANN *2004, S. 28)*

Nutzen-Risiko-Verhältnis für eine vegetarische und eine übliche Ernährungsweise als gleich einzuschätzen sei (Abb. 7.2).

Wie alle Ernährungsweisen sind auch vegetarische Kostformen mit potenziellen Vorteilen und Risiken für die Gesundheit verbunden. Bei der Konzeption von Ernährungsempfehlungen müssen jedoch beide Aspekte angemessen berücksichtigt werden. Zahlreiche epidemiologische Studien zeigen, dass vegetarische und andere überwiegend pflanzlich betonte Ernährungsweisen das Risiko für verschiedene chronische Krankheiten sowie die Gesamtsterblichkeitsrate senken (ADA 2009).

Aus der Gesamtheit der heute vorliegenden Studien lässt sich ableiten, dass eine günstig zusammengesetzte vegetarische Ernährungsweise als **stärker gesundheitsfördernd** und weniger gesundheitsgefährdend einzustufen ist als eine Ernährungsweise, die die üblichen Mengen an Fleisch und anderen tierischen Lebensmitteln enthält (Biesalski et al. 2004, S. 623; Hoffmann 2004, S. 28). Diese Bewertung führt zu einem neuen Paradigma, nach dem aus Sicht der Gesundheitswissenschaften die gesundheitlichen Vorteile einer vegetarischen Ernährung die möglichen Risiken bei weitem übersteigen (Sabaté 2001, S. 28) (Abb. 7.3). Dieses Modell wird zunehmend akzeptiert.

Wichtige Studientypen der Ernährungsepidemiologie

Deskriptive Studien dienen dazu, das Ernährungsverhalten und die Nährstoffaufnahme sowie die Häufigkeit bestimmter Erkrankungen eines definierten Kollektivs zu beschreiben. Dies erfolgt beispielsweise mit Hilfe von repräsentativen Querschnittsstudien, die eine Aussage zur Ernährungssituation einer definierten Population zu einem bestimmten Zeitpunkt erlauben. Rein deskriptiven Charakter besitzen auch ökologische Studien (Korrelationsstudien). Hierbei wird beispielsweise der aus nationalen Konsumdaten ermittelte durchschnittliche Pro-Kopf-Verbrauch eines Lebensmittels zu den Mortalitätsraten einer definierten Erkrankung in Beziehung gesetzt. Mittels statistischer Verfahren lassen sich Korrelationen ermitteln, die Hinweise darauf geben, ob der Pro-Kopf-Verzehr eines Lebensmittels (z. B. Fleisch) mit der Sterblichkeit an bestimmten Erkrankungen (z. B. kolorektales Karzinom) in Verbindung stehen könnte. Generell ist die Validität und Aussagekraft ökologischer Studien gering, sodass sie sich ausschließlich zur Hypothesenbildung eignen.

Analytisch-beobachtende Studien erklären, in welchem Maße das Ernährungsverhalten bzw. einzelne Ernährungsfaktoren ursächlich mit bestimmten Erkrankungen in Verbindung stehen. Dabei kommen vor allem zwei Studientypen zum Einsatz. Fall-Kontroll-

Studien überprüfen, wie sich die Ernährungsweise erkrankter Personen (Gruppe der Fälle) von denen Gesunder (Gruppe der Kontrollen) in der Vergangenheit unterschieden hat. Das Studiendesign bzw. der Einsatz statistischer Verfahren macht es möglich, eine Aussage darüber zu treffen, inwieweit einzelne Ernährungsfaktoren das Erkrankungsrisiko beeinflussen. Allerdings ist die Aussagekraft solcher Studien eingeschränkt, da ihr retrospektives Design anfällig ist gegenüber Störgrößen.

Demgegenüber sind die **prospektiv (zukünftig) angelegten Kohortenstudien** von vergleichsweise hoher Aussagekraft. Hiermit lässt sich der Zusammenhang zwischen einer bestimmten Ernährungsweise und dem Erkrankungsrisiko gesunder Personen ermitteln. Geeignete statistische Verfahren (Multivarianz-Analyse) machen es möglich, potenzielle Störgrößen zu eliminieren und erhöhen damit die Validität und Aussagekraft der Daten. Problematisch ist allerdings die Schwierigkeit, alle Störgrößen zu beachten und das Ernährungsverhalten langfristig genau zu erfassen.

Experimentelle Studien liefern als randomisierte, kontrollierte Interventionsstudien hinreichende Belege für die kausale Beziehung zwischen Ernährungsfaktoren und dem Erkrankungsrisiko. Durch die als Randomisierung bezeichnete Zufallszuteilung der Probanden in die unterschiedlichen Interventionsgruppen (z. B. Intervention oder Kontrolle, Verum oder Placebo) lassen sich mögliche Strukturungleichheiten und Störgrößen weitestgehend eliminieren. Studien ohne Randomisierung besitzen eine geringere Aussagekraft, da der beobachtete Effekt auch durch andere Einflussgrößen bedingt sein kann.

Kriterien für die Einordnung in Evidenzgrade (Beweisgrade)

Für eine Einordnung in Evidenzgrade[6] gibt es international abgestimmte Kriterien, die sich im Laufe der Zeit geringfügig geändert haben und von einigen Organisationen modifiziert angewendet werden. Im Folgenden sind die wichtigsten Kriterien der Evidenzgrade dargestellt, die in diesem Kapitel verwendet werden (nach WCRF und AICR 2007a, S. 60 f).

Überzeugend

Bei diesem Evidenzgrad ist die Datenlage ausreichend, um einen überzeugenden kausalen Zusammenhang abzusichern für eine krankheitsfördernde oder krankheitshemmende Wirkung bzw. kei-

[6] Der englische Begriff *evidence* wird auf Deutsch meist unverändert als „Evidenz" übernommen. Er kann übersetzt werden mit „Beweis" oder „Nachweis"; im Sinne der evidenzbasierten Medizin handelt es sich um ein auf Nachweisen basierendes Wissen über die Wirksamkeit einer Intervention/Maßnahme.

nen Zusammenhang und um Empfehlungen zu rechtfertigen, die das Auftreten dieser Erkrankung reduzieren sollen. Ein überzeugender Zusammenhang sollte so robust sein, dass es sehr unwahrscheinlich ist, dass er sich in nächster Zukunft durch weitere Forschungsergebnisse ändert. Der Beweis muss von mehr als einem Studientyp und von mindestens zwei Kohortenstudien gestützt sein. Die Qualität der Studien muss mit Sicherheit ausschließen, dass der ermittelte Zusammenhang auf zufälligen (z. B. Messfehler) oder systematischen Fehlern (Bias, z. B. Selektion der Teilnehmer, ungeeignete Messverfahren) sowie auf Confounding (Störvariablen) beruht. Zusätzlich muss die biologische Plausibilität sowie eine starke und plausible experimentelle Evidenz vorliegen, die belegt, dass eine typische Exposition beim Menschen zu der Erkrankung führen kann oder sie verhindert oder überzeugend nachgewiesen ist, dass kein Zusammenhang besteht.

Wahrscheinlich

Bei diesem Evidenzgrad ist die Datenlage ausreichend, um einen wahrscheinlichen kausalen Zusammenhang abzusichern und Empfehlungen zu rechtfertigen, die das Auftreten der Krankheit reduzieren sollen. Der Beweis muss von mindestens zwei Kohortenstudien oder mindestens fünf Fall-Kontroll-Studien gestützt sein. Die Qualität der Studien muss mit Sicherheit die Möglichkeit ausschließen, dass der ermittelte Zusammenhang auf zufälligen oder systematischen Fehlern (s. o.) beruht. Zusätzlich muss die biologische Plausibilität gegeben sein.

Möglicherweise

Eine mögliche Evidenz liegt vor, wenn Daten einen Zusammenhang zwischen Exposition und Erkrankung zeigen, Studienergebnisse aus randomisierten Interventionsstudien jedoch überwiegend fehlen. Die Beweise könnten methodische Schwächen haben oder im Umfang begrenzt sein. Fast immer ist es nicht gerechtfertigt, auf dieser Basis Empfehlungen zur Prävention dieser Erkrankung zu geben. Die Beweise müssen von mindestens zwei unabhängigen Kohortenstudien oder mindestens fünf Fall-Kontroll-Studien gestützt sein. Zusätzlich muss eine biologische Plausibilität vorliegen.

Unwahrscheinlich

Diese Kriterien gelten für ausreichende Beweise, die für die Beurteilung stark genug sind, dass es sehr unwahrscheinlich ist, dass ein bestimmtes Lebensmittel oder eine Ernährungsweise einen Einfluss auf das Krankheitsgeschehen hat. Die Beweislage sollte so robust sein, dass es sehr unwahrscheinlich ist, dass sich diese in nächster Zukunft durch weitere Forschungsergebnisse ändert.

7.2 Gesundheitsverhalten von Vegetariern

Die Lebensstilfaktoren Ernährung, körperliche Aktivität, Rauchen und der Konsum von Alkohol sind die wesentlichen Aspekte einer gesunden Lebensführung. Sie können das Risiko verschiedener Erkrankungen, wie Herz-Kreislauf-Erkrankungen, Diabetes mellitus und Krebserkrankungen, entscheidend beeinflussen. Wichtige Aspekte einer gesunden Lebensführung sind:

- ausgewogene, vielseitige Ernährung
- körperliche Aktivität
- Stressvermeidung und Stressbewältigung
- Meiden von Nikotin und Alkohol

Die meisten Vegetarier sind vom gesundheitlichen Nutzen ihrer Ernährungs- und Lebensweise überzeugt. Sie geben in Befragungen wesentlich häufiger als die Durchschnittsbevölkerung an, dass sie ihren Gesundheitszustand als gut oder sehr gut einschätzen oder dass sich dieser in der jüngsten Vergangenheit verbessert oder wesentlich verbessert habe (Alewaeters et al. 2005). Ob und in welchem Ausmaß sich diese subjektiven Einschätzungen mit dem tatsächlich objektivierbaren Gesundheitszustand decken, wird in den Kapiteln 7.3–7.10 (ab S. 106) dargestellt.

Der Einfluss von gesundheitlichen Verhaltensweisen auf Herzinfarktrisiko und Sterblichkeitsrate

In der Norfolk-Kohorte der EPIC-Studie wurde an über 20000 gesunden Männern und Frauen im Alter von 40–79 Jahren untersucht, wie sich vier gesundheitliche Verhaltensweisen einzeln und kombiniert auf das Herzinfarktrisiko und die Sterblichkeitsrate auswirken:

- Nichtrauchen
- körperliche Aktivität
- moderater Alkoholkonsum
- fünf Portionen Gemüse und Obst pro Tag

Nach 11 Jahren lag die Gesamtmortalität bei den Personen, die alle vier Verhaltensweisen praktizierten, viermal niedriger als bei denen, die keiner einzigen Verhaltensweise folgten. Das unterschiedliche Risiko zwischen den beiden Gruppen entsprach einem rechnerischen Altersunterschied von 14 Jahren (Khaw et al. 2008). Das Risiko, erstmals einen Herzinfarkt zu erleiden, war beim Praktizieren aller vier Verhaltensweisen um mehr als die Hälfte reduziert (Myint et al. 2009). Den stärksten Risiko senkenden Einfluss auf Gesamtsterblichkeit und Herzinfarktrisiko hatte das Nichtrauchen, gefolgt von regelmäßigem Gemüse- und Obstverzehr.

Bei den gesundheitlichen Auswirkungen des Vegetarismus darf nicht übersehen werden, dass neben dem Ernährungsmuster auch andere mit dem Gesundheitszustand verbundene Verhaltensweisen von Vegetariern oft deutlich von denen der Durchschnittsbevölkerung abweichen, wie eine stärkere körperliche Aktivität und ein geringerer Genussmittelkonsum. Entsprechend muss der subjektiv empfundene und auch objektiv meist bessere Gesundheitsstatus von Vegetariern als Ergebnis einer insgesamt stärker **gesundheitsorientierten Lebensweise** gesehen werden.

Dies trifft jedoch nicht auf alle Vegetarier zu. Insbesondere bei Teenagern und jungen Frauen ergibt sich teilweise ein anderes Bild. In einer Studie in Kanada waren vegetarisch lebende Schülerinnen und Schüler im Vergleich zu ihren nichtvegetarischen Altersgenossen wesentlich öfter der Ansicht, dass ihr Gesundheitszustand mäßig bis schlecht sei (Greene-Finestone et al. 2008). Bei jungen Australierinnen im Alter zwischen 22 und 27 Jahren gab es hinsichtlich der selbst eingeschätzten körperlichen Gesundheit keine Unterschiede zwischen Vegetarierinnen, Selten-Fleischesserinnen und Mischköstlerinnen (Baines et al. 2007). Psychische Beeinträchtigungen, wie Depressionen, Schlafstörungen und Selbstverletzung, wurden von den Vegetarierinnen und Selten-Fleischesserinnen hingegen signifikant häufiger berichtet als von den Mischköstlerinnen.

Verschiedene Untersuchungen weisen darauf hin, dass vegetarisch lebende Jugendliche und junge Erwachsene, insbesondere weiblichen Geschlechts, ungesunde Verhaltensweisen praktizieren, wie Alkohol- und Tabakkonsum sowie übertriebene Maßnahmen zur Körpergewichtskontrolle (Perry et al. 2001; Greene-Finestone et al. 2008). Diese Gruppen sollten daher bei einer Beurteilung des Gesundheitsverhaltens von Vegetariern gesondert bewertet werden.

Körperliche Aktivität

Ausreichende körperliche Aktivität ist wesentlicher Bestandteil der Prävention verschiedener Erkrankungen. Neben Übergewicht gilt dies besonders für atherosklerotische Veränderungen bzw. für die verantwortlichen Risikofaktoren, wie Diabetes mellitus, Hypertonie und erhöhte Blutlipidwerte. Durch die **Kombination** von **Ernährungsumstellung** und **leichtem Ausdauersport** wird meist eine wesentlich ausgeprägtere Verbesserung des Gesundheitszustandes erreicht als durch eine Veränderung der Ernährungsgewohnheiten allein oder nur durch Sport (Nieman 2001, S. 291).

Selbst bei Bevölkerungsgruppen, die bereits einen gesundheitsfördernden Lebensstil praktizieren, kann ausreichende Bewegung die Sterblichkeit weiter reduzieren. Dies gilt insbesondere für Herz-Kreislauf-Erkrankungen und Krebs (Chang-Claude et al. 2005). Neben den physiologischen Wirkungen trägt Sport zudem zu einer psychischen Stabilisierung bei.

Verschiedene Untersuchungen zeigen, dass Vegetarier insgesamt **mehr Sport** treiben als der Bevölkerungsdurchschnitt (Key et al. 1999a; Baines et al. 2007). Wie hoch der Anteil der Vegetarier tatsächlich ist, die regelmäßig Sport treiben, lässt sich nur abschätzen.

Von den Teilnehmern einer Studie in Belgien waren etwa 43 % der männlichen (n = 120) und 34 % der weiblichen Vegetarier (n = 206) nach eigener Aussage mehr als vier Stunden pro Woche sportlich aktiv (Alewaeters et al. 2005). In einer Stichprobe der belgischen Durchschnittsbevölkerung erreichten diese Intensität nur 19 % der Männer (n = 4666) und 9 % der Frauen (n = 4993). Der Anteil der körperlich inaktiven Teilnehmer betrug in allen Gruppen etwa 30 %. In der Deutschen Vegan-Studie gaben 23 % der Teilnehmerinnen (n = 154) an, viel Sport zu treiben, 49 % mittel bis wenig und 28 % selten oder nie (Waldmann et al. 2003).

Die wenigen vorliegenden Daten zur sportlichen Aktivität von jugendlichen Vegetariern deuten darauf hin, dass es kaum Unterschiede zu Mischköstlern gleichen Alters gibt. Von 11–18-jährigen Schülerinnen und Schülern (n = 4520) in den USA gaben jeweils mehr als die Hälfte der Vegetarier (n = 94) und Nicht-Vegetarier an, mindestens zwei Stunden Sport pro Woche zu treiben (Perry et al. 2001). Bei der Untergruppe der Selten-Fleischesser (n = 158; Verzehr von Geflügel und/oder Fisch, kein Verzehr von rotem Fleisch) war hingegen nur etwa ein Drittel in gleichem Ausmaß körperlich aktiv.

Zu beachten ist dabei, dass Sport gerade bei jungen Frauen dazu dienen kann, eine rigide Körpergewichtskontrolle auszuüben, insbesondere im Zusammenhang mit einer bestehenden **Essstörung** (Tepper et al. 1996). Außerdem finden sich vegetarische Kostformen bei Jugendlichen und jungen Erwachsenen mit Essstörungen häufiger als in der Gesamtpopulation dieser Altersgruppen (s. Kap. 10.3, S. 305).

Konsum von Genussmitteln

Zu den Genussmitteln, die mit der Entstehung von Zivilisationskrankheiten assoziiert sind, zählen insbesondere Nikotin und Alkohol (RKI 2006, S. 107–112). Weniger klar sind diese Zusammenhänge bei isolierten Zuckern (Johnson et al. 2007; Wolff und Dansinger 2008). Ein mäßiger Konsum von Kaffee und schwarzem Tee wird inzwischen als unbedenklich eingestuft, insbesondere bei letzterem gibt es auch Hinweise auf gesundheitsfördernde Wirkungen (Higdon und Frei 2006; Gardner et al. 2007).

Die gesundheitlichen Konsequenzen des **Rauchens** von Tabak sind hinlänglich bekannt. Sowohl bei der Entwicklung verschiedener Tumoren als auch bei der Entstehung von Herz-Kreislauf-Erkrankungen ist das Rauchen ein Hauptrisikofaktor. Auf der Grundlage epidemiologischer Daten der letzten 30 Jahre wird geschätzt, dass Rauchen mit etwa 33 % für die Tumorentstehung in den Industrieländern verantwortlich ist (weitere 35 % entfallen auf die Ernährung) (Leitzmann et al. 2009, S. 385).

Tumoren der Lunge, der Mundhöhle, des Kehlkopfes und der Bronchien entstehen bis zu 90 % durch Rauchen. Ein deutlicher Zusammenhang mit Tabakrauch besteht auch bei Tumoren des Nasen- und Rachenraums, der Speiseröhre, Leber, Bauchspeicheldrüse, Niere und Harnblase sowie bei Brust- und Gebärmutterhalskrebs und bei bestimmten Formen der Leukämie. **Passivrauchen** erhöht das Risiko für Lungenkrebs, Brustkrebs (Frauen vor der Menopause) und wahrscheinlich Krebs der Nasennebenhöhlen (WCRF und AICR 2007b; DKFZ 2008a).

Erwachsene Vegetarier gehen insgesamt zurückhaltender mit Tabak um. Während 2006 in Deutschland 35 % der Männer und 27 % der Frauen rauchten (DKFZ 2008b), beträgt der Anteil der Raucher in deutschen Vegetarierkollektiven unter 5 % (Waldmann et al. 2003; Chang-Claude et al. 2005) (Tab. 7.2). In Studien aus anderen Ländern werden Anteile von 10–16 % (Appleby et al. 2002b; Alewaeters et al. 2005; Key et al. 2009), bei jungen Vegetarierinnen von über 20 % berichtet (Baines et al. 2007).

Tab. 7.2 Raucheranteil bei Vegetariern in verschiedenen Untersuchungen

Autoren (Land)	Untersuchte Gruppe	Raucheranteil (%)
Appleby et al. 2002 (Großbritannien)	**Lakto-Ovo-Vegetarier/Veganer**	15*
	Männer (n = 1603)	
	Frauen (n = 3071)	
Waldmann et al. 2003 (Deutschland)	**Veganer**	3*
	Männer (n = 67)	
	Frauen (n = 87)	
Alewaeters et al. 2005 (Belgien)	**Lakto-Ovo-Vegetarier**	
	Männer (n = 120)	16
	Frauen (n = 206)	12
Chang-Claude et al. 2005 (Deutschland)	**Lakto-Ovo-Vegetarier**	4*
	Männer (n = 548)	
	Frauen (n = 677)	
Baines et al. 2007 (Australien)	**Lakto-Ovo-Vegetarier**	
	Frauen (22–27 Jahre, n = 252)	22
Key et al. 2009 (Großbritannien)	**Lakto-Ovo-Vegetarier/Veganer**	
	Männer (n = 4257)	11
	Frauen (n = 12824)	10

* nicht differenziert nach Geschlecht

Für den Konsum **alkoholischer Getränke** liegen unterschiedliche Daten vor. Erwachsene Vegetarier konsumierten in früheren Untersuchungen seltener und weniger Alkohol als nichtvegetarische Vergleichsgruppen und als die Durchschnittsbevölkerung (Key et al. 1999a). Von den Teilnehmern (n = 1904) der Vegetarierstudie des Deutschen Krebsforschungszentrums tranken etwa 57 % der Vegetarier (n = 1225) niemals Alkohol, bei den Nicht-Vegetariern waren es 34 % (Chang-Claude et al. 2005). Etwa 73 % der strikten Veganer (n = 98), die an der Deutschen Vegan-Studie teilnahmen, lebten alkoholabstinent. Bei denjenigen Teilnehmern, die Alkohol tranken, betrug die durchschnittlich konsumierte Alkoholmenge weniger als 0,8 g/d (Waldmann et al. 2003). Die Allgemeinbevölkerung (> 18 Jahre) in Deutschland konsumiert durchschnittlich 16 (Männer) bzw. 5 g Alkohol/d (Frauen) (nach Max Rubner-Institut 2008b, S. 55). In den letzten Jahren ist der Alkoholkonsum leicht rückläufig, besonders beim Bier (DGE 2008, S. 29 f).

Die meisten neueren Untersuchungen ermitteln jedoch nur geringe Unterschiede im Alkoholkonsum von Vegetariern und Mischköstlern (Alewaeters et al. 2005; Baines et al. 2007; Key et al. 2009). Bei den männlichen Teilnehmern des Bundesgesundheitssurveys aus dem Jahr 1998 war eine vegetarische Ernährungsweise mit höherem Alkoholkonsum assoziiert (Burger et al. 2003). In einer Befragung in den USA (n = 13 313) hatten die Vegetarier (n = 120) gegenüber den Nicht-Vegetariern einen 30 % höheren Verbrauch an alkoholischen Getränken (Haddad und Tanzman 2003).

Der Konsum von **Kaffee** oder **schwarzen Tee** wurde nur in wenigen Studien mit Vegetariern untersucht. Den vorliegenden Ergebnissen zufolge wurden beide Getränke von vielen Vegetariern nur selten oder nie getrunken. So waren es bei den Teilnehmern der Gießener Vegetarierstudie (n = 268) jeweils etwa 40 %, die diese Getränke nie, und weitere 20 %, die sie selten konsumierten (Schönhöfer-Rempt 1988, S. 60 f). Bei den generell gesundheitsbewusst lebenden Siebenten-Tags-Adventisten in den USA konsumierten die Vegetarier nur ein Zwanzigstel der (bereits geringen) Kaffeemengen der Nicht-Vegetarier (Fraser 1999). Auch die Lakto-Ovo-Vegetarierinnen der Gießener Vollwert-Ernährungs-Studie tranken nur geringe, die Teilnehmer der Deutschen Vegan-Studie sehr geringe Mengen an Kaffee und schwarzem Tee (Hoffmann et al. 2001; Waldmann et al. 2003). Aktuelle Daten zum Kaffee- und Teekonsum von Vegetariern liegen nicht vor.

Ein hoher Konsum **isolierter Zucker** ist oft mit einem insgesamt ungünstigen Ernährungsmuster assoziiert und deshalb aus ernährungsphysiologischer Sicht nicht erwünscht. Der deutliche Anstieg des Zuckerverbrauchs, insbesondere über Süßwaren, seit Ende des Zweiten Weltkriegs ist ein weiterer Grund für eine insgesamt überhöhte Nahrungsenergieaufnahme, die zur Entstehung von Übergewicht beiträgt (von Koerber et al. 2012, S. 33) (Abb. 7.4).

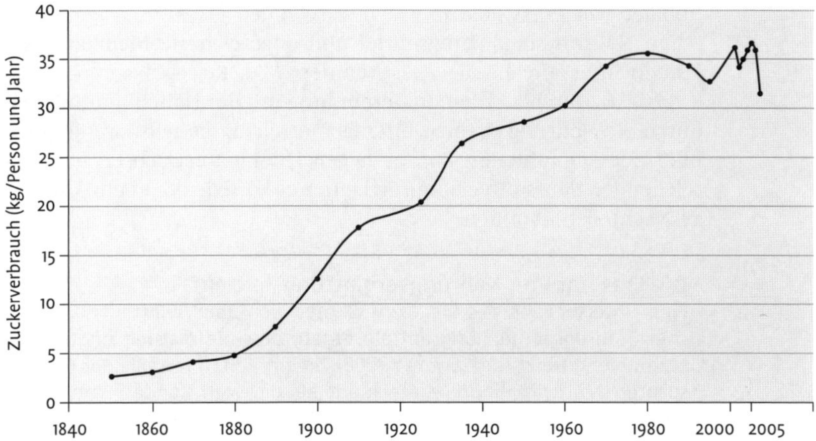

Abb. 7.4 *Verbrauchsentwicklung von Haushaltszucker in Deutschland (nach* von Koerber *et al. 2012, S. 339; ab 2001 nach* Statistisches Bundesamt *2008a, S. 558)*

In zahlreichen Studien ist ein hoher Verzehr zuckergesüßter **Getränke** (soft drinks) mit der Entwicklung von Übergewicht und Adipositas assoziiert (Malik et al. 2006; Gibson 2008). Als Folge des erhöhten Körpergewichts kann es zu einer Erhöhung des Diabetesrisikos kommen, vor allem bei Personen mit entsprechender genetischer Veranlagung. Ein mäßiger Verzehr zuckerhaltiger Getränke bzw. gesüßter Lebensmittel hat hingegen offenbar nur einen geringen Einfluss auf die Körpergewichtszunahme und das Diabetesrisiko.

Vegetarier und insbesondere Veganer gehen zwar teilweise sparsamer mit isolierten Zuckern (v.a. Saccharose) und Süßigkeiten um als die Allgemeinbevölkerung (Hoffmann et al. 2001; Waldmann et al. 2003), zum Teil gibt es jedoch keine großen Unterschiede zu Nicht-Vegetariern (Haddad und Tanzman 2003).

Anders als beim Rauchen sind pauschale Aussagen zum Alkohol-, Kaffee- und Zuckerkonsum bei Vegetariern kaum möglich. Vielmehr müssen die jeweiligen Verzehrsmuster bewertet werden, die bei den verschiedenen Vegetarierkollektiven und Individuen sehr voneinander abweichen können.

Einnahme von Nahrungsergänzungsmitteln

Im Widerspruch zu der Auffassung der meisten Vegetarier, ihre Ernährungsform weise gesundheitliche Vorteile gegenüber konventionellen Kostformen auf, steht die Einnahme von Nahrungsergänzungsmitteln. Verschiedene Untersuchungen zeigen, dass Vegetarier, insbesondere Veganer, häufiger Vitamin- und Mineralstoffpräparate einnehmen als Nicht-Vegetarier (Kirk et al. 1999; Cade et al. 2004).

Auch in der Durchschnittsbevölkerung ist die Einnahme von Nährstoffpräparaten weit verbreitet. Nach den Ergebnissen der Nationalen Verzehrsstudie (NVS) II verwenden etwa 28 % der Deutschen Nahrungsergänzungsmittel und angereicherte Medikamente, Frauen insgesamt häufiger als Männer (Max Rubner-Institut 2008a, S. 120). Dadurch werden, in Verbindung mit der Nährstoffaufnahme durch die Nahrung, Nährstoffmengen erreicht, die teilweise deutlich über der empfohlenen Zufuhr liegen. Hieraus erwachsen bei ausreichender Nährstoffversorgung keinerlei Vorteile, vielmehr kann es zu Nachteilen kommen.

Die Qualität von Nahrungsergänzungsmitteln
Eine Untersuchung des Magazins Ökotest von über 300 frei verkäuflichen Nahrungsergänzungsmitteln ergab, dass die meisten ungünstig zusammengesetzt sind (Ökotest 2008). So enthielten fast alle der untersuchten Multivitaminpräparate mehr als die vom Bundesinstitut für Risikobewertung (BfR) empfohlenen 0,4 mg Vitamin A und/oder 17 mg Niacin in einer Tagesdosis. Viele Präparate enthielten Zink, Eisen, Kupfer und/oder Mangan, vor deren Zusatz das BfR abrät, weil die mit der Nahrung aufgenommene Menge als bedarfsdeckend gilt und/oder eine überhöhte Zufuhr gesundheitliche Risiken birgt.

Dabei verwenden besonders Personen, die bereits einen gesünderen Lebens- und Ernährungsstil als die Allgemeinbevölkerung aufweisen, Nahrungsergänzungsmittel. Insbesondere bei einem hohem Gemüse- und Obstverzehr liegt eine erhöhte Wahrscheinlichkeit vor, Vitamin- und Mineralstoffpräparate einzunehmen (Klipstein-Grobusch et al. 1998; Reinert et al. 2007).

Unabhängig von der ernährungsphysiologischen Beurteilung dieses Verhaltens stellt sich die Frage, warum gerade Vegetarier Nahrungsergänzungsmittel einnehmen. Möglicherweise ist es die Verunsicherung durch widersprüchliche Aussagen in Wissenschaft und Öffentlichkeit sowie die intensive Werbung der Hersteller, die manchen Vegetarier dazu bringt, Supplemente zu verwenden. In bestimmten Fällen dürfte es sich auch um die Umsetzung von Ernährungsinformationen handeln, beispielsweise bei Veganern, die wissen, dass die Versorgung mit einzelnen Nährstoffen, wie Vitamin B_{12}, unzureichend sein kann.

Die Aussage *„Wer Nahrungsergänzungsmittel nimmt, braucht sie nicht, und wer sie braucht, nimmt sie nicht"* gilt für den Großteil der Bevölkerung. Ebenso wie in der Allgemeinbevölkerung ist auch bei Vegetariern die Einnahme von Multivitamin- und Mineralstoffpräparaten bei einer ausgewogenen Ernährungsweise überflüssig; sie bringt keinen zusätzlichen Nutzen zur Nährstoffzufuhr über die Ernährung. **Potenziell kritische Nährstoffe** (s. Kap. 9, S. 220), bei denen eine unzureichende Versorgung diagnostiziert wurde, sollten hingegen vorübergehend gezielt supplementiert werden, wenn eine

Verbesserung der Zufuhr über die Nahrung (kurzfristig) nicht zu erwarten ist. Langfristiges Ziel sollte jedoch sein, eine befriedigende Nährstoffzufuhr über die Ernährung zu erreichen.

Bevorzugte Therapieformen

Verschiedene Studien zeigen, dass Vegetarier seltener **ärztliche Behandlung** beanspruchen und seltener **Medikamente** einnehmen als nichtvegetarische Vergleichsgruppen (Knutsen 1994; Alewaeters et al. 2005). In anderen Untersuchungen gibt es diesbezüglich keine signifikanten Unterschiede, mit Ausnahme der oralen Kontrazeptiva, die von Vegetarierinnen wesentlich seltener verwendet werden als von Nicht-Vegetarierinnen. Zudem neigen mehr Vegetarier dazu, im Falle einer Erkrankung alternative Behandlungsmethoden, wie Naturheilkunde und Akupunktur, in Anspruch zu nehmen (Baines et al. 2007).

Die Hinwendung vieler Vegetarier zur **Naturheilkunde** hat teilweise auch historische Gründe. So bestehen seit dem Entstehen der Naturheilbewegung in der ersten Hälfte des 19. Jahrhunderts enge Verbindungen zum Vegetarismus (s. Kap. 4.6, S. 61). Auch heute ist bei Vegetariern eine kritische Einstellung gegenüber der sog. Schulmedizin weit verbreitet. Einer der Hauptgründe dafür dürfte sein, dass zahlreiche alternativmedizinische und naturheilkundliche Bewegungen der Ernährung eine große Bedeutung in Prävention und Therapie beimessen, während die Schulmedizin Fragen der Ernährung bisher, wenn überhaupt, nur am Rande behandelt (Keller 2008, S. 217 ff).

Hinzu kommt, dass einige Vertreter alternativer Ernährungsformen sowie Fürsprecher des Vegetarismus massiv gegen die sog. Schulmedizin argumentieren. Viele ethisch motivierte Vegetarier versuchen, schulmedizinische Arzneimittel und Behandlungsmethoden weitestgehend zu meiden, da deren Entwicklung oft mit Tierversuchen verbunden ist.

Insgesamt ist heute jedoch auch in der Allgemeinbevölkerung ein steigendes Interesse an **alternativen Heilmethoden** zu verzeichnen. Während 1970 gerade einmal ein Drittel der Bevölkerung unkonventionelle Behandlungsverfahren und Produkte nutzte, sind es mittlerweile etwa 60 %. Alternative Methoden werden v. a. bei Rücken- und Kopfschmerzen, Erkältungen, Magen- und Darmbeschwerden sowie Migräne und Allergien nachgefragt (Spielberg 2007).

Abschließend kann gesagt werden, dass ein Gesundheitsverhalten, wie es die Mehrheit der Vegetarier praktiziert, entscheidende präventive Vorteile beinhaltet. So verzehren Vegetarier oft deutlich mehr als die von den Fachgesellschaften empfohlenen fünf Portionen Gemüse und Obst pro Tag. Außerdem rauchen sie seltener und sind körperlich aktiver. Das zunehmend zu beobachtende Verhalten, Nahrungsergänzungsmittel auf Verdacht zu konsumieren, ist bei Vegetariern häufiger zu finden als in der Allgemeinbevölkerung. Vegetarier bevorzugen alternative Therapieformen; bei eindeutig diagnostizierten Gesundheitsstörungen sollten jedoch auch die entsprechenden Fachärzte konsultiert werden.

7.3 Übergewicht und Adipositas

Überernährung ist die häufigste Form der Fehlernährung in Industrieländern und wird zunehmend auch zu einem Problem der wohlhabenden Bevölkerungschichten in Schwellenländern und den sog. Entwicklungsländern. Durch die Vermehrung der Körpermasse, insbesondere des Fettgewebes, kommt es zu einem erhöhten Körpergewicht. Übergewicht selbst ist ein Risikofaktor für die Entstehung kardiovaskulärer Erkrankungen; zudem begünstigt es deren weitere Risikofaktoren sowie verschiedene andere Krankheiten.

Mit Übergewicht assoziierte gesundheitliche Beeinträchtigungen und Erkrankungen (nach Kasper 2009, S. 279; Leitzmann et al. 2009, S. 294)

- Metabolisches Syndrom*
  - Hypertonie
  - Dyslipidämien
  - Glukoseintoleranz
- Diabetes mellitus Typ 2
- Herz-Kreislauf-Erkrankungen
  - Atherosklerose
  - koronare Herzkrankheit (KHK)
  - linksventrikuläre Hypertrophie
  - Herzinsuffizienz
- Störungen der Hämostase
- Hyperurikämie/Gicht
- Gallensteine
- nichtalkoholische Fettleber
- Schlafapnoe
- Erkrankungen des Skelett- und Bewegungsapparates
- erhöhtes Krebsrisiko (z.B. Gebärmutterhals und -schleimhaut, Brust, Prostata, Kolon)
- Störung der Fertilität
- Hauterkrankungen
- reduzierte Beweglichkeit und Ausdauer
- psychosoziale Probleme

* Übergewicht selbst zählt neben den drei genannten Erkrankungen zum „tödlichen Quartett" (Metabolisches Syndrom)

Häufigkeit

Je nach Statistik und Interpretation beträgt der Anteil Übergewichtiger und Adipöser in den Industrieländern 30–65 % der Bevölkerung, wobei die Häufigkeit altersabhängig ansteigt. Mittlerweile leben auf der Erde mehr übergewichtige Menschen (1,5 Mrd.) als unterernährte Menschen (925 Mio.) (WFP 2011; WHO 2012a). Die WHO (Weltgesundheitsorganisation) schätzt, dass in den sog. Entwicklungsländern bereits 300 Mio. Menschen an Übergewicht leiden (FAO 2006, S. 10).

Nach den Ergebnissen der Nationalen Verzehrsstudie (NVS) II sind in Deutschland etwa 66 % der Männer und 51 % der Frauen übergewichtig oder adipös. Ein erhöhtes Körpergewicht ist mit einem niedrigen Bildungsniveau und niedrigem Einkommen assoziiert (Max Rubner-Institut 2008a, S. 81, 88 und 90).

Übergewicht: Klassifizierung und Körperfettverteilung

Zur Beurteilung des relativen Körpergewichts, das heißt des auf die Körpergröße bezogenen Gewichts, hat sich international der Body-Mass-Index (BMI, Körpermassenindex) durchgesetzt. Dieser berechnet sich wie folgt:

$$\text{BMI} = \frac{\text{Körpergewicht (kg)}}{\text{Körpergröße (m)}^2}$$

Je nach Höhe des BMI handelt es sich um Untergewicht, Normalgewicht, Übergewicht oder Adipositas. Das Risiko von Begleiterkrankungen steigt mit zunehmendem BMI an. Entsprechend des Zusammenhangs zwischen BMI und Lebenserwartung kann der BMI in verschiedene Klassen eingeteilt werden. Die Klasse mit der höchsten Lebenserwartung wird als Normalgewicht bezeichnet (Tab. 7.3, S. 108).

Der BMI korreliert relativ eng mit dem Körperfettgehalt. Bei der Risikobewertung von Übergewicht ist aber v. a. die genetisch bedingte Körperfettverteilung von Bedeutung. Bei der androiden (viszeralen, abdominalen) Form erfolgt die Fettansammlung v. a. im Oberbauch („Apfeltyp") (Abb. 7.5, S. 109). Sie kommt insbesondere bei Männern, aber auch bei Frauen vor. Die androide Adipositas geht mit einem besonders hohen Risiko für kardiovaskuläre und metabolische Erkrankungen einher. Geringer ist das Risiko bei der gynoiden (hüftbetonten, peripheren) Fettverteilung („Birnentyp"), die v. a. Frauen betrifft. Hier wird das Fett vornehmlich im Hüft-, Oberschenkel- und Gesäßbereich gespeichert.

Inzwischen hat sich der Taillenumfang als einfaches und aussagekräftiges Kriterium zur Risikoabschätzung Adipositas-assoziierter metabolischer Komplikationen etabliert. Für Frauen zeigen Werte über 80 cm und für Männer über 94 cm ein erhöhtes Risiko an, Werte über 88 cm für Frauen und über 102 cm für Männer signalisieren ein deutlich erhöhtes Risiko.

Tab. 7.3 Klassifikation des BMI* (nach Elmadfa und Leitzmann 2004, S. 519)

Klassifikation	BMI (kg/m²)	
	Frauen	Männer
Untergewicht	< 19	< 20
Normalgewicht	19–23,9	20–24,9
Übergewicht	24–29,9	25–29,9
Adipositas	30–40	30–40
massive Adipositas	> 40	> 40

* Als Normalgewicht wurde der BMI-Bereich mit der höchsten Lebenserwartung bezeichnet (ohne Berücksichtigung des Alters). Sowohl mit Untergewicht als auch mit Übergewicht ist eine geringere Lebenserwartung verbunden.

Ursachen

Als Hauptursache bei der Entstehung von Übergewicht gilt eine zu hohe, nicht bedarfsgerechte **Nahrungsenergieaufnahme** in Verbindung mit einer zu geringen körperlichen Aktivität. Insbesondere der regelmäßige Verzehr von Lebensmitteln mit hoher Energiedichte trägt zur Adipositasentwicklung bei (Leitzmann et al. 2009, S. 292). Eine langfristig positive Energiebilanz reicht als alleinige Erklärung jedoch nicht aus. Vielmehr handelt es sich um ein multifaktorielles Geschehen, dessen Pathogenese nicht völlig geklärt ist. Wichtige Faktoren für Übergewicht sind:

- hyperenergetische Ernährung
- unzureichende körperliche Aktivität
- hoher Alkoholkonsum
- genetische Faktoren (Unterschiede in Fettgewebszellularität, nahrungsinduzierter Thermogenese, Ruhe-Nüchtern-Umsatz u. a.)
- pränatale Prägung
- gestörte Appetitregulation
- endokrine Erkrankungen (z. B. Cushing-Syndrom, Hypothyreose)
- konstitutionelle Faktoren (Geschlecht, Alter)
- psychologische Faktoren (z. B. Außenreizabhängigkeit, hyperphage Reaktion)
- falsche Ernährungserziehung
- soziale Faktoren (z. B. Umfeldbedingungen, sozioökonomischer Status)

Das familiär gehäufte Auftreten der Adipositas weist auf **polygenetische Faktoren** hin. So gibt es für die pränatale Prägung (fetale Programmierung) des Stoffwechsels sowie die Bedeutung der frühkindlichen Ernährung bei der Ätiologie der Adipositas zunehmend Belege. Beispielsweise entwickeln gestillte Kinder im späteren Leben mit geringerer Wahrscheinlichkeit Adipositas. Für das vermehrte Auftreten von Übergewicht und Adipositas innerhalb von Familien ist jedoch auch die Weitergabe falscher Essgewohnheiten an die Kinder verantwortlich zu machen (Kasper 2009, S. 276).

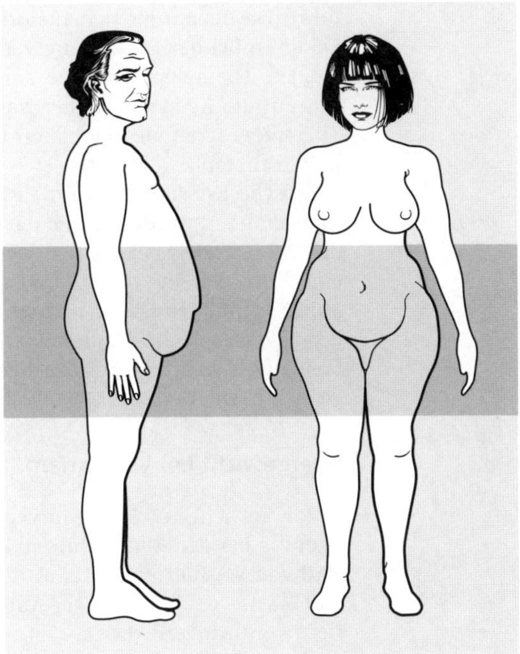

Abb. 7.5 *Unterschiedliche Verteilung des Körperfetts*

Ein wesentlicher Grund für die Zunahme der Prävalenz von Übergewicht sind die veränderten Lebensbedingungen, insbesondere das **Überangebot an Nahrung** und der **Bewegungsmangel**. Auch psychosoziale Faktoren spielen bei der Adipositasentstehung eine Rolle. Anerzogenes Fehlverhalten („Iss Deinen Teller leer") oder Süßigkeiten als Trost und Belohnung schalten den natürlichen, die Nahrungsaufnahme steuernden Regelmechanismus aus und fördern die Körpergewichtszunahme bereits im Kindesalter. Ernährungsgewohnheiten festigen sich in der frühen Kindheit und werden auch im Erwachsenenalter beibehalten, sodass langfristig die Entstehung von Übergewicht begünstigt wird.

Prävention und Therapie

Da die Therapie der Adipositas sehr langwierig ist und oft nicht zum Erfolg führt, steht die Vorbeugung durch einen individuellen **präventiven Lebensstil** im Vordergrund (Verhaltensprävention). Um die Ziele einer ausgewogenen Ernährung und ausreichender Bewegung auf Bevölkerungsebene umzusetzen, sind jedoch auch **gesellschaftliche Veränderungen** notwendig (Verhältnisprävention). Die frühe Prägung eines günstigen Essverhaltens wird maßgeblich durch die Vorbildfunktion der Eltern sowie durch das gesellschaftliche Umfeld während der Kindheit beeinflusst. So trägt die Werbung für energiedichte Lebensmittel und Fast Food mit wahrscheinlicher Evidenz zur Erhöhung des Adipositasrisikos bei (Swinburn et al. 2004).

Ziel einer **Therapie** der Adipositas ist eine dauerhafte Gewichtsreduktion, die zu einer Normalisierung pathologischer Parameter führt. Da neben der hyperkalorischen Energiezufuhr noch weitere Faktoren bei der Entstehung von Übergewicht mitwirken, sind diejenigen Therapieprogramme am erfolgversprechendsten, die nicht nur auf die Reduzierung der Nahrungsenergie abzielen. Integrative Therapieprogramme beinhalten Ernährungs-, Bewegungs- und Verhaltenstherapie.

Falsche Konsum- und Ernährungsgewohnheiten müssen erkannt und verändert werden, die neuen Gewohnheiten auch nach Erreichen des Therapieziels beibehalten werden. Dies gelingt am besten durch eine Kost, die eine hohe Nährstoffdichte bei niedriger Energiedichte aufweist und genussvoll und schmackhaft zubereitet wird. Gute Ergebnisse versprechen insbesondere vegetarische Kostformen mit einer breiten Auswahl von pflanzlichen Lebensmitteln mit geringer Energiedichte, wie Gemüse, Obst, Vollgetreide und Hülsenfrüchte.

Übergewicht bei Vegetariern

Körpergewicht und BMI von Vegetariern sind im Durchschnitt niedriger als bei der Allgemeinbevölkerung (Abb. 7.6). Dabei steigt der BMI von Veganern über Lakto-(Ovo-)Vegetarier hin zu Fleischessern an (Tonstad et al. 2009). Der Anteil Übergewichtiger fällt bei Vegetariern deutlich geringer aus (Tab. 7.4).

Hierfür gibt es verschiedene Erklärungen. Zum einen übt die Zusammensetzung der vegetarischen Kost selbst einen vorbeugenden Effekt vor Übergewicht aus, zum anderen führen verschiedene

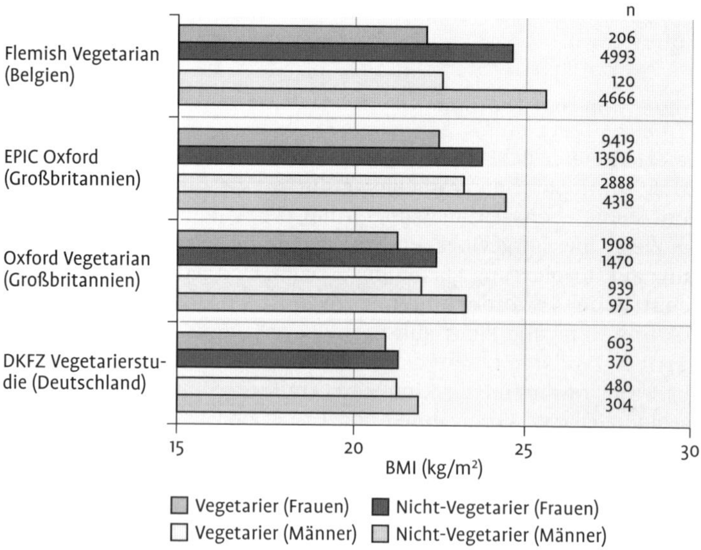

Abb. 7.6 *Durchschnittlicher BMI von Vegetariern und Nicht-Vegetariern in vier epidemiologischen Studien*

Tab. 7.4 Anteil Übergewichtiger bei Vegetariern und Nicht-Vegetariern in verschiedenen Untersuchungen

Autoren (Land)	BMI (kg/m²)		Anteil (%)	
			Vegetarier	Nicht-Vegetarier
Appleby et al. 1998 (Großbritannien)	> 25	Männer Frauen	9,0 8,0	21,0 13,0
Spencer et al. 2003 (Großbritannien)	> 30	Männer Frauen	3,0 3,0	5,0 5,7
Chang-Claude et al. 2005 (Deutschland)	> 25	n. d.	6,6	8,7

n. d. = nicht differenziert

Lebensgewohnheiten von Vegetariern, wie die erhöhte körperliche Aktivität, dazu, das Körpergewicht im Normbereich zu halten.

Eine vegetarische Kost unterscheidet sich im Gehalt und der Relation der **Makronährstoffe** von üblicher Mischkost. Sie enthält meist einen höheren Anteil an komplexen Kohlenhydraten und Ballaststoffen sowie weniger Protein und Gesamtfett. Aufgrund der niedrigeren Energiedichte liefert eine vegetarische Kost bei gleichem Volumen weniger Nahrungsenergie als Mischkost. Insbesondere Ballaststoffe sowie volumenreiche Lebensmittel, wie Frischkost, sorgen für eine früher eintretende und länger anhaltende Sättigung.

In der Oxford Vegetarian Study war ein steigender BMI mit einer zunehmenden Aufnahme an tierischen Fetten und einer sinkenden Zufuhr an Ballaststoffen assoziiert. Von allen untersuchten Ernährungs- und Lebensstilfaktoren hatte die **Ballaststoffzufuhr** den größten Einfluss auf den BMI (Appelby et al. 1998). Auch bei der Oxford-Kohorte der EPIC-Studie zeigte sich ein hoch signifikanter Zusammenhang zwischen niedriger Ballaststoffzufuhr und erhöhtem BMI. Größter Einflussfaktor war hier jedoch die Proteinzufuhr: Je höher der Proteinanteil an der Nahrungsenergie war, umso höher war der BMI (Spencer et al. 2003). Auch in anderen Untersuchungen zeigte sich ein positiver Zusammenhang zwischen Proteinzufuhr und BMI (Sabaté und Blix 2001, S. 103).

Die **Nahrungsenergiezufuhr** liegt bei den meisten Vegetariern im Bereich der Empfehlungen, bei Veganern teilweise auch darunter (s. Kap. 8.1, S. 190f). Eine zu hohe Nahrungsenergiezufuhr ist selten, obwohl auch mit vegetarischer Kost eine unerwünscht hohe Zufuhr möglich ist. Dies kann sich v. a. bei üppiger Verwendung von fetten Milchprodukten, wie Käse, Sahne und Butter, ergeben. So ist der Fettanteil an der Energiezufuhr bei Lakto-(Ovo-)Vegetariern meist, aber nicht immer, niedriger als bei nichtvegetarischen Vergleichsgruppen (s. Kap. 8.2, S. 195). Da jedoch die Gesamtenergiezufuhr von Vegetariern im Allgemeinen geringer ist als bei Mischköstlern, liegt auch bei einem relativ erhöhten Fettanteil die absolute Fettzufuhr unter derjenigen der Durchschnittsbevölkerung.

Die positiven Effekte einer vegetarischen Kost auf das Körpergewicht sind dabei offenbar unabhängig vom Zeitpunkt, ab dem eine vegetarische Ernährung praktiziert wird. So gab es zwischen lebenslangen Vegetariern und Vegetariern, die erst im Erwachsenenalter (≥ 20 Jahre) ihre Ernährung umgestellt hatten, keine Unterschiede bei durchschnittlichem Körpergewicht und BMI (Rosell et al. 2005).

In einer zweijährigen Studie mit adipösen postmenopausalen Frauen führte eine fettarme, nahezu vegane Kost im Vergleich zu einer moderaten fettarmen nichtvegetarischen Kost zu einer signifikant höheren Körpergewichtsabnahme (3,1 vs. 0,8 kg) (Turner-McGrievy et al. 2007).

In einer Auswertung des National Health and Nutrition Examination Survey (n = 13 292) wurden u. a. vegetarische und nichtvegetarische Reduktionsdiäten hinsichtlich der Nährstoffqualität verglichen. Die Autoren kamen zu dem Schluss, dass vegetarische Kostformen eine befriedigende Nährstoffdichte aufweisen, den bestehenden Ernährungsempfehlungen entsprechen und für ein erfolgreiches Gewichtsmanagement empfohlen werden können (Farmer et al. 2011).

Neben der Ernährung spielen auch andere Faktoren eine Rolle. Vegetarier haben häufig ein höheres Bildungsniveau als der Bevölkerungsdurchschnitt und setzen sich bewusster mit ihrer Ernährung auseinander. Ein niedriger sozioökonomischer Status erhöht das Adipositasrisiko. In vielen früheren Studien war der Alkoholkonsum der Vegetarier geringer und die dadurch bedingte Nahrungsenergieaufnahme entsprechend niedrig. Neuere Untersuchungen zeigen jedoch nur noch geringe Unterschiede im Alkoholkonsum von Vegetariern und Nicht-Vegetariern. Hingegen kommen fast alle Studien zu dem Ergebnis, dass Vegetarier häufiger und regelmäßiger Sport treiben als die Allgemeinbevölkerung (s. Kap. 7.2, S. 100).

Abschließend kann festgestellt werden, dass Vegetarier im Vergleich zu Mischköstlern ein durchschnittlich niedrigeres Körpergewicht und einen niedrigeren BMI haben. Übergewicht und Adipositas kommen bei Vegetariern, insbesondere Veganern, nur selten vor. Dies ist für die Prävention einer Reihe von chronischen Erkrankungen vorteilhaft. Unabhängig von nichtdiätetischen Lebensstilfaktoren, wie körperliche Aktivität, kann eine auf pflanzlichen Lebensmitteln basierende Ernährung dabei helfen, Übergewicht zu verhindern. Zudem besitzen vegetarische Kostformen erhebliches Potenzial in der Therapie von Übergewicht und Adipositas.

7.4 Diabetes mellitus

Bei Diabetes mellitus („honigsüßer Durchfluss"; Zuckerkrankheit) handelt es sich um eine Gruppe von Stoffwechselerkrankungen, die mit einer Störung des Kohlenhydratstoffwechsels einhergehen. Zugrunde liegt ein absoluter oder ein relativer Insulinmangel.

Häufigkeit

Die Prävalenz von Diabetes mellitus steigt weltweit an. Im Jahr 2011 waren etwa 370 Mio. Menschen (5 % der Weltbevölkerung) betroffen, davon 80 % in den sog. Entwicklungsländern (IDF 2011). Schätzungen gehen davon aus, dass diese Zahl bis zum Jahr 2030 auf 550 Mio. anwachsen wird. Die International Diabetes Federation (IDF) spricht von der **„Epidemie des 21. Jahrhunderts"**.

Nach ersten Auswertungen der „Studie zur Gesundheit Erwachsener in Deutschland" (DEGS) lag bei 7,2 % der Erwachsenen ein diagnostizierter Diabetes vor (Erhebungszeitraum 2008–2011). Unter Einbeziehung labordiagnostischer Kriterien haben weitere 0,7–2,1 % der Erwachsenen derzeit einen unerkannten Diabetes (Heidemann et al. 2012). Etwa 5 % aller Diabeteskranken leiden an Typ-1-Diabetes, bei 5–15 % wird ein verzögert auftretender Typ-1-Diabetes (latenter Autoimmun-Diabetes) vermutet und 80–90 % sind von einem Typ-2-Diabetes betroffen (RKI 2006, S. 20).

Diabetes mellitus Typ 2 ist eine typische **Wohlstandserkrankung**. Das zeigt sich beispielsweise darin, dass in Notzeiten mit unzureichender Lebensmittelversorgung, wie gegen Ende und nach den beiden Weltkriegen, die Zahl der Diabetiker und die Diabetesmortalität drastisch sinkt (Kasper 2009, S. 307). Bei ethnischen Gruppen, die ihre traditionelle Ernährungs- und Lebensweise aufgeben und einen westlichen Lebensstil mit Überernährung und Bewegungsmangel annehmen, wie in Indien, bei bestimmten Völkern in Afrika oder bei indigenen Bevölkerungen in Nordamerika, hat sich die Diabetesprävalenz vervielfacht (Motala et al. 2003; Yu und Zinman 2007).

Ursachen

Dem Typ-2-Diabetes liegen zwei Defekte zugrunde: Eine gestörte Insulinwirkung (**Insulinresistenz**) an wichtigen Zielgeweben des Insulins (Skelettmuskulatur, Fettgewebe, Leber) sowie eine Störung der Insulinsekretion (verzögerte Insulinsekretion mit **relativem Insulinmangel**).

Über 80 % der Typ-2-Diabetiker sind übergewichtig; die genetische Prädisposition kommt v. a. bei Übergewicht und Bewegungsmangel zum Tragen (Leitzmann et al. 2009, S. 314f). Besonders bei abdominaler Adipositas werden verstärkt freie Fettsäuren ins Blut sezerniert, die die Insulinresistenz fördern. Durch Insulinresistenz und Überernährung kommt es zu einer erhöhten Blutglukosekonzentration, die wiederum die Insulinsekretion des Pankreas steigert. Langfristig überfordert die kompensatorisch erhöhte Insulinsekretion die β-Zellen des Pankreas, sodass es zu einer „Erschöpfung" der Sekretion bis hin zum Versagen der Insulinsynthese kommt.

Symptome und Spätfolgen

Akute Stoffwechselentgleisungen, wie der hypoglykämische Schock und das *Coma diabeticum*, spielen heute kaum noch eine Rolle. Zu den häufigsten **Symptomen** des Diabetes mellitus zählen gesteigerter Durst (Polydipsie) und Harndrang (Polyurie). Steigt die Blutglukosekonzentration über 180 mg/dl, wird die Nierenschwelle überschritten und Glukose mit dem Urin ausgeschieden (Glukosurie).

Von größerer Bedeutung sind die **diabetischen Spätschäden**, die sich im Laufe einer Krankheitsdauer von 10–15 Jahren entwickeln können. Im Mittelpunkt stehen atherosklerotische Gefäßveränderungen der großen Blutgefäße (Makroangiopathie) und der kleinen Blutgefäße (Mikroangiopathie). Die Makroangiopathie entspricht der Atherosklerose, es kommt zu Folgeerkrankungen wie koronare Herzkrankheit (KHK), periphere arterielle Verschlusskrankheit (PAVK) und zerebrale Durchblutungsstörungen. Bei der Mikroangiopathie kommt es insbesondere zu Schädigungen der Netzhaut, der Niere und der Nerven. Hauptursache sind irreversible Glykolysierungsprodukte (*advanced glycation end products*, AGEs),

Glykämischer Index und glykämische Last

Der glykämische Index (GI) ist ein Maß für die blutglukosesteigernde Wirkung kohlenhydrathaltiger Lebensmittel. Er gibt den Prozentsatz (Fläche unter der Blutzuckerkurve) an, der im Vergleich zum Verzehr der gleichen Kohlenhydratmenge in Form von Glukose resultiert (Elmadfa und Leitzmann 2004, S. 158). Der GI von Glukose ist mit 100 festgelegt, andere kohlenhydrathaltige Lebensmittel liegen darunter. Der GI wird u. a. durch die Verarbeitung des Lebensmittels, die Zusammensetzung der Mahlzeit, den Kauaufwand und die konsumierte Alkoholmenge beeinflusst. So haben Cornflakes einen GI von etwa 80, helles Weißmehlbrot und feinvermahlenes Vollkornbrot von 70, gekochter Vollkornreis von 55 und Karotten (roh und gekocht) von 47 (Leitzmann et al. 2009, S. 22). Hülsenfrüchte sowie unerhitztes Getreide haben sehr niedrige GI-Werte (z. B. Linsen GI von 30) und sind deshalb für Diabetiker besonders zu empfehlen.

Eine Weiterentwicklung des GI ist die glykämische Last (GL), die sich aus dem Produkt GI und Kohlenhydratgehalt pro 100 g eines Lebensmittels errechnet. Dadurch kann die Menge der verzehrten Kohlenhydrate (übliche Portionsgröße) und deren Wirkung besser berücksichtigt werden. Die GL ist eine einfache und praktikable Orientierung für die Blutzuckerwirksamkeit eines Lebensmittels oder einer Mahlzeit.

die auf die hohen Blutglukosekonzentrationen zurückzuführen sind (Brownlee 2005; Leitzmann et al. 2009, S. 315 f).

Prävention und Therapie

Die wichtigsten Strategien zur Prävention des Diabetes mellitus sind:

- Vermeidung bzw. Verringerung von Übergewicht
- ausreichende körperliche Aktivität
- Reduzierung des Fettverzehrs auf < 30 Energie%
- Verzehr von gesättigten Fettsäuren < 10 Energie%
- regelmäßiger Verzehr ballaststoffreicher Lebensmittel mit hoher Nährstoffdichte und niedrigem glykämischen Index (GI), wie Vollkornprodukte, Hülsenfrüchte, Gemüse und Obst
- ausschließliches Stillen in den ersten Lebensmonaten (Leitzmann et al. 2009, S. 316 f)

Die **Ernährungstherapie** sowie eine Normalisierung des Körpergewichts sind grundlegende Bestandteile der Diabetestherapie. Dabei unterscheidet sich der Nahrungsenergie- und Nährstoffbedarf von Diabetikern nicht von dem Stoffwechsel Gesunder. Entsprechend werden dem Diabetiker keine anderen Lebensmittel als der gesunden Allgemeinbevölkerung empfohlen. Auch die allgemeinen Ernährungsempfehlungen sind weitgehend dieselben (Tab. 7.5).

Diabetes mellitus bei Vegetariern

Diabetes mellitus Typ 2 tritt bei Vegetariern seltener auf. So hatten bei über 34 000 Siebenten-Tags-Adventisten in den USA die Nicht-

Tab. 7.5 Ernährungsempfehlungen bei Diabetes mellitus (nach Toeller 2005)

Nahrungsenergie	bei Übergewicht Reduktion der Nahrungsenergiezufuhr Ziel: Erreichen und Beibehalten des Normalgewichts
Protein	übermäßige Proteinzufuhr meiden (10–20 Energie%) bedarfsdeckend sind 0,8 g/kg Körpergewicht
Fett	Gesamtzufuhr < 35 Energie%, bei Übergewicht < 30 Energie% gesättigte und trans-Fettsäuren < 10 Energie% einfach ungesättigte Fettsäuren 10–20 Energie% mehrfach ungesättigte Fettsäuren 7–10 Energie% Cholesterin < 300 mg/d
Kohlenhydrate	Gesamtzufuhr 45–60 Energie% Bevorzugung ballaststoffreicher Lebensmittel (Gemüse, Hülsenfrüchte, Obst, Vollgetreide) mit niedrigem glykämischen Index (GI) Vollgetreide sollte ganze Körner enthalten Ballaststoffaufnahme > 40 g/d (20 g/1000 kcal)
Alkohol	wenn gewünscht: ≤ 10 g/d für Frauen, ≤ 20 g/d für Männer

Vegetarier im Vergleich zu den Vegetariern ein doppelt so hohes Risiko, an Diabetes mellitus zu erkranken (Fraser 1999). Auch bei Siebenten-Tags-Adventisten (n = 407) in Barbados war das Diabetesrisiko der Vegetarier deutlich niedriger (Brathwaite et al. 2003). Bei den über 60 000 Teilnehmern der laufenden Adventist Health Study 2 steigt die Diabetesprävalenz von 2,9 % bei Veganern über 3,2 % bei Lakto-(Ovo-)Vegetariern auf 7,6 % bei Nicht-Vegetariern an (Tonstad et al. 2009).

Als Hauptursachen für diesen Befund gelten der niedrigere durchschnittliche **BMI** und die höhere **Ballaststoffzufuhr** von Vegetariern. Übergewicht und Adipositas sind wesentliche Risikofaktoren für die Entstehung von Diabetes mellitus. Das niedrigere Körpergewicht von Vegetariern verringert die Wahrscheinlichkeit einer übergewichtsabhängigen Hyperinsulinämie und der damit verbundenen Insulinresistenz. Vegetarier weisen im Vergleich zu Mischköstlern niedrigere Glukose- und Insulinwerte im Nüchternblut sowie eine höhere Insulinsensitivität auf (Kuo et al. 2004; Hung et al. 2006).

Ein niedrigerer BMI ist jedoch nur teilweise für diesen Effekt verantwortlich. Werden jeweils normalgewichtige Vegetarier und Nicht-Vegetarier miteinander verglichen, weisen die Vegetarier günstigere Werte für die genannten Parameter auf (Valachovicová et al. 2006). Bei männlichen Siebenten-Tags-Adventisten war das Diabetesrisiko der Nicht-Vegetarier gegenüber den Vegetariern auch nach Berücksichtigung des Körpergewichts noch um 80 % erhöht (ADA 2003).

Prospektive Kohortenstudien zeigen, dass eine inverse Assoziation zwischen der Höhe des Vollkornverzehrs bzw. der Aufnahme von Ballaststoffen aus Getreide und dem Risiko, an Diabetes mellitus zu erkranken, besteht. Inwieweit umgekehrt der Verzehr von Lebensmitteln mit hohem GI das Risiko erhöht, einen Typ-2-Diabetes zu entwickeln, wird kontrovers diskutiert (Ströhle et al. 2006a). Eine Meta-Analyse von 37 prospektiven Beobachtungsstudien kommt zu dem Ergebnis, dass eine Kostform mit hohem GI einen unabhängigen Risikofaktor für Diabetes mellitus Typ 2 darstellt (Barclay et al. 2008). Eine Meta-Analyse von 13 prospektiven Kohortenstudien zeigte ebenfalls einen positiven Zusammenhang zwischen GI bzw. GL und Diabetesrisiko (Dong 2011). Bei Personen mit einem hohen Verzehr von Vollkorngetreide bzw. Ballaststoffen aus Getreide sinkt das Diabetesrisiko um etwa 20–30 % (de Munter et al. 2007).

Die Studienergebnisse zum Effekt von **Gemüse** und **Obst** auf das Diabetesrisiko sind widersprüchlich (Ströhle et al. 2006a). Eine Meta-Analyse fünf prospektiver Kohortenstudien mit über 167 000 Teilnehmern kommt zu dem Ergebnis, dass der Verzehr von drei oder mehr Portionen Obst oder Gemüse pro Tag mit keiner wesentlichen Risikosenkung für Diabetes mellitus verbunden ist, verglichen mit einem Verzehr von durchschnittlich weniger als zwei Portionen pro

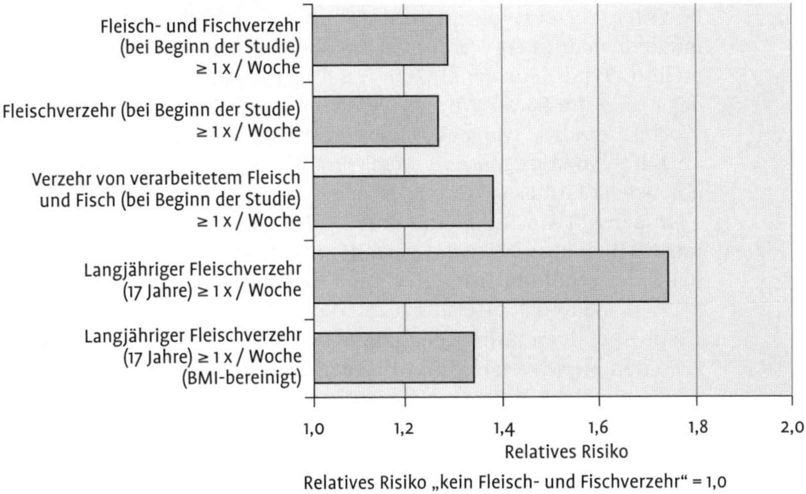

Abb. 7.7 *Fleischverzehr und Risiko für Diabetes mellitus Typ 2 bei Siebenten-Tags-Adventisten (n = 8401) (eigene Abb. nach Vang et al. 2008)*

Tag (Hamer und Chida 2007). In der EPIC-Norfolk-Studie zeigte sich bei einem erhöhten Gemüseverzehr, jedoch nicht beim Obstverzehr ein verringertes Diabetesrisiko (Cooper et al. 2012). Ein hoher Gemüseverzehr schützt vor Übergewicht, einem zentralen Risikofaktor für die Entstehung von Diabetes mellitus.

Der **Fleischverzehr** korreliert in zahlreichen Untersuchungen mit dem Diabetesrisiko (Rajaram und Wien 2001, S. 124; Fung et al. 2004). In einer aktuellen Auswertung der Adventist Mortality Study und der Adventist Health Study wurden etwa 8400 Teilnehmer, die zu Studienbeginn nicht an Diabetes mellitus erkrankt waren, über einen Zeitraum von 17 Jahren beobachtet. Das Diabetesrisiko veränderte sich mit der Häufigkeit des Fleischverzehrs (Abb. 7.7).
Es erhöhte sich im Vergleich zu einer vegetarischen Ernährung

- um 29 % bei Personen, die bei Beginn der Untersuchung mindestens einmal pro Woche Fleisch und/oder Fisch verzehrten,
- um 38 %, wenn bei Beginn der Untersuchung verarbeitete Fleisch- und Fischprodukte (v. a. Wurst und gesalzener Fisch) mindestens einmal pro Woche verzehrt wurden
- um 74 % nach langjähriger Mischkost (Fleischverzehr mindestens einmal pro Woche) über den Beobachtungszeitraum von 17 Jahren
- statistisch nicht signifikant durch den Verzehr von Milch, Milchprodukten und Eiern (Vang et al. 2008)

Zu ähnlichen Ergebnissen kam die Women's Health Study, in der über 37 000 Teilnehmerinnen über einen durchschnittlichen Zeitraum von 8,8 Jahren beobachtet wurden. Die Gruppe mit dem höchsten Verzehr von rotem Fleisch hatte im Vergleich zur Gruppe mit dem niedrigsten Verzehr ein um 28 % höheres Risiko für Diabetes mellitus Typ 2 (Song et al. 2004). Bei Fleischprodukten erhöhte sich das Risiko um 23 %. Wurden Fleischprodukte mehr als fünfmal pro Woche verzehrt, war das Diabetesrisiko 43 % höher als bei einem Verzehr von weniger als einmal pro Woche. Die Daten waren für potenzielle Einflussfaktoren adjustiert worden.

In der ATTICA-Studie mit über 3000 Teilnehmern aus dem Großraum Athen korrelierte der Verzehr von rotem Fleisch und Vollmilch mit einer erhöhten Insulinresistenz und somit dem Risiko für Diabetes (Papakonstantinou et al. 2005). Auch eine Meta-Analyse von 12 prospektiven Kohortenstudien bestätigte den Zusammenhang zwischen Fleischverzehr und Diabetesrisiko (Aune et al. 2009).

Als mögliche Erklärung für das mit dem Fleischverzehr einhergehende erhöhte Diabetesrisiko werden mehrere Ursachen diskutiert. So steigt mit dem Fleischverzehr auch die Zufuhr gesättigter Fettsäuren, die als Risikofaktoren für Typ-2-Diabetes und für eine Hyperinsulinämie gelten. Ein hoher Fleischverzehr ist mit erhöhten Glukagon- und Cortisol-Blutspiegeln assoziiert, was möglicherweise die Entwicklung einer Insulinresistenz fördert. Die in verarbeiteten Fleisch- und Fischprodukten enthaltenen Stickstoffverbindungen (v. a. Nitrit und Nitrosamine) können die Insulin produzierenden β-Zellen des Pankreas schädigen.

Andere Untersuchungen zeigen, dass eine hohe Zufuhr von Hämeisen aus Fleisch das Risiko für Typ-2-Diabetes erhöht (Rajpathak et al. 2006 u. 2009). Als möglicher Mechanismus wird eine Schädigung der β-Zellen durch die oxidative Wirkung von überschüssigem, gespeichertem Eisen diskutiert.

Die Autoren der Adventisten-Studie weisen darauf hin, dass Fleischverzehr allgemein ein Kennzeichen von Verzehrsmustern sein kann, die relativ wenig pflanzliche Lebensmittel mit präventiven Wirkungen gegenüber Diabetes mellitus enthalten. Zudem begünstigt der Verzehr von Fleisch die Entwicklung von Übergewicht. Wurde das Körpergewicht in die Berechnungen einbezogen, verringerte sich das erhöhte Diabetesrisiko langjähriger Fleischesser von 74 auf etwa 36 % (Vang et al. 2008). Daraus folgt jedoch, dass der Verzehr von Fleisch, insbesondere von Fleischprodukten, ein vom Körpergewicht **unabhängiger Risikofaktor** für die Diabetes-Entstehung ist.

In einer Interventionsstudie führte eine fettarme **vegane Kost** nach 22-wöchiger Beobachtungszeit bei adipösen Typ-2-Diabetikern zu einer Körpergewichtsreduktion sowie einer Verbesserung der Blutzuckerkontrolle und kardiovaskulärer Risikofaktoren. Gegenüber der Kontrollgruppe, die sich nach den Richtlinien der American Diabetes Association richtete, waren die positiven Veränderungen bei

Glykosyliertes Hämoglobin
HbA_{1c} (glykosyliertes Hämoglobin) ist ein Langzeitparameter für die durchschnittliche Blutglukosekonzentration der letzten 1–2 Monate, der eine Aussage über die langfristige Qualität der Diabeteseinstellung ermöglicht. Gemessen wird, wie viel Prozent des roten Blutfarbstoffs (Hämoglobin) sich mit Glukose verbunden haben. Je mehr Glukose im Blut vorhanden ist, desto höher ist der HbA_{1c}. Durch die Glykosylierung des Hämoglobins wird die Sauerstoffversorgung der Gewebe beeinträchtigt (Leitzmann et al. 2009, S. 316). Erhöhte HbA_{1c}-Blutspiegel (als Marker einer chronischen Hyperglykämie) sind mit einem erhöhten kardiovaskulären Risiko assoziiert (Selvin et al. 2004).

HbA_{1c}, Körpergewicht, BMI, Taillenumfang sowie Gesamt- und LDL-Cholesterinspiegel signifikant größer (Barnard et al. 2006).

Nach 74-wöchiger Studiendauer hatten beide Gruppen eine vergleichbare Körpergewichtsreduktion erreicht. Deutlich mehr Teilnehmer mit veganer Kost konnten die Dosis ihrer medikamentösen Diabetesbehandlung reduzieren. Unter Berücksichtigung aller Veränderungen in der Medikation war die vegane Kost signifikant wirkungsvoller in der Kontrolle von Blutglukose und Plasmalipiden als die konventionelle Ernährungstherapie. Die Akzeptanz beider Kostformen bei den Patienten war gleich (Barnard et al. 2009a u. b; Trapp und Barnard 2010).

Auch eine kalorienreduzierte **vegetarische Kost** erwies sich während einer 24-wöchigen Interventionsstudie mit Typ-2-Diabetikern als deutlich effektiver als eine konventionelle Diabetes-Diät (Kahleova et al. 2011).

In einer Fall-Kontroll-Studie wiesen Veganer ($n = 21$) im Vergleich zu Omnivoren ($n = 25$) niedrigere Nüchternblutspiegel an Triglyzeriden und Glukose sowie eine bessere β-Zellfunktion auf (Goff et al. 2005).

Die höhere körperliche Aktivität von Vegetariern leistet einen weiteren Beitrag zur Prävention und Therapie von Übergewicht und somit auch von Diabetes mellitus Typ 2.

Abschließend lässt sich feststellen, dass eine vegetarische Kost zu einem verminderten Diabetesrisiko beiträgt. Dies erklärt sich durch den hohen Anteil an komplexen Kohlenhydraten und Ballaststoffen aus Vollgetreide, Hülsenfrüchten, Gemüse, Obst und anderen pflanzlichen Lebensmitteln sowie eine geringere Zufuhr von Gesamtfett und gesättigten Fettsäuren. Zudem schützen vegetarische Kostformen vor der Entstehung von Übergewicht, einem wesentlichen Risikofaktor für Diabetes mellitus. Die Prinzipien einer diätetischen Diabetestherapie (komplexe Kohlenhydrate, niedriger GI bzw. niedrige GL, hoher Ballaststoffanteil, mäßige Fett- und Cholesterinzufuhr, wenig Alkohol, ggf. Körpergewichtsreduktion) lassen sich mit einer vegetarischen bzw. veganen Ernährungsweise vergleichsweise leicht realisieren. Durch die Normalisierung der Blutglukosewerte wird auch das Risiko diabetischer Spätschäden verringert.

7.5 Hypertonie

Die arterielle Hypertonie (Bluthochdruck) zählt zu den häufigsten Erkrankungen in Industrieländern und stellt einen wesentlichen Risikofaktor für Krankheiten des Herz-Kreislauf-Systems und der Niere dar. Kennzeichen der Hypertonie ist eine dauerhafte Erhöhung des Blutdrucks > 140 mmHg systolisch und > 90 mmHg diastolisch (140/90 mmHg).

Häufigkeit

In Deutschland ist die Hypertonie mit mehr als 50% Betroffenen in der erwachsenen Bevölkerung weiter verbreitet als in anderen Industrieländern. Die Prävalenz ist bei Männern mit etwa 60% höher als bei Frauen (50%) (Wolf-Maier et al. 2003). Die durchschnittliche Häufigkeit liegt in England bei 42%, in Italien bei 38% und in den USA bei 28% (Tab. 7.6). Allerdings werden in diesen Ländern, besonders in den USA, deutlich mehr Hypertoniker medikamentös behandelt als in Deutschland.

Tab. 7.6 Prävalenz der Hypertonie und medikamentöse Therapie bei Personen zwischen 35 und 64 Jahren im internationalen Vergleich* (nach Wolf-Maier et al. 2003)

Land	Prävalenz (%)			davon medikamentös behandelt (%)
	gesamt	Männer	Frauen	
USA	27,8	29,8	25,8	52,2
Kanada	27,4	31,0	23,8	36,3
Italien	37,7	44,8	30,6	32,0
Schweden	38,4	44,8	32,0	26,2
Großbritannien	41,7	46,9	36,5	24,8
Spanien	46,8	49,0	44,6	26,8
Finnland	48,7	55,7	41,6	25,0
Deutschland	55,3	60,2	50,3	26,0

* altersbereinigt; Hypertonie: Blutdruck ≥ 140/90 mmHg oder medikamentöse Hypertonietherapie

Tab. 7.7 Definition und Klassifizierung der Blutdruckwerte (DHL 2008)		
Blutdruckkategorie	**Blutdruck (mmHg)**	
	systolisch	**diastolisch**
optimal	< 120	< 80
normal	120–129	80–84
hoch normal	130–139	85–89
Grad 1 Hypertonie (leicht)	140–159	90–99
Grad 2 Hypertonie (mittelschwer)	160–179	100–109
Grad 3 Hypertonie (schwer)	≥ 180	≥ 110
isolierte systolische Hypertonie	≥ 140	< 90

Klassifizierung

Die Leitlinien der European Society of Hypertension (ESH) und der European Society of Cardiology (ESC) nehmen eine Einteilung in drei **Hypertoniegrade** vor: leicht, mittelschwer und schwer (Tab. 7.7). Zu berücksichtigen ist, dass der systolische Blutdruck mit zunehmendem Lebensalter ansteigt (Elmadfa und Leitzmann 2004, S. 559). Teilweise werden deshalb auch höhere systolische Werte als Grenzbereich akzeptiert. So werden beispielsweise für Menschen ab 80 Jahren < 150 mmHg angestrebt (DHL 2011).

Ursachen

Je nach Entstehung wird zwischen der primären (essenziellen) Hypertonie, deren Ätiologie weitgehend unbekannt ist, und den sekundären Hypertonien, die als Folge anderer Erkrankungen auftreten, unterschieden. Bei etwa 90 % aller Fälle liegt eine primäre Hypertonie vor. Sekundäre Hypertonien treten insbesondere als Folge von Nierenerkrankungen auf (Elmadfa und Leitzmann 2004, S. 558).

Gut belegt ist der Zusammenhang verschiedener Ernährungs- und Umweltfaktoren mit der Entstehung der Hypertonie, insbesondere bei entsprechender genetischer Veranlagung. Als wesentliche Risikofaktoren gelten eine hohe Zufuhr von Kochsalz, Nahrungsenergie und Alkohol, eine niedrige Kaliumzufuhr sowie Übergewicht und Diabetes mellitus Typ 2.

Symptome und Spätfolgen

Die häufigsten **Symptome** der Hypertonie sind Kopfschmerzen, Schwindel, Müdigkeit, Leistungsminderung und Sehstörungen. Bei langfristiger Druckerhöhung kommen Schmerzen in der Herzgegend und Atemnot bei Belastung hinzu. Liegen der Hypertonie keine organischen Ursachen zugrunde, bleiben die Betroffenen oft jahrelang symptomlos. Bei einer nicht oder unzureichend behandelten Hypertonie kann es zu schwerwiegenden **Folgeschäden** kommen, insbesondere durch die Progression atherosklerotischer Gefäßveränderungen. Betroffen sind v.a. Herz, Gehirn, Nieren, Extremitäten und Augen.

Mit steigendem Blutdruck erhöht sich das Risiko für Herz-Kreislauf-Erkrankungen kontinuierlich. Schätzungen gehen davon aus, dass etwa 35 % aller kardiovaskulären Ereignisse auf erhöhten Blutdruck zurückzuführen sind. Ab einem Blutdruck von 115/75 mmHg verdoppelt jeder Anstieg um 20 mmHg das Mortalitätsrisiko durch ischämische Herzkrankheit oder Herzinfarkt (Chobanian et al. 2003).

Prävention und Therapie

Zur Prävention der Hypertonie gelten derzeit die folgenden Empfehlungen:

- Vermeidung bzw. Behandlung von Übergewicht
- ausreichende körperliche Aktivität
- reichlicher Verzehr von Gemüse und Obst sowie fettarmen Milchprodukten
- Reduzierung der Zufuhr von Kochsalz und Alkohol (Leitzmann et al. 2009, S. 325 f).

Tab. 7.8 Lebensstilmodifikationen in Prävention und Therapie der Hypertonie (nach Chobanian et al. 2003)

Modifikation	Empfehlung	Ungefähre Reduktion des systolischen Blutdruckwertes
Körpergewichtsreduktion	Erhaltung eines normalen Körpergewichts (BMI 18,5–24,9)	5–20 mmHg/10 kg Gewichtsverlust
DASH*-Ernährungsplan	Verzehr einer Kost mit reichlich Obst, Gemüse und fettarmen Milchprodukten sowie einem geringen Anteil an gesättigten Fettsäuren und Gesamtfett	8–14 mmHg
Reduktion der Natriumzufuhr	Reduktion der Natriumzufuhr auf maximal 2,4 g Natrium bzw. 6 g Kochsalz/d	2–8 mmHg
körperliche Aktivität	regelmäßige aerobe Bewegung, z.B. flottes Gehen (mindestens 30 min/d)	4–9 mmHg
moderater Alkoholkonsum	Beschränkung des täglichen Alkoholkonsums auf maximal 2 Getränke für Männer und 1 Getränk für Frauen	2–4 mmHg

Zur Reduktion des gesamten kardiovaskulären Risikos sollte außerdem das Rauchen aufgegeben werden.
* DASH = Dietary Approaches to Stop Hypertension

Verschiedene Lebensstilmodifikationen sind sowohl für Prävention als auch Therapie von Bedeutung (Tab. 7.8). Ziel der Therapie ist die Absenkung des Blutdrucks auf Normalwerte (< 140/90 mmHg).

Hypertonie bei Vegetariern

Zahlreiche Untersuchungen zeigen, dass Vegetarier im Vergleich zu Omnivoren deutlich seltener an Bluthochdruck leiden. In einer Kohorte von über 34 000 Siebenten-Tags-Adventisten in den USA war die Hypertonieprävalenz bei den Vegetariern nur halb so hoch wie bei den Nicht-Vegetariern (Fraser 1999). Auch bei schwarzen US-Amerikanern, die genetisch bedingt ein höheres Hypertonierisiko aufweisen, waren Vegetarier seltener an Hypertonie erkrankt (Melby et al. 1993 und 1994).

Bei den über 11 000 Teilnehmern der EPIC-Oxford-Studie wurde die Hypertoniehäufigkeit bei vier verschiedenen Kostformen verglichen. Die altersbereinigten Hypertonieraten reichten bei den Männern von 15 % (Fleischesser) bis 5,8 % (Veganer) und bei den Frauen von 12,1 % (Fleischesserinnen) bis 7,7 % (Veganerinnen) (Appleby et al. 2002a) (Tab. 7.9). Nach Berücksichtigung des BMI verringerten sich die Unterschiede jedoch und waren von geringerer statistischer Signifikanz.

In der Adventist Health Study 2 lag das Hypertonierisiko – unter Berücksichtigung des BMI – bei Vegetariern etwa 15 % und bei Veganern etwa 50 % niedriger als bei Nicht-Vegetariern (Pettersen et al. 2012).

In Beobachtungsstudien weisen Vegetarier, insbesondere Veganer, in allen Altersgruppen **niedrigere Blutdruckwerte** auf. So lag in verschiedenen Untersuchungen der durchschnittliche systolische

Tab. 7.9 Prävalenz der Hypertonie bei Teilnehmern der EPIC-Oxford-Studie (nach Appleby et al. 2002a)

Gruppe	Prävalenz (%)			
	altersbereinigt		alters- und BMI-bereinigt	
	Männer	Frauen	Männer	Frauen
Fleischesser (n = 4737)	15,0	12,1	12,9	10,6
Fischesser (n = 1728)	9,8	9,6	9,3	9,7
Lakto-Ovo-Vegetarier (n = 3800)	9,8	8,9	9,5	8,7
Veganer (n = 739)	5,8	7,7	6,1	8,3

Blutdruck von Vegetariern zwischen 3 und 14 mmHg, der diastolische Blutdruck zwischen 5 und 6 mmHg niedriger als bei Nicht-Vegetariern (Berkow und Barnard 2005). Diese Unterschiede waren meist auch dann noch vorhanden, wenn die Effekte von Alter und Körpergewicht auf den Blutdruck berücksichtigt wurden.

Auch in der EPIC-Oxford-Studie hatten die Fleischesser unter den Teilnehmern ohne Hypertonie die höchsten und die Veganer die niedrigsten Blutdruckwerte. Etwa die Hälfte der Blutdruckvariation ließ sich hier jedoch auf Unterschiede im Körpergewicht zurückführen. Bei beiden Geschlechtern korrelierte der Blutdruck hochsignifikant mit dem BMI. Unter Berücksichtigung von Alter und BMI verringerten sich die Unterschiede im mittleren Blutdruck von Vegetariern und Fleischessern auf weniger als 0,5 mmHg (Appleby et al. 2002a).

Bei Nicht-Vegetariern (n = 58) mit leicht erhöhten Blutdruckwerten konnte eine 6-wöchige **lakto-ovo-vegetarische Kost** den systolischen Blutdruck um etwa 5 mmHg senken, während der diastolische Blutdruck unverändert blieb (Berkow und Barnard 2005). In einer ähnlichen Untersuchung mit normotensiven Personen (n = 59) führte eine 6-wöchige lakto-ovo-vegetarische Kost sowohl zur signifikanten Senkung des systolischen (5–6 mmHg) als auch des diastolischen (2–3 mmHg) Blutdrucks. In diesen und anderen Studien war dieser Effekt nicht auf eine niedrige Natriumzufuhr zurückzuführen.

Bei 500 Teilnehmern einer 12-tägigen Interventionsstudie bewirkte eine fettarme **vegane Kost**, in Kombination mit moderater körperlicher Aktivität und Stressmanagement, eine durchschnittliche Blutdrucksenkung von 6 % (McDougall et al. 1995).

Als Ursachen für die niedrigeren Blutdruckwerte und das seltenere Auftreten der Hypertonie bei Vegetariern werden verschiedene Faktoren diskutiert. Da Übergewicht bzw. eine hyperenergetische Ernährung wesentliche Risikofaktoren für die Entstehung der Hypertonie darstellen, scheint vor allem das signifikant **niedrigere Körpergewicht** der Vegetarier ausschlaggebend zu sein. Vegetarische Kostformen sind geeignet, Übergewicht zu reduzieren und das angestrebte Normalgewicht langfristig beizubehalten. Beide Effekte gehen mit einem Absinken des systolischen und diastolischen Blutdrucks einher.

Ernährungsfaktoren und Hypertonie

Da in Untersuchungen die Blutdruck senkende Wirkung einer vegetarischen Ernährung meist auch dann noch besteht, wenn der Einfluss des Körpergewichts berücksichtigt wird, müssen weitere Faktoren wirksam sein, die im Folgenden dargestellt werden.

Kochsalz/Natrium

Die Höhe der Zufuhr an Kochsalz bzw. Natrium korreliert in vielen epidemiologischen Studien mit der Höhe des Blutdrucks. Bevölkerungen mit hoher Kochsalzaufnahme (Portugal, Nord-Japan, Chile) haben einen höheren Anteil an Hypertonikern (und Magenkrebskranken) als solche mit niedriger Zufuhr. Bei Umstellung auf einen westlichen Ernährungsstil und somit einer Zunahme des Kochsalzverzehrs steigt auch die Hypertonierate (Abb. 7.8).

In der Allgemeinbevölkerung in Deutschland ist die durchschnittliche Natriumaufnahme 4–6-fach so hoch wie der Schätzwert für eine angemessene Zufuhr. Ein Großteil der Salzzufuhr erfolgt über verarbeitete Lebensmittel, insbesondere Brot, Fleisch, Wurst und Käse (Max Rubner-Institut 2008b, S. 127f).

Das Ausmaß der Blutdrucksteigerung durch Kochsalzzufuhr ist individuell sehr verschieden. Dies wird mit dem Begriff **Salzsensitivität** beschrieben. Bei salzsensitiven Hypertonikern steigt der Blutdruck bei hoher Kochsalzzufuhr wesentlich stärker an als bei nichtsalzsensitiven (Abb. 7.9, S. 126). Eine hohe Kochsalzempfindlichkeit und damit hohe Hypertonierate findet sich beispielsweise bei Afrikanern bzw. Afro-Amerikanern. Als Folge davon weisen schwarze US-Amerikaner im Vergleich zur weißen US-Bevölkerung eine um 80 % höhere Mortalität durch Schlaganfall auf (Kasper 2009, S. 396).

Die Zufuhr von Kochsalz bzw. Natrium liegt bei Vegetariern teilweise etwas niedriger, oft aber genauso hoch wie in der Allgemein-

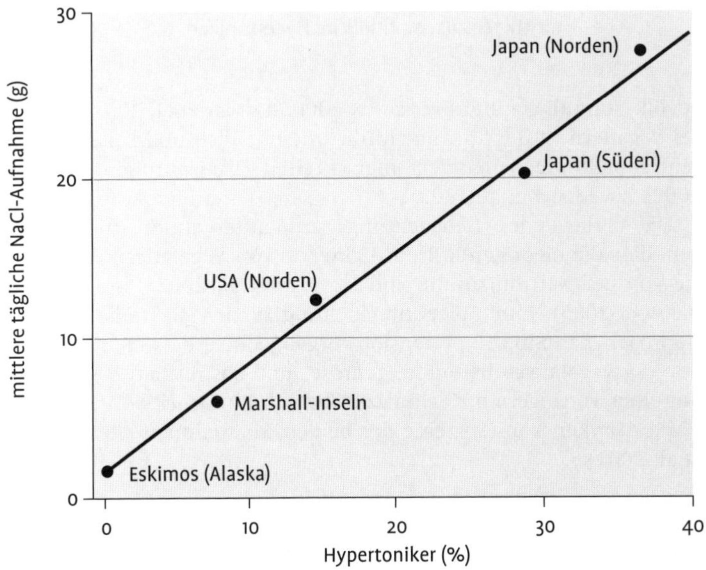

Abb. 7.8 *Beziehung zwischen der mittleren täglichen Kochsalzzufuhr und der Hypertoniehäufigkeit in verschiedenen Bevölkerungsgruppen (nach Kasper 2009, S. 394)*

Abb. 7.9 *Prozentuale Zunahme des mittleren Blutdrucks bei salzsensitiven und nichtsalzsensitiven Hypertonikern nach Erhöhung der Kochsalzzufuhr von 0,5 auf 14,5 g/d (nach* Kawasaki *et al. 1978)*

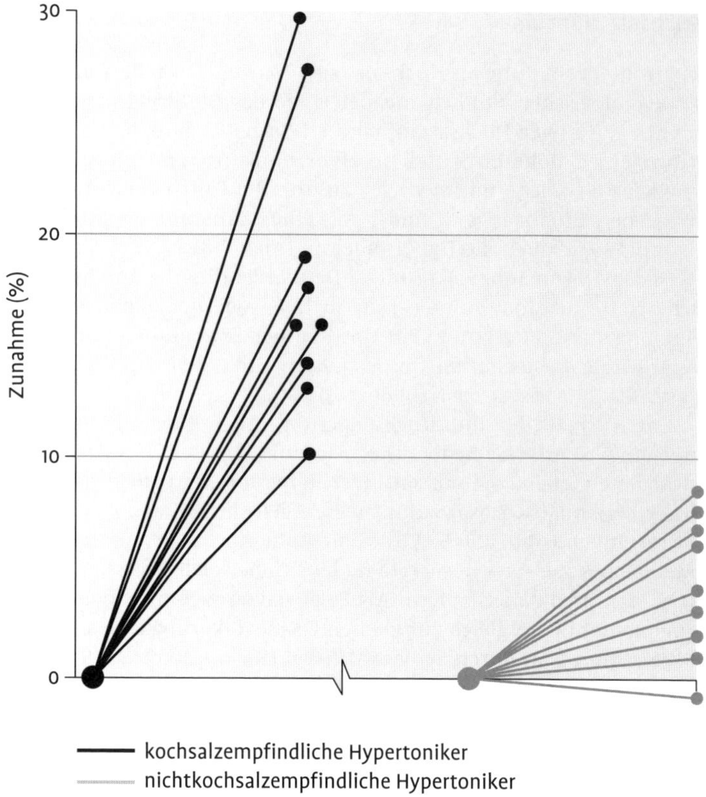

bevölkerung (Barr und Broughton 2000; Appleby et al. 2002a). Auch bei Veganern ist die Natriumzufuhr uneinheitlich und kann die Zufuhrempfehlungen deutlich überschreiten (Larsson und Johansson 2002; Waldmann et al. 2003).

Die vorliegenden Beobachtungs- und Interventionsstudien zeigen, dass die niedrigeren Blutdruckwerte von Vegetariern unabhängig von der Natriumzufuhr sind (Appleby et al. 2002a; Berkow und Barnard 2005). Eine Folgeuntersuchung zur DASH-Studie (Dietary Approaches to Stop Hypertension) ergab jedoch, dass die Kombination der vegetarisch betonten, gemüse- und obstreichen DASH-Kost mit einer verringerten Kochsalzzufuhr den Blutdruck dosisabhängig stärker senken kann als eine der beiden Maßnahmen allein (Sacks et al. 2001).

Kalium, Magnesium, Kalzium

Kalium hat offenbar eine Blutdruck senkende Wirkung. Populationen, deren Kost kaliumreich ist, wie bei Vegetariern, weisen eine geringere Hypertonieprävalenz auf als Bevölkerungsgruppen mit niedriger Kaliumzufuhr (Haddy et al. 2006). In zahlreichen Studien mit Hypertonikern führte eine Kalium-Supplementation zur Senkung des Blutdrucks. Entscheidend ist aber das Natrium-Kalium-Verhältnis in der Nahrung sowie in der renalen Ausscheidung. Auch Magnesium und Kalzium kommt eine Bedeutung bei der Regulation des Blutdrucks zu (Karppanen et al. 2005).

Obst und Gemüse

Eine Steigerung des Obst- und Gemüseverzehrs wirkt mit überzeugender Evidenz Blutdruck senkend (DGE 2007, S. 16). Der hohe Obst- und Gemüseverzehr von Vegetariern trägt somit ebenfalls zu den günstigen Blutdruckwerten bei. In der DASH-Studie war etwa die Hälfte der beobachteten Blutdrucksenkung auf den Verzehr von Obst und Gemüse zurückzuführen (Sacks et al. 1999). Eine Ursache dafür liegt in der hohen Zufuhr von Kalium und Magnesium durch Gemüse und Obst. Studien zeigen, dass beide Mineralstoffe invers mit dem Blutdruck sowie dem Hypertonierisiko assoziiert sind (Berkow und Barnard 2005). Neben Gemüse und Obst tragen auch andere pflanzliche Lebensmittel, wie Vollgetreide und Hülsenfrüchte, zur guten Versorgung mit Kalium und Magnesium von Vegetariern bei.

In einer 6-monatigen Untersuchung mit 690 Teilnehmern war ein gesteigerter Gemüse- und Obstverzehr mit einem Konzentrationsanstieg der Antioxidanzien im Plasma sowie einer signifikanten Blutdrucksenkung verbunden (John et al. 2002). Eine Erhöhung der Anzahl der Gemüse- und Obstportionen pro Tag von 3,4 auf 4,9 führte gegenüber der Kontrollgruppe zu einer Senkung des systolischen Blutdrucks um 4 mmHg (Galley et al. 1997).

Der Blutdruck senkende Effekt des Gemüse- und Obstverzehrs wird verstärkt, wenn gleichzeitig die Aufnahme von Natrium vermindert wird (Sacks et al. 2001).

Pflanzliche und tierische Lebensmittel

In der CARDIA-Studie wurde bei über 4300 Teilnehmern der Zusammenhang zwischen dem Verzehr verschiedener Lebensmittelgruppen und dem Auftreten eines erhöhten Blutdrucks (≥ 130/85 mmHg) nach 15-jährigem Follow-up untersucht. Von den pflanzlichen Lebensmitteln waren Vollgetreide, Obst und Nüsse negativ, von den

Abb. 7.10 *Hypertonierisiko nach 15-jährigem Follow-up in Abhängigkeit vom Verzehr verschiedener Lebensmittel (CARDIA-Studie, n = 4304) (eigene Abb. nach* Steffen *et al. 2005)*

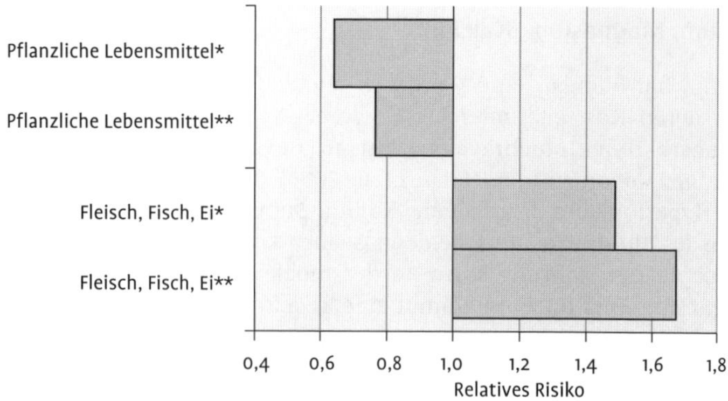

* adjustiert für Alter, Geschlecht, ethnische Gruppe, Bildungsabschluss und Nahrungsenergiezufuhr

** adjustiert wie *, zusätzlich für körperliche Aktivität, Rauchen, Konsum von Alkohol und Vitaminsupplementen, Zufuhr von Nährstoffen (Natrium, Kalium, Kalzium, gesättigte Fettsäuren, Ballaststoffe), BMI, Nüchern-Blutglukose und

tierischen Lebensmitteln rotes Fleisch sowie Fleischprodukte positiv mit einem erhöhten Blutdruck assoziiert (Steffen et al. 2005).

Die Gruppe mit dem insgesamt höchsten Verzehr **pflanzlicher Lebensmittel** hatte gegenüber der mit dem niedrigsten Verzehr ein um 36 % reduziertes Risiko, einen erhöhten Blutdruck zu entwickeln (Abb. 7.10). Nach Berücksichtigung aller potenziellen diätetischen und nichtdiätetischen Einflussfaktoren, betrug die Risikoreduktion noch 23 %. Personen, die täglich mehr als drei Portionen Fleisch, Fisch und Eier verzehrten, hatten gegenüber denjenigen mit weniger als 1,3 Portionen ein etwa 50 % höheres Risiko für eine milde Hypertonie. Bereinigt um alle Störfaktoren erhöhte sich die Risikosteigerung auf 67 %.

Die Ergebnisse der INTERMAP-Studie mit mehr als 4600 Teilnehmern aus vier Ländern (China, Japan, UK, USA) zeigten ebenfalls einen direkten Zusammenhang zwischen dem Verzehr von **rotem**

Sojaprodukte und Hypertonierisiko

Der Verzehr von Sojaprodukten war sowohl in klinischen Untersuchungen als auch in Bevölkerungsstudien in Asien invers mit dem Blutdruck assoziiert (He et al. 2005; Yang et al. 2005). Der genaue Wirkmechanismus ist bisher unklar. Diskutiert werden die antioxidativen und entzündungshemmenden Eigenschaften der in Sojaprodukten enthaltenen Isoflavone sowie verschiedene Eigenschaften des Sojaproteins (z. B. Aminosäurezusammensetzung). Bei westlichen Vegetariern mit vergleichsweise geringem Sojaverzehr dürfte die antihypertensive Wirkung von Sojaprodukten jedoch nur eine geringe Rolle spielen.

Fleisch und der Höhe des Blutdrucks (Tzoulaki et al. 2008). Eine rechnerische Steigerung des Verzehrs um 103 g pro Tag erhöhte den systolischen Blutdruck um 1,25 mmHg. Die Aufnahme von Nicht-Hämeisen, v. a. in pflanzlichen Lebensmitteln enthalten, war hingegen mit einer Absenkung des systolischen Blutdrucks verbunden.

Bei den mehr als 28 000 Teilnehmerinnen der Womens' Health Study erhöhte bereits der Verzehr von bis zu 0,5 Portionen rotem Fleisch pro Tag das Hypertonierisiko um 24 %, verglichen mit keinem Verzehr. Bei einem Verzehr von ≥ 1,5 Portionen stieg das Risiko um insgesamt 35 %. Der Verzehr von Geflügelfleisch hatte hingegen keinen Einfluss (Wang et al. 2008a).

Auch für **pflanzliches Protein** besteht ein inverser Zusammenhang mit der Höhe des Blutdrucks (Elliott et al. 2006). Als mögliche Ursache wird die unterschiedliche Zusammensetzung der Aminosäuren von pflanzlichem und tierischem Protein diskutiert sowie deren Interaktion mit Blutdruck senkenden Komponenten pflanzlicher Kostformen, wie Magnesium.

Fett

Nahrungsfett spielt abhängig von Zusammensetzung und Zufuhrmenge ebenfalls eine Rolle bei der Hypertonie. Insbesondere die einfach ungesättigte **Ölsäure** wirkt, im Austausch gegen gesättigte Fettsäuren, Blutdruck senkend. Die Wirkung verschwindet jedoch bei einer hohen Gesamtfettzufuhr (> 37 Energie%) (Rasmussen et al. 2006). Die Aufnahme von **Omega-3-Fettsäuren** mit der Nahrung zeigte in Bevölkerungsstudien eine inverse Beziehung mit dem Blutdruck (Ueshima et al. 2007). Dies gilt bei hyper- und normotensiven Personen für alle Omega-3-Fettsäuren, einschließlich der aus pflanzlichen Lebensmitteln stammenden α-Linolensäure. Insgesamt war der Blutdruck senkende Effekt jedoch gering (< 1 mmHg/1,9 g Omega-3-Fettsäuren und Tag).

Vegetarier nehmen weniger Gesamtfett, gesättigte Fettsäuren und Cholesterin auf als die Allgemeinbevölkerung (s. Kap. 8.2, S. 195). Die niedrigere Fettzufuhr von Vegetariern führt zu einer geringeren Nahrungsenergieaufnahme und trägt zur Vermeidung von Übergewicht als Risikofaktor der Hypertonie bei. Die höhere Zufuhr von einfach und mehrfach ungesättigten Fettsäuren begünstigt die Senkung des Blutdrucks. In der DASH-Studie wirkten sich eine Verringerung der Zufuhr an Gesamtfett und Cholesterin sowie der Austausch gesättigter Fettsäuren durch einfach ungesättigte positiv auf den Blutdruck aus (Miller et al. 2006).

Alkohol

Regelmäßiger Alkoholkonsum gilt als Risikofaktor der Hypertonie. Der Blutdruck steigernde Effekt wird mit etwa 1 mmHg pro 10 g konsumierten Alkohols, unabhängig von der Art des Getränks, angegeben (Puddey und Beilin 2006). Verschiedene Autoren kommen jedoch zu dem Schluss, dass die bei Vegetariern beobachteten niedrigeren Blutdruckwerte unabhängig vom Alkoholkonsum sind (Berkow und Barnard 2005). Außerdem zeigen neuere Untersuchungen, dass Vegetarier oft genauso viel und teilweise sogar mehr Alkohol konsumieren als Nicht-Vegetarier (s. Kap. 7.2, S. 102).

Abschließend kann gesagt werden, dass Vegetarier im Vergleich zu Nicht-Vegetariern niedrigere durchschnittliche Blutdruckwerte haben und seltener an Hypertonie leiden. Eine vegetarische Ernährung ist sowohl zur Prävention als auch zur Therapie einer bereits bestehenden Hypertonie geeignet. Dabei wirken zahlreiche Komponenten der vegetarischen Kost zusammen, sowohl über eine positive Beeinflussung des Körpergewichts als auch in jeweils unabhängiger Weise. Von Bedeutung sind insbesondere der reichliche Verzehr von Gemüse und Obst und die damit verbundene höhere Zufuhr von Kalium und Magnesium. Auch der geringere Verzehr von Fett, gesättigten Fettsäuren und Cholesterin sowie die höhere Aufnahme von einfach und mehrfach ungesättigten Fettsäuren tragen zur Blutdrucksenkung bei. Da auch Vegetarier teilweise eine überhöhte Natriumzufuhr aufweisen, würde eine verringerte Kochsalzaufnahme zu einer weiteren Reduzierung des Hypertonierisikos führen. Zusätzlich reduziert die vermehrte körperliche Aktivität von Vegetariern das Hypertonierisiko, v. a. über die Normalisierung des Körpergewichts.

7.6 Atherosklerose und Herz-Kreislauf-Erkrankungen

Herz-Kreislauf-Erkrankungen (kardiovaskuläre Erkrankungen) beruhen auf atherosklerotischen Veränderungen der arteriellen Blutgefäße. Die Atherosklerose ist eine krankhafte Verdickung und Verhärtung der Gefäßwand. Häufigste klinische Manifestation der Atherosklerose ist die koronare Herzkrankheit (KHK) mit ihren Ausprägungen Angina pectoris, Herzinsuffizienz, Herzrhythmusstörungen, Herzinfarkt und plötzlicher Herztod. Sind die hirnversorgenden Arterien betroffen, entwickeln sich Hirnblutungen sowie zerebrale Durchblutungsstörungen bis hin zum Hirninfarkt („Schlaganfall“). Bei einer Manifestation in den Beinen kommt es zur peripheren arteriellen Verschlusskrankheit (PAVK).

Häufigkeit

Herz-Kreislauf-Erkrankungen sind mit 30 % aller Todesfälle die **häufigste Todesursache** weltweit (WHO 2011). In Deutschland entfielen im Jahr 2010 etwa 41 % aller Todesfälle auf kardiovaskuläre Erkrankungen. Häufigste Einzelursache war der akute Herzinfarkt (Statistisches Bundesamt 2011).

Allerdings ist die **Mortalitätsrate** an Herz-Kreislauf-Erkrankungen in den meisten Industrieländern seit ihrem Höhepunkt in den 1960er und frühen 1970er Jahren zurückgegangen. In Westeuropa sank die Sterblichkeit zwischen 1970 und 2000 um 50 % (Männer) bzw. 65 % (Frauen) (Kesteloot et al. 2006). In Osteuropa, wo Prävalenz und Mortalität an Herz-Kreislauf-Erkrankungen deutlich höher sind als in Westeuropa, sinken die Mortalitätsraten wesentlich langsamer oder steigen sogar an (Allender et al. 2008, S. 8). Auch in vielen sog. Entwicklungsländern steigen Häufigkeit und Mortalität kardiovaskulärer Erkrankungen an. Weltweit ist die KHK die häufigste Todesursache bei der erwachsenen Bevölkerung, in den sog. Entwicklungsländern steht sie bereits an dritter Stelle. Mittlerweile treten 80 % aller Todesfälle durch Herz-Kreislauf-Erkrankungen in diesen Ländern auf (WHO 2003b, S. 17 u. 86; WHO 2011).

Pathogenese der Atherosklerose

Atherosklerotische Veränderungen beginnen bereits im Kindes- und Jugendalter mit der Ablagerung von Cholesterin und anderen Lipiden in der innersten Zellschicht (Intima) großer Arterien. Durch Lipidanhäufung, Migration und Proliferation glatter Muskelzellen, Makrophagenaktivierung und Vermehrung von Bindegewebszellen entstehen **atherosklerotische Plaques**, die in späteren Stadien nekrotisieren und verkalken. Dabei kann es, oft unter Beteiligung von Thromben, zur Verengung des Gefäßlumens bis hin zum völligen Verschluss kommen. Die mangelhafte Blutversorgung (Ischämie) von Geweben oder Organen führt dann in Abhängigkeit der Dauer des Sauerstoff- und Nährstoffmangels zu Schädigungen bis hin zum Absterben ganzer Gewebeareale. Herzinfarkt und Apoplexie (Hirninfarkt) sind die Folgen (Abb. 7.11, S. 132).

Die genauen Mechanismen der degenerativen Gefäßveränderungen sind noch nicht vollständig aufgeklärt. Diskutiert werden unter anderem die **Response-to-injury-Hypothese**, die nach Verletzungen des Endothels zur endothelialen Dysfunktion sowie zur Thrombozytenaggregation führt (Leitzmann et al. 2009, S. 345 f).

In der Folge wandern Monozyten aus der Blutbahn in den subendothelialen Raum, wo sie sich in Makrophagen umwandeln. Diese nehmen vermehrt oxidiertes LDL-Cholesterin auf, das abhängig von

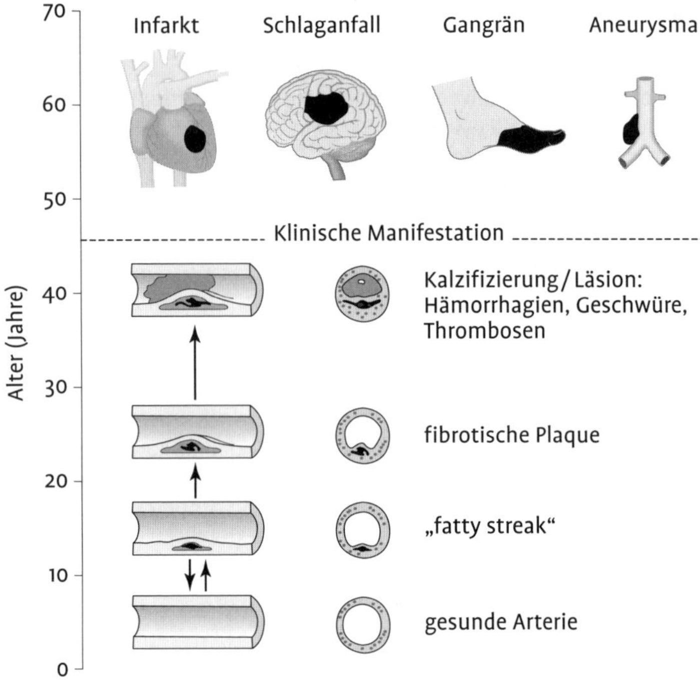

Abb. 7.11 *Entwicklung der Atherosklerose (nach McGill 1996)*

seiner Konzentration im Blut über Scavenger-Rezeptoren in die Endothelzellen gelangt. Folglich nehmen die Makrophagen unkontrolliert LDL-Cholesterin auf und werden zu lipidreichen Schaumzellen. Oxidiertes LDL-Cholesterin ist chemotaktisch für Monozyten und verstärkt dadurch deren weitere Aufnahme in die Gefäßwand. Die Anreicherung von Schaumzellen in der Gefäßwand bildet Fettstreifen (fatty streaks), das erste Stadium der Atherosklerose.

Die weitere Akkumulation von glatten Muskelzellen und Schaumzellen führt zur Bildung von atherosklerotischen Plaques. Dabei sterben die Schaumzellen zum Teil ab und werden durch Bindegewebe ersetzt. Letztlich führen Kalkeinlagerungen (Hydroxylapatit), Nekrosen und Ulzerationen zur Verdickung der Gefäßwand bis hin zum völligen Verschluss.

Die Entwicklung der Atherosklerose beginnt bereits in der Kindheit (Hong 2010). In Untersuchungen wiesen etwa 30 % der 8–11-Jährigen und 70 % der 12–15-Jährigen initiale Läsionen der Koronararterien auf (Stary 2000). Eine Rückbildung der Atherosklerose ist im Stadium der Fettstreifen noch möglich (Elmadfa und Leitzmann 2004, S. 539). Eine frühzeitige Modifikation der Risikofaktoren hat somit in der Prävention und Therapie der Atherosklerose höchste Priorität.

Kardiovaskuläre Risikofaktoren

An der Entstehung der Atherosklerose und ihrer Folgeerkrankungen sind mehrere **Risikofaktoren** beteiligt, deren gemeinsames Auftreten die Wahrscheinlichkeit einer Erkrankung begünstigt (nach Leitzmann et al. 2009, S. 352):

Nicht beeinflussbare Risikofaktoren:

- familiäre Disposition: frühzeitig aufgetretene kardiovaskuläre Erkrankungen in der Familie
- männliches Geschlecht
- Alter

Beeinflussbare Risikofaktoren:

- Hyper-und Dyslipoproteinämien
  - Hypercholesterinämie
  - hohes LDL-Cholesterin
  - niedriges HDL-Cholesterin
  - Hypertriglyzeridämie
  - erhöhtes Lp(a)
- Hypertonie
- Diabetes mellitus
- Gerinnungsfaktoren (Hyperfibrinogenämie u. a.)
- Inflammation
- Hyperhomocysteinämie
- abdominale Adipositas
- Ernährungsweise (u. a. zu geringer Obst- und Gemüseverzehr, zu hoher Alkoholkonsum)
- körperliche Inaktivität
- Rauchen
- psychosoziale Faktoren, Depression

Das Ausmaß und erste klinische Symptome der atherosklerotischen Gefäßveränderungen hängen von der Zahl und Intensität der Risikofaktoren sowie der Zeitdauer der Einwirkung ab (Kasper 2009, S. 335). Einige Faktoren, wie Alter, Geschlecht und genetische Veranlagung, sind nicht beeinflussbar. Die meisten Risikofaktoren sind hingegen durch Lebensstilveränderungen gut modifizierbar.

Viele der Risikofaktoren stehen in Wechselwirkung miteinander. Berechnungen der Interheart-Studie, einer in 52 Ländern durchgeführten Fall-Kontroll-Studie, ergaben, dass durch täglichen Gemüse- und Obstverzehr, ausreichende körperliche Aktivität und dem Meiden von Zigarettenrauch das Risiko eines Herzinfarkts um etwa 80 % gesenkt werden kann (Yusuf et al. 2004).

Eine internationale Expertenkommission der European Society of Cardiology (ESC) und anderer Organisationen hat Richtlinien zur **Prävention** atherosklerotisch bedingter kardiovaskulärer Erkrankungen erstellt, in denen die Kennzeichen eines Herz-Kreislauf-Erkrankungen vorbeugenden Lebensstils genannt werden (nach Graham et al. 2007):

- Nichtrauchen
- gesundheitsfördernde Lebensmittelauswahl
- Bewegung: moderate körperliche Aktivität mindestens 30 min pro Tag
- BMI < 25 kg/m^2 sowie Vermeidung abdominaler Adipositas
- Blutdruck < 140/90 mmHg
- Gesamtcholesterin < 190 mg/dl
- LDL-Cholesterin < 115 mg/dl
- Blutglukose < 110 mg/dl

Vegetarier sind aufgrund ihrer Ernährungs- und Lebensweise weniger von atherogenen Risikofaktoren betroffen, ihre Morbidität und Mortalität an koronarer Herzkrankheit liegen deshalb niedriger als bei Nicht-Vegetariern.

Abb. 7.12 *Proportionale Sterblichkeitsrate an ischämischen Herzkrankheiten bei Vegetariern und Nicht-Vegetariern in vier prospektiven Studien (n = 66 294) (eigene Abb. nach Key et al. 1999a)*

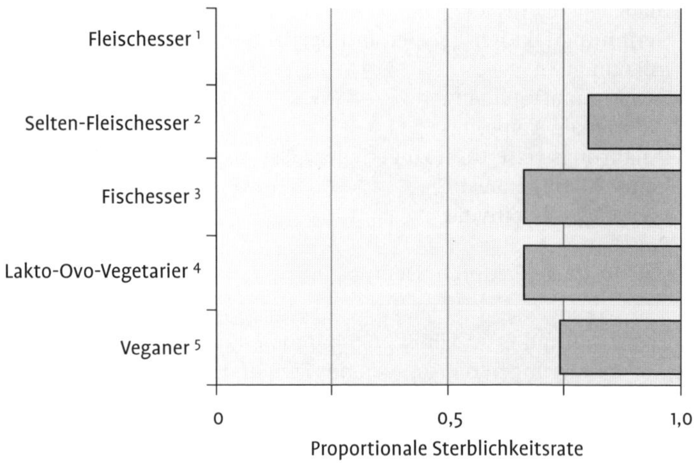

[1] Referenzgruppe: Fleischverzehr ≥ 1 x / Woche
[2] Fleischverzehr < 1 x / Woche
[3] kein Fleisch-, aber Fischverzehr
[4] kein Verzehr von Fleisch und Fisch, aber von Milchprodukten und/oder Ei
[5] kein Verzehr von Fleisch, Fisch, Milchprodukten und Ei

Alle Daten adjustiert für Alter, Geschlecht und Rauchen.

Eine Analyse von vier prospektiven Studien mit einer Teilnehmerzahl von mehr als 66 000 Personen (davon über 24 000 Vegetarier) ergab, dass die Sterblichkeit an ischämischen Herzkrankheiten bei Vegetariern 24 % niedriger war als bei Nicht-Vegetariern (Key et al. 1999a) (Abb. 7.12). Im Vergleich zu ihren nichtvegetarischen Geschlechtsgenossen war die Mortalität bei vegetarisch lebenden Männern 31 % und bei vegetarisch lebenden Frauen 20 % niedriger. Die geringere Mortalität an ischämischen Herzkrankheiten zeigte sich besonders bei Vegetariern, die jünger als 80 Jahre waren und seit mindestens fünf Jahren vegetarisch lebten. Nach Berechnung der Autoren wären jährlich etwa 40 000 Todesfälle durch ischämische Herzkrankheit vermeidbar, wenn sich die Bevölkerung Großbritanniens vegetarisch ernähren würde (Key et al. 1999b).

Bei einer Untersuchung mit über 34 000 männlichen Siebenten-Tags-Adventisten in den USA hatten Vegetarier im Vergleich zu Nicht-Vegetariern eine 37 % geringere Wahrscheinlichkeit, im Laufe ihres Lebens eine ischämische Herzkrankheit zu entwickeln (Fraser 1999).

Eine aktuelle Auswertung der EPIC-Oxford-Studie (etwa 44 500 Teilnehmer, davon 34 % Vegetarier) ermittelte nach 11-jährigem Follow-up für Vegetarier ein 32 % niedrigeres Risiko, eine ischämische Herzkrankheit zu entwickeln, im Vergleich zu Nicht-Vegetariern. Unter Berücksichtigung des BMI verringerte sich der Unterschied geringfügig auf 28 %. Das geringere Risiko war bei rauchenden und nicht rauchenden Vegetariern gleich (Crowe et al. 2013).

Auch eine neuere Meta-Analyse von sieben Studien mit etwa 125 000 Teilnehmern bestätigt diese Befunde: Die untersuchten Vegetarier hatten im Vergleich zu den Nicht-Vegetariern ein signifikant niedrigeres Mortalitätsrisiko an ischämischer Herzkrankheit (–29 %) (Huang et al. 2012).

Die Zusammenhänge zwischen dem geringeren kardiovaskulären Risiko und vegetarischer Lebensweise werden im Folgenden für die einzelnen Risikofaktoren erläutert.

Rauchen

Vegetarier rauchen deutlich weniger als Nicht-Vegetarier (4–16 vs. 30 %) (s. Kap. 7.2, S. 100). Das Meiden von Tabakrauch trägt in erheblichem Maße zum Schutz vor kardiovaskulären Erkrankungen bei (White 2007).

Hypercholesterinämie

Zwischen der Höhe der **LDL-Cholesterinkonzentration** im Serum und der Häufigkeit kardiovaskulärer Erkrankungen besteht eine direkte positive Korrelation (Elmadfa und Leitzmann 2004, S. 540). Mit steigender LDL-Cholesterinkonzentration steigt die Wahrscheinlichkeit, dass oxidiertes, atherogenes LDL entsteht. Eine Hypercholesterinämie ist der wichtigste Risikofaktor der koronaren Herzkrankheit, insbesondere für den Herzinfarkt.

Während ein hoher LDL-Cholesterinspiegel das kardiovaskuläre Risiko erhöht, wirkt eine hohe **HDL-Cholesterinkonzentration** protektiv. LDL-Partikel sind sehr cholesterinreich und stellen der Peripherie Cholesterin zur Verfügung. HDL-Partikel transportieren Cholesterin zurück zur Leber, wo es zu Gallensäuren abgebaut und teilweise ausgeschieden wird. Neben dem Cholesterinrücktransport besitzt HDL weitere antiatherogene Eigenschaften, die noch nicht vollständig aufgeklärt sind. Hierzu zählen positive Wirkungen auf Oxidations- und Entzündungsvorgänge, die Thrombosebildung sowie die Endothelialfunktion (Florentin et al. 2008).

Die **polygene Hypercholesterinämie** ist die häufigste Form der Hypercholesterinämie, die bei entsprechender genetischer Disposition unter der in den westlichen Industrieländern üblichen hyperenergetischen und fettreichen Ernährungsweise zum Tragen kommt. Sie geht mit einem hohen Atheroskleroserisiko einher und ist bei einem Großteil der Bevölkerung nachweisbar (Kasper 2009, S. 333f). Der Blutcholesterinspiegel steigt altersabhängig an und erreicht zwischen dem 60. und 70. Lebensjahr seinen Höhepunkt (Richter et al. 2004). Dieser Anstieg ist maßgeblich auf die Erhöhung der LDL-Cholesterinkonzentration zurückzuführen.

Die Beziehung zwischen der Höhe der Lipidkonzentration im Serum und dem kardiovaskulären Risiko ist fließend; ein Schwellenwert, unterhalb dessen diese Relation nicht mehr gilt, ist nicht

Tab. 7.10 Grenzwerte für Plasmakonzentrationen von Lipiden und Lipoproteinen (nach Leitzmann et al. 2009, S. 333 u. 356)

Lipid- und Lipoproteinfraktion	Grenzwert (mg/dl)
Gesamtcholesterin	< 200
LDL-Cholesterin	
0–1 kardiovaskuläre Risikofaktoren	< 160
mindestens 2 kardiovaskuläre Risikofaktoren	< 130
bekannte KHK oder äquivalente Erkrankung	< 100
HDL-Cholesterin	
Männer	> 40
Frauen	> 50
Triglyzeride	< 150
Lipoprotein(a)	< 30

bekannt. Für die klinische Praxis definierte **Grenzwerte** müssen deshalb im Zusammenhang mit dem individuellen Risiko gesehen werden. Als Risikofaktoren für die KHK gelten Plasmaspiegel von LDL-Cholesterin > 130 mg/dl, HDL-Cholesterin < 40 mg/dl (Männer) bzw. < 50 mg/dl (Frauen) und Gesamtcholesterin > 200 mg/dl. Das Verhältnis von Gesamtcholesterin zu HDL-Cholesterin sollte < 5 betragen (Tab. 7.10).

Mit jeder Reduktion der LDL-Konzentration um 40 mg/dl (1 mmol/l) kann das Risiko für kardiovaskuläre Ereignisse um etwa 20 % reduziert werden (Graham et al. 2007). Der Nutzen der Lipidsenkung ist bei Personen mit höherer Plasmakonzentration deutlich größer als bei solchen mit niedrigen.

Die kardioprotektive Wirkung von Omega-3-Fettsäuren

Die mehrfach ungesättigten Omega-3-Fettsäuren, insbesondere die Eicosapentaensäure (EPA) aus Kaltwasserfischen, haben zahlreiche antiatherosklerotische Eigenschaften. EPA hemmt einerseits die Synthese entzündungs- und aggregationsfördernder Eicosanoide und wirkt so der Thrombogenese entgegen. Andererseits entstehen aus EPA verschiedene Substanzen, die eine Thrombozytenaggregation und damit das Atheroskleroserisiko vermindern.

Außerdem senken Omega-3-Fettsäuren im Serum die Triglyzerid- und LDL-Cholesterinkonzentration sowie (in geringem Maße) den Blutdruck. Zu einer Senkung der LDL-Konzentration kommt es jedoch nur bei hohen Ausgangswerten. Auch das Risiko für Herzrhythmusstörungen und den plötzlichen Herztod wird durch Omega-3-Fettsäuren verringert. Für Vegetarier sind pflanzliche Öle wie Lein-, Raps-, Soja- und Walnussöl empfehlenswerte Quellen für Omega-3-Fettsäuren. Die dort reichlich enthaltene α-Linolensäure kann, wenn auch in beschränktem Maße, in die biologisch aktive EPA umgewandelt werden (s. Kap. 9.5, S. 237). Eine Reihe von epidemiologischen Studien, wie die Nurses' Health Study (NHS), hat gezeigt, dass ein regelmäßiger hoher Verzehr von α-Linolensäure mit einer vergleichsweise niedrigen KHK-Rate sowie einem Rückgang der Häufigkeit und Letalität des Herzinfarkts einhergeht (de Lorgeril und Salen 2004; Campos et al. 2008).

Die Ernährungs- und Lebensweise hat einen maßgeblichen Einfluss auf die Cholesterinkonzentration und die Zusammensetzung der Lipoproteine im Blut. Eine hohe Zufuhr an Nahrungsenergie, gesättigten Fettsäuren und trans-Fettsäuren erhöht die LDL-Cholesterinkonzentration.

Ein Austausch **gesättigter Fettsäuren** durch einfach und mehrfach ungesättigte Fettsäuren senkt den Blutcholesterinspiegel effektiv. Besondere Bedeutung kommt dabei den einfach ungesättigten Fettsäuren zu, etwa der in Olivenöl reichlich vorhandenen Ölsäure. Sie führt zu einer Abnahme der LDL-Konzentration, während mehrfach ungesättigte Fettsäuren auch das kardioprotektive HDL-Cholesterin absenken.

Trans-Fettsäuren erhöhen das LDL- und senken gleichzeitig das HDL-Cholesterin, dadurch verschlechtert sich das Verhältnis von

Gesamt- zu HDL-Cholesterin. Verglichen mit gesättigten Fettsäuren, die ebenfalls zur Erhöhung von LDL-Cholesterin führen, aber das HDL-Cholesterin nicht senken, ist ihr Einfluss auf das Lipidprofil ungünstiger (Leitzmann et al. 2009, S. 335).

Trans-Fettsäuren in Lebensmitteln
Trans-Fettsäuren kommen in geringen Mengen (3–6 % des Gesamtgehalts an Fettsäuren) im Fleisch von Wiederkäuern sowie in Butter und anderen Milchprodukten vor. Größere Mengen entstanden in der Vergangenheit bei der industriellen Fetthärtung. Aufgrund verbesserter Techniken liegen die Gehalte an trans-Fettsäuren in den meisten Speisefetten inzwischen unter 1–2 %. Manche Produkte, bei deren Herstellung gehärtete Fette eingesetzt werden, enthalten aber auch heute noch teilweise hohe Mengen an trans-Fettsäuren. So schwanken die Gehalte bei Trocken- und Feinbackwaren (z. B. Zwieback, Cracker, Kekse usw.), Pommes frites, Trockensuppen sowie einigen Frühstücksflocken mit Fettzusatz, Süßwaren und Snacks, je nach Art des verwendeten Fettes, zwischen unter 1 % und bis zu 30 % des Gesamtgehalts an Fettsäuren (BFR 2006, S. 3). Eine hohe Zufuhr an trans-Fettsäuren ist bei Personen zu beobachten, die häufig Fast Food, frittierte Produkte und insgesamt stark verarbeitete Lebensmittel konsumieren.

Nahrungscholesterin kann die Serumcholesterinkonzentration erhöhen. Bei manchen Menschen wird der Blutcholesterinspiegel durch das aufgenommene Nahrungscholesterin kaum oder gar nicht beeinflusst (Hyporesponder), andere reagieren auf eine Erhöhung der exogenen Zufuhr mit einer starken Erhöhung der Gesamtcholesterinkonzentration im Blut (Hyperresponder). Vermut-

Tab. 7.11 Empfehlungen für die Zufuhr von Fett, Fettsäuren und Cholesterin (nach DGE et al. 2008, S. 43 ff)

Nährstoff	Richtwert bzw. empfohlene Zufuhr
Fett*	30 Energie %
gesättigte Fettsäuren	≤ 10 Energie %
einfach ungesättigte Fettsäuren**	≥ 13 Energie %
mehrfach ungesättigte Fettsäuren***	~ 7 Energie %
Verhältnis von gesättigten zu ungesättigten Fettsäuren	1 : 2
Verhältnis von Linolsäure (Omega-6) zu α-Linolensäure (Omega-3)	5 : 1
Cholesterin	< 300 mg/d

* bezieht sich auf einen PAL(*physical activity level*)-Wert von 1,4; bei einem PAL ≥ 1,7 bis zu 35 %
** die Obergrenze ergibt sich aus der Differenz von gesättigten und mehrfach ungesättigten Fettsäuren zum Gesamtfett
*** bis zu 10 %, wenn die Zufuhr gesättigter Fettsäuren 10 % überschreitet

lich reduzieren Hyporesponder die endogene Cholesterinsynthese bei erhöhter Zufuhr (Leitzmann et al. 2009, S. 334)

Da Cholesterin nur in tierischen Lebensmitteln vorkommt, ist mit steigender Cholesterinzufuhr eine höhere Zufuhr von Gesamtfett und gesättigten Fettsäuren sowie eine geringere Zufuhr von Ballaststoffen und sekundären Pflanzenstoffen verbunden. Da Laborbefunde keine Unterscheidung in Hypo- und Hyperresponder erlauben, liegt der Richtwert der Cholesterinaufnahme für alle Personen bei maximal 300 mg/d. Empfehlungen für eine fettmoderate Ernährung umfassen die Quantität und Qualität der Fette sowie die Nahrungscholesterinmenge (Tab. 7.11).

Die evidenzbasierte DGE-Leitlinie zu Fettkonsum und Prävention ernährungsmitbedingter Krankheiten bewertete die Studienlage zum Einfluss von Nahrungsfett auf Herz-Kreislauf-Erkrankungen (DGE 2006). Mit überzeugender Evidenz haben langkettige Omega-3-Fettsäuren eine protektive und Trans-Fettsäuren eine schädliche Wirkung auf die KHK. Die schädliche Wirkung von gesättigten Fettsäuren sowie die protektive Wirkung von Omega-6-Fettsäuren wird als möglich eingestuft.

Vegetarier weisen insgesamt günstigere Blutlipidwerte als Nicht-Vegetarier auf (Key und Appleby 2001, S. 35 f), denn ihre Blutkonzentrationen an **Gesamtcholesterin** und **LDL-Cholesterin** liegen meist deutlich unter denen von Nicht-Vegetariern.

Bei den Teilnehmern (n = 3277) der Oxford Vegetarian Study hatten die Vegetarier im Vergleich zu den Omnivoren eine durchschnittlich um 16 mg/dl (0,43 mmol/l) niedrigere Gesamtcholesterinkonzentration (Tab. 7.12). Bei den Veganern lag die durchschnittliche Konzentration von Gesamtcholesterin 39 mg/dl (1,02 mmol/l) unter der von Omnivoren. Die Unterschiede entfielen fast vollständig auf die LDL-Fraktion. Auch in anderen Untersuchungen weisen Veganer günstigere Serumlipidkonzentrationen auf als Lakto-(Ovo-) Vegetarier (Toohey et al. 1998).

In der Lipid-Studie Leipzig wurde die altersabhängige Veränderung des Lipidstoffwechsels bei 10 550 Mischköstlern und 417 Vege-

Tab. 7.12 Serumcholesterinkonzentrationen bei Vegetariern und Nicht-Vegetariern der Oxford Vegetarian Study (nach Key und Appleby 2001, S. 36)

Gruppe	n	Serumcholesterin (mg/dl)*		
		Gesamt	LDL	HDL
Fleischesser	1198	205	124	58
Lakto-Ovo-Vegetarier	1550	189	104	58
Veganer	114	166	89	58

* adjustiert für Alter und Geschlecht

tariern untersucht. Die Vegetarier wiesen insgesamt niedrigere Konzentrationen an Gesamt- und Nicht-HDL-Cholesterin auf (Richter et al. 2004). Zudem war der altersabhängige Anstieg der atherogenen Lipoproteine bei den Vegetariern, insbesondere im jungen Erwachsenenalter, wesentlich geringer ausgeprägt.

Die **HDL-Cholesterinkonzentrationen** von Vegetariern sind in den verschiedenen Untersuchungen uneinheitlich und liegen sowohl höher als auch niedriger als die nichtvegetarischer Vergleichsgruppen. In der Oxford Vegetarian Study waren die Werte bei Veganern, Vegetariern und Omnivoren etwa gleich. Derzeit ist unklar, ob die bei einigen Vegetariern gemessenen niedrigen HDL-Cholesterinkonzentrationen der kardioprotektiven Wirkung der niedrigen LDL-Cholesterinkonzentrationen teilweise entgegen wirken (Key und Appleby 2001, S. 37).

In der Gießener Vollwert-Ernährungs-Studie waren die HDL-Cholesterinkonzentrationen der vegetarischen Vollwertköstlerinnen, aber auch der Wenig-Fleischesserinnen, signifikant höher als die der omnivoren Vergleichsgruppe (Hoffmann et al. 2001). Offenbar führt unter anderem eine langfristig praktizierte präventive Kostform mit einem hohen Anteil pflanzlicher Lebensmittel zu einem günstigen Lipidprofil.

Interventionsstudien, bei denen die Teilnehmer von einer Mischkost zu einer vegetarischen Ernährung wechselten, zeigen positive Einflüsse auf das Lipidprofil. In England führte eine selbst gewählte vegetarische Kost während des Beobachtungszeitraums von sechs Monaten bei den Teilnehmern (n = 43) zu einem Anstieg der HDL-Cholesterinkonzentration um 21 % (Robinson et al. 2002). Die Gesamtcholesterinkonzentration blieb unverändert. Die Teilnehmer nahmen nach der Ernährungsumstellung signifikant weniger Nahrungsenergie und gesättigte Fettsäuren sowie mehr Kohlenhydrate und Ballaststoffe auf.

In einer deutschen Studie wurden die Auswirkungen einer laktovegetarischen Kost sowie einer fettmodifizierten und cholesterinreduzierten Mischkost auf Blutparameter von je 151 Herzpatienten verglichen. Während des stationären Beobachtungszeitraums von 24 Tagen sanken bei der vegetarischen Gruppe im Vergleich zur Kontrollgruppe Gesamtcholesterin (31,1 vs. 16,9 mg/dl) und LDL-Cholesterin (27,7 vs. 11,8 mg/dl) in signifikant höherem Ausmaß. Die HDL-Cholesterinkonzentration hatte sich nicht verändert. Ein Jahr nach der Intervention hatten etwa zwei Drittel der Patienten aus der vegetarischen Gruppe eine Reduzierung ihres Fleisch- und Wurstverzehrs beibehalten, etwa 5 % ernährten sich noch immer lakto-vegetarisch. Die positiven Wirkungen auf das Lipidprofil waren weiterhin zu beobachten (Brestrich et al. 1996).

Ein Review über 14 Interventionsstudien zeigte, dass das Praktizieren von pflanzenbasierten Kostformen zu niedrigeren Plasma-

Lipidkonzentrationen führt. So verringerten sich die Triglyzerid- und LDL-Cholesterinkonzentrationen bei überwiegend pflanzlichen bzw. lakto-ovo-vegetarischen Interventionen um durchschnittlich 10–15 % und bei veganen Interventionen um 15–25 % (FERDOWSIAN und BARNARD 2009).

Vegetarier nehmen weniger tierische Fette und damit weniger gesättigte Fettsäuren und Cholesterin sowie mehr ungesättigte Fettsäuren und Ballaststoffe auf als Nicht-Vegetarier. Dies wirkt sich günstig auf das Lipidprofil aus. Insofern ist es naheliegend, dass die in epidemiologischen Studien beobachtete niedrigere Sterblichkeit von Vegetariern an Herz-Kreislauf-Erkrankungen zu einem großen Teil auf die niedrigeren Blutkonzentrationen von Gesamt- und LDL-Cholesterin zurückzuführen ist (KEY und APPLEBY 2001, S. 46).

Ein weiterer Grund für die geringere Atheroskleroseprävalenz bei Vegetariern liegt darin, dass das LDL-Cholesterin von Vegetariern offenbar besser vor **Oxidation** geschützt ist als das von Omnivoren (LU et al. 2000). Das Ausmaß der LDL-Oxidation wird wesentlich von der Zufuhr an Antioxidanzien bestimmt (KASPER 2009, S. 335). Vegetarische Kostformen enthalten hohe Anteile antioxidativer Substanzen, wie Vitamin E und C, β-Carotin und Polyphenole, die insbesondere die mehrfach ungesättigten Fettsäuren in den LDL-Partikeln vor Oxidation schützen können. Langjährige Vegetarier wiesen in Untersuchungen einen besseren antioxidativen Status auf als omnivore Vergleichsgruppen (KRAJCOVICOVÁ-KUDLÁCKOVÁ et al. 1996; SZETO et al. 2004, KIM et al. 2012).

Vegetarier, insbesondere Veganer, nehmen nur geringe bis keine Mengen der langkettigen Omega-3-Fettsäuren EPA und DHA auf (s. Kap. 9.5, S. 244f). Zudem ist die Konversion von α-Linolensäure zu EPA und DHA durch die gleichzeitig hohe Linolsäurezufuhr deutlich limitiert. Ob und inwieweit die niedrigen EPA- und DHA-Plasmaspiegel von Vegetariern dem ansonsten günstigeren kardiovaskulären Risikoprofil entgegenwirken, ist noch unklar (MANGAT 2009). Denkbar ist jedoch, dass eine optimierte Zufuhr langkettiger Omega-3-Fettsäuren das niedrige kardiovaskuläre Risiko von Vegetariern und Veganern weiter verbessern könnte (LI 2011).

Hypertriglyzeridämie

Eine erhöhte Triglyzeridkonzentration im Serum stellt einen unabhängigen Risikofaktor der KHK dar und ist mit einer erhöhten Herzinfarkt- und Sterblichkeitsrate assoziiert (NORDESTGAARD et al. 2007; YUAN et al. 2007). Eine Meta-Analyse von 17 epidemiologischen Studien ergab, dass bei einer Erhöhung der Triglyzeridkonzentration um 89 mg/dl (1 mmol/l) das kardiovaskuläre Risiko bei Frauen um 76 % und bei Männern um 31 % ansteigt (AUSTIN 1999). Triglyzeridkonzentrationen > 150 mg/dl (1,7 mmol/l) im Nüchternblut gelten als Marker für ein erhöhtes Risiko, insbesondere wenn gleichzeitig niedrige HDL-Cholesterinkonzentrationen vorliegen (Graham et al. 2007).

Vegetarier weisen in einigen Untersuchungen niedrigere Triglyzeridkonzentrationen auf als Omnivoren (De Biase et al. 2007; Nakamoto et al. 2008), in anderen gibt es keine Unterschiede (Woo et al. 1998).

Eine Meta-Analyse (12 Studien, 1300 Teilnehmer) zeigte in Industrieländern nicht signifikant, aber in Entwicklungsländern signifikant niedrigere Triglyzeridkonzentrationen bei Vegetariern im Vergleich zu Nicht-Vegetariern (Zhang et al. 2013).

Hypertonie

Eine Hypertonie liegt bei einem dauerhaft erhöhten systolischen Blutdruck von > 140 mmHg systolisch und > 90 mmHg diastolisch vor (140/90 mmHg) (s. Kap. 7.5, S. 121). Bluthochdruck ist ein anerkannter Risikofaktor für eine frühzeitige Atherosklerose (Elmadfa und Leitzmann 2004, S. 541). Unabhängig von anderen Risikofaktoren besteht eine direkte Beziehung zwischen der Höhe des Blutdrucks und dem Risiko für kardiovaskuläre Erkrankungen (koronare Herzkrankheit, Hirninfarkt, periphere arterielle Verschlusskrankheit).

Vegetarier, insbesondere Veganer, haben im Vergleich zu Nicht-Vegetariern niedrigere durchschnittliche Blutdruckwerte und erkranken deutlich seltener an Hypertonie (s. Kap. 7.5, S. 123). Diese Wirkungen lassen sich auf verschiedene Faktoren der vegetarischen Kost zurückführen:

- positive Beeinflussung des Körpergewichts
- hohe Kalium- und Magnesiumzufuhr durch reichlichen Obst- und Gemüseverzehr
- geringerer Verzehr von Fett, gesättigten Fettsäuren und Cholesterin
- höherer Verzehr von einfach und mehrfach ungesättigten Fettsäuren

Insbesondere Kalium hat eine Blutdruck senkende Wirkung. Die Kochsalz- bzw. Natriumzufuhr korreliert bei vielen Menschen mit der Höhe des Blutdrucks. Vegetarier nehmen teilweise genauso viel Kochsalz auf wie Nicht-Vegetarier. Die niedrigeren Blutdruckwerte von Vegetariern sind daher unabhängig von der Natriumzufuhr, was auch die vorliegenden Beobachtungs- und Interventionsstudien zeigen.

Auf **Lebensmittelebene** ist der Verzehr von Vollgetreide, Obst und Nüssen negativ, der von rotem Fleisch sowie Fleischprodukten positiv mit einem erhöhten Blutdruck assoziiert. Auch regelmäßiger Alkoholkonsum wirkt sich, bei Männern stärker als bei Frauen, Blutdruck erhöhend aus. Neue Studien zeigen, dass Vegetarier teilweise genauso viel Alkohol trinken wie nichtvegetarische Vergleichsgruppen, sodass hier kein präventiver Vorteil gegeben ist. Die vermehrte körperliche Aktivität von Vegetariern verringert hingegen, v. a. über die Normalisierung des Körpergewichts, das Hypertonierisiko.

Beim Vergleich von jeweils gesunden Vegetariern und Omnivoren mit identischem atherosklerotischen Risikoprofil (z. B. gleicher Blutdruck [122/78 mmHg], gleiches Lipidprofil, kein Vorliegen von Diabetes mellitus) zeigten die Gefäße von Vegetariern eine bessere Funktion der Gefäßerweiterung (Vasodilatation) (Lin et al. 2001). Die günstigen Wirkungen auf das Gefäßendothel und auf die glatte Gefäßmuskulatur waren auf die unterschiedliche Ernährungsweise zurückzuführen und unabhängig von anderen bekannten atherosklerotischen Risikofaktoren. Das Ausmaß der Vasodilatation korrelierte mit der Dauer der vegetarischen Ernährung.

Unabhängig vom Blutdruck stellt ein hoher **Salzkonsum** einen kardiovaskulären Risikofaktor dar (Klaus et al. 2010). Eine Meta-Analyse von 13 Studien mit über 170 000 Teilnehmern ergab, dass eine Steigerung des Kochsalzkonsums um 5 g/d das Risiko für einen Schlaganfall um 23 % und das Auftreten einer Herz-Kreislauf-Erkrankung um 17 % erhöht (Strazzullo et al. 2009).

Diabetes mellitus

Sowohl Diabetes mellitus Typ 1 als auch Typ 2 sind mit einem erhöhten kardiovaskulären Risiko verbunden. Als diabetische Spätschäden sind Herz-Kreislauf-Krankheiten in Folge von atherosklerotischen Gefäßerkrankungen die häufigste Todesursache bei Diabetikern (etwa 60 %). Bei Männern steigt das Herzinfarktrisiko auf mehr als das 3-fache, bei Frauen sogar auf das 6-fache (RKI 2005, S. 20).

Wesentlicher Risikofaktor für die diabetischen Makroangiopathien (s. Kap. 7.4, S. 114) ist die diabetische Dyslipoproteinämie. Die Lipidperoxidation fördert die Bildung von *advanced glycation end products* (AGEs). Diese irreversiblen Glykosylierungsprodukte entstehen durch nichtenzymatische Proteinglykosylierung und oxidative Prozesse. Ihre Bildung erfolgt proportional zur Glukosekonzentration und zur Dauer der erhöhten Glukosekonzentration (Leitzmann et al. 2009, S. 315 f). AGEs tragen über verschiedene Mechanismen zur Schädigung der Endothelzellen bei und fördern dadurch atherosklerotische Gefäßveränderungen (Yamagishi et al. 2005).

Vegetarier erkranken wesentlich seltener an Diabetes mellitus als die Allgemeinbevölkerung (s. Kap. 7.4, S. 115). Zudem weisen

Vegetarier im Vergleich zu Mischköstlern niedrigere Nüchternblutglukose- und -insulinwerte sowie eine höhere Insulinsensitivität auf. Als wesentliche Ursache dafür gelten das niedrigere Körpergewicht und die höhere Ballaststoffzufuhr von Vegetariern. Ballaststoffe verzögern die Freisetzung der Nährstoffe und die Glukoseresorption. Dadurch verläuft die postprandiale Blutglukosekurve flacher und unerwünscht hohe Blutzuckerspitzen mit nachfolgend hoher Insulinausschüttung werden vermieden. Dies erhöht die Insulinsensitivität der peripheren Gewebe, reduziert den Insulinbedarf und beugt damit der Entstehung des Diabetes mellitus Typ 2 vor.

Umgekehrt zeigen verschiedene prospektive Kohortenstudien, dass der regelmäßige Verzehr von Fleisch, insbesondere von Fleischprodukten, das Diabetesrisiko erhöht. Zu diesem unabhängigen, risikosteigernden Effekt tragen vermutlich die mit dem Fleischverzehr verbundende höhere Aufnahme von gesättigten Fettsäuren, Stickstoffverbindungen (v.a. Nitrit und Nitrosamine) sowie Hämeisen bei.

Abb. 7.13 *Kardiovaskuläres Risiko in Abhängigkeit vom BMI nach Daten der Physicians' Health Study und der Women's Health Study (eigene Abb. nach* GELBER *et al. 2008)*

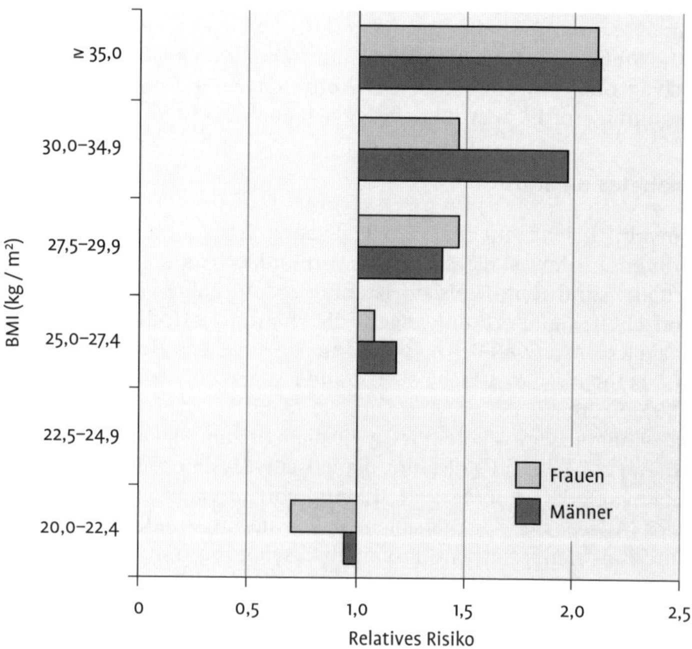

Adjustiert für Alter, körperliche Aktivität, Rauchen, Alkoholkonsum und Familienanamnese (Herzinfarkt vor dem 60. Lebensjahr). Relatives Risiko bei Normalgewicht (BMI 22,5-24,9) = 1,0.

Übergewicht und Adipositas

Übergewicht begünstigt weitere kardiovaskuläre Risikofaktoren, wie Dyslipoproteinämie, Hypertonie und Diabetes mellitus. Dabei erhöht Übergewicht den Blutdruck sowie den Serumcholesterinspiegel bei gleichzeitiger Absenkung der HDL-Cholesterinkonzentration und fördert eine gestörte Glukosetoleranz (s. Kap. 7.3, S. 106). Ein überhöhtes Körpergewicht stellt jedoch auch einen eigenständigen, unabhängigen Risikofaktor für Herz-Kreislauf-Krankheiten dar (Poirier et al. 2006). Eine Fettanhäufung im Oberbauch (androider Typ) geht dabei häufiger mit kardiovaskulären Erkrankungen einher als eine Fettverteilung an Hüfte, Oberschenkel und Gesäß (gynoider Typ).

Eine neue Auswertung der Physicians' Health Study (n = 16332 Männer) und der Women's Health Study (n = 32700 Frauen) zeigt, dass das kardiovaskuläre Risiko linear und signifikant mit dem BMI ansteigt (Gelber et al. 2008). Verglichen mit einem BMI im Bereich des Normalgewichts (BMI 22,5–24,9) verdoppelt sich bei Männern das koronare Risiko ab einem BMI von ≥ 30, bei Frauen ab einem BMI von ≥ 35 (Abb. 7.13).

Vegetarier, insbesondere Veganer, sind wesentlich seltener übergewichtig oder adipös als Nicht-Vegetarier (s. Kap. 7.3, S. 110). Entsprechend niedriger ist ihr Risiko, Herz-Kreislauf-Krankheiten zu entwickeln.

Körperliche Aktivität

Bewegungsmangel ist ein unabhängiger Risikofaktor für Herz-Kreislauf-Erkrankungen. In Beobachtungsstudien war die kardiovaskuläre Mortalität bei körperlich inaktiven Frauen (< 1 Stunde Sport pro Woche) doppelt so hoch wie bei körperlich aktiven. Außerdem war die Gesamtsterblichkeit um 52 % erhöht (Hu et al. 2004).

Personen mit regelmäßigem Training haben einen geringeren Körperfettanteil, höhere HDL-, niedrigere LDL-Cholesterin- und Triglyzeridkonzentrationen, eine größere Insulinsensitivität sowie niedrigere Blutglukosespiegel und einen niedrigeren Blutdruck (Leitzmann et al. 2009, S. 360). Erwachsenen wird empfohlen, sich täglich mindestens 30 Minuten moderat zu bewegen (z. B. Radfahren, zügiges Spazierengehen). Für einen optimalen Nutzen sollten drei Ausdauertrainingseinheiten (je 20–60 Minuten) und zwei bis drei kraft- und beweglichkeitsorientierte Trainingseinheiten pro Woche absolviert werden.

Vegetarier sind im Vergleich zu Nicht-Vegetariern häufiger sportlich aktiv (s. Kap. 7.2, S. 100); dies trägt zur Verminderung des Atheroskleroserisikos bei.

Homocysteinämie bei Veganern

In der Deutschen Vegan-Studie wurden bei über 70 % der Veganer Homocysteinplasmaspiegel von > 10 µmol/l gemessen (Allgemeinbevölkerung: 10 %), 45 % der Veganer hatten Werte > 15 µmol/l. Die Höhe der Plasma-Homocysteinkonzentration korrelierte mit der Dauer der veganen Ernährung sowie invers mit der Vitamin-B_{12}-Versorgung (Waldmann et al. 2004b).

Dieses potenzielle Risiko für Veganer zeigt, dass die vegane Ernährungsweise, wie sie oft praktiziert wird, in vielen Fällen keine optimale Nährstoffzufuhr garantiert. Deshalb ist eine Supplementierung mit Vitamin B_{12}, am besten in Form angereicherter Lebensmittel, zu empfehlen. Besonders in kritischen Lebensphasen, wie Schwangerschaft und Stillzeit, ist diese Maßnahme dringend erforderlich.

Hyperhomocysteinämie

Homocystein ist eine schwefelhaltige Aminosäure, die im Stoffwechsel aus der unentbehrlichen Aminosäure Methionin gebildet wird. Am enzymatischen Abbau von Homocystein sind Folat, Vitamin B_6 und Vitamin B_{12} beteiligt (s. Kap. 9.6, S. 251). Eine Vielzahl von Studien stützt den Befund, dass eine erhöhte Homocysteinkonzentration im Serum einen von Hyperlipidämie, Hypertonie, Diabetes mellitus und Rauchen unabhängigen Risikofaktor für Atherosklerose und damit zusammenhängende Herz-Kreislauf-Erkrankungen darstellt (McCully 2007).

In manchen Untersuchungen wurde jedoch nur ein geringer oder gar kein Zusammenhang zwischen der Homocysteinkonzentration im Serum und der Häufigkeit koronarer Herzerkrankungen gefunden. Daher sehen manche Autoren in erhöhten Homocystein-Plasmaspiegeln weniger eine Ursache als vielmehr einen Marker für ein erhöhtes kardiovaskuläres Risiko. Zudem konnte in klinischen Studien bisher nicht eindeutig belegt werden, dass ein Absenken des Homocysteinspiegels, etwa durch Supplementierung mit Folsäure, zu einer verringerten kardiovaskulären Morbidität und Mortalität führt (Faeh et al. 2006; Wierzbicki 2007; Cacciapuoti 2011).

Risikosteigernd gilt ein Plasmahomocysteinspiegel ab etwa 12–15 µmol/l. Als Hauptursache einer Homocysteinämie wird eine unzureichende Versorgung mit den Vitaminen B_6, B_{12} und Folat gesehen (Kasper 2009, S. 359). Erhöhte Homocysteinkonzentrationen (> 12 µmol/l) finden sich bei etwa 5–10 % der Allgemeinbevölkerung und bei bis zu 40 % der Patienten mit Gefäßerkrankungen (Leitzmann et al. 2009, S. 362).

Vegetarier haben im Vergleich zur Allgemeinbevölkerung eine höhere Folatzufuhr. Bei einigen Veganern, aber auch bei Lakto-(Ovo-) Vegetariern und Mischköstlern wurde eine unzureichende Vitamin-

B_6-Versorgung beobachtet (s. Kap. 8.3, S. 202). Viele Veganer, aber auch ein Teil der Lakto-(Ovo-)Vegetarier, weisen aufgrund der oft sehr geringen Vitamin-B_{12}-Zufuhr erhöhte Homocysteinwerte auf (s. Kap. 9.6, S. 251).

Eine ausreichende Vitamin-B_{12}-Zufuhr normalisiert die Homocysteinkonzentration. Bei Lakto-(Ovo-)Vegetariern führte die Injektion einer Cobalamin-Einzeldosis von 10 000 µg im Laufe einer Woche zu einem Absinken der durchschnittlichen Homocysteinkonzentration im Blut von 12,4 auf 7,9 µmol/l (Mezzano et al. 2000).

Trotz erhöhter Homocysteinspiegel weisen Vegetarier, insbesondere Veganer, ein ansonsten deutlich **geringeres Risikoprofil** für Herz-Kreislauf-Erkrankungen auf als Nicht-Vegetarier (Chen et al. 2008). Bisher ist ungeklärt, ob durch eine Vitamin-B_{12}-Supplementation – und damit Homocysteinsenkung – die bereits verringerte kardiovaskuläre Morbidität und Mortalität von Vegetariern noch weiter reduziert werden kann. Bei postmenopausalen Vegetarierinnen und Mischköstlerinnen in Taiwan gab es trotz der höheren Homocysteinkonzentrationen der Vegetarierinnen keine Unterschiede hinsichtlich atherosklerotischer Veränderungen der Halsschlagader (Su et al. 2006).

Ungeachtet dessen sollten alle Vegetarier, insbesondere Veganer, auf eine **ausreichende Vitamin-B_{12}-Zufuhr** achten. Ein langfristiger Cobalaminmangel kann zu irreversiblen neurologischen Schäden führen (s. Kap. 9.6, S. 254).

Lebensmittelverzehr und kardiovaskuläres Risiko

Vegetarier verzehren im Vergleich zu Nicht-Vegetariern naturgemäß mehr pflanzliche Lebensmittel wie Gemüse und Obst, Getreideprodukte, Nüsse und Samen sowie Hülsenfrüchte. Teilweise kommen Milchprodukte und Eier hinzu, gemieden wird hingegen der Verzehr von Fleisch und Fisch. Inwieweit sich der Verzehr verschiedener Lebensmittelgruppen auf die Entstehung von Herz-Kreislauf-Erkrankungen auswirkt, wurde in zahlreichen Studien untersucht.

Gut dokumentiert ist eine inverse Beziehung zwischen der Höhe des **Gemüse-** und **Obstverzehrs** und dem Risiko für Herz-Kreislauf-Erkrankungen (Dauchet et al. 2006; Ströhle et al. 2006a). Dabei bewegt sich die Risikoreduktion bei einem hohen Gemüse- und Obstverzehr zwischen 15 % und 34 %, verglichen mit einer geringen Aufnahme (Abb. 7.14). Eine Meta-Analyse von 13 Kohorten mit etwa 280 000 Teilnehmern ergab, dass eine Steigerung des Gemüse- und Obstverzehrs von weniger als drei auf mehr als fünf pro Tag das kardiovaskuläre Risiko um 17 % reduzierte (He et al. 2007). Insbesondere grüne Gemüse, Kohlgewächse und Zitrusfrüchte haben sich als protektiv erwiesen.

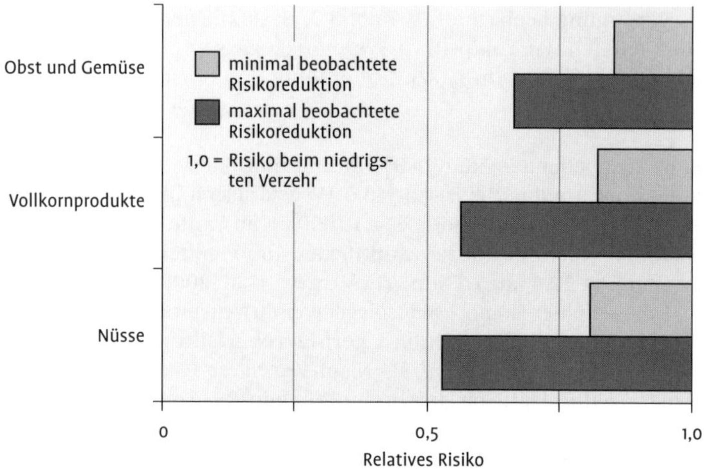

Abb. 7.14 *Risikoreduktion für kardiovaskuläre Erkrankungen bei hohem Verzehr ausgewählter Lebensmittelgruppen in prospektiven Kohortenstudien (im Vergleich zum niedrigsten Verzehr) (eigene Abb. nach Ströhle et al. 2006a)*

In der EPIC-Norfolk-Studie mit etwa 20 000 Teilnehmern waren hohe Plasmaspiegel an Vitamin C mit einem niedrigeren Schlaganfallrisiko assoziiert. Jede Extraportion Gemüse und Obst, als wichtigste Vitamin-C-Quelle, entsprach einer Risikosenkung um etwa 17 % (Myint et al. 2008).

Eine 5-jährige Interventionsstudie mit einer fettarmen (< 10 Energie %), vollwertigen vegetarischen Kost („Ornish-Diät") und umfassenden Änderungen des Lebensstils (z. B. körperliche Aktivität, Rauchverbot, Stressbewältigung) führte bei Patienten mit Koronaratherosklerose zu einem signifikanten Rückgang der Gefäßverengungen (Ornish et al. 1998).

Die kardioprotektive Wirkung von Obst und Gemüse wird insbesondere auf den hohen Gehalt an antioxidativen Substanzen (Vitamin C, sekundäre Pflanzenstoffe), löslichen Ballaststoffen, Folat, Kalium und Magnesium zurückgeführt. In der ATTICA-Studie mit über 3000 Teilnehmern wies die Gruppe mit dem höchsten Verzehr von Obst, Gemüse und Olivenöl eine um 11 % höhere antioxidative Kapazität sowie eine um 19 % niedrigere Konzentration von oxidiertem LDL-Cholesterin auf, verglichen mit der Gruppe mit dem niedrigsten Verzehr (Pitsavos et al. 2005).

Auch der niedrige glykämische Index (GI) von Gemüse und Obst kann, wenn dadurch Lebensmittel mit hohem GI ersetzt werden, zu diesen Wirkungen beitragen. Eine Meta-Analyse von 37 prospektiven Kohortenstudien kommt zu dem Ergebnis, dass Kostformen mit einer hohen glykämischen Last (GL) (s. Kap. 7.4, S. 114) das kardiovaskuläre Gesamtrisiko um etwa 40 % erhöhen, verglichen mit einer niedrigen GL (Barclay et al. 2008).

Insgesamt kommt es jedoch auf die Kombination protektiv wirksamer Nährstoffe, also auf den Verzehr von Gemüse und Obst als Ganzes an und nicht auf einzelne Inhaltsstoffe (Leitzmann et al. 2009, S. 371).

Für Vegetarier erweist es sich als günstig, dass sie oft **Vollkornprodukte** verzehren, die in der Prävention der KHK eine bedeutsame Rolle spielen. Zahlreiche Kohortenstudien zeigen eine inverse Beziehung zwischen der Höhe des Vollkornverzehrs und dem kardiovaskulären Risiko (Flight und Clifton 2006; Ströhle et al. 2006a). Eine Meta-Analyse von sieben Kohortenstudien ergab, dass ein hoher Verzehr von Vollgetreide das Risiko für Herz-Kreislauf-Krankheiten um 21 % reduziert, verglichen mit einem niedrigen Verzehr (Mellen et al. 2008). Interventionsstudien kommen zu ähnlichen Ergebnissen. So führte der Austausch von täglich drei Portionen Auszugsmehlprodukten gegen Vollkornprodukte über einen Zeitraum von zwölf Wochen bei den 233 Teilnehmern zu einer rechnerischen Absenkung des Herzinfarktrisikos um 25 % (Tighe et al. 2010). Auch war ein hoher Vollkornverzehr in weiteren Untersuchungen mit einem geringeren Fortschreiten der Atherosklerose in den Hals- und Koronararterien verbunden (Erkkilä et al. 2005; Mellen et al. 2007).

Dabei ist der kardioprotektive Effekt von Vollgetreide auch unabhängig vom Ballaststoffanteil vorhanden. Ballaststoffe wirken sich positiv auf den Glukose- und Insulinstoffwechsel, das Lipidprofil und den Blutdruck aus. Darüber hinaus befinden sich in den Randschichten und im Keimling des Getreides zahlreiche antioxidativ wirksame sekundäre Pflanzenstoffe (Tocotrienole, α-Liponsäure, Phenolsäuren,

Gesundheitliche Wirkungen von Nüssen auf kardiovaskuläre und andere Erkrankungen

Aufgrund ihres günstigen Fettsäuremusters mit einfach und mehrfach ungesättigten Fettsäuren entfalten Nüsse eine Cholesterin senkende Wirkung (Abb. 7.15, S. 150). Als relevante protektive Inhaltsstoffe in Nüssen gelten α-Linolensäure, Ballaststoffe, Phytosterole, Polyphenole, Folat, Vitamin E, Kalzium, Magnesium, Kalium und Arginin. Neben der Lipidsenkung ist ein hoher Nussverzehr mit einer verminderten Konzentration an Entzündungsmarkern und einer positiven Beeinflussung der Endothelfunktion assoziiert (Segura et al. 2006; Kris-Etherton et al. 2008). Zudem zählen Nüsse zu den pflanzlichen Lebensmitteln mit dem höchsten Gehalt an Antioxidatien (Blomhoff et al. 2006).
Trotz ihres hohen Gehalts an Fett und Nahrungsenergie ist das Risiko einer Gewichtszunahme bei häufigem Nussverzehr, u.a. aufgrund des Sättigungseffekts, gering (Mattes 2008). Es ist jedoch empfehlenswert, Nüsse nicht zusätzlich zu der üblichen Ernährung zu verzehren, sondern bevorzugt im Austausch gegen Lebensmittel mit einem hohen Anteil gesättigter Fettsäuren.
Weitere Hinweise auf protektive Wirkungen eines hohen Nussverzehrs gibt es bei Gallensteinen, Diabetes mellitus Typ 2 (nur Frauen) und teilweise bei Dickdarmkrebs (ebenfalls nur Frauen) (Sabaté und Ang 2009).

Abb. 7.15
Fettsäuremuster verschiedener Nussarten (nach MUKUDDEM-PETERSEN *et al. 2005)*

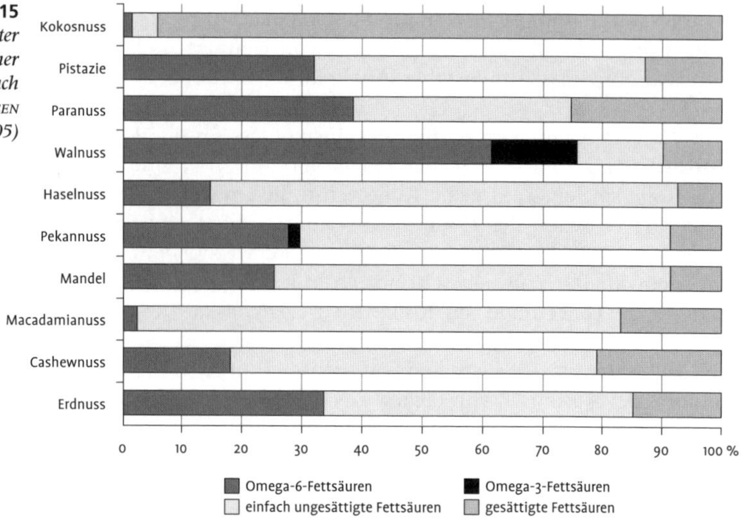

Phytate u.a.). Auffallend ist, dass die antioxidative Kapazität von Vollgetreide im Durchschnitt größer ist als die von Gemüse und Obst (MILLER et al. 2000). Vermutlich schützen die Antioxidanzien aus Vollkornprodukten das LDL-Cholesterin vor Oxidation und tragen so zu einem geringeren atherosklerotischen Risiko bei.

Weitere potenziell protektiv wirksame Inhaltstoffe von Vollgetreide sind α-Linolensäure, die Vitamine E, B_6 und Folat sowie Magnesium (LEITZMANN et al. 2009, S. 371). Da der Verzehr isolierter Ballaststoffe weniger günstige Effekte zeigt als der in Form von Vollkornprodukten, dürften synergistische Wirkungen der verschiedenen Inhaltsstoffe für die komplexen Wirkungen des Vollkorns entscheidend sein (MALIK und HU 2007).

Ein regelmäßiger Verzehr von **Nüssen** (mehrmals pro Woche) zeigte in zahlreichen Beobachtungsstudien eine signifikante Reduzierung des Risikos für Herz-Kreislauf-Erkrankungen (STRÖHLE et al. 2006a; ROS et al. 2010). In vier großen Beobachtungsstudien verringerte ein hoher Nussverzehr (≥ 5 Portionen pro Woche) das kardiovaskuläre Sterblichkeitsrisiko um durchschnittlich 37 %, verglichen mit einem niedrigen Verzehr (< 1 Portion pro Monat) (SABATÉ und ANG 2009). Eine Übersichtsarbeit von 23 klinischen Studien ergab, dass der Verzehr von 50–100 g Nüssen pro Tag mit einer Senkung des LDL-Cholesterinspiegels um 2–19 % einhergeht (MUKUDDEM-PETERSEN et al. 2005).

Der Verzehr von **Sojaprodukten**, wie Tofu, trägt aufgrund des hohen Gehalts an mehrfach ungesättigten Fettsäuren, Ballaststoffen, Vitaminen, Mineralstoffen und ihres geringen Gehalts an gesättigten

Fettsäuren zur Gesunderhaltung des Herz-Kreislauf-Systems bei. Der hohe Gehalt an Phytoöstrogenen, insbesondere Isoflavonen, hat entgegen früherer Auffassung offenbar nur einen geringen lipidsenkenden Effekt. Eine Meta-Analyse von 22 Studien ergab, dass isoliertes, isoflavonhaltiges Sojaprotein die LDL-Cholesterinkonzentration im Blut um durchschnittlich 3 % senkte. Andere kardiovaskuläre Risikomarker, wie Blutdruck, HDL-Cholesterin und Serumtriglyzeride, wurden nicht beeinflusst. Die Autoren kommen zu dem Schluss, dass die Einnahme isolierter Isoflavone in Form angereicherter Lebensmittel oder von Supplementen nicht empfohlen werden kann (Sacks et al. 2006).

Möglicherweise entfalten Sojaprotein und Isoflavone im natürlichen Verbund weitergehende Wirkungen als in isolierter Form. Dies legen Bevölkerungsstudien nahe, die einen günstigen, jedoch ebenfalls nur geringen Einfluss des Verzehrs von Sojaprodukten auf den Blutdruck (Yang et al. 2005) und die LDL-Cholesterinkonzentration im Blut (Rosell et al. 2004) zeigen.

Dennoch senkt ein hoher Konsum von Sojaprodukten das kardiovaskuläre Risiko. In einer Bevölkerungsstudie in Japan mit über 40 000 Teilnehmern hatten die Frauen mit dem höchsten Verzehr von Sojaprodukten (> 5-mal pro Woche) gegenüber denjenigen mit dem niedrigsten (0–2-mal pro Woche) ein um 36 % geringeres Hirninfarkt- und ein um 45 % geringeres Herzinfarktrisiko. Die Gesamtsterblichkeit war um 70 % reduziert. Insbesondere die mit dem Sojaverzehr verbundene hohe Isoflavonzufuhr verringerte das Risiko für Hirn- und Herzinfarkte, um bis zu 70 % bei postmenopausalen Frauen. Bei Männern konnte keine schützende Wirkung nachgewiesen werden (Kokubo et al. 2007). Als mögliche Mechanismen für

Kardiovaskuläres Risiko auch bei niedrigem Fleischverzehr

Der Risiko erhöhende Effekt des Fleischkonsums zeigt sich selbst bei, im Vergleich zu westlichen Verzehrsgewohnheiten, relativ niedrigen Verzehrsmengen. In der CARDIO2000-Studie, durchgeführt mit über 1900 Teilnehmern in verschiedenen Regionen Griechenlands, wurde der Zusammenhang zwischen Fleischverzehr und dem ersten Auftreten eines nichttödlichen kardialen Ereignisses (Herzinfarkt oder instabile Angina pectoris) untersucht. Mit steigendem Fleischverzehr (rotes und weißes Fleisch) stieg auch das kardiovaskuläre Risiko an (Abb. 7.16, S. 152). Teilnehmer, die mehr als 8 Portionen rotes Fleisch pro Monat verzehrten, hatten eine fast 4,9-fach so hohe Wahrscheinlichkeit für ein kardiales Ereignis wie Teilnehmer mit einem Verzehr von weniger als 4 Portionen pro Monat (Kontogianni et al. 2008). Mehr als 12 Portionen weißes Fleisch pro Monat erhöhten das Risiko auf das 3,7-fache, verglichen mit einem Verzehr von weniger als 8 Portionen pro Monat. Einflussfaktoren wie BMI, Rauchen, körperliche Aktivität, Hypertonie, Hypercholesterinämie, Diabetes u. a. waren jeweils berücksichtigt. Ein sehr geringer Fleischverzehr (rotes Fleisch ≤ 4 Portionen, weißes Fleisch ≤ 8 Portionen pro Monat) war gegenüber dem Nullverzehr hingegen nicht mit einer Erhöhung des Risikos für akute kardiale Ereignisse verbunden.

Abb. 7.16
Fleischverzehr und kardiovaskuläres Risiko nach Daten der CARDIO2000-Studie (eigene Abb. nach Kontogianni et al. 2008)

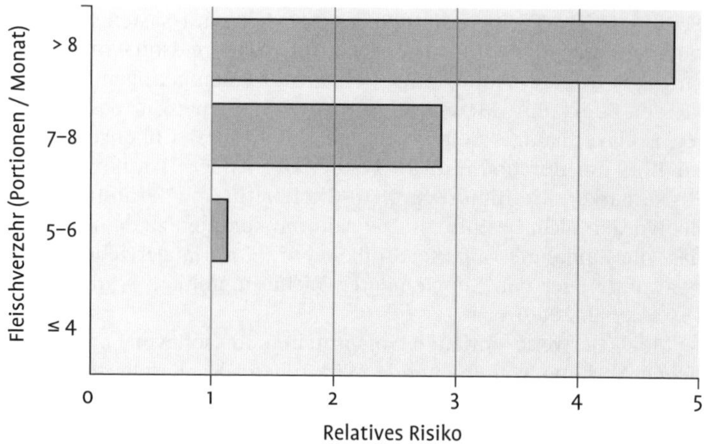

Adjustiert für BMI, Rauchen, körperliche Aktivität, Bildungsstand, Familienanamnese (Herz-Kreislauf-Erkrankungen, Hypertonie, Hypercholesterinämie, Diabetes mellitus) und Medikamenteneinnahme. Relatives Risiko bei Fleischverzehr ≤ 4 Portionen/Monat = 1 (Referenzgruppe).

die Risikosenkung bei den Frauen werden v.a. Östrogen-ähnliche, protektive Effekte auf die Blutgefäße diskutiert. Dabei ist zu beachten, dass bereits die Gruppe mit dem niedrigsten Sojaverzehr etwa die zehnfache Menge an Isoflavonen aufnahm, die in der westlichen Durchschnittsernährung enthalten ist.

Auch der Konsum von **Nicht-Soja-Hülsenfrüchten** senkte in verschiedenen Interventionsstudien die Gesamt- und LDL-Cholesterin-Blutspiegel und damit etablierte Risikofaktoren für Herz-Kreislauf-Erkrankungen (Bazzano et al. 2011).

Der Verzehr von **Fleisch** korreliert in verschiedenen Untersuchungen, unabhängig von weiteren Einflussfaktoren, mit dem kardiovaskulären Risiko (Kontogianni et al. 2008). So ergaben Studien mit Siebenten-Tags-Adventisten, dass Personen, die täglich rotes Fleisch verzehrten, eine 60 % höhere Wahrscheinlichkeit hatten, an koronarer Herzkrankheit zu sterben, als Personen mit einem Verzehr von weniger als einmal pro Monat. Bei den Teilnehmern der Seven Countries-Studie korrelierte die Höhe des Fleischverzehrs mit der kardiovaskulären Sterblichkeitsrate nach 25-jähriger Beobachtungszeit (Menotti et al. 1999). In der CORA-Studie (Coronary Risk Factors for Atherosclerosis in Women) war das Risiko für einen akuten Herzinfarkt bzw. die Entwicklung einer Herz-Kreislauf-Erkrankung direkt mit der Höhe des Fleisch- und Wurstverzehrs der teilnehmenden Frauen assoziiert: Pro 100 g Fleisch und Wurst täglich erhöhte sich das Risiko um 150 % (Zyriax et al. 2005).

Die Vegetarierstudie des Deutschen Krebsforschungszentrums ermittelte nach 21-jährigem Follow-up einen signifikanten Zusammenhang zwischen dem steigendem Verzehr von Fleisch, Fleischprodukten, Fisch und dem Risiko, an einer ischämischen Herzkrankheit zu sterben (Chang-Claude et al. 2005). Das um etwa 30 % niedrigere kardiovaskuläre Mortalitätsrisiko der Vegetarier, verglichen mit den Nicht-Vegetariern, war dabei zumindest teilweise auf das Meiden des Fleischverzehrs zurückzuführen.

Eine prospektive Kohortenstudie des US-amerikanischen National Institute of Cancer mit über 500 000 Teilnehmern zeigte eine erhöhte Gesamtsterblichkeit bei steigendem Verzehr von rotem und verarbeitetem Fleisch (Sinha et al. 2009). Die Sterblichkeit an Herz-Kreislauf-Erkrankungen war bei den Männern mit dem höchsten Fleischverzehr um 27 % und bei den Frauen um 50 % höher, verglichen mit dem niedrigsten Verzehr; bei verarbeitetem Fleisch erhöhte sich das Risiko um 9 % (Männer) bzw. 38 % (Frauen).

Eine kombinierte Auswertung der Health Professionals Follow-up Study und der Nurses' Health Study (insgesamt 121 000 Teilnehmer) ergab, dass sich das kardiovaskuläre Sterblichkeitsrisiko pro täglicher Portion Fleisch erhöht: Bei rotem Fleisch um 18 % und bei verarbeitetem rotem Fleisch um 21 % (Pan et al. 2012).

Verschiedene Inhaltsstoffe von Fleisch können sich negativ auf das kardiovaskuläre Risiko auswirken. Gesättigte Fettsäuren erhöhen die LDL-Cholesterinkonzentration. Arachidonsäure ist ein Vorläufer entzündungsfördernder Eicosanoide (z. B. Thromboxan A_2). Hämeisen fördert möglicherweise die Oxidation von LDL-Cholesterin. Verschiedene Studien zeigten einen signifikanten Zusammenhang zwischen der Zufuhr von Hämeisen und dem Risiko für Herz-Kreislauf-Erkrankungen (van der A et al. 2005; Qi et al. 2007).

Auch der Verzehr anderer tierischer Lebensmittel ist in einigen Untersuchungen mit einem höheren Risiko für Herz-Kreislauf-Erkrankungen assoziiert. In einer Beobachtungsstudie mit mehr als 14 000 Teilnehmern steigerte ein hoher Verzehr von **Eiern** und **fettreichen Milchprodukten** das Risiko für Herzversagen (Herzinfarkt und andere ischämische Herzkrankheiten) um 23 % bzw. 8 %, verglichen mit einem niedrigen Verzehr (Nettleton et al. 2008). Verschiedene Meta-Analysen kommen jedoch zu dem Ergebnis, dass es keinen signifikanten Zusammenhang zwischen dem Verzehr von Milch und Milchprodukten und einem erhöhten Risiko für kardiovaskuläre Erkrankungen gibt (Gibson et al. 2009; Elwood et al. 2010). Bei den mehr als 21 000 Teilnehmern der Physicians' Health Study war das Risiko für Herzversagen ab einem Verzehr von mehr als sieben Eiern pro Woche erhöht (Djoussé und Gaziano 2008). Nach Ansicht der Autoren wirkt sich der Konsum von weniger als einem Ei täglich nicht auf das kardiovaskuläre Risiko aus. Dieser Befund entspricht den Ergebnissen früherer Studien (Hu et al. 1999b).

Abschließend lässt sich feststellen, dass bei Vegetariern atherogene Risikofaktoren seltener auftreten. Insbesondere die KHK-Morbidität und -Mortalität sind bei Vegetariern geringer als bei Nicht-Vegetariern. Die gesundheitsfördernde Wirkung des Vegetarismus erstreckt sich auf eine bedarfsgerechte Zufuhr an Fett und Nahrungsenergie, ein günstiges Fettsäuremuster sowie eine geringe Aufnahme von gesättigten Fettsäuren und Cholesterin. Dies wirkt sich zusammen mit dem reichlichen Verzehr von Gemüse und Obst, Vollgetreide und Nüssen positiv auf die Blutlipide aus und schützt diese vor oxidativen Schäden.

Neben der gesundheitsfördernden Ernährungsweise tragen auch Lebensstilfaktoren, besonders der geringere Zigarettenkonsum und die höhere körperliche Aktivität, zu einem geringeren kardiovaskulären Risiko bei. Ein vegetarischer Lebensstil stellt somit neben der Prävention auch eine wirkungsvolle Therapie bei Herz-Kreislauf-Erkrankungen dar.

7.7 Krebs

Krebs ist die allgemeine Bezeichnung für bösartige (maligne) Neubildungen (Neoplasmen). Im engeren Sinne wird der Begriff für Karzinome (maligne epitheliale Tumoren) und Sarkome (maligne mesenchymale Tumoren) verwendet. Bösartige Neubildungen können in jedem Organ bzw. Gewebe entstehen, die meisten Tumoren nehmen jedoch am Epithel des betroffenen Organs ihren Anfang. Hierzu zählen Krebsformen von Brust, Magen, Dickdarm, Pankreas, Prostata, Bronchien und Haut. Gemeinsames Merkmal von Krebserkrankungen ist das unkontrollierte Wachstum von Tumorzellen, die das benachbarte Gewebe infiltrieren und zerstören. Durch die Verbreitung über Blut und Lymphe können sie an anderen Stellen im Körper Tochtergeschwulste (Metastasen) bilden.

Häufigkeit

Bösartige Tumoren sind nach Erkrankungen des Herz-Kreislauf-Systems die zweithäufigste Todesursache in den westlichen Industrieländern (RKI 2006, S. 70). In Deutschland entfiel im Jahr 2010 etwa ein Viertel aller Todesfälle auf Krebserkrankungen (Statistisches Bundesamt 2011). Häufigste Tumoren bei den verstorbenen Männern waren Lungen-, Bronchial-, Prostata- und Dickdarmkarzinom, bei den Frauen Brust-, Lungen-, Bronchial-, und Dickdarmkarzinom. Weltweit treten etwa 70 % aller Krebstodesfälle in den sog. Entwicklungsländern auf (WHO 2012b). Global ist das Lungenkarzinom die häufigste Krebsart, mit steigender Tendenz. Ursache ist der zunehmende Tabakkonsum (WHO 2003b, S. 19).

Ursachen

Krebs ist eine multifaktorielle Erkrankung, deren Entstehung von drei Faktoren bestimmt wird:
- Alter
- Exposition
- genetische Disposition

Je höher das Lebensalter ist, umso häufiger entwickeln sich bösartige Tumoren. Die Exposition schließt alle Umweltfaktoren ein, die Einfluss auf die Tumorentstehung haben, sowie das individuelle Verhalten. Die genetische Veranlagung ist an familiären Häufungen einzelner Krebsarten erkennbar, insgesamt gesehen ist der Einfluss jedoch von untergeordneter Bedeutung. **Risikofaktoren** für die Krebsentstehung sind (nach WCRF und AICR 2007a, S. 8f; RKI und GEKID 2008, S. 17f):
- Rauchen (einschließlich Passivrauchen)
- Übergewicht
- Bewegungsmangel
- Ernährungsfaktoren
  - hyperenergetische Ernährung
  - geringer Verzehr von Gemüse und Obst
  - häufiger Verzehr von gesalzenen Speisen
  - häufiger Verzehr von gegrillten, gepökelten und geräucherten Speisen
  - häufiger Verzehr von rotem und/oder verarbeitetem Fleisch
  - ballaststoffarme Kost
  - hoher Fettverzehr (Brustkrebs)
- Alkoholkonsum
- Hormontherapie (Brustkrebs)
- Viren (z.B. humane Papillomaviren bei Gebärmutterhalskrebs)
- chronische Infektionen
- ionisierende Strahlung
- Exposition am Arbeitsplatz (z.B. chemische Arbeitsstoffe)
- Umwelteinflüsse (z.B. UV-Strahlung, Feinstaub, polyzyklische aromatische Kohlenwasserstoffe)

Krebs gilt als eine in hohem Maße vermeidbare Erkrankung, da die wichtigsten Risikofaktoren für die Tumorentstehung durch den individuellen Lebensstil bedingt sind, insbesondere Rauchen, falsche

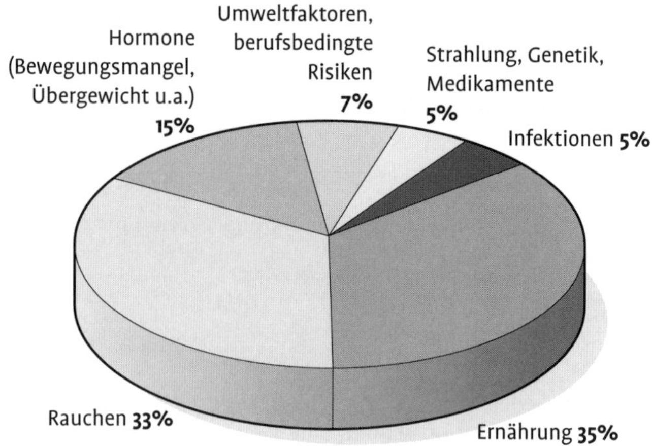

Abb. 7.17 *Ursachen von Krebserkrankungen in Industrieländern (nach* LEITZMANN *et al. 2009, S. 385)*

Ernährung, Übergewicht und Bewegungsmangel (LEITZMANN et al. 2009, S. 381).

Ein direkter Zusammenhang zwischen **Ernährung** und Krebsentstehung wurde durch Migrationsstudien bestätigt. So weisen etwa in den USA lebende Japaner und Afrikaner nach Einwanderung und Übernahme der US-amerikanischen Lebens- und Ernährungsgewohnheiten bereits in der zweiten Generation das gleiche Tumorrisiko auf wie US-Amerikaner, insbesondere bei Dickdarmkrebs, aber auch bei Brust-, Prostata- und anderen Karzinomen (KASPER 2009, S. 498).

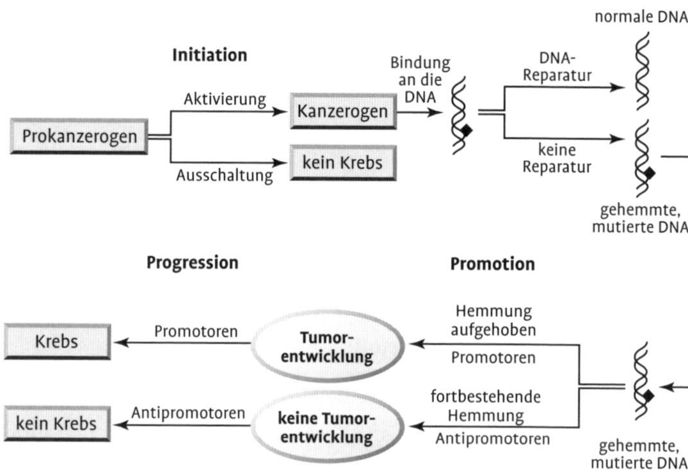

Abb. 7.18 *Stadien der Tumorentstehung (nach* LEITZMANN *et al. 2009, S. 384)*

Nach heutigem Stand der Wissenschaft sind etwa ein Drittel aller Todesfälle an Krebs auf die Ernährungsweise zurückzuführen (Abb. 7.17). Damit ist die Ernährung ein ebenso gewichtiger Risikofaktor wie das Rauchen, das ebenfalls für etwa ein Drittel der Krebstodesfälle verantwortlich ist. Der Anteil erblich bedingter Krebsfälle liegt dagegen durchschnittlich unter 5–10 % (WCRF und AICR 2007b, S. 31). Auch die in der Öffentlichkeit als wesentliche Risikofaktoren diskutierten Umweltschadstoffe oder auch Lebensmittelzusatzstoffe spielen bei der Krebsentstehung offenbar nur eine untergeordnete Rolle.

Pathogenese

Die Krebsentstehung wird in die Phasen Initiation, Promotion und Progression unterteilt (Abb. 7.18).

Die **Initiation** ist die Schädigung der DNA durch Kanzerogene. Hierzu zählen chemische (z. B. Substanzen in Nahrungsmitteln und Umwelt), physikalische (z. B. ionisierende und UV-Strahlung) und biologische (z. B. Viren) Einflüsse. Initiierte Zellen entstehen täglich in großer Zahl im Organismus. Werden diese Zellen nicht durch Reparatur des DNA-Schadens bzw. den programmierten Zelltod (Apoptose) eliminiert, können sie sich weiter teilen und die genetische Veränderung (Mutation) weitergeben.

Während der **Promotion** kommt es über Jahre hinweg zu weiteren Zellveränderungen und zur Bildung eines manifesten Tumors. Stoffe, die selbst keine DNA-Veränderungen auslösen, aber weitere Zellveränderungen begünstigen, sind Promotoren (kokanzerogene Substanzen). Hierzu zählen beispielsweise Dioxine, Östrogene und sekundäre Gallensäuren. Antipromotoren (antikanzerogene Substanzen), wie einige sekundäre Pflanzenstoffe, können die Entwicklung eines Tumors hingegen hemmen oder sogar beenden.

Die **Progression** bezeichnet das schnelle Fortschreiten der Krebserkrankung durch Infiltration benachbarter Gewebe und Metastasenbildung.

Krebs bei Vegetariern

Aus zahlreichen epidemiologischen Studien geht hervor, dass Vegetarier im Vergleich zu nichtvegetarischen Vergleichsgruppen ein moderat und im Vergleich zur Allgemeinbevölkerung ein deutlich geringeres Erkrankungs- und Mortalitätsrisiko an Krebs haben. Dies gilt insbesondere für Dickdarm- und Lungenkrebs und, in geringerem Ausmaß, für Magen-, Brust- und Prostatakrebs (Mills 2001, S. 78) (Tab. 7.13).

Männliche Vegetarier profitieren offenbar in höherem Ausmaß von der verringerten Krebshäufigkeit und -sterblichkeit als weibliche

Tab. 7.13 Krebsrisiko (Inzidenz[7] und Mortalität) von Vegetariern im Vergleich zu Nicht-Vegetariern, Gesamtbewertung aus verschiedenen Studien (nach Mills 2001, S. 76 f)

	Krebsarten					
	alle	Dickdarm*	Lunge	Magen	Brust	Prostata
Studien mit Risiko < 1 (Anteil in %)	83	95	90	76	67	55
davon signifikant (Anteil in %)	80	30	57	25	13	0

* Lesebeispiel: 95 % der vorliegenden epidemiologischen Studien kamen zu dem Ergebnis, dass Vegetarier im Vergleich zu Nicht-Vegetariern ein geringeres Erkrankungs- und/oder Mortalitätsrisiko für Dickdarmkrebs haben; 30 % dieser Ergebnisse waren statistisch signifikant.

Vegetarier. Eine Übersicht verschiedener epidemiologischer Studien ergab für Männer eine um durchschnittlich 38 % und für Frauen um 12 % verringerte Krebsmortalität, verglichen mit nichtvegetarischen Kontrollgruppen.

Das Erkrankungsrisiko für Krebs war bei Männern um durchschnittlich 30 % und bei Frauen um 8 % reduziert (Mills 2001, S. 86). Dieser Effekt wird teilweise darauf zurückgeführt, dass Frauen generell seltener rauchen und weniger Alkohol konsumieren als Männer. Werden nun Vegetarierinnen mit Nicht-Vegetarierinnen in der Allgemeinbevölkerung verglichen, fällt der Unterschied nicht so gravierend aus wie bei den Männern, die einen höheren Tabak- und Alkoholkonsum haben (Mills 2001, S. 78).

In den meisten Studien wurden jedoch potenzielle Einflussfaktoren, wie Rauchen, BMI, körperliche Aktivität, Bildungsstand usw., bei der Risikoberechnung berücksichtigt. Auch dann bleibt das geringere Krebsrisiko für Vegetarier bestehen, sodass das verringerte Risiko mit hoher Wahrscheinlichkeit auf die unterschiedliche Ernährungsweise zurückgeführt werden kann. Dennoch können in Beobachtungsstudien statistische Verzerrungen durch diese Einflussvariablen nie vollständig ausgeschlossen werden. Zudem gibt es bei den einzelnen Krebsarten widersprüchliche Ergebnisse, die weitere Forschung notwendig machen.

Erkrankungsrisiko: In der Adventist Health Study wiesen die Nicht-Vegetarier gegenüber den Vegetariern ein signifikant höheres Risiko für Dickdarmkrebs (+ 88 %) und Prostatakrebs auf (+ 54 %). Bei Brust- und Lungenkrebs gab es hingegen keine signifikanten Unterschiede zwischen den Gruppen (Fraser 1999). Bei den vegetarischen Teilnehmern der Oxford Vegetarian Study war das Dickdarmkrebsrisiko gegenüber den Nicht-Vegetariern geringfügig, aber

7 Inzidenz = Anzahl der Neuerkrankungen in einer bestimmten Bevölkerungsgruppe während einer bestimmten Zeit an einer bestimmten Krankheit

nicht signifikant erniedrigt (Sanjoaquin et al. 2004a). In der UK Women's Cohort Study wiesen die Frauen, die kein Fleisch aßen, ein geringeres Risiko für Brustkrebs auf als die Fleischesserinnen. Je 50 g Gesamtfleischverzehr pro Tag erhöhte das Risiko um etwa 11 % (Taylor et al. 2007). In der Oxford-Kohorte der EPIC-Studie hatten die Vegetarier gegenüber den Nicht-Vegetariern ein geringeres Gesamtrisiko für alle Krebsarten, jedoch ein signifikant höheres Risiko für Dickdarmkrebs (Key et al. 2009).

Eine Auswertung der Adventist Health Study 2 ermittelte ein signifikant niedrigeres Gesamt-Krebsrisiko (–8 %) von Vegetariern gegenüber Nicht-Vegetariern (beide Geschlechter). Bei Tumoren des Gastrointestinaltrakts lag das Risiko von Vegetariern 24 % niedriger als bei Fleischessern. Veganer als Untergruppe wiesen ebenfalls ein signifikant niedrigeres Risiko für alle Krebsarten auf (–16 %) und, im Gegensatz zu Lakto-Ovo-Vegetariern, auch bei Frauen-spezifischen Tumoren (–34 %) (Tantamango-Bartley et al. 2013).

In einer Meta-Analyse (sieben Studien, etwa 125 000 Teilnehmer) war das Gesamt-Krebsrisiko der Vegetarier ebenfalls signifikant niedriger (–18 %) als das der omnivoren Vergleichspersonen (Huang et al. 2012).

Mortalitätsrisiko: Die Vegetarier der Oxford Vegetarian Study hatten im Vergleich zu den Fleischessern ein 40 % geringeres Risiko, an Krebs zu sterben (Thorogood et al. 1994). In einer späteren Auswertung war das Mortalitätsrisiko der Vegetarier nicht signifikant verringert für Magen-, Dickdarm-, Lungen- und Prostatakrebs, und erhöht für Brustkrebs (Key et al. 1999a). Eine Analyse von fünf prospektiven Studien ergab keine signifikanten Unterschiede in der

Tab. 7.14 Proportionale Krebs-Mortalitätsrate* von Vegetariern im Vergleich zu Nicht-Vegetariern in fünf prospektiven Studien (nach Key et al. 1999a)

Studie	Krebsart				
	Dickdarm	Magen	Lunge	Brust	Prostata
Adventist Mortality Study (Snowdon 1988)	1,37	0,64	0,59	0,65	1,41
Health Food Shoppers (Burr und Sweetnam 1982)	0,90	1,23	1,13	1,74	1,31
Adventist Health Study (Beeson et al. 1989)	1,01	1,58	0,69	0,52	0,79
Vegetarierstudie DKFZ (Frentzel-Beyme et al. 1988)	0,35	2,66	–**	1,09	1,67
Oxford Vegetarian Study (Thorogood et al. 1994)	0,94	0,46	0,66	1,10	0,42
alle Studien	**0,99**	**1,02**	**0,84**	**0,95**	**0,91**

* adjustiert für Alter, Geschlecht und Rauchen
** Berechnung aufgrund geringer Fallzahl unzulässig

Krebsmortalität von Vegetariern und Nicht-Vegetariern (Key et al. 1999a) (Tab. 7.14). Auch die Vegetarierstudie des Deutschen Krebsforschungszentrums ermittelte nach 21-jährigem Follow-up keine Unterschiede in der Krebsmortalität zwischen den vegetarischen und nichtvegetarischen Teilnehmern. Im Vergleich zur deutschen Allgemeinbevölkerung wiesen jedoch beide Gruppen ein deutlich geringeres Sterberisiko an Krebs auf (Chang-Claude et al. 2005).

Die teilweise nur geringen Unterschiede bei der Krebshäufigkeit und Krebsmortalität zwischen Vegetariern und Nicht-Vegetariern innerhalb einer Studie sind u.a. darauf zurückzuführen, dass auch die nichtvegetarischen Studienteilnehmer meist einen gesünderen Lebensstil haben als die Allgemeinbevölkerung. Beispielsweise verzehrten die Nicht-Vegetarier der EPIC-Oxford-Studie deutlich weniger Fleisch und deutlich mehr Obst und Gemüse als der britische Bevölkerungsdurchschnitt. Vergleicht man beide Gruppen mit der Allgemeinbevölkerung, weisen sowohl die Vegetarier als auch die nichtvegetarische Kontrollgruppe ein signifikant geringeres Krebsrisiko auf (Key et al. 2009). Ähnliches trifft auf die Teilnehmer der Adventist Health Study 2 zu (Tantamango-Bartley et al. 2013).

Ernährung und Krebsentstehung

Die lange Latenzzeit von Tumorerkrankungen und die individuellen Faktoren bei der Krebsentstehung machen es schwierig, direkte kausale Beziehungen zwischen Ernährung und Kanzerogenese herzustellen. Dennoch gibt es zahlreiche Hinweise darauf, dass der Ernährung eine bedeutende Rolle bei der Tumorentstehung zukommt, wenngleich die molekularen Mechanismen nur ansatzweise bekannt sind.

Die Nahrung enthält sowohl Krebs fördernde (kanzerogene und kokanzerogene) als auch Krebs hemmende (antikanzerogene) Substanzen. Diese Substanzen und Substanzgruppen kommen natürlicherweise in Lebensmitteln vor oder entstehen bei Verarbeitung und Lagerung (Tab. 7.15). Somit bestimmt das Ernährungsmuster, insbesondere die Lebensmittelauswahl, in welchem Ausmaß Krebs fördernde oder hemmende Substanzen aufgenommen werden.

Die Evidenz des Zusammenhangs zwischen Ernährungsfaktoren und dem Auftreten maligner Tumoren wurde durch den World Cancer Research Fund (WCRF) systematisch untersucht und 2007 in einem Bericht veröffentlicht (WCRF und AICR 2007b). Eine aktualisierte Bewertung, unter Berücksichtigung der WCRF-Beurteilungen sowie neuesten Studien, wurde im Ernährungsbericht 2012 publiziert (DGE 2012, S. 319–354).

Diese Bewertung soll für einige Lebensmittelgruppen, die von Vegetariern gezielt verzehrt oder gemieden werden, dargestellt werden.

Tab. 7.15 Fördernde und hemmende Nahrungsfaktoren auf die Krebsentstehung (nach WCRF und AICR 2007a, S. 8f)

Krebsart	Krebs fördernde Faktoren	Krebs hemmende Faktoren
Lunge	Arsen (Trinkwasser)*, β-Carotin-Supplemente*, rotes oder verarbeitetes Fleisch, Gesamtfett, Butter	Obst, nicht stärkehaltiges Gemüse, Carotinoide oder Selen enthaltende Lebensmittel, Selen-Supplemente
Dickdarm und Mastdarm	rotes oder verarbeitetes Fleisch*, Alkohol*, Käse; Eisen, raffinierten Zucker oder tierisches Fett enthaltende Lebensmittel	ballaststoffreiche Lebensmittel, Knoblauch, Milch, nicht stärkehaltiges Gemüse, Obst, Fisch; Folat, Selen oder Vitamin D enthaltende Lebensmittel, Kalzium- und Selen-Supplemente
Magen	Kochsalz, gesalzene und salzige Lebensmittel, Chili, verarbeitetes Fleisch, gegrillte oder gebratene Lebensmittel tierischen Ursprungs	nicht stärkehaltige Gemüse, Zwiebel- und Lauchgewächse, Obst, Hülsenfrüchte, Selen enthaltende Lebensmittel
Brust	Alkohol*, Gesamtfett**	–
Prostata	kalziumreiche Kost, verarbeitetes Fleisch, Milch und Milchprodukte	Lycopin, Selen oder Vitamin E enthaltende Lebensmittel, Hülsenfrüchte, Selen- und α-Tocopherol-Supplemente

Für alle Faktoren: *mögliche* oder *wahrscheinliche* Risikobeeinflussung
* *überzeugende* Risikobeeinflussung
** nur nach der Menopause

Obst und Gemüse

Die krebsprotektive Wirkung von Obst und Gemüse wird auf Basis neuer Ergebnisse aus prospektiven Kohortenstudien etwas zurückhaltender beurteilt als in der Vergangenheit. Demnach verringert der Verzehr von nicht stärkehaltigem Gemüse und Obst mit **wahrscheinlicher** Evidenz[8] das Risiko für Tumoren des Verdauungstraktes (Mund, Rachen, Kehlkopf, Speiseröhre, Magen, Dickdarm), Obst außerdem das Risiko für Lungenkrebs. Eine Risiko senkende Wirkung von Gemüse und Obst bei Mastdarmkrebs sowie von Gemüse bei Lungenkrebs wird als **möglich** beurteilt (DGE 2008, S. 305).

Gemüse und Obst gelten als wesentliche Bestandteile einer Krebs verhütenden Ernährungsweise. Allerdings ist es bisher nicht gelungen, diese günstige Wirkung eindeutig einzelnen Substanzen zuzuordnen. Vielmehr ist davon auszugehen, dass die antikanzerogenen Effekte einer obst- und gemüsereichen Kost auf dem **komplexen Zusammenspiel zahlreicher Inhaltsstoffe** dieser Lebensmittel beruhen (Leitzmann et al. 2009, S. 390). Zu diesen Inhaltsstoffen

[8] Zur Einordnung in Evidenzgrade s. Kap. 7.1, S. 94f

zählen insbesondere antioxidativ wirksame Nahrungsinhaltsstoffe (Vitamin E und C, Carotinoide und andere sekundäre Pflanzenstoffe) sowie lösliche Ballaststoffe, aber auch Folat.

Antioxidanzien eliminieren freie Radikale und schützen so den Körper vor oxidativem Stress. Freie Radikale, wie reaktive Sauerstoffverbindungen, können die DNA schädigen, spielen aber auch in der Promotions- und Progressionsphase eine Rolle. Der protektive Effekt der genannten Substanzen beruht neben ihrer antioxidativen Wirkung noch auf weiteren Mechanismen, beispielsweise hemmen Vitamin C und E die Bildung kanzerogener Nitrosamine im Verdauungstrakt. Carotinoide fördern durch sog. gap junctions die Wachstumskontrolle intakter Zellen über initiierte Zellen und wirken so der Promotion entgegen (Kasper 2009, S. 502 u. 521).

Zahlreiche, aber nicht alle Studien zeigen, dass Personen mit hohem Ballaststoffverzehr gegenüber solchen mit einem niedrigen Verzehr ein geringeres Dickdarmkrebsrisiko aufweisen (WCRF und AICR 2007b, S. 71).

Folat spielt eine wichtige Rolle bei der Synthese und Methylierung der DNA. Epidemiologische Befunde sprechen dafür, dass niedrige Folatspiegel in Plasma und Gewebe zu einer anomalen Genexpression führen können, die die Krebsentstehung fördert. Folatreiche Lebensmittel, wie Obst und Gemüse, verringern **wahrscheinlich** das Risiko für Pankreaskrebs und mit **möglicher** Evidenz das Risiko für Speiseröhren- und Dickdarmkrebs (WCRF und AICR 2007b, S. 76).

Vegetarier sind durch einen reichlichen Obst- und Gemüseverzehr zumeist besser als nichtvegetarische Vergleichsgruppen mit Antioxidanzien (Szeto et al. 2004; Haldar et al. 2007), Ballaststoffen und Folat versorgt (Davey et al. 2003; Cade et al. 2004; Gilsing et al. 2010). Die höchsten Zufuhren weisen Veganer auf, folglich sind ihre Blutkonzentrationen an Antioxidanzien vergleichsweise am höchsten (Waldmann et al. 2005b). Dies wirkt sich besonders im Alter positiv aus, da mit steigendem Alter auch die Schädigung der DNA und damit das Krebsrisiko zunehmen. Vegetarierinnen im Alter zwischen 60 und 70 Jahren wiesen signifikant weniger DNA-Schäden und eine bessere Versorgung mit Antioxidanzien (Vitamin C, β-Carotin) auf als gleichaltrige Mischköstlerinnen. Bei jungen Frauen (20–30 Jahre) gab es keine diesbezüglichen Unterschiede zwischen den Gruppen (Krajcovicová-Kudlácková et al. 2008).

Ballaststoffreiche Lebensmittel

Die Bedeutung einer ballaststoffreichen Ernährung bei der Prävention von Krebs, insbesondere des Dickdarms, wird seit langem diskutiert. Zwar konnte dieser Zusammenhang bisher nicht eindeutig bewiesen werden, dennoch spricht eine Vielzahl epidemiologischer

Befunde dafür. In der EPIC-Studie (European Prospective Investigation into Cancer and Nutrition) mit über 500 000 Teilnehmern hatten Personen mit einer Ballaststoffzufuhr von 34 g/d gegenüber jenen mit 12 g/d ein 40 % geringeres Darmkrebsrisiko (Bingham et al. 2003). Auf Basis der vorliegenden Untersuchungen wird der Risiko senkende Effekt von ballaststoffreichen Lebensmitteln bei Dickdarmkrebs als **wahrscheinlich** und bei Magen- und Mastdarmkrebs als **möglich** eingestuft (DGE 2008, S. 323). Die stärkste Risikosenkung wurde jeweils bei Ballaststoffen aus Getreide beobachtet.

Für die protektive Wirkung der Ballaststoffe werden verschiedene Mechanismen diskutiert (nach Leitzmann et al. 2009, S. 392):

- kurze Passagezeit, dadurch kurze Kontaktzeit von Kanzerogenen mit der Dickdarmschleimhaut
- Verdünnung von Kanzerogenen aufgrund eines größeren Stuhlvolumens
- Bindung von Kanzerogenen und sekundären Gallensäuren an Ballaststoffe
- geringere Produktion von Kanzerogenen aufgrund einer Änderung der Intestinalflora bei hohem Angebot fermentierbarer Substrate
- Entzug von Ammoniak aus dem Darmlumen durch veränderte Darmflora
- bakterieller Abbau einiger Ballaststoffkomponenten zu kurzkettigen Fettsäuren (Acetat, Propionat, Butyrat)
- besonders Butyrat senkt den pH-Wert im Darm und besitzt eine antikanzerogene Wirkung

Offen bleibt, ob es sich hierbei um einen singulären Effekt der Ballaststoffe handelt oder ob auch weitere Inhaltsstoffe einer ballaststoffreichen Ernährung dazu beitragen (z. B. geringere Zufuhr von Nahrungsenergie und Fett, höhere Aufnahme von Antioxidanzien und sekundären Pflanzenstoffen).

Vegetarier nehmen meist mehr Ballaststoffe auf als Nicht-Vegetarier. Dennoch erreichen auch viele Vegetarier nicht die empfohlene Zufuhr von 30 g/d. Bei Veganern werden sehr hohe Ballaststoffzufuhren beobachtet, die in einigen Untersuchungen bis zu 58 g/d betrugen (s. Kap. 8.5, S. 214).

Vegetarier und insbesondere Veganer weisen im Vergleich zu Fleischessern eine kürzere Darmpassagezeit und damit häufigere Darmentleerungen auf (Sanjoaquin et al. 2004b). Dadurch verkürzt sich die Kontaktzeit von potenziellen Kanzerogenen mit der Darmschleimhaut. Die schnellere Passagezeit bei den Vegetariern kann jedoch nur teilweise durch die Ballaststoffzufuhr erklärt werden. Offenbar kommen noch weitere Mechanismen, die mit der vegetarischen Ernährung zusammenhängen, zum Tragen.

Die Konzentration potenziell karzinogener sekundärer Gallensäuren war bei Vegetariern niedriger als bei Nicht-Vegetariern und korrelierte mit der Ballaststoffzufuhr (Reddy et al. 1998) sowie dem höheren Stuhlgewicht und der häufigeren Darmentleerung der Vegetarier (van Faassen et al. 1993).

Die intestinale Mikroflora von Vegetariern ist anders als die von Nicht-Vegetariern zusammengesetzt. Beispielsweise enthält sie weniger Bakterien, die primäre in sekundäre Gallensäuren umwandeln (ADA 2003) und ähnelt der von Populationen, die ein niedriges Krebsrisiko aufweisen (Hayashi et al. 2002). Auch die Konzentration mutagener Substanzen war im Stuhl von Vegetariern niedrig (ADA 2003).

Sekundäre Pflanzenstoffe in Lebensmitteln

Sekundäre Pflanzenstoffe (*phytochemicals*) gehören einer Vielzahl von chemischen Stoffgruppen an (s. Kap. 8.6, S. 214). Trotz ihrer geringen Konzentration entfalten sie zahlreiche gesundheitsfördernde, insbesondere auch antikanzerogene Wirkungen (nach Watzl und Leitzmann 2005, S. 59 ff):

- Carotinoide (β-Carotin, Lutein, α-Carotin, Lycopin, Canthaxanthin u.a.)
- Phytosterine
- Saponine
- Glukosinolate
- Phenolsäuren
- Flavonoide
- Proteaseinhibitoren
- Terpene
- Phytoöstrogene
- Sulfide

Sekundäre Pflanzenstoffe können in allen Phasen der Krebsentstehung protektiv eingreifen (Leitzmann et al. 2009, S. 392 f).

Aus den Ergebnissen der vorliegenden Studien lassen sich bisher noch keine **Zufuhrempfehlungen** für einzelne sekundäre Pflanzenstoffe ableiten. Vermutlich ist für die gesundheitsfördernde Wirkung die Zufuhr von verschiedenen sekundären Pflanzenstoffen im Verbund notwendig (DGE 2008, S. 346). Sekundäre Pflanzenstoffe sind besonders in Zwiebelgewächsen, Kohlarten, grünblättrigem Gemüse, gelb-orange-farbigem Gemüse und Obst, Tomaten, Hülsenfrüchten (z. B. Sojabohnen), Getreide und Zitrusfrüchten enthalten.

Vegetarier nehmen durch die Bevorzugung pflanzlicher Lebensmittel meist höhere Mengen an sekundären Pflanzenstoffen auf als die Allgemeinbevölkerung. Entsprechende Verzehrsstudien liegen allerdings bisher nur für einzelne Substanzen, wie Carotinoide, vor. Bedingt durch den höheren Verzehr von Obst und Gemüse weisen Vegetarier, insbesondere Veganer, höhere Carotinoidkonzentrationen im Blut auf als Nicht-Vegetarier (Waldmann et al. 2005b; Haldar et al. 2007).

In der EPIC-Studie hatten die Vegetarier und Veganer der Region Oxford 5–50-mal höhere Blutkonzentrationen an Isoflavonen als die nichtvegetarischen Teilnehmer der anderen EPIC-Untersuchungsregionen (Peeters et al. 2007). Dies war v.a. auf den regelmäßigen Verzehr von Sojaprodukten anstelle von Fleisch zurückzuführen. Bei Prostatakrebspatienten führte eine fettarme vegane Kost zu einer signifikant höheren Zufuhr von protektiven sekundären Pflanzenstoffen, insbesondere Lycopin (Dewell et al. 2008).

Fleisch

Beim Einfluss von Fleischverzehr auf das Krebsrisiko wird zwischen rotem Fleisch (Rind, Schwein, Schaf, Ziege) und weißem Fleisch (Geflügeltiere) unterschieden (WCRF und AICR 2007b, S. 117). Die in großer Zahl vorliegenden Untersuchungen zeigen mit weitgehender Übereinstimmung, dass der Verzehr von rotem Fleisch mit einem erhöhten Risiko für Dickdarm- und Mastdarmkrebs assoziiert ist. Nach Einschätzung des WCRF verursacht der Konsum von rotem Fleisch dosisabhängig mit **überzeugender** Evidenz Dickdarmkrebs (WCRF und AICR 2007b, S. 121). Allerdings wird diese Bewertung nicht von allen Experten geteilt (Alexander und Cushing 2011), das Risiko wird auch als **wahrscheinlich** eingeordnet (DGE 2008, S. 309). Eine Risikoerhöhung bei Tumoren der Speiseröhre, Lunge und Gebärmutterschleimhaut sowie des Pankreas wird als **wahrscheinlich** eingestuft.

Auch der Konsum von verarbeitetem Fleisch (haltbar gemacht durch Räuchern, Pökeln oder Salzen oder durch die Zugabe von chemischen Konservierungsmitteln) erhöht mit **überzeugender** Evidenz das Risiko für Dickdarmkrebs sowie **wahrscheinlich** das Risiko für Speiseröhren-, Lungen-, Magen- und Prostatakrebs.

Aktuelle Meta-Analysen sehen keinen unabhängigen Zusammenhang zwischen dem Verzehr von rotem bzw. verarbeitetem Fleisch und dem Risiko für Prostata-, Brust- und Eierstockkrebs (Alexander et al. 2010a u. b; Wallin et al. 2011), jedoch für Nieren- und Pankreaskrebs (Faramawi et al. 2007; Larsson und Wolk 2012).

Eine Übersicht von drei Meta-Analysen ergab, dass insbesondere der Verzehr von Fleischwaren das zusätzliche Risiko (*excess risk*) für Dickdarmkrebs erhöht: Pro 100 g/d rotem Fleisch um etwa 20 % und pro 100 g/d verarbeitetem Fleisch zwischen 30 und 200 % (Santarelli et al. 2008). Eine aktuelle Meta-Analyse von 21 Studien ermittelte einen nahezu linearen Anstieg des Risikos für Kolorektalkrebs mit steigendem Konsum von rotem und verarbeitetem Fleisch bis zu einer Verzehrsmenge von 140 g/d (Chan et al. 2011).

Verschiedene Substanzen und Mechanismen werden als Ursache für das gesteigerte Krebsrisiko, insbesondere für Dickdarmkrebs, diskutiert (Tab. 7.16). Allerdings fehlt bisher der Nachweis, welche

Tab. 7.16 Potenziell kanzerogene Substanzen in rotem Fleisch (nach Kasper 2009, S. 516 f; Leitzmann et al. 2009, S. 388 ff)

Substanz	Entstehung und Vorkommen	Wirkung
Heterozyklische aromatische Amine (HAA)	Erhitzen von Fleisch und Fisch > 200 °C (Grillen, Braten, Rösten)	mutagen und kanzerogen
Polyzyklische aromatische Kohlenwasserstoffe (PAK), z. B. Benzpyren	unvollständiges Verbrennen organischer Stoffe (z. B. Tabak, Fleisch) ubiquitäres Vorkommen durch Verunreinigung der Luft (Verbrennung von Kohle und Erdöl in Industrieanlagen); dadurch auch auf pflanzlichen Lebensmitteln hohe Konzentrationen auf Oberflächen von Lebensmitteln, die auf direkter Flamme oder Holzkohle erhitzt wurden (v. a. gegrilltes Fleisch)	mutagen und kanzerogen
N-Nitrosoverbindungen, z. B. Nitrosamine	Reaktionsprodukte von Nitrit (z. B. Nitritpökelsalz aus der Fleischverarbeitung) und sekundären Aminen (aus Proteinen) Reaktion insbesondere unter Hitzeeinwirkung sowie endogen (Magen) hohe Gehalte in gepökelten Fleischwaren (z. B. Speck, Schinken), insbesondere beim Erhitzen; außerdem in Bier, Fischerzeugnissen und Käse enthalten	mutagen und kanzerogen
Hämeisen	Bestandteil des roten Blutfarbstoffs (Hämoglobin) in Fleisch und Fisch	Förderung der Bildung von Nitrosaminen und freien Radikalen möglicherweise weitere kanzerogene Mechanismen
Protein	hoher Fleischverzehr	Protein-, Peptid- und Harnstoffakkumulation im Darm bakterieller Abbau zu potenziell kanzerogenen Substanzen (Ammoniak, phenolische Substanzen, Sulfide)

kanzerogenen Einzelsubstanzen aus rotem Fleisch Dickdarmkrebs auslösen (DGE 2008, S. 309).

Heterozyklische aromatische Amine (HAA) und polyzyklische aromatische Kohlenwasserstoffe (PAK, z. B. Benzpyren) werden mit gegrilltem, gebratenem und geröstetem Fleisch und Fisch aufgenommen. Über Verunreinigungen der Luft (Industrieanlagen) gelangen

PAK auch auf pflanzliche Lebensmittel. Schätzungsweise 50 % der mit der Nahrung aufgenommenen PAK stammen aus Getreideprodukten und Fleisch (WCRF und AICR 2007b, S. 119). In verschiedenen Untersuchungen war die Aufnahme von HAA und PAK aus rotem Fleisch und Fleischwaren mit einem erhöhten Risiko für Dickdarm-, Pankreas- und Lungenkrebs assoziiert (Butler et al. 2003; Li et al. 2007; Lam et al. 2009).

N-Nitrosoverbindungen (wie Nitrosamine) zählen zu den stärksten bekannten Kanzerogenen (Kasper 2009, S. 516). Nitrosamine entstehen aus sekundären Aminen und Nitrit, das wiederum aus Nitrat gebildet wird. Nitrat wird überwiegend über pflanzliche Lebensmittel und Trinkwasser aufgenommen (s. Kap. 12.2, S. 331). Nitrat selbst ist nicht kanzerogen, kann aber im Magen in Nitrit umgewandelt werden, das dort teilweise mit Aminen zu Nitrosaminen reagiert (endogene Nitrosaminbildung). Epidemiologische Studien zeigen jedoch keine Beziehung zwischen der Nitrataufnahme und dem Krebsrisiko. Dies hängt vermutlich mit dem hohen Gehalt an Antioxidanzien in Gemüse zusammen, die einer vermehrten Bildung von N-Nitrosoverbindung entgegenwirken. Auch Lebensmittel können Nitrosamine enthalten: Die höchsten Gehalte wurden in gepökeltem Speck und Schinken gefunden (Kasper 2009, S. 517). Auch Bier, Fischerzeugnisse und Käse enthalten Nitrosamine. Ein großer Teil (40–75 %) der Nitrosamine wird jedoch endogen gebildet (Leitzmann et al. 2009, S. 388).

Der Verzehr von rotem Fleisch führt dosisabhängig ab etwa 60 g/d zu einem signifikanten Anstieg kanzerogener N-Nitrosoverbindungen und potenziell mutagener DNA-Veränderungen in Zellen der Dickdarmmukosa (Hughes et al. 2001; Lewin et al. 2006). Der Einfluss von Nitrosaminen auf die Entstehung von Magenkrebs gilt als möglich, konnte bisher jedoch nicht eindeutig belegt werden (Schmid 2006).

Rotes Fleisch enthält Hämeisen (s. Kap. 9.1, S. 220), das die Bildung von N-Nitrosoverbindungen im Darmlumen fördert (Cross et al. 2003). Freies Eisen katalysiert außerdem die Bildung von freien Radikalen, die die DNA oxidativ schädigen können. Auch weitere kanzerogene Mechanismen einer Eisenüberladung werden diskutiert (WCRF und AICR 2007b, S. 121). Aufgrund der spärlichen Datenlage und widersprüchlicher Ergebnisse besteht nach Einschätzung des WCRF lediglich ein **möglicher** Zusammenhang zwischen dem Verzehr eisenhaltiger Lebensmittel und dem Darmkrebsrisiko (WCRF und AICR 2007b, S. 281).

Bei hoher Proteinzufuhr durch Fleischverzehr gelangen vermehrt Proteine, Peptide und Harnstoff als Ausgangssubstrat für den bakteriellen Proteinabbau in den Dickdarm. Dabei entstehen unter anderem Ammoniak, phenolische Substanzen und Sulfide, die aufgrund experimenteller Befunde die Kanzerogenese fördern. Die langfristigen gesundheitlichen Auswirkungen dieser Abbauprodukte im Darm wurden bisher nicht erforscht (Leitzmann et al. 2009, S. 388).

Milch und Milchprodukte

Die Zusammenhänge zwischen dem Konsum von Milch bzw. Milchprodukten und Krebs müssen differenziert bewertet werden. Milchkonsum verringert **wahrscheinlich**, der Verzehr von Käse erhöht **möglicherweise** das Dickdarmkrebsrisiko (WCRF und AICR 2007b, S. 129). Das Risiko für Prostatakrebs wird durch eine Kost mit hohem Kalziumgehalt **wahrscheinlich** und durch Milch bzw. Milchprodukte **möglicherweise** erhöht.

Das niedrigere Darmkrebsrisiko bei Milchverzehr wird zumindest teilweise auf das in der Milch enthaltene Kalzium zurückgeführt, da auch Kalzium-Supplemente protektiv bei Dickdarmkrebs wirken. Kalzium hemmt das Zellwachstum und fördert den programmierten Zelltod (WCRF und AICR 2007b, S. 133 u. 179). Zudem bildet Kalzium mit Fett- und Gallensäuren unlösliche Verbindungen (Kalkseifen), die ausgeschieden werden. Gallensäuren werden so daran gehindert, das Darmepithel zu schädigen.

Lakto-(Ovo-)Vegetarier verzehren meist etwas weniger Milch und Milchprodukte als Nicht-Vegetarier, die Kalziumzufuhr ist etwa gleich (s. Kap. 9.7 und 9.8, S. 263 und 268). Inwieweit sich dies auf das Krebsrisiko auswirkt, wurde bisher nicht untersucht.

Weitere Unterschiede zwischen Vegetariern und Nicht-Vegetariern

Verschiedene weitere Befunde werden mit dem durchschnittlich geringeren Krebsrisiko bei Vegetariern in Verbindung gebracht. Vegetarier weisen im Vergleich zu Mischköstlern zumeist ein normales bis niedriges **Körpergewicht** auf (s. Kap. 7.3, S. 108). Übergewicht als Risikofaktor für Krebs spielt deshalb für Vegetarier kaum eine Rolle.

Veganer hatten im Vergleich zu Lakto-(Ovo-)Vegetariern und Mischköstlern niedrigere Blutspiegel des **insulinähnlichen Wachstumsfaktors 1** (IGF-1, insulin-like growth factor 1) (Allen et al. 2000 u. 2002). Der IGF-1 beeinflusst über Wachstumsförderung und Apoptosehemmung die Entstehung verschiedener Tumorarten, etwa in Brust, Prostata und Darm. Insbesondere die geringere Proteinzufuhr bei veganer Ernährung führt zu niedrigeren IGF-1-Blutspiegeln (Fontana et al. 2006).

Eine hohe lebenslange **Östrogenexposition** ist mit einem höheren Brustkrebsrisiko assoziiert. Postmenopausale Vegetarierinnen weisen niedrige Blut- und Urinkonzentrationen an Östrogen auf

(Barbosa et al. 1990). Dieser Effekt ist teilweise auf die geringere Fettzufuhr von Vegetarierinnen zurückzuführen (s. Kap. 8.2, S. 195), denn eine hohe Fettzufuhr fördert die endogene Östrogenproduktion. Entgegen früherer Einschätzungen wird ein Zusammenhang zwischen der Gesamtfettzufuhr und dem Brustkrebsrisiko (postmenopausal) nur noch als **möglich** bewertet (WCRF und AICR 2007b, S. 139). Die moderate Fettzufuhr vieler Vegetarier schützt jedoch vor Übergewicht und damit einem etablierten Risikofaktor für Brustkrebs (und andere Krebsarten). Dies erklärt, dass in anderen Untersuchungen die Unterschiede zwischen den Plasma-Östrogenkonzentrationen von Fleischesserinnen und Vegetarierinnen verschwanden, wenn der BMI berücksichtigt wurde (Thomas et al. 1999).

Der Konsum von **Alkohol** erhöht mit **überzeugender** Evidenz das Risiko für Tumoren des Verdauungstrakts (außer Magen) und der Brust (WCRF und AICR 2007b, S. 157). Anders als in früheren Studien wurden in aktuellen Untersuchungen kaum Unterschiede im Alkoholkonsum von Vegetariern und Nicht-Vegetariern ermittelt (s. Kap. 7.2, S. 102). In der EPIC-Oxford-Studie tranken Vegetarier durchschnittlich 0,6 g Alkohol pro Tag weniger als die Nicht-Vegetarier der Vergleichsgruppe (Key et al. 2009). Bei den Männern waren die Unterschiede allerdings ausgeprägter als bei den Frauen.

Die Ernährungsempfehlungen zur Krebsprävention lassen sich mit einer vegetarischen Ernährung gut umsetzen (nach Leitzmann et al. 2009, S. 394 f):

- gesteigerter Verzehr von Gemüse und Obst
- Erreichen bzw. Halten des im Normbereich liegenden Körpergewichts
- Meiden von zuckerhaltigen Getränken
- eingeschränkter Verzehr energiedichter Lebensmittel
- eingeschränkter Alkoholkonsum
- eingeschränkter Fleischverzehr
- bevorzugter Verzehr komplexer Kohlenhydrate (z. B. in Form von Vollkornprodukten)
- verminderter Verzehr von geräucherten und gepökelten Lebensmitteln
- verminderte Kochsalzzufuhr
- eingeschränkter Verzehr gegrillter/gebratener Lebensmittel
- Meiden verschimmelter Lebensmittel

Aus den dargestellten wissenschaftlichen Erkenntnissen wird deutlich, dass die Krebsentstehung nicht von einzelnen Nahrungsfaktoren, sondern dem gesamten Ernährungsmuster abhängt. Das geringere Krebsrisiko von Vegetariern kann somit sowohl auf das Meiden von Fleisch als auch auf den vermehrten Verzehr pflanzlicher Lebensmittel zurückgeführt werden (Kapiszewska 2006). Eine primär pflanzliche Kost ist gleichbedeutend mit einer hohen Zufuhr an präventiven Nahrungsfaktoren, wie Ballaststoffe, sekundäre Pflanzenstoffe und andere Antioxidanzien. Aus der Gesamtbewertung der vorliegenden wissenschaftlichen Daten ergibt sich, dass vegetarische Kostformen eine geeignete Strategie zur Verringerung des Krebsrisikos darstellen (Lanou und Svenson 2010).

Abschließend kann festgestellt werden, dass Vegetarier ein niedriges Krebsrisiko haben. Dabei muss betont werden, dass weniger das Meiden des Verzehrs von Lebensmitteln tierischen Ursprungs, sondern vielmehr die gesteigerte Aufnahme pflanzlicher Lebensmittel für das niedrigere Gesamtrisiko verantwortlich ist. Das Risiko, an Krebs zu erkranken, kann auch durch eine vegetarische Ernährung nicht vollständig eliminiert, aber entscheidend reduziert werden. Zusätzlich kann durch das niedrigere Körpergewicht, die niedrigere Gesamtfettaufnahme und das weitgehende Meiden von Tabakrauch ein zusätzlicher protektiver Effekt erreicht werden. Eine Reduzierung des Alkoholkonsums könnte auch bei vielen Vegetariern dazu beitragen, das Krebsrisiko in dieser Gruppe weiter zu senken.

7.8 Osteoporose

Die Osteoporose ist eine systemische Skeletterkrankung, die durch eine geringe Knochenmasse und Verschlechterung der Mikroarchitektur des Knochens gekennzeichnet ist. Als Folge kommt es zu einer Zunahme der Knochenbrüchigkeit und einem erhöhten Frakturrisiko.

Häufigkeit

Genaue Daten zur Verbreitung der Osteoporose in Deutschland gibt es bisher nicht. Die Häufigkeit wird indirekt über die Erfassung von Knochenbrüchen geschätzt (RKI 2006, S. 35). Demnach sind etwa 4–6 Mio. Menschen betroffen, 80 % davon sind Frauen. Nach der Menopause erkranken schätzungsweise 30 % aller Frauen an Osteoporose (Leitzmann et al. 2009, S. 423). In Europa gibt es ein deutliches Nord-Süd-Gefälle mit einer höheren Rate an Osteoporose-bedingten Frakturen in den nördlichen Ländern (RKI 2006, S. 37).

Ursachen

Das Skelett unterliegt kontinuierlichen Auf- und Abbauprozessen. In Kindheit und Jugend überwiegt der Knochenaufbau, bis zwischen dem 25. und 30. Lebensjahr die maximale **Knochenmineraldichte** (peak bone mass, PBM) erreicht ist. Danach werden jährlich etwa 0,5–1,5 % der Ausgangsmasse abgebaut. Bei Frauen nach der Menopause ist die Verlustrate erheblich höher und steigert sich auf bis zu > 3,5 % pro Jahr. Ursache sind die niedrigen Östrogenspiegel im Blut, die über verschiedene Mechanismen die Osteoporose fördern.

Zahlreiche **endogene** und **exogene** Risikofaktoren erhöhen das Osteoporoserisiko (nach WHO 2003a, S. 131; LEITZMANN et al. 2009, S. 425):

Nicht beeinflussbare Risikofaktoren:
- genetische Faktoren
- kaukasische oder asiatische Herkunft
- weibliches Geschlecht
- hohes Alter
- schlanker Körperbau

Beeinflussbare Risikofaktoren:
- Bewegungsmangel
- Östrogenmangel
- Konsum von Alkohol, Nikotin, Koffein
- Vitamin-D-Mangel (Sonnenlicht und orale Zufuhr)
- Ernährungsfaktoren
  - unzureichende Kalziumzufuhr
  - unzureichende oder übermäßige Proteinzufuhr
  - hohe Natriumzufuhr (Kochsalz)
  - hohe Phosphatzufuhr
  - geringer Verzehr von Obst und Gemüse

Der genetische Einfluss auf die Knochenmineraldichte beträgt bis zu 50 % (WHO 2003a, S. 41). So weisen Menschen kaukasischer Herkunft ein deutlich höheres Osteoporoserisiko auf als Afrikaner. Bei afro-amerikanischen Frauen liegt der Mineralstoffgehalt der Knochen um bis zu 10 % über dem von Europäerinnen. Auch bei der mitteleuropäischen Bevölkerung gibt es verschiedene Genvarianten, die für recht unterschiedliche Knochenmineraldichten verantwortlich sind (KASPER 2009, S. 410). Durch eine präventive Lebens- und Ernährungsweise können jedoch Aufbau und Erhalt der Knochensubstanz positiv beeinflusst werden. Hierzu zählen körperliche Aktivität, eine angemessene Zufuhr von Protein und Kalzium sowie ein ausreichender Vitamin-D-Status.

Osteoporose bei Vegetariern

Es gibt keine signifikanten Unterschiede zwischen der Knochengesundheit von Lakto-(Ovo-)Vegetariern und Mischköstlern (NEW 2004). Dies wird auch durch neuere epidemiologische Untersuchungen bestätigt (WANG et al. 2008b). Veganer weisen jedoch oft eine geringere Knochenmineraldichte und damit auch ein höheres Osteoporoserisiko auf (Smith 2006).

Bei veganen Rohköstlern waren sowohl Knochenmasse als auch Knochenmineraldichte im Vergleich zur Kontrollgruppe signifikant erniedrigt. Die biochemischen Marker des Knochenumsatzes waren jedoch in beiden Gruppen gleich, sodass auch die Veganer keine Anzeichen eines erhöhten Knochenabbaus aufwiesen (Fontana et al. 2005).

Es bestanden keine Unterschiede im Osteoporoserisiko und der Knochenmineraldichte zwischen vegan lebenden buddhistischen Nonnen und gleichaltrigen Mischköstlerinnen (Durchschnittsalter: 61 Jahre), obwohl die Veganerinnen nur etwa halb soviel Kalzium aufnahmen (375 vs. 683 mg/d) (Ho-Pham et al. 2009). Auch nach zweijährigem Follow-up gab es keine signifikanten Unterschiede bei der Frakturhäufigkeit und der Rate des Knochenabbaus. Die Veganerinnen wiesen deutlich häufiger einen Vitamin-D-Mangel (25-OH-D_3 < 30 ng/ml) auf als die Mischköstlerinnen (73 vs. 46 %). Weder der häufigere Vitamin-D-Mangel noch die niedrigere Kalziumaufnahme der Veganerinnen waren negativ mit der Knochengesundheit assoziiert (Ho-Pham et al. 2012).

Bei den mehr als 34 000 Teilnehmern der EPIC-Oxford-Studie war das Frakturrisiko von Fleischessern, Fischessern und Lakto-(-Ovo-)Vegetariern gleich, Veganer hatten hingegen ein 30 % höheres Risiko (Appleby et al. 2007) (Tab. 7.17). Dieses erhöhte Frakturrisiko war v. a. mit einer niedrigen Kalziumzufuhr assoziiert. Wurden nur Personen mit einer Kalziumzufuhr von mindestens 525 mg/d verglichen, war bei Veganern kein erhöhtes Frakturrisiko vorhanden.

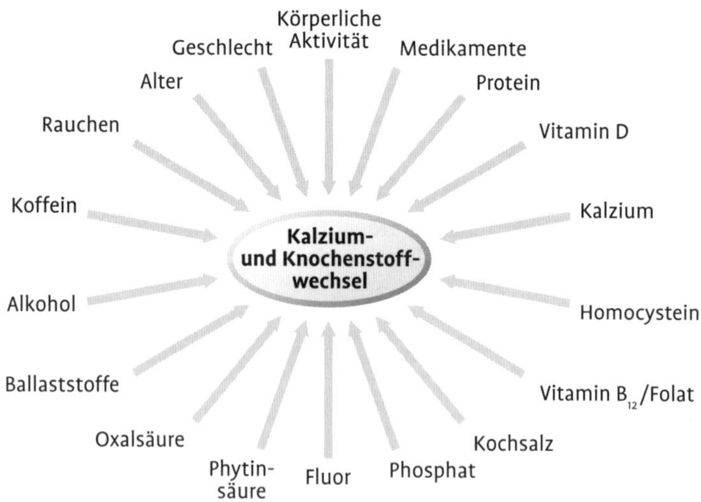

Abb. 7.19 *Ausgewählte Einflussfaktoren auf den Kalzium- und Knochenstoffwechsel (erweitert nach Leitzmann et al. 2009, S. 428)*

Tab. 7.17 Frakturrisiko von Vegetariern und Nicht-Vegetariern in der EPIC-Oxford-Studie (nach Appleby et al. 2007)

Gruppe	Risiko*	
	alle Teilnehmer	Teilnehmer mit einer Kalziumzufuhr ≥ 525 mg/d
Fleischesser	1,00	1,00
Fischesser	1,01	1,05
Lakto-(Ovo-)Vegetarier	1,00	1,02
Veganer	1,30	1,00

* adjustiert für Geschlecht, Alter und nicht-diätetische Einflussfaktoren

Ernährungsfaktoren und Osteoporose

Entscheidend für den Erhalt der Knochenmasse ist eine ausgeglichene Kalziumbilanz, bei der Aufnahme und Verlust an Kalzium im Gleichgewicht stehen. Der tatsächliche Kalziumbedarf ist dabei von vielen Faktoren abhängig, die sich gegenseitig beeinflussen (Abb. 7.19) (s. Kap. 9.7, S. 258).

Die **Kalziumzufuhr** allein ist nicht entscheidend für das Osteoporoserisiko. So ist in vielen sog. Entwicklungsländern trotz geringer Kalziumzufuhr keine erhöhte Osteoporoseprävalenz zu verzeichnen, während die Frakturhäufigkeit in den Industrieländern mit hoher Kalziumzufuhr am höchsten ist („Kalzium-Paradoxon") (Nordin 2000; WHO 2003a, S. 131). Eine Analyse prospektiver Kohortenstudien zeigte weder bei Frauen noch bei Männern einen

Einfluss von tierischem und pflanzlichem Protein auf das Osteoporoserisiko

Ob und inwieweit sich die Zufuhr von tierischem und pflanzlichem Protein unterschiedlich auf die Knochengesundheit auswirkt, wird kontrovers diskutiert. Ein Vergleich von Bevölkerungen in verschiedenen Regionen der Welt zeigt einerseits eine positive Korrelation zwischen dem Verzehr von tierischem Protein und der Häufigkeit von Hüftfrakturen, unabhängig von der Kalziumzufuhr (Rajaram und Wien 2001, S. 115). Dieser Befund wird durch viele, aber nicht alle epidemiologischen Untersuchungen bestätigt (Kerstetter et al. 2003). Andererseits kann daraus keine kausale Beziehung abgeleitet werden, da bisher nicht eindeutig geklärt ist, welche Mechanismen dieser Beobachtung zugrunde liegen.

Die gängige Erklärung ist, dass tierisches Protein reich an schwefelhaltigen Aminosäuren (Methionin und Cystein) ist. Diese werden zu Sulfationen abgebaut und erhöhen die Säurelast des Organismus. Zur Pufferung dieser Säurelast werden Kalzium- und HCO_3^--Ionen aus dem Knochen mobilisiert und zusammen mit den Sulfationen ausgeschieden (s. Kap. 9.7, S. 258f). Viele pflanzliche Proteinträger, wie Getreide und Hülsenfrüchte, enthalten jedoch im Durchschnitt die gleiche Schwefelmenge pro Gramm Protein wie Fleisch, Fisch, Milch und Ei und tragen somit ebenfalls zur Säurelast des Organismus bei (Massey 2003). Gemüse und Obst hingegen sind Basen bildend und wirken der durch den Proteinabbau entstandenen Säurelast entgegen (Lanham-New 2008).

konsistenten Zusammenhang zwischen der Kalziumzufuhr und dem Risiko für Hüftfrakturen. Die Analyse klinischer Studien ergab keine Reduzierung des Frakturrisikos durch Kalzium-Supplementation (Bischoff-Ferrari et al. 2007). Weitere Untersuchungen zeigen, dass eine Kalzium-Supplementierung, wie sie bei vielen älteren Menschen angewendet wird, das Risiko für kardiovaskuläre Ereignisse, insbesondere Herzinfarkt, erhöht (Bolland et al. 2011; Li et al. 2012). Nach Einschätzung der WHO ist eine Kalziumzufuhr < 400–500 mg/d nur in Ländern mit hoher Osteoporosehäufigkeit und dort bei älteren Personen (≥ 50 Jahre) mit einem erhöhten Frakturrisiko verbunden (WHO 2003a, S. 132). Eine Auswertung der schwedischen Mammographie-Studie mit über 61 000 Frauen ergab ein erhöhtes Fraktur- und Osteoporoserisiko bei einer täglichen Kalziumzufuhr < 750 mg/d. Eine weitere Erhöhung der Kalziumzufuhr darüber hinaus führte zu keiner weiteren Verringerung des Risikos für Osteoporose-assoziierte Frakturen. In der Gruppe mit der höchsten Kalziumzufuhr (> 1100 mg/d) stieg das Risiko für Hüftfrakturen sogar leicht an (Warensjö et al. 2011).

Eine ausreichende Versorgung mit **Vitamin D** ist unerlässlich für die Kalziumresorption im Darm und die Förderung der Knochenmineralisation. In der Nurses' Health Study war die Vitamin-D-Zufuhr, nicht aber der Verzehr einer kalziumreichen Kost bzw. der Milchkonsum mit einem reduzierten Osteoporoserisiko verbunden (Feskanich et al. 2003). Bei Veganern in Finnland wurden während der sonnenarmen Wintermonate niedrige Blutspiegel an Vitamin D gemessen, die ganzjährig zu einer niedrigen Knochenmineraldichte führten (s. Kap. 9.3, S. 234). Aber auch bei Lakto-(Ovo-)Vegetariern und Mischköstlern nördlicher Regionen ist die Vitamin-D-Versorgung im Winter unbefriedigend.

Ein reichlicher Verzehr von **Gemüse** und **Obst** ist mit einer höheren Knochenmineraldichte und einem verringerten Frakturrisiko assoziiert (New 2003). Dies wird auf den hohen Gehalt an Kalium, Magnesium, Vitamin C und Vitamin K zurückgeführt (Nieves 2005). Eine Kost, die reich an Kalium und Vitamin K ist, reduziert die Kalziumausscheidung. Magnesium und Vitamin C wirken sich positiv auf den Erhalt der Knochenmasse aus. Vegetarier profitieren von diesen Effekten, da sie meist reichlich Obst und Gemüse verzehren. Im Gegensatz dazu fördert eine hohe Zufuhr von Natrium (Kochsalz) die Kalziumausscheidung, und Koffein (Kaffee und Tee) beeinträchtigt die Kalziumresorption.

Eine ausreichende **Proteinzufuhr** ist für Wachstum und Regeneration des Skeletts wichtig. Dabei ist sowohl eine sehr niedrige als auch eine sehr hohe Proteinzufuhr nachteilig für die Knochengesundheit. In den meisten epidemiologischen Studien ist eine niedrige Proteinzufuhr mit einer niedrigen Knochenmineraldichte assoziiert

(KERSTETTER et al. 2003). Bei Veganern wurden wiederholt Proteinzufuhren ermittelt, die unter den Empfehlungen liegen (s. Kap. 9.9, S. 270).

Andererseits zeigen die meisten epidemiologischen Studien, dass eine hohe Proteinzufuhr mit einer höheren Knochenmineraldichte einhergeht (RIZZOLI und BONJOUR 2004; MISRA et al. 2011). Genauere Analysen deuten darauf hin, dass die potenziell negative Wirkung einer hohen Proteinzufuhr durch eine adäquate Kalziumzufuhr aufgehoben wird. So ist eine proteinreiche Ernährungsweise oft mit einer hohen Kalziumzufuhr, etwa durch Milch und Milchprodukte, verbunden. Besonders hohe Osteoporoseraten finden sich in Ländern wie Japan, die eine hohe Protein- und gleichzeitig eine niedrige Kalziumzufuhr aufweisen (RAJARAM und WIEN 2001, S. 117). Dieser Zusammenhang zeigt sich auch in epidemiologischen Studien. In der Framingham Offspring-Studie verringerte eine höhere Zufuhr von tierischem Protein das Frakturrisiko bei den Teilnehmern, die mindestens 800 mg Kalzium/d aufnahmen, während sich dieser Effekt bei den Teilnehmern mit einer niedrigeren Kalziumaufnahme umkehrte (SAHNI et al. 2010).

Möglicherweise liegt die für die Knochengesundheit optimale Proteinzufuhr etwas höher als die derzeit empfohlenen Referenzwerte. Eine Zufuhr von 1 bis 1,5 g Protein pro kg Körpergewicht und Tag ist offenbar mit einem normalen Kalziumstoffwechsel verbunden, während die Knochenhomöostase nicht beeinträchtigt wird (HEANEY und LAYMAN 2008).

Eine Modellrechnung der WHO zeigte, dass eine Verringerung der Zufuhr an tierischem Protein von 60 auf 20 g/d (entspricht etwa der unterschiedlichen Zufuhr in Industrie- und sog. Entwicklungsländern) den Kalziumbedarf von Erwachsenen von etwa 840 auf 600 mg/d reduzieren würde (JOINT FAO/WHO EXPERT CONSULTATION ON HUMAN VITAMIN AND MINERAL REQUIREMENTS 2004, S. 79).

Die Zusammenhänge zwischen **Fleischverzehr** und Knochengesundheit sind ebenfalls nicht eindeutig. In der Potsdam-Kohorte der EPIC-Studie war eine hohe Zufuhr von tierischem Protein negativ und eine hohe Zufuhr von pflanzlichem Protein positiv mit der Knochendichte assoziiert (WEIKERT et al. 2005). Bei den Teilnehmerinnen der Adventist Health Study war das Frakturrisiko nach 25-jährigem Follow-up sowohl bei steigendem Fleischverzehr als auch bei steigendem Verzehr von pflanzlichen Proteinträgern (Hülsenfrüchte, Nüsse, Soja- und Weizenproteinprodukte) verringert (THORPE et al. 2008). Die Gruppe mit dem höchsten Frakturrisiko waren die Vegetarierinnen, die die geringste Zufuhr an pflanzlichen Proteinträgern hatten. Insgesamt gab es jedoch keine Unterschiede im Frakturrisiko zwischen Vegetarierinnen und Fleischesserinnen.

Eine Meta-Analyse von sechs Kohortenstudien mit etwa 40 000 Teilnehmern ergab keinen Zusammenhang zwischen dem **Milchverzehr** und dem Risiko Osteoporose-assoziierter Frakturen (Kanis et al. 2005). Zum gleichen Ergebnis kam eine weitere Meta-Analyse von sechs Kohortenstudien mit über 270 000 Teilnehmern (Bischoff-Ferrari et al. 2011). Auch eine Analyse der bis 2005 publizierten Untersuchungen zum Einfluss des Milchkonsums auf die Knochenmineraldichte bei Kindern, Jugendlichen und jungen Erwachsenen erbrachte keinen überzeugenden Hinweis auf protektive Wirkungen (Lanou et al. 2005). Eine Meta-Analyse klinischer Studien zur Supplementierung von Kalzium bzw. Milch/Milchpulver bei Kindern zeigte, dass sich der Knochenmineralgehalt nur bei den Kindern signifikant erhöhte, die vor Beginn der Supplementierung sehr niedrige Kalziumzufuhren (etwa < 500 mg/d) aufwiesen (Huncharek et al. 2008). Da jedoch einige Studien einen positiven Zusammenhang zwischen Milchverzehr und Knochengesundheit ermittelten, wird kontrovers diskutiert, ob Milch und Milchprodukte als Bestandteil einer gesunderhaltenden vegetarischen Ernährung empfohlen werden sollten oder nicht (Lanou 2009; Weaver 2009).

Verzehrsstudien zeigen, dass Lakto-(Ovo-)Vegetarier meist etwas weniger Milch und Milchprodukte verzehren als Nicht-Vegetarier (s. Kap. 9.8, S. 266).

Nach neueren Erkenntnissen wirken sich möglicherweise auch eine unbefriedigende Vitamin-B_{12}- und Folatversorgung und daraus resultierend erhöhte Homocysteinspiegel negativ auf die Knochengesundheit aus (Ahmadieh und Arabi 2011). In einer slowakischen Studie waren die niedrigeren Vitamin-B_{12}- und höheren Homocysteinspiegel vegetarisch lebender Frauen signifikant mit einer niedrigeren Knochenmineraldichte assoziiert (Krivosíková et al. 2010). Andere Studien zeigen hingegen keinen Zusammenhang zwischen Vitamin B_{12}-, Folat- und Homocysteinspiegel und der Knochenmineraldichte (Haliloglu et al. 2010; Rumbak et al. 2012). Aufgrund der **komplexen Interaktionen** zwischen Kalzium, Protein, anderen Nährstoffen und weiteren Faktoren, die die Knochengesundheit beeinflussen, ist es schwierig, eindeutige Aussagen zu treffen, zumal viele Zusammenhänge noch unklar sind. Sicher ist, dass eine hohe Zufuhr an tierischem Protein ein Ernährungsmuster kennzeichnet, das mit einer hohen Zufuhr tierischer und damit einer niedrigeren Zufuhr pflanzlicher Lebensmittel verbunden ist. Ein reichlicher Verzehr Basen bildender pflanzlicher Lebensmittel, wie Gemüse und Obst, wirkt jedoch dem Knochenabbau und der Kalziumausscheidung entgegen (Vormann und Goedecke 2002).

Vor diesem Hintergrund lautet die Empfehlung daher weniger, die Zufuhr von tierischem zugunsten von pflanzlichem Protein zu reduzieren, sondern deutlich mehr pflanzliche Lebensmittel zu verzehren. Diese Empfehlung wird mit einer vegetarischen Ernährung erfüllt und trägt darüber hinaus auch zur Prävention vieler anderer chronischer Krankheiten bei.

Abschließend kann gesagt werden, dass eine vegetarische Ernährung nicht per se vor Osteoporose schützt, vielmehr kommt es auf die angemessene Versorgung mit den für die Knochengesundheit relevanten Nährstoffen an. Insbesondere Veganer sollten darauf achten, diese Nährstoffe in ausreichender Menge aufzunehmen bzw. die Versorgung sicherzustellen (weitere Informationen siehe Kap. 9, ab S. 220).

Folgende Empfehlungen können zur Prävention der Osteoporose gegeben werden:
- ausreichende körperliche Aktivität
- ausreichende Versorgung mit Vitamin D
- ausreichende Kalziumzufuhr
- angemessene Proteinzufuhr
- reichlicher Verzehr von Gemüse und Obst (und damit ausreichende Zufuhr von Kalium, Magnesium, Vitamin C und K)
- Reduzierung der Natriumzufuhr (Kochsalz)
- mäßiger Koffeinkonsum

7.9 Weitere Erkrankungen

Neben den bereits dargestellten Krankheiten kann eine vegetarische Ernährungsweise auch bei weiteren chronischen Erkrankungen in der Prävention und Therapie von Bedeutung sein. Für diese im Folgenden dargestellten Krankheiten liegen allerdings bisher nur vereinzelt Daten vor.

Hyperurikämie und Gicht

Die Gicht ist das klinische Erscheinungsbild eines stark erhöhten Harnsäurespiegels (Hyperurikämie), der als Folge einer erblich bedingten Störung des Purinstoffwechsels mit verringerter Harnsäureausscheidung entsteht. Dabei kommt es zur Ablagerung von Harnsäurekristallen und daraus resultierenden Entzündungen an verschiedenen Stellen des Körpers, insbesondere den Gelenken. Akute Gichtanfälle, in Form einer schmerzhaften Arthritis, werden meist durch Nahrungs- und Alkoholexzesse ausgelöst. In früheren Zeiten war die Gicht eine Erkrankung der Wohlhabenden, erst nach dem Zweiten Weltkrieg entwickelte sie sich zu einer typischen Wohlstandserkrankung der breiten Bevölkerung.

Die Gicht ist die häufigste Form **rheumatischer Gelenkerkrankungen** (SAAG und CHOI 2006). Männer sind bis zu zehnmal häufiger als Frauen von Hyperurikämie betroffen. Die Prävalenz erhöht sich mit zunehmendem Alter bei Männern auf etwa 20 % (LEITZMANN et al. 2009, S. 440). In der Berliner Vegetarierstudie wiesen Vegetarier im Vergleich zu Nicht-Vegetariern niedrigere Harnsäurekonzentrationen auf (ROTTKA und THEFELD 1984). Weitere Untersuchungen mit Vegetariern liegen nicht vor.

Bei der diätetischen **Therapie** der Hyperurikämie stehen die Reduzierung des Alkoholkonsums sowie purinreicher Lebensmittel im Vordergrund. Hierzu zählen v.a. Fleisch, Wurst, Fisch und andere Meerestiere. Etwa 60 % der in Deutschland aufgenommenen Purine stammen aus Fleisch (LEITZMANN et al. 2009, S. 444). Mit Ausnahme von Hülsenfrüchten enthalten pflanzliche Lebensmittel weniger Purine als tierische Lebensmittel. In einer Studie mit über 47 000 Männern erhöhte sich das Risiko für Gicht mit steigendem Verzehr von Fleisch und Meeresprodukten, nicht aber durch Milchprodukte oder pflanzliche proteinhaltige Lebensmittel sowie purinreiche Gemüsearten (CHOI et al. 2004). Auch proteinreiche vegetarische Fleischalternativen sind für eine purinarme Kost geeignet, da sie deutlich weniger Purine enthalten als Fleisch. Dies gilt besonders für Produkte auf der Basis von Weizenprotein oder einer Mischung von Weizen- und Sojaprotein (HAVLIK et al. 2010).

Eine lakto-(ovo-)vegetarische Ernährung stellt somit eine gute Basis für eine purinarme Kost dar. Die Entstehung von Hyperurikämie und Gicht wird durch Übergewicht sowie eine fettreiche Kost gefördert. Daher weisen Vegetarier auch aufgrund ihres durchschnittlich niedrigeren Körpergewichts und der meist moderaten Fettaufnahme ein geringeres Risiko auf.

Rheumatoide Arthritis

Die rheumatoide Arthritis ist eine entzündliche Erkrankung der Gelenke, insbesondere der Hände und Finger. Sie ist mit starken Schmerzen verbunden und kann langfristig zu Bewegungseinschränkungen und Gelenkdeformationen führen. In Deutschland liegt die Prävalenz bei etwa 0,5–1 %; damit handelt es sich um die häufigste entzündliche Gelenkerkrankung. Frauen unter 50 Jahren sind etwa 4–5-mal häufiger, ab 60 Jahren etwa doppelt so häufig wie Männer betroffen (LEITZMANN et al. 2009, S. 432).

Die Ursachen der rheumatoiden Arthritis sind nicht vollständig geklärt, jedoch gilt die Beteiligung von **Autoimmunreaktionen** vor dem Hintergrund einer genetischen Veranlagung als gesichert. Auch Lebensmittelallergien bzw. -intoleranzen spielen vermutlich eine Rolle. Verantwortlich für die entzündlichen Reaktionen an den

Gelenken sind Entzündungsmediatoren, wie Eicosanoide und Zytokine (KASPER 2009, S. 419).

Eine vegane bzw. lakto-vegetarische Kost, teilweise mit vorherigem Fasten, führte in verschiedenen Untersuchungen zur Besserung der Krankheitssymptome bei Patienten mit rheumatoider Arthritis (MÜLLER et al. 2001; MCDOUGALL et al. 2002). Die positive Wirkung des Fastens und der vegetarischen Ernährung auf den Entzündungsprozess wird v.a. mit der fehlenden Zufuhr von **Arachidonsäure** erklärt, denn diese dient als Ausgangssubstrat für entzündungsfördernde Eicosanoide (s. Kap. 9.5, S. 244). Tierische Lebensmittel, insbesondere Fleisch, Fisch und Ei, sind reich an Arachidonsäure, sodass mit einer in den Industrieländern üblichen Kost etwa 200–400 mg/d, mit einer vegetarischen Ernährung hingegen nur etwa 50 mg/d aufgenommen werden (KASPER 2009, S. 421).

Bereits seit Beginn des 20. Jahrhunderts gibt es Hinweise auf Lebensmittelintoleranzen als Ursache der rheumatoiden Arthritis mit Berichten über Heilung bzw. deutliche Besserung nach konsequentem Meiden dieser Lebensmittel (jedoch ohne wissenschaftliche Sicherung der Diagnose). Hierbei handelt es sich insbesondere um Genussmittel (Alkohol, Kaffee, Tee, Nikotin), Fleisch und Wurst, Zucker und Weißmehlprodukte sowie Milchprodukte (KASPER 2009, S. 420). Eine vegane und glutenfreie Kost über ≥ 9 Monate führte bei Patienten mit rheumatoider Arthritis zu einer abgemilderten Immunreaktion (Absinken der IgG-Antikörper im Blut) und einer Besserung der Symptome, verglichen mit der Kontrollgruppe (HAFSTRÖM et al. 2001).

Die Bildung der Entzündungsmediatoren ist mit der Synthese von Sauerstoffradikalen verbunden und erhöht dadurch den Verbrauch von Antioxidanzien (LEITZMANN et al. 2009, S. 435). Entsprechend wurden bei Patienten mit rheumatoider Arthritis wiederholt niedrige Serumspiegel an Vitamin E, außerdem an β-Carotin und Selen festgestellt. Allerdings gibt es bisher nur vereinzelt Berichte über positive therapeutische Wirkungen einer Supplementierung mit den Vitaminen C und E sowie β-Carotin und Selen. Mit Ausnahme von Vitamin C liegen die empfohlenen Dosierungen weit über den Mengen, die mit der Nahrung aufgenommen werden (KASPER 2009, S. 423).

Im Rahmen der EPIC-Norfolk-Studie war ein niedriger Verzehr von Obst und Gemüse sowie insbesondere eine niedrige Vitamin-C-Zufuhr mit einem erhöhten Risiko verbunden, an rheumatoider Arthritis zu erkranken (PATTISON et al. 2004). Bei der Zufuhr von Vitamin E und β-Carotin zeigte sich ein schwacher inverser Zusammenhang. In anderen prospektiven Kohortenstudien waren weder die Zufuhr von Vitamin C und E, β-Carotin und Protein noch der Verzehr von Fleisch und Obst mit dem Risiko für rheumatoide Arthritis assoziiert (PEDERSEN et al. 2005; BENITO-GARCIA et al. 2007).

Für Vegetarier liegen keine Daten über die Häufigkeit der rheumatoiden Arthritis vor. Eine vegetarische bzw. vegane Kost kann jedoch den Verlauf der Erkrankung positiv beeinflussen, insbesondere durch das Meiden von Fleisch und Fisch und der damit verringerten Zufuhr von Arachidonsäure. Die vielfach dokumentierte bessere Versorgung von Vegetariern mit Antioxidanzien dürfte ebenfalls zu einem geringeren Risiko bei Vegetariern beitragen.

Demenz

Demenz ist die Folge einer fortschreitenden degenerativen Erkrankung des Gehirns, die zu einer Störung höherer kortikaler Funktionen, wie Gedächtnis, Denken, Orientierung, Sprache, Motorik u.a. anderem, führt. Leitsymptom ist die Gedächtnisstörung (v.a. Kurzzeitgedächtnis). Hinzu kommen meist Veränderungen der emotionalen Kontrolle und des Sozialverhaltens. Morbus Alzheimer ist in etwa 60 % der Fälle Ursache der Demenz. Veränderungen des Kreislaufsystems (vaskuläre Demenz) sind für etwa 20 % und eine Kombination von Morbus Alzheimer und der vaskulären Form für weitere 10 % der Fälle verantwortlich (Kasper 2009, S. 446). Etwa 8 % der Bevölkerung über 65 Jahre entwickeln eine Demenz.

Morbus Alzheimer geht mit einer Amyloidablagerung im Gehirn einher, deren Ursachen nur ansatzweise bekannt sind. Neben genetischen Faktoren spielen immunologische sowie chronisch-entzündliche Vorgänge und eine Störung der Glukoseverwertung im Gehirn eine Rolle.

Mögliche Ernährungseinflüsse wurden in jüngster Zeit verstärkt untersucht. So wirkt sich die Versorgung mit Antioxidanzien auf die Entwicklung der Demenz aus, da die Amyloidbildung unter dem Einfluss freier Radikale abläuft. In verschiedenen Studien wiesen Demenzerkrankte signifikant niedrigere Blutkonzentrationen verschiedener Carotinoide und an Vitamin E auf. Andere Untersuchungen zeigen, dass sich das Erkrankungsrisiko an Morbus Alzheimer mit steigender Zufuhr der Vitamine C und E verringert (Gillette Guyonnet et al. 2007).

Neben diesen Befunden gilt eine erhöhte Homocysteinkonzentration im Plasma, meist verbunden mit niedrigen Plasmakonzentrationen an Folat, Vitamin B_{12} und teilweise Vitamin B_6, als Risikofaktor bzw. Prädiktor für Demenzerkrankungen. In epidemiologischen Studien war eine hohe Zufuhr von gesättigten und trans-Fettsäuren mit einem erhöhten Demenzrisiko verbunden, während die Zufuhr von einfach und mehrfach ungesättigten Fettsäuren sowie der Fischverzehr protektiv wirkten.

Dabei sind insbesondere die langkettigen Omega-3-Fettsäuren Eicosapentaensäure (EPA) und Docosahexaensäure (DHA) von Bedeutung. Niedrige Blutspiegel an EPA und DHA wurden bei zahlreichen neuropsychiatrischen Erkrankungen, einschließlich Morbus Alzheimer, festgestellt (Young und Conquer 2005). Zudem ist bei Alzheimerpatienten die Konzentration von DHA in bestimmten Hirnregionen signifikant erniedrigt.

Offenbar verringert eine Orientierung an mediterranen Ernährungsmustern das Demenzrisiko (Solfrizzi et al. 2011). In einer prospektiven Kohortenstudie (n = 2148) mit über 65-Jährigen in New York war das folgende Verzehrsmuster mit einem geringeren Erkrankungsrisiko verbunden: höherer Konsum von Nüssen, Tomaten, Obst, Kohl- und dunkelgrünem Blattgemüse, Fisch und Geflügel sowie niedrigerer Konsum von fettreichen Milchprodukten, rotem Fleisch, Innereien und Butter (Gu et al. 2010).

Die **vaskuläre Demenz** ist die Folge einer fehlenden Sauerstoffversorgung bestimmter Hirnbereiche, ausgelöst durch eine Ischämie (Kasper 2009, S. 452). Ein wichtiger Risikofaktor ist die Atherosklerose, die durch Erkrankungen wie Hypertonie, Dyslipidämien, Diabetes mellitus und Hyperhomocysteinämie begünstigt wird (s. Kap. 7.6, S. 130).

In einer Teilstudie (n = 272) der Adventist Health Study hatten Vegetarier ein deutlich geringeres Demenzrisiko als die nichtvegetarische Vergleichsgruppe. Diejenigen, die Fleisch und Fisch verzehrten, wiesen ein doppelt so hohes Risiko auf, bei langjährigem Verzehr erhöhte sich das Risiko auf das 3-fache. Eine weitere Teilstudie (n = 2984) ermittelte hingegen keine signifikanten Unterschiede zwischen Vegetariern und Nicht-Vegetariern (Giem et al. 1993).

Die Oxford Vegetarian Study kam zu einem gegenteiligen Ergebnis, denn dort wiesen Vegetarier eine signifikant höhere Sterblichkeitsrate an psychiatrischen und neurologischen Erkrankungen auf als Nicht-Vegetarier (Appleby et al. 2002b). Die Autoren weisen jedoch darauf hin, dass dieser Befund auf lediglich 36 Todesfällen (von insgesamt 1131) beruht, entsprechend vorsichtig sollte er interpretiert werden.

Bei Vegetariern dürfte sich die höhere Zufuhr von Antioxidanzien, Folat sowie von einfach und mehrfach ungesättigten Fettsäuren positiv auf das Demenzrisiko auswirken. Das geringere Auftreten atherosklerotischer Risikofaktoren schützt vor dem Entstehen einer vaskulären Demenz. Die, insbesondere bei Veganern, vielfach beobachteten erhöhten Blutkonzentrationen an Homocystein sowie die unbefriedigende Versorgung mit Vitamin B_{12} (s. Kap. 9.6, S. 251) stellen jedoch einen Risikofaktor für Demenzerkrankungen dar. Inwieweit sich die begrenzte Versorgung mit langkettigen Omega-3-Fettsäuren (s. Kap. 9.5, S. 244) auf das Demenzrisiko bei Vegetariern auswirkt, ist aufgrund fehlender Studien weiter unklar.

Nierenerkrankungen

Eine hohe Proteinzufuhr steigert die renale Durchblutung und die glomeruläre Filtrationsrate (GFR). Dies kann den Verlauf **chronischer Nierenerkrankungen** und die Entwicklung der **Glomerulosklerose** negativ beeinflussen (KASPER 2009, S. 379). Die genauen Mechanismen dieser durch eine proteinreiche Ernährung induzierten Hyperfiltration der Niere sind nicht bekannt. Vermutlich spielt die Aminosäurenzusammensetzung der Kost eine Rolle, denn das Fortschreiten der Niereninsuffizienz ist bei der Zufuhr von pflanzlichem Protein weniger ausgeprägt als bei tierischem.

Bei gesunden Vegetariern, insbesondere Veganern, war die GFR niedriger als bei gesunden Nicht-Vegetariern (WISEMAN et al. 1987). Eine lakto-vegetarische Kost mit niedriger Proteinzufuhr (0,6 g/kg Körpergewicht) über zwei Jahren führte bei Patienten mit chronischer Glomerulonephritis im Vergleich zur Kontrollgruppe zu einem signifikant niedrigeren Funktionsverlust der Niere (SCHMICKER 1991). Auch neuere Untersuchungen zeigen, dass durch eine Proteinrestriktion das Fortschreiten chronischer Nierenerkrankungen verzögert wird.

Zu den häufigsten Ursachen der chronischen Niereninsuffizienz zählen Diabetes mellitus (s. Kap. 7.4, S. 113) und Hypertonie (s. Kap. 7.5, S. 120). Etwa 30 % aller dialysepflichtigen Patienten sind niereninsuffiziente Diabetiker (KASPER 2009, S. 376). Sowohl akute als auch chronische Nierenerkrankungen können sich vor dem Hintergrund atherosklerotischer Gefäßveränderungen entwickeln.

Da Vegetarier seltener als Nicht-Vegetarier von Diabetes mellitus, Hypertonie und atherosklerotischen Risikofaktoren betroffen sind, dürfte ihr Risiko für chronische Nierenerkrankungen ebenfalls verringert sein. Auch der niedrigere sowie weitaus überwiegende Verzehr von pflanzlichem Protein dürfte sich positiv auswirken.

Sonstige Erkrankungen

Divertikulose (Ausstülpungen der Dickdarmwand) sowie **Gallen-** und **Harnsäuresteine** werden in einzelnen Untersuchungen bei Vegetariern im Vergleich zu Fleischessern seltener beobachtet (SIENER und HESSE 2003; ADA 2009). In der EPIC-Oxford-Studie wiesen Vegetarier im Vergleich zu Fleischessern ein um 31 % niedrigeres Risiko für eine Divertikulose auf (CROWE et al. 2011). Die Divertikulose wird insbesondere durch eine ballaststoffarme Ernährung begünstigt (LEITZMANN et al. 2009, S. 500). Vegetarier nehmen meist mehr Ballaststoffe auf als Nicht-Vegetarier (s. Kap. 8.5, S. 211). Zu den Risikofaktoren für Gallensteine zählen das metabolische Syndrom (v. a. Übergewicht), eine hohe Fettzufuhr (v. a. gesättigte Fettsäuren) sowie eine niedrige Ballaststoffaufnahme (Leitzmann et al. 2009, S. 455). Die Bildung von Harnsäuresteinen wird durch eine hohe Ausscheidung von Harnsäure mit dem Urin sowie einen Urin-pH im sauren Bereich begünstigt. Vegetarier sind aufgrund ihrer Ernährungs- und Lebensweise deutlich seltener von diesen Risikofaktoren betroffen als Nicht-Vegetarier.

Das Risiko für eine **Katarakt** (auch als grauer Star bezeichnete Trübung der Augenlinse) wird neben Faktoren wie Rauchen, Diabetes und UV-Licht durch Ernährungsfaktoren beeinflusst. Als protektiv gilt eine vitamin- und mineralstoffreiche Kost, insbesondere eine hohe Aufnahme der antioxidativen Vitamine C und E sowie der Carotinoide β-Carotin, Lutein und Zeaxanthin (Agte und Tarwadi 2010). In der EPIC-Oxford-Studie erkrankten Vegetarier deutlich seltener an einer Katarakt als Fleischesser. Das niedrigste Risiko wiesen Veganer auf. In der Studie konnten jedoch keine einzelnen Nährstoffe identifiziert werden, die das geringere Risiko bei Vegetariern erklärten (Appleby et al. 2011).

In Bezug auf **Karies** bieten vegetarische Kostformen keine prinzipiellen Vorteile gegenüber einer Mischkost, da Fleisch und Fisch kaum Einfluss auf die Säureproduktion in der Mundhöhle haben. Entscheidend für die Kariesentstehung ist, neben der Mundhygiene, v.a. die Häufigkeit der Zufuhr von Kohlenhydraten sowie deren Konsistenz und Verweildauer im Mund. Kariogen sind Speisen und Getränke mit hohem Saccharosegehalt, klebrige bzw. an der Zahnoberfläche anhaftende kohlenhydrathaltige Speisen sowie Lebensmittel, die Fruchtsäuren enthalten, wie Obst und Fruchtsäfte (Leitzmann et al. 2009, S. 419). Ballaststoffreiche Lebensmittel tragen zu einer mechanischen Reinigung der Zähne bei und fördern den Speichelfluss. Einzelne Untersuchungen ermittelten bei Lakto-Vegetariern sowie bei veganen Rohköstlern im Vergleich zu omnivoren Vergleichsgruppen mehr Zahnerosionen, bei den Lakto-Vegetariern auch einen niedrigeren Speichel-pH und einen verringerten Speichelfluss (Linkosalo und Markkanen 1985; Ganss et

Lebenserwartung und Gesundheit

Ein neues Konzept bewertet die Lebenserwartung in Gesundheit, also den Anteil der Lebenserwartung, der nicht durch gesundheitliche Beschwerden belastet ist. Denn die Verlängerung der Lebenserwartung sagt nichts darüber aus, ob die höhere Lebensdauer mit mehr Lebensjahren in Gesundheit einhergeht oder möglicherweise mit vermehrtem Siechtum vor dem Tod. Die komplexeste Methode ist das von der WHO verwendete HALE (health-adjusted life expectancy)-Konzept. Demnach lag in Deutschland im Jahr 2002 die Lebenserwartung in Gesundheit von Frauen bei 74,0 Jahren, weitere 7,6 Jahre wurden mit gesundheitlichen Beschwerden verbracht. Bei Männern betrug die Lebenserwartung in Gesundheit 69,6 Jahre, mit Beeinträchtigungen lebten sie weitere 5,9 Jahre (RKI 2006, S. 16f).

al. 1999). Weitere Studien fanden keine signifikanten Unterschiede zwischen Vegetariern und Mischköstlern bezüglich der Zahnerosionen (HERMAN et al. 2011).

7.10 Lebenserwartung von Vegetariern

Der Wunsch nach einem langen Leben ist wohl so alt wie die Menschheit selbst. Sowohl genetische Determinanten, Lebensführung und Ernährung wie auch die soziale Situation haben einen entscheidenden Einfluss auf die Lebenserwartung. Trotzdem kann dem Einzelnen keine Gewähr dafür gegeben werden, dass er durch gesundheitsbewusstes Verhalten ein hohes Alter erreicht.

Die **durchschnittliche** oder **mittlere Lebenserwartung** ist die Zahl der Jahre, die ein neugeborenes Kind unter Annahme der gegenwärtigen Sterblichkeitsverhältnisse im Schnitt leben würde. Die **fernere Lebenserwartung** ist die durchschnittliche Zahl der in einem bestimmten Alter noch zu erwartenden Lebensjahre. Für internationale Vergleiche wird sie beispielsweise für 40-, 65- oder 80-Jährige angegeben. Die Lebenserwartung ist somit weniger eine Vorhersage der tatsächlichen Lebensdauer, vielmehr ein umfassendes Maß für die gesundheitliche Lage der Bevölkerung (RKI 2006, S. 15).

Berechnungsgrundlage der Lebenserwartung sind die jeweils aktuellen **Sterblichkeitsraten** (Mortalitätsraten), das heißt die Anzahl der Todesfälle bezogen auf eine definierte Bevölkerung (z.B. Gesamtbevölkerung) in einem bestimmten Zeitraum.

Als Folge von Fortschritten in Medizin und Hygiene sowie der Sicherstellung einer ausreichenden Ernährung ist die Lebenserwartung während der vergangenen Jahrzehnte in den Industrieländern kontinuierlich angestiegen. Die Gründe dafür sind die verringerte Säuglings- und Kindersterblichkeit, die Prävention bzw. Behandlungsmöglichkeit von Infektionskrankheiten, die Verbesserung der Widerstandsfähigkeit der Menschen durch bessere Ernährung, aber auch lebensverlängernde Maßnahmen durch Medikamente und Behandlungsmethoden.

In Deutschland hat sich die mittlere Lebenserwartung im Laufe des letzten Jahrhunderts um mehr als 30 Jahre erhöht: Von etwa 45 Jahren um das Jahr 1900 auf 76,9 Jahre für neugeborene Jungen und 82,3 Jahre für neugeborene Mädchen im Jahr 2008 (STATISTISCHES BUNDESAMT 2008b). Der weitere Zugewinn an Lebenserwartung seit den 1990er Jahren geht v.a. auf die verminderte Alterssterblichkeit zurück (RKI 2006, S. 15). Entsprechend nimmt in Industrieländern die Zahl der Hochbetagten (≥ 80 Jahre) zu. Ihre Zahl wird in Deutschland von etwa 4 Mio. im Jahr 2005 auf etwa 6 Mio. im Jahr 2020 ansteigen (STATISTISCHES BUNDESAMT 2006, S. 23).

Zahlreiche **chronische Krankheiten**, wie Übergewicht, Herz-Kreislauf-Erkrankungen, Hypertonie, Diabetes mellitus und Krebs, werden wesentlich durch Ernährung und Lebensführung beeinflusst, mindern die Lebensqualität und verkürzen die tatsächliche Lebensdauer. Mit vegetarischen Kostformen werden viele der bekannten Risikofaktoren für diese Erkrankungen reduziert oder ganz vermieden. Viele Menschen wenden sich aus gesundheitlichen Gründen dem Vegetarismus zu. Es bleibt zu klären, ob der in vielen Bereichen bessere Gesundheitsstatus von Vegetariern auch mit einer höheren Lebenserwartung bzw. einer verringerten Sterblichkeitsrate verbunden ist.

In den letzten Jahrzehnten haben sich verschiedene Langzeitstudien mit dem Sterblichkeitsrisiko von Vegetariern sowie von Personen mit niedrigem oder hohem Fleischverzehr befasst.

Das **Deutsche Krebsforschungszentrum** (DKFZ) beobachtete eine Gruppe von 1225 Vegetariern und 679 gesundheitsbewussten Nicht-Vegetariern über einen Zeitraum von 21 Jahren, um deren Mortalität mit der Allgemeinbevölkerung zu vergleichen. Bei den Vegetariern war das Sterblichkeitsrisiko um 38 % und bei den Nicht-Vegetariern um 48 % gegenüber dem deutschen Bevölkerungsdurchschnitt reduziert (Chang-Claude et al. 2005). Innerhalb der Kohorte gab es zwischen Vegetariern und Nicht-Vegetariern keinen Unterschied in der Gesamtmortalität, nachdem die Einflussfaktoren Alter, Geschlecht, Rauchen, körperliche Aktivität, Alkoholkonsum, BMI und Bildungsstand berücksichtigt worden waren. Die Vegetarier wiesen jedoch ein 30 % geringeres Sterblichkeitsrisiko für ischämische Herzkrankheiten auf, was mit dem Meiden von Fleisch korrelierte.

Zu ähnlichen Ergebnissen kam eine Auswertung der **EPIC-Oxford-Studie** mit über 64 000 Teilnehmern, die die Mortalität von Vegetariern und Nicht-Vegetariern untersuchte (etwa 30 % der Teilnehmer waren Vegetarier). Beide Gruppen hatten im Vergleich zur britischen Durchschnittsbevölkerung eine identische, um 48 % niedrigere Sterblichkeitsrate (Key et al. 2009). Zwischen Vegetariern und Fleischessern gab es keinen signifikanten Unterschied in der Gesamtmortalität, jedoch war die Mortalität an ischämischen Herzkrankheiten bei den Vegetariern um etwa 20 % niedriger.

Diese Ergebnisse stehen im Widerspruch zu anderen Untersuchungen, beispielsweise mit Siebenten-Tags-Adventisten in den USA (s. Kap. 4.2, S. 50), die neben einer überwiegend vegetarischen Ernährungsweise auch eine gesündere Lebensweise als der Großteil der Allgemeinbevölkerung (weitgehendes Meiden von Tabak, Alkohol und koffeinhaltigen Getränken, erhöhte körperliche Aktivität) praktizieren.

In der **Adventist Mortality Study** (n = 24 538) wiesen die vegetarischen Adventisten im Vergleich zu den Nicht-Vegetariern nach 26-jähriger Beobachtungszeit eine um 12 % verringerte Sterblichkeit auf. Die **Adventist Health Study** (n = 28952) ermittelte nach 12-jähriger Studiendauer eine 15 % geringere Sterblichkeit der Vegetarier, verglichen mit den Nicht-Vegetariern (Singh et al. 2003). Alle Adventisten wiesen eine höhere Lebenserwartung als die kalifornische Durchschnittsbevölkerung auf, bei den Männern 7,3 und bei den Frauen 4,4 zusätzliche Jahre. Die vegetarischen Adventisten hatten eine noch höhere Lebenserwartung: bei den Männern 9,5 und bei den Frauen 6,1 zusätzliche Jahre (Fraser und Shavlik 2001). Da sich alle Beobachtungsgruppen ähnlich gesundheitsbewusst verhielten, wurden die geringeren Mortalitätsraten der Vegetarier auf die unterschiedliche Ernährungsweise und nicht auf andere Lebensstilfaktoren zurückgeführt (Fraser 1999). Ausschlaggebend war allerdings weniger das völlige Meiden von Fleisch, sondern der höhere Verzehr pflanzlicher Lebensmittel bei den vegetarischen Adventisten, insbesondere von Obst, Gemüse, Vollkornprodukten und Nüssen.

Eine Analyse von vier prospektiven Studien ermittelte nur sehr geringe Unterschiede im Sterblichkeitsrisiko zwischen Vegetariern und Nicht-Vegetariern (Key et al. 1999a). Nach Berücksichtigung verschiedener nichtdiätetischer Einflussfaktoren war das Mortalitäts-

Tab. 7.18 Proportionale Sterblichkeitsraten* von Vegetariern im Vergleich zu Nicht-Vegetariern in vier prospektiven Studien (nach Key et al. 1999a)

Todesursache	Nicht-Vegetarier			Vegetarier	
	Regelmäßige Fleischesser **	Selten-Fleischesser ***	Fisch-esser ****	Lakto-(Ovo)-Vegetarier	Veganer
Magenkrebs	1,00	0,36	0,86	0,71	2,18
Dickdarmkrebs	1,00	1,14	1,00	1,10	0,83
Lungenkrebs	1,00	0,69	1,04	0,62	2,79
Brustkrebs	1,00	0,97	1,50	0,75	–
Prostatakrebs	1,00	1,06	1,25	0,75	–
Ischämische Herzkrankheiten	1,00	0,80	0,66	0,66	0,74
Zerebrovaskuläre Erkrankungen	1,00	0,97	1,04	0,87	0,70
andere Todesursachen	1,00	0,84	0,85	0,95	1,33
alle Todesursachen	**1,00**	**0,84**	**0,82**	**0,84**	**1,00**

* adjustiert für Alter, Geschlecht und Rauchen
** Fleischverzehr ≥ 1-mal pro Woche
*** Fleischverzehr < 1-mal pro Woche
**** Fischverzehr, aber kein Fleischverzehr

risiko der Vegetarier etwa 5 % niedriger als das der Fleischesser. Bei einer weiteren Unterteilung der Untersuchungsgruppen wiesen Lakto-(Ovo-)Vegetarier, aber auch Fischesser und Selten-Fleischesser (< 1-mal pro Woche) im Vergleich zu regelmäßigen Fleischessern (≥ 1-mal pro Woche) eine signifikant niedrigere Sterblichkeitsrate auf. Diese Unterschiede beruhten bei den Vegetariern weitgehend auf der geringeren Sterblichkeit an ischämischen Herzkrankheiten (–24 %) (Tab. 7.18).

Eine Meta-Analyse von sieben Studien (n = 124 706) ergab für Vegetarier eine um 9 % verringerte Gesamtsterblichkeit, insbesondere aufgrund geringerer Mortalität an ischämischen Herzkrankheiten (–29 %) (Huang et al. 2012).

Offenbar reduziert eine vegetarische Ernährung in erster Linie das Mortalitätsrisiko für **Herz-Kreislauf-Erkrankungen**, und zwar unabhängig von weiteren Einflussfaktoren wie BMI, Bewegung, Rauchen und Alkoholkonsum. Dies wird v. a auf die niedrigeren Blutkonzentrationen an Cholesterin zurückgeführt (Key und Appleby 2001, S. 46).

Aus den beobachteten geringen Unterschieden in der Gesamtsterblichkeit von Vegetariern und Nicht-Vegetariern könnte gefolgert werden, dass es in Bezug auf die Lebenserwartung keine Rolle spielt, ob jemand Fleisch isst oder nicht, sofern er sich ansonsten gesundheitsbewusst verhält. Dem widersprechen die Ergebnisse der Adventisten-Studien, in denen die gesundheitsbewussten Vegetarier länger lebten als die gesundheitsbewussten Nicht-Vegetarier. Hinzu kommt, dass die nichtvegetarischen Vergleichsgruppen in einigen Untersuchungen oft einen sehr geringen Fleischverzehr aufwiesen oder sich überwiegend vegetarisch ernährten. Beispielsweise verzehrten etwa 20 % der Nicht-Vegetarier in der Oxford Vegetarian Study Fleisch seltener als einmal pro Woche oder nur Fisch (Appleby et al. 2002b). In der Vegetarierstudie des DKFZ konsumierten etwa 65 % der Nicht-Vegetarier Fleisch sehr selten (< 1-mal pro Monat) und weitere 28 % selten (> 1-mal pro Monat, aber < 3-mal pro Woche). Lediglich 0,4 % der Nicht-Vegetarier aßen täglich Fleisch (Chang-Claude et al. 2005). Die Fleischesser der EPIC-Oxford-Studie verzehrten deutlich weniger Fleisch und wesentlich mehr Obst und Gemüse als die Durchschnittsbevölkerung. Zudem war der Obst- und Gemüsekonsum fast genauso hoch wie bei den Vegetariern (Key et al. 2009).

Auf diese Weise verringern sich die Unterschiede in der Ernährungsweise von Vegetariern und Nicht-Vegetariern innerhalb der Studien, was möglicherweise dazu beiträgt, dass die Mortalitätsraten vergleichbar sind.

Zahlreiche Untersuchungen zeigen jedoch, dass die Sterblichkeitsraten mit zunehmendem **Fleischkonsum** ansteigen. In einer Studie mit über 500 000 Teilnehmern in den USA wies die Gruppe mit dem

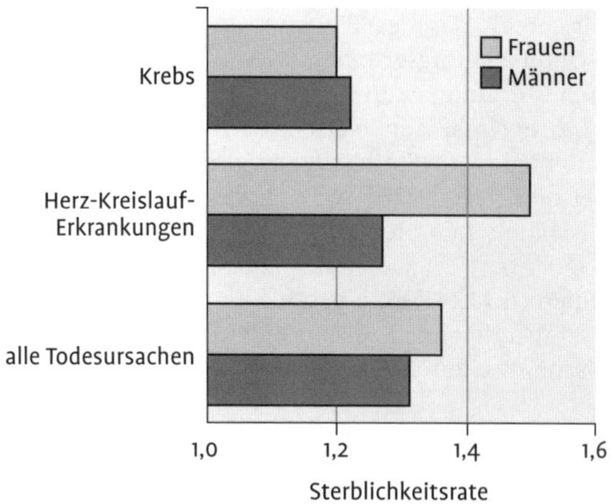

Adjustiert für Alter, Ethnie, Nahrungsenergiezufuhr, Bildungsstand, Familienstand, Familienanamnese (Krebs), BMI, Rauchen (früher und aktuell), körperliche Aktivität, Alkoholkonsum, Einnahme von Vitaminsupplementen, Obst- und Gemüseverzehr, Hormontherapie (Frauen). Mortalitätsrisiko bei niedrigster Verzehrsmenge = 1,0.

Abb. 7.20 *Mortalitätsrisiko in Abhängigkeit des Verzehrs von rotem Fleisch (höchste Verzehrsmenge [67 g/1000 kcal] im Vergleich zur niedrigsten [9 g/1000 kcal]) (eigene Abb. nach* Sinha *et al. 2009)*

höchsten Verzehr von rotem Fleisch (etwa 67 g/1000 kcal) gegenüber der Gruppe mit dem niedrigsten Verzehr (etwa 9 g/1000 kcal) eine um mehr als 30 % höhere Gesamtmortalität auf; dabei wurden zahlreiche Einflussfaktoren berücksichtigt (Abb. 7.20). Der Verzehr von rotem Fleisch erhöhte dosisabhängig sowohl die Sterblichkeit an Herz-Kreislauf-Erkrankungen als auch an Krebs. Auch der Verzehr von verarbeitetem Fleisch erhöhte die Mortalität. Würden alle Teilnehmer dieser Studie ihren Konsum von rotem Fleisch auf das Niveau der Gruppe mit dem niedrigsten Verzehr verringern, wären bei den Männern 11 % und bei den Frauen 16 % der Todesfälle vermeidbar (Sinha et al. 2009).

Mit einem hohen Fleischverzehr ist eine hohe Zufuhr von gesundheitlich nachteiligen Inhaltsstoffen und Substanzen verbunden, die teilweise auch bei der Zubereitung und Verarbeitung entstehen. Hierzu zählen gesättigte Fettsäuren, Cholesterin, Hämeisen sowie verschiedene Kanzerogene, wie heterozyklische aromatische Amine (HAA), polyzyklische aromatische Kohlenwasserstoffe (PAK) und N-Nitrosoverbindungen (s. Kap. 7.6, S. 136 f und 7.7, S. 163 f). Zudem sind Ernährungsmuster, die viel Fleisch enthalten, in der Regel gleichbedeutend mit einem niedrigen Verzehr pflanzlicher Lebensmittel. Auf diese Weise werden (zu) geringe Mengen an protektiven Inhaltsstoffen aufgenommen, wie sekundäre Pflanzenstoffe und Ballaststoffe.

Aufgrund der widersprüchlichen Ergebnisse gibt es keine eindeutigen Aussagen darüber, ob Vegetarier eine höhere Lebenserwartung haben als Nicht-Vegetarier. Offenbar ist die alleinige Unterscheidung in Vegetarier und Nicht-Vegetarier nicht aussagekräftig genug. Vielmehr muss auch bei den Vegetariern genauer unterschieden werden, ob neben dem Meiden von Fleisch und Fisch viel oder wenig präventive pflanzliche Lebensmittel, wie Obst, Gemüse, Nüsse und Vollkornprodukte, verzehrt werden. Die vorliegenden Studien weisen jedoch übereinstimmend darauf hin, dass sich Ernährungsmuster mit einem sehr niedrigen Fleischkonsum und einem reichlichen Verzehr pflanzlicher Lebensmittel lebensverlängernd auswirken (Singh et al. 2003). Beispielsweise hatte in der EPIC-Studie (Spanien) die Gruppe mit dem höchsten Verzehr von frischem Obst (625 g/d) verglichen mit dem niedrigsten Verzehr (73 g/d) ein 21 % geringeres Mortalitätsrisiko (Agudo et al. 2007).

Da Vegetarier deutlich seltener an chronischen Erkrankungen leiden als Nicht-Vegetarier, ist zudem anzunehmen, dass ihre Lebenserwartung in Gesundheit höher ist als die von Nicht-Vegetariern, wenngleich hierzu bisher keine Studien vorliegen.

Abschließend kann festgestellt werden, dass Vegetarier, aber auch gesundheitsbewusste Nicht-Vegetarier, seltener rauchen und mehr Sport treiben als die Allgemeinbevölkerung. Gesundheitsbewusste Nicht-Vegetarier verzehren auch deutlich weniger Fleisch als die Allgemeinbevölkerung. Beide Gruppen haben im Vergleich zur Allgemeinbevölkerung eine etwa halb so hohe Sterblichkeitsrate. Entscheidend für die Lebenserwartung ist nicht das gänzliche Meiden von Fleisch, sondern der vermehrte Verzehr gesundheitsfördernder pflanzlicher Lebensmittel, wie Obst, Gemüse, Nüsse und Vollkornprodukte. Ernährungsmuster ohne bzw. mit einem niedrigen Fleischverzehr (< 1-mal pro Woche) und einem hohen Verzehr pflanzlicher Lebensmittel erhöhen die Lebenserwartung, während ein hoher Fleischverzehr die Lebenserwartung senkt.

Kernaussagen

- Die gesundheitlichen Vorteile des Vegetarismus sind deutlich größer als die Risiken.
- Der Gesundheitsstatus wird durch den gesamten Lebensstil beeinflusst.
- Vegetarier sind selten übergewichtig.
- Eine vegetarische Ernährung senkt das Diabetesrisiko.
- Vegetarier weisen niedrige Blutdruckwerte auf und leiden seltener an Hypertonie.
- Vegetarier leiden seltener an Herz-Kreislauf-Erkrankungen.
- Eine vegetarische Ernährung kann das Krebsrisiko senken.
- Veganer haben ein erhöhtes Osteoporoserisiko.
- Vegetarier leiden seltener an weiteren chronischen Erkrankungen.
- Eine vollwertige vegetarische Ernährung kann die Lebenserwartung erhöhen.

8 Energie- und Nährstoffversorgung von Vegetariern

Aus hunderten von wissenschaftlichen Untersuchungen zur vegetarischen Ernährung geht hervor, dass Lakto-(Ovo-)Vegetarier bei einer ausgewogenen Kostzusammenstellung mit praktisch allen Nährstoffen gut bzw. bedarfsdeckend versorgt sind (ADA 2009). Bei einigen Nährstoffen, wie den antioxidativen Vitaminen C und E, liegt die Aufnahme bei Vegetariern deutlich über der durchschnittlichen Zufuhr der Bevölkerung, während es bei anderen Nährstoffen, beispielsweise Kalzium, kaum Unterschiede gibt. Die für Vegetarier potenziell kritischen Nährstoffe werden ausführlich in Kap. 9 (S. 220 ff) behandelt.

In diesem Kapitel werden alle Nährstoffe (Funktion, Vorkommen in Lebensmitteln, Zufuhrempfehlungen) sowie Verzehrserhebungen und Studien zum Nährstoffstatus bei Vegetariern in Übersichtsform dargestellt. Details hinsichtlich Struktur, Resorption, Stoffwechsel und Mangelerscheinungen sind in der Fachliteratur beschrieben (z. B. Elmadfa und Leitzmann 2004).

8.1 Nahrungsenergie

Der menschliche Organismus benötigt Energie für die Synthese und damit Erneuerung körpereigener Substanzen sowie zur Aufrechterhaltung von Körperfunktionen. Dazu muss der Mensch die in pflanzlichen oder tierischen Lebensmitteln enthaltenen organischen Substanzen, v. a. Kohlenhydrate, Fett und Protein, aufnehmen, aus denen Energie in Form von Adenosintriphosphat (ATP) im Stoffwechsel gewonnen wird. Dieser Vorgang wird als Energiestoffwechsel bezeichnet.

Der Gesamtenergiebedarf setzt sich aus Grundumsatz, Leistungsumsatz und nahrungsinduzierter Thermogenese zusammen. Der **Grundumsatz** ist die Energiemenge, die im postabsorptiven Nüchternzustand bei völliger Ruhe und konstanter Umgebungstemperatur für die physiologischen Grundfunktionen des Organismus benötigt wird. Er beträgt etwa 1 kcal (4,18 kJ) pro Stunde und kg Körpergewicht und ist von einer Vielzahl von Faktoren, wie Geschlecht, Alter, Körpergröße und physiologischem Status, abhängig.

Der **Leistungsumsatz** kennzeichnet die Energiemenge, die für über den Grundumsatz hinausgehende Tätigkeiten benötigt wird. Hierzu zählen besonders körperliche Aktivitäten in Beruf und Freizeit, aber auch der Energiebedarf für Wachstum, Schwangerschaft und Stillen. Die körperliche Aktivität wird als physical activity level (PAL) und als Mehrfaches des Grundumsatzes ausgedrückt.

Durch die Verarbeitung der aufgenommenen Nährstoffe kommt es zu einer Stimulation einer Vielzahl von Stoffwechselprozessen und damit zu einer Erhöhung des Energieumsatzes. Der dafür erforderliche Energieaufwand wird als nahrungsinduzierte Thermogenese bezeichnet. Der thermogenetische Effekt von Protein ist deutlich höher als der von Kohlenhydraten und Fett. Bei einer gemischten Kost wird etwa 5–10 % der aufgenommenen Energie für die nahrungsinduzierte Thermogenese verbraucht.

Richtwerte für die Nahrungsenergiezufuhr

Empfehlungen für die Nahrungsenergiezufuhr werden als Richtwerte angegeben. Da der tatsächliche Energiebedarf eine individuelle Größe ist, die von zahlreichen Faktoren beeinflusst wird, beziehen sich die Empfehlungen auf normalgewichtige Referenzpersonen mit einer wünschenswerten körperlichen Aktivität. Im Gegensatz zu nicht-energieliefernden Nährstoffen, die unterschiedliche Sicherheitszuschläge enthalten, orientieren sich die Richtwerte zur Nahrungsenergiezufuhr statistisch am mittleren Bedarf der jeweiligen Bevölkerungsgruppe. Das bedeutet, dass bei dieser Energiezufuhr die eine Hälfte des entsprechenden Kollektivs überversorgt und die andere Hälfte unterversorgt ist. Für den Einzelnen haben Vergleiche seiner berechneten Nahrungsenergieaufnahme mit dem jeweiligen Richtwert somit nur begrenzte Aussagekraft. Die Angemessenheit der eigenen Nahrungsenergiezufuhr lässt sich jedoch relativ einfach anhand des Körpergewichts oder des Bauchumfangs überprüfen.

In Deutschland überschreitet etwa ein Drittel der erwachsenen Allgemeinbevölkerung den Richtwert zur Nahrungsenergiezufuhr (36 % der Männer und 31 % der Frauen) (Max Rubner-Institut 2008b, S. 93).

Die Nahrungsenergieaufnahme von Vegetariern liegt nur selten über den empfohlenen Richtwerten (Appleby et al. 1999; Davey et al. 2003; Cade et al. 2004). Da pflanzliche Lebensmittel sehr viel Wasser enthalten und alleinige Träger der Ballaststoffe sind, ergibt sich eine geringe Energiedichte der Kost. Zudem sorgen Ballaststoffe für eine länger anhaltende Sättigung, da sie länger im Magen verweilen und aufgrund ihres Quellvermögens zur Magenfüllung beitragen.

Entsprechend findet sich bei Vegetariern häufig ein niedrigerer BMI (Body Mass Index) als bei nichtvegetarischen Vergleichsgruppen. Aber auch die höhere körperliche Aktivität von Vegetariern trägt zum geringeren Körpergewicht bei. Die niedrigere Nahrungsenergiezufuhr ist günstig hinsichtlich der Prävention von Übergewicht und der damit in Zusammenhang stehenden ernährungsassoziierten Erkrankungen (s. Kap. 7.3, S. 106).

Bei Lakto-(Ovo-)Vegetariern entspricht die Nahrungsenergiezufuhr meist den Empfehlungen, bei Veganern liegt sie in einigen Untersuchungen darunter (Haddad et al. 1999; Davey et al. 2003; Waldmann et al. 2005a). Dennoch sind auch Veganer prinzipiell in der Lage, ihren Energiebedarf zu decken (Appleby et al. 1999; Wilson und Ball 1999).

Beim überwiegenden Verzehr von Lebensmitteln mit einer niedrigen Energiedichte kann es zu einer unzureichenden Energiezufuhr kommen. Wenn zur Deckung des Energiebedarfs nicht ausreichend Kohlenhydrate und Fett zur Verfügung stehen, wird auch Nahrungsprotein zur Energiegewinnung oxidiert. Dieses Nahrungsprotein steht dann nicht mehr zum Aufbau von Körperprotein zur Verfügung. Bei Veganern wird diese Situation dadurch verschärft, dass vegane Kostformen oft relativ wenig Protein enthalten und die biologische Wertigkeit pflanzlicher Proteine niedriger ist als von Proteinen tierischer Herkunft. Eine Ausnahme bildet Sojaprotein, dessen biologische Wertigkeit mit der von tierischem Protein vergleichbar ist (s. Kap. 8.2, S. 198).

8.2 Hauptnährstoffe (Kohlenhydrate, Fett, Protein)

Die Höhe der Aufnahme der Hauptnährstoffe Kohlenhydrate, Fett und Protein korreliert eng mit der Nahrungsenergiezufuhr. Die DGE empfiehlt, 9–11 % des Energiebedarfs in Form von Protein, 25–30 % durch Fett und mindestens 50 % durch (komplexe) Kohlenhydrate zu decken. In westlichen Industrienationen wird diese Nährstoffrelation nur selten erreicht. So lässt sich die für diese Länder charakteristische hyperenergetische Ernährung vor allem durch einen überhöhten Fettkonsum erklären. In Deutschland liegt der durchschnittliche Fettanteil an der Energiezufuhr bei etwa 35 %. Auch die Proteinaufnahme liegt deutlich über der empfohlenen Zufuhr (etwa 14 %), während die empfohlene Kohlenhydratmenge nicht erreicht wird (< 50 %). Auf Alkohol entfallen 1 % (Frauen) bzw. 3 % (Männer) der Energiezufuhr (Max Rubner-Institut 2008b, S. 95, 99, 103 und 105).

Die **Relation der Hauptnährstoffe** hängt maßgeblich vom individuellen Verzehrsmuster, also der Zusammenstellung der verzehrten Lebensmittelgruppen, ab. Lebensmittel tierischen Ursprungs enthalten praktisch keine oder nur sehr geringe Kohlenhydratanteile. Dafür sind tierische Lebensmittel fettreicher als die meisten pflanzlichen Lebensmittel. In pflanzlichen Lebensmitteln finden sich hingegen reichlich Kohlenhydrate und, von Ausnahmen wie Avocados, Nüssen oder Oliven abgesehen, wenig Fett.

Tab. 8.1 Studien zur Aufnahme von Hauptnährstoffen bei Vegetariern und Mischköstlern (männliche Personen)

Autoren (Land)	Aufnahme (g/d)								
	Kohlenhydrate			Protein			Fett		
	MK	LOV	V	MK	LOV	V	MK	LOV	V
Draper et al. 1993 (Großbritannien)	–	280	289	–	66	65	–	93	85
Ball und Ackland 2000 (Australien)	291	357	414	108	80	81	98	82	88
Larsson und Johansson 2002 (Schweden)	424	–	456	117	–	72	100	–	88
	Aufnahme (Energie%)								
	Kohlenhydrate			Protein			Fett		
	MK	LOV	V	MK	LOV	V	MK	LOV	V
Appleby et al. 1999 (Großbritannien)	43	48	53	15	12	11	38	36	34
Davey et al. 2003 (Großbritannien)	47	51	55	16	13	13	32	31	28

MK = Mischköstler, LOV = Lakto-Ovo-Vegetarier, V = Veganer, – = wurde nicht erfasst

Die Verzehrsmuster von Vegetariern weichen deutlich von denen der Nicht-Vegetarier ab. Entsprechend führt eine vegetarische Ernährungsweise zu einer veränderten Nährstoffrelation (Tab. 8.1).

Kohlenhydrate

Kohlenhydrate sind traditionell die **Hauptenergielieferanten** in der Nahrung. In sog. Entwicklungsländern stammt auch heute noch bis zu 80 % der aufgenommenen Nahrungsenergie aus Kohlenhydraten, in vielen Industrienationen sind es nur noch etwa 40–45 % (Elmadfa und Leitzmann 2004, S. 146). Beide Extreme sind unerwünscht.

Einteilung und Vorkommen

Kohlenhydrate werden entsprechend ihrer chemischen Struktur eingeteilt. **Monosaccharide** (Einfachzucker) finden sich in Nahrungsmitteln nur in geringen Mengen: Glukose (Traubenzucker) kommt in erster Linie in Trauben und Honig vor, Fruktose (Fruchtzucker) ist ebenfalls Bestandteil des Honigs und das Hauptkohlenhydrat verschiedener Obstarten.

Disaccharide (Zweifachzucker) wie Saccharose (Rohr- oder Rübenzucker; bestehend aus je einem Molekül Glukose und Fruktose), kommen häufiger vor. Die Saccharose (umgangssprachlich „Zucker"), ist das bedeutendste Süßungsmittel in der Ernährung des Menschen. Den Hauptteil der Kohlenhydrate in der Ernährung machen die **Polysaccharide** (Mehrfachzucker, komplexe Kohlenhydrate) aus, insbesondere Stärke, die vor allem in Getreide, Kartoffeln und Hülsenfrüchten enthalten ist.

Funktion

Die wichtigste Aufgabe der Kohlenhydrate im Organismus ist die Energieversorgung der Zellen. Dazu werden die Kohlenhydrate zu Glukose abgebaut, die dann über Glykolyse, Zitratzyklus und Atmungskette oxidiert wird. Hinzu kommen weitere Aufgaben der Kohlenhydrate (Abb. 8.1).

Die im Körper gespeicherten Kohlenhydratreserven (v. a. Glykogen in der Leber) reichen etwa 24 Stunden bis max. 3 Tage zur Deckung des Energiebedarfs. Sind diese aufgebraucht und erfolgt keine weitere Kohlenhydratzufuhr über die Nahrung, greift der Körper auf die Nahrungsfette bzw. die gespeicherten Fettreserven, in geringerem Umfang auch auf Proteine, zurück.

Empfehlungen für die Zufuhr

Die Zufuhrempfehlungen für Kohlenhydrate ergeben sich aus den Empfehlungen für die Protein- und Fettaufnahme, sodass etwa 50–60 % der Nahrungsenergie in Form von Kohlenhydraten aufgenommen werden sollten. Stärkehaltige und ballaststoffreiche Lebensmittel sollten bevorzugt werden (DGE et al. 2008, S. 59f). Die WHO empfiehlt eine Begrenzung der Zufuhr niedermolekularer Kohlenhydrate auf 10 % der Nahrungsenergie, da freie Zucker zu einer Erhöhung der Energiedichte der Kost beitragen und eine po-

Abb. 8.1 *Ernährungsphysiologische Bedeutung der Kohlenhydrate*

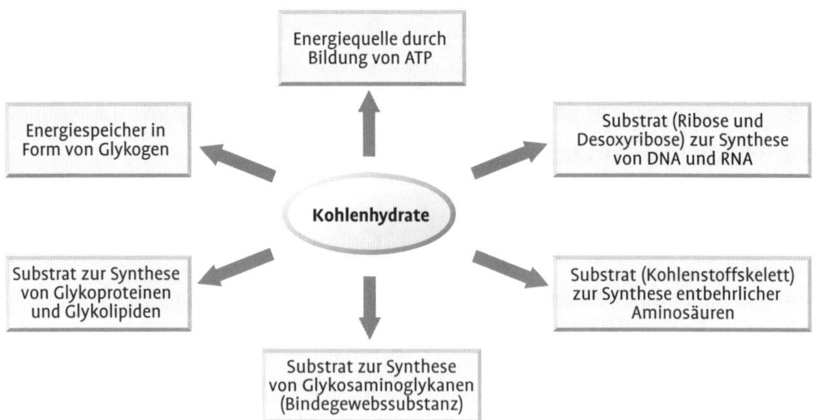

sitive Energiebilanz fördern (Joint WHO/FAO Expert Consultation 2003, S. 56f).

Verzehrserhebungen bei Vegetariern

Untersuchungen mit Vegetariern zeigen, dass der Kohlenhydratanteil in der Nahrung meist höher ist als der von nichtvegetarischen Vergleichsgruppen (Davey et al. 2003; Cade et al. 2004; Deriemaeker et al. 2010). Dennoch werden die Empfehlungen zur Kohlenhydratzufuhr meist nur knapp erreicht. Das erklärt sich vor allem bei lakto-(ovo-)vegetarischer Ernährung mit dem Verzehr von fettreichem Käse und anderen fetthaltigen Milchprodukten. Folglich nehmen Veganer mehr Kohlenhydrate auf als Lakto-Ovo-Vegetarier.

In der Zusammensetzung der Kohlenhydrate gibt es ebenfalls deutliche Unterschiede zu den Mischköstlern. So liegt die Stärkeaufnahme, aber auch die von Monosacchariden (insbesondere Fruktose aus Obst), höher als bei Nicht-Vegetariern. Als Kohlenhydratquelle spielen Getreide und Getreideprodukte bei den Vegetariern eine größere Rolle als bei den nichtvegetarischen Vergleichskollektiven.

Fett

Beim Fettverzehr spiegeln sich die veränderten Ernährungsgewohnheiten in Deutschland seit Beginn des 20. Jahrhunderts sehr deutlich wider, besonders seit dem wirtschaftlichen Aufschwung in den 1950er Jahren. Die weiterhin **zu hohe Fettaufnahme** von derzeit etwa 102 g/d bei Männern und 74 g/d bei Frauen beruht auf einem

Die Vielfalt der Fette

Zu den Fetten (Lipiden) zählen Triglyzeride, Fettsäuren, Phospholipide, Sphingolipide, Terpenoide (z.B. die fettlöslichen Vitamine A, D, E und K sowie Cholesterin) u.a. Die meisten fetthaltigen Nahrungsmittel als auch das Fettgewebe im menschlichen Körper enthalten überwiegend Triglyzeride.

Die Art der Fettsäuren bestimmt die physikalisch-chemischen sowie die physiologischen Eigenschaften der Fette. Von ernährungsphysiologischer Bedeutung sind insbesondere der Sättigungsgrad sowie die Lage der Doppelbindungen. Fettsäuren ohne Doppelbindungen werden als gesättigt bezeichnet. Bei den ungesättigten Fettsäuren werden einfach und mehrfach ungesättigte Fettsäuren unterschieden, die aufgrund ihrer ersten Doppelbindung als Omega-3- bzw. Omega-6-Fettsäuren bezeichnet werden (Synonyme: ω- bzw. n-Fettsäuren). Da der Säugetierorganismus diese Doppelbindungen nicht selbst einführen kann, sind sowohl Linolsäure (ω-6) als auch die α-Linolensäure (ω-3) essenzielle Fettsäuren. Mittlerweile gelten einige längerkettige Omega-3-Fettsäuren, wie Eicosapentaensäure (EPA) und Docosahexaensäure (DHA), zumindest als bedingt essenziell (s. Kap. 9.5, S. 244). Zwar verfügt der menschliche Organismus über Enzymsysteme zur Kettenverlängerung (Elongation) und Entsättigung (Desaturierung) von α-Linolensäure (ω-3) zu EPA und DHA, dieser Prozess ist jedoch, insbesondere beim Fetus und bei Neugeborenen, limitiert (Brenna 2002).

hohen Anteil tierischer Lebensmittel (Max Rubner-Institut 2008b, S. 240). Mittlerweile ist hinreichend bekannt, dass Menge und vor allem Art der verzehrten Fette entscheidenden Einfluss auf die Entstehung chronischer Erkrankungen haben.

Zur Beurteilung des ernährungsphysiologischen Wertes eines Nahrungsfettes wird heute in erster Linie die Relation der enthaltenen gesättigten, einfach ungesättigten und mehrfach ungesättigten Fettsäuren herangezogen.

Vorkommen

Fettreiche Lebensmittel sind vor allem pflanzliche Öle, Butter, Nüsse, Ölsamen sowie verschiedene Fleischarten und Käsesorten. Außerdem finden sich erhebliche Mengen an versteckten Fetten in vielen verarbeiteten Produkten, wie Gebäck und Snacks.

Tierische Fette enthalten hauptsächlich gesättigte Fettsäuren und nur wenig mehrfach ungesättigte Fettsäuren; Ausnahmen sind verschiedene Seefische wie Makrele und Hering sowie Wildtiere. **Pflanzliche Fette** bestehen mit Ausnahme von Kokos- und Palmkernfett überwiegend aus ungesättigten Fettsäuren. Trans-Fettsäuren entstehen bei der industriellen Fetthärtung und sind in kleineren Mengen auch in Milch und Milchprodukten enthalten. Cholesterin kommt ausschließlich in tierischen Lebensmitteln vor, wird jedoch größtenteils vom menschlichen Organismus selbst synthetisiert. Die körpereigene Synthese wird von der alimentären Zufuhr beeinflusst.

Funktion

Fette erfüllen vielfältige Funktionen im Organismus und stellen mit 9 kcal/g (37 kJ/g) den wichtigsten **Energiespeicher** für den menschlichen Organismus dar (Abb. 8.2). Essenzielle Fettsäuren dienen als Vorstufen der Eicosanoide, hormonähnlichen Substanzen mit vielfältigen, teilweise entgegengesetzten Wirkungen. Hierzu zählen vor al-

Abb. 8.2
Ernährungsphysiologische Bedeutung der Fette

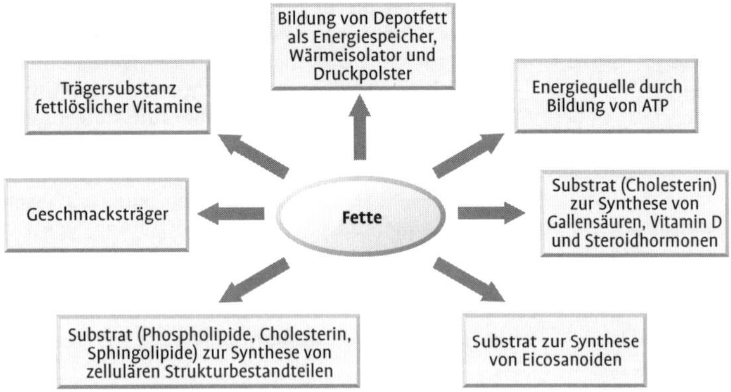

lem Einflüsse auf die Fließeigenschaften des Blutes und auf Entzündungsprozesse. Cholesterin ist Ausgangssubstanz für die Synthese von Steroidhormonen, Gallensäuren sowie Vitamin D und ist Bestandteil von Zellmembranen.

Empfehlungen für die Zufuhr

Für Personen mit leichter bzw. mittelschwerer Arbeit empfiehlt die DGE, nicht mehr als 30 % der Nahrungsenergie (etwa 80 g pro Tag) in Form von Fett aufzunehmen (DGE et al. 2008, S. 43), davon maximal 10 % gesättigte Fettsäuren, mindestens 10 % einfach ungesättigte Fettsäuren und 7 bis maximal 10 % mehrfach ungesättigte Fettsäuren. Für Erwachsene wird eine tägliche Zufuhr von 2,5 % als Linolsäure (ω-6) und etwa 0,5 % als α-Linolensäure (ω-3) empfohlen (Verhältnis Omega-6- zu Omega-3-Fettsäuren 5:1 oder darunter). Die Zufuhr von trans-Fettsäuren sollte weniger als 1 % betragen und die Cholesterinzufuhr auf maximal 300 mg/d beschränkt werden.

Verzehrserhebungen bei Vegetariern

Bei Vegetariern ist der Fettanteil an der Energiezufuhr meist, aber nicht immer niedriger als bei nichtvegetarischen Vergleichsgruppen (s. Tab. 8.1, S. 193). Allerdings bestehen zwischen den verschiedenen Formen des Vegetarismus Unterschiede. Während die Fettzufuhr von Veganern häufig den Empfehlungen entspricht (Davey et al. 2003; Waldmann et al. 2005a), sind die Daten zur Fettaufnahme bei Lakto-(-Ovo-)Vegetariern uneinheitlich. Teilweise liegt der Fettanteil im Rahmen der Empfehlungen (Wilson und Ball 1999; Barr und Broughton 2000; Deriemaeker et al. 2010), teilweise darüber (Davey et al. 2003; Cade et al. 2004). Dabei ist jedoch zu beachten, dass die Gesamtenergiezufuhr bei Vegetariern im Allgemeinen niedriger ist als bei Mischköstlern. Somit bleibt die absolute Fettzufuhr selbst bei einem relativ erhöhten Fettanteil meist unter der der Durchschnittsbevölkerung.

Erhebliche Unterschiede gibt es in der Fettzusammensetzung. Vegetarier nehmen deutlich weniger gesättigte und größere Mengen einfach und mehrfach ungesättigter Fettsäuren auf als Nicht-Vegetarier. Bei Veganern ist die Zufuhr gesättigter Fettsäuren oft nur halb so hoch wie in der Durchschnittsbevölkerung. Die Aufnahme von Cholesterin liegt bei Vegetariern etwa um die Hälfte niedriger als bei Nicht-Vegetariern, bei Veganern ist sie erwartungsgemäß zu vernachlässigen.

Protein

Der Proteinbedarf des Menschen kann mit vegetarischer Ernährung gedeckt werden. Nur bei schlecht zusammengestellter bzw. zubereiteter Kost, insbesondere bei veganer Ernährung, kann es zu einer unbefriedigenden Proteinzufuhr kommen (s. Kap. 9.9, S. 270).

Einteilung

Proteine sind hochmolekulare Substanzen, die aus **Aminosäuren** zusammengesetzt sind. Von den etwa 100 bekannten Aminosäuren werden im menschlichen Organismus lediglich 20 zum Proteinaufbau verwendet. Davon sind für den Erwachsenen mindestens neun Aminosäuren unentbehrlich (Tab. 8.2). Einige Aminosäuren können aus anderen Aminosäuren synthetisiert werden, wie Tyrosin aus Phenylalanin. Da sie unter veränderten physiologischen Bedingungen und bei raschem Wachstum ebenfalls unentbehrlich werden können, werden sie als bedingt entbehrlich bezeichnet. Entbehrliche Aminosäuren kann der Organismus aus leicht zugänglichen Vorstufen (Kohlenhydrate, NH_2-Gruppen anderer Aminosäuren) und mit ausreichender Geschwindigkeit selbst herstellen.

Tab. 8.2 Einteilung der proteinogenen Aminosäuren beim Menschen (nach Leitzmann et al. 2009, S. 35)

unentbehrlich	bedingt entbehrlich	entbehrlich
Histidin	Tyrosin	Alanin
Isoleucin	Cystein	Asparagin
Leucin	Arginin	Asparaginsäure
Lysin	Glutamin	Glutaminsäure
Methionin	Glycin	
Phenylalanin	Prolin	
Threonin	Serin	
Tryptophan		
Valin		

Vorkommen

Proteinreich sind vor allem **Lebensmittel tierischen Ursprungs**, wie Fleisch, Fisch, bestimmte Milchprodukte und Ei. **Pflanzliche Lebensmittel**, unter denen Getreide und Hülsenfrüchte die größte Bedeutung als Proteinlieferanten haben, enthalten demgegenüber, mit Ausnahme der Hülsenfrüchte, weniger Protein. Dennoch entfallen weltweit etwa 65 % des für den Menschen verfügbaren Proteins auf pflanzliche Lebensmittel (davon 47 % auf Getreide und Getreideprodukte) (Young und Pellett 1994).

Welchen Beitrag ein Nahrungsmittel zur Proteinversorgung leistet, hängt allerdings nur teilweise von der enthaltenen Proteinmenge ab. Weitere Faktoren sind die Verfügbarkeit des Proteins und das Aminosäuremuster. Proteine aus pflanzlichen Lebensmitteln sind nicht so gut verdaulich wie die tierischen Ursprungs, da die pflanzliche Zellwand unverdauliche Substanzen mit Ballaststoffcharakter enthält. Die Denaturierung der Proteine, das heißt die Zerstörung der

Die biologische Wertigkeit von Proteinen

Die Qualität von Nahrungsproteinen kann anhand der biologischen Wertigkeit erfasst werden. Je mehr das Aminosäuremuster des Nahrungsproteins dem Aminosäurebedarf des Organismus entspricht, desto höher ist seine biologische Wertigkeit; sie wird durch limitierende Aminosäuren bestimmt. Je höher die biologische Wertigkeit eines Proteins, umso weniger Nahrungsprotein muss für die Deckung des Proteinbedarfs (eigentlich Aminosäurebedarfs) zugeführt werden.
Die biologische Wertigkeit tierischer Lebensmittel ist generell höher als die pflanzlicher. Weil Volleiprotein die höchste Wertigkeit (94 %) hat, wird es als Referenzgröße für andere Proteine mit 100 % gleichgesetzt. Da die verschiedenen Nahrungsproteine unterschiedliche limitierende Aminosäuren aufweisen, kann durch den gleichzeitigen Verzehr verschiedener Lebensmittel die biologische Wertigkeit verbessert werden (Aufwertungseffekt), sodass diese teilweise höher liegt als die der einzelnen Proteine und der Referenzgröße.
Eine weitere Möglichkeit, die Proteinqualität zu erfassen, ist die PDCAAS-Methode (Protein Digestibility Corrected Amino Acid Score). Dabei wird zusätzlich die unterschiedliche Verdaulichkeit von Aminosäuren berücksichtigt (Abb. 8.3).

räumlichen Struktur durch Hitze, Säure und Alkali, führt zu einer Verbesserung der Verdaulichkeit, da der Zugang für die Verdauungsenzyme erleichtert wird.

Aufgrund der überhöhten Proteinaufnahme ist die biologische Wertigkeit der Proteine in den Industrieländern praktisch ohne

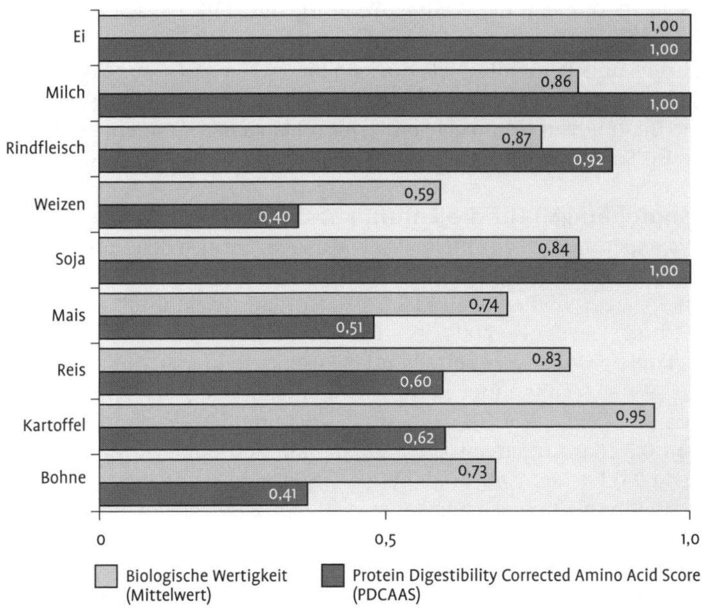

Abb. 8.3 *Bewertung von Nahrungsproteinen (nach* B*IESALSKI und* G*RIMM 2007, S. 131)*

Abb. 8.4
Ernährungsphysiologische Bedeutung der Proteine

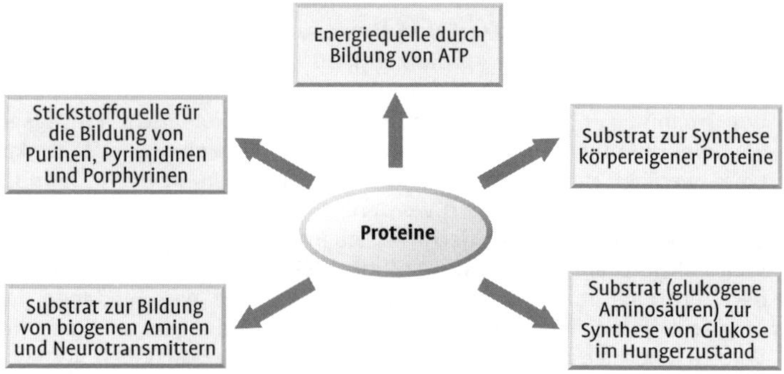

Bedeutung. Das gilt auch für vegetarische Kostformen. In vielen sog. Entwicklungsländern trägt die Kombination von Getreide und Hülsenfrüchten in traditionellen Gerichten jedoch erheblich zur Verbesserung der Proteinqualität bei (z.B. Mais mit Bohnen in Südamerika).

Funktion

Aminosäuren bzw. Proteine dienen vor allem der **Synthese körpereigenen Proteins**, haben darüber hinaus aber zahlreiche weitere Funktionen im Organismus (Abb. 8.4). Proteine können als Energiequelle genutzt und bei Bedarf zu Glukose abgebaut werden. Essenzieller Bestandteil der Aminosäuren ist Stickstoff, der beim Aminosäureabbau für die Synthese verschiedener Verbindungen, wie die Purine und Pyrimidine, als Stickstoffbasen der DNA zur Verfügung steht. Verschiedene Aminosäuren dienen als Ausgangssubstanz für die Bildung von Neurotransmittern und biogenen Aminen, beispielsweise Serotonin und Histamin.

Empfehlungen für die Zufuhr

Die experimentell ermittelte Proteinmenge, die ausreicht, um die obligatorischen Stickstoffverluste über Urin, Stuhl und Haut auszugleichen, liegt zwischen 0,4 und 0,6 g/kg Körpergewicht und Tag (Elmadfa und Leitzmann 2004, S. 192). Auf der Basis hochwertiger Referenzproteine aus tierischen Lebensmitteln, deren Verdaulichkeit von 90–95 % und unter Berücksichtigung individueller Schwankungen empfiehlt die DGE für Erwachsene eine tägliche Proteinzufuhr von 0,8 g/kg Körpergewicht. Bezogen auf den Energiebedarf sollten etwa 9–11 % der Nahrungsenergie aus Protein stammen.

Während der Wachstumsphasen ist eine zusätzliche Proteinzufuhr zum Aufbau von Körpersubstanz notwendig. Auch bei Schwangeren ab dem 2. Trimenon und bei Stillenden ist der Proteinbedarf erhöht (s. Kap. 10.1, S. 276).

Verzehrserhebungen bei Vegetariern

Im Allgemeinen liegt die Zufuhr von Protein bei Vegetariern niedriger als die von nichtvegetarischen Vergleichsgruppen, deren Aufnahme die Empfehlungen deutlich überschreitet (s. Tab. 8.1, S. 193). So beträgt die durchschnittliche Proteinaufnahme in Deutschland etwa 91 g/d bei Männern und 67 g/d bei Frauen, der Anteil an der Nahrungsenergie liegt bei etwa 14 % (Max Rubner-Institut 2008b, S. 103 u. 243).

Dennoch liegen in praktisch allen Studien auch die Vegetarier mit durchschnittlich 13 % Protein an der Nahrungsenergie über den Empfehlungen (Appleby et al. 1999; Davey et al. 2003; Deriemaeker et al. 2010; Kniskern und Johnston 2011). Die relative Proteinzufuhr von Veganern unterscheidet sich kaum von der der Lakto-(Ovo-)Vegetarier. Die absolute Proteinzufuhr ist jedoch aufgrund der oft geringeren Gesamtenergiezufuhr meist niedriger und liegt somit näher an den Empfehlungen (Appleby et al. 1999; Davey et al. 2003), teilweise jedoch auch darunter (Haddad et al. 1999) (s. Kap. 9.9, S. 270).

Durch eine ausgewogene lakto-(ovo-)vegetarische Ernährung kann eine ausreichende Proteinversorgung für alle Bevölkerungsgruppen problemlos gewährleistet werden, auch wenn die biologische Wertigkeit einzelner pflanzlicher Proteine in der Regel nicht so hoch ist wie die einzelner tierischer Proteine. Bei veganer Kost kann eine gezielte Kombination verschiedener pflanzlicher Proteinlieferanten sinnvoll sein. Von größerer Bedeutung ist jedoch eine ausreichende Zufuhr von Nahrungsenergie, damit Protein nicht zur Energiegewinnung herangezogen werden muss.

Problematisch kann sich die Proteinversorgung bei Säuglingen und Kleinkindern gestalten. Studien zeigen, dass bei lakto-(ovo-) vegetarisch ernährten Kindern selten, bei vegan ernährten hingegen häufiger die empfohlene Zufuhr nicht erreicht wurde (s. Kap. 10.3, S. 295 ff).

8.3 Vitamine

Vitamine sind organische Verbindungen, die im Stoffwechsel von Mensch und Tier nicht oder nur in unzureichendem Maß synthetisiert werden können. Sie müssen daher mit der Nahrung zugeführt werden (Ausnahme: Vitamin D).

Einteilung

Unterschieden werden die **fettlöslichen Vitamine** A, D, E und K sowie die **wasserlöslichen Vitamine** Thiamin (B_1), Riboflavin (B_2), Pyridoxin (B_6), Niacin, Pantothensäure, Biotin, Folat, Cobalamin

Tab. 8.3 Potenzielle Reservekapazität* verschiedener Vitamine im Körper des Menschen (nach ELMADFA und LEITZMANN 2004, S. 67)

Nährstoff	Zeitraum
Vitamin B_1 (Thiamin)**	4–10 Tage
Vitamin K, Vitamin B_2 (Riboflavin),Vitamin B_6 (Pyridoxin), Niacin***, Vitamin C	2–6 Wochen
Folsäure, Vitamin D	2–4 Monate
Vitamin E	6–12 Monate
Vitamin A****	1–2 Jahre
Vitamin B_{12}	3–5 Jahre

* Zeitraum ergibt sich aus der Division der geschätzten bei ausreichender Versorgung im Körper gespeicherten Menge der Nährstoffe durch die täglichen Verlustraten (fractional catabolic rate, FCR)
** unter der Annahme eines täglichen Mindestbedarfs von 0,7 mg und einer Kost aus poliertem Reis, die nur 0,35 mg liefert
*** abhängig von der Protein- und Tryptophanversorgung
**** abhängig von der Zufuhr an Provitaminen

(B_{12}) und Ascorbinsäure (Vitamin C). Die fettlöslichen Vitamine können, mit Ausnahme von Vitamin K, im Körper in relativ großem Umfang gespeichert werden, sodass eine überhöhte Zufuhr zu Hypervitaminosen mit schweren Vergiftungserscheinungen führen kann. Bei den wasserlöslichen Vitaminen gibt es, mit Ausnahme von Vitamin B_{12}, keine nennenswerte Speicherung, überschüssige Mengen werden über die Niere ausgeschieden. Die geschätzten Reservekapazitäten der verschiedenen Vitamine reichen von wenigen Tagen (z. B. Thiamin) bis zu mehreren Jahren (z. B. Vitamin B_{12}) (Tab. 8.3).

Vorkommen

Da Pflanzen alle in ihrem Stoffwechsel benötigten Vitamine selbst synthetisieren können, sind **pflanzliche Lebensmittel** die wichtigsten Vitaminlieferanten des Menschen. Eine Ausnahme stellt Vitamin B_{12} dar, das ausschließlich von Mikroorganismen gebildet wird. Unter hygienischen Bedingungen gewonnene pflanzliche Lebensmittel enthalten daher kein Vitamin B_{12} (s. Kap. 9.6, S. 251).

Der Vitamingehalt einzelner pflanzlicher Lebensmittel hängt von verschiedenen Faktoren, wie Art, Sorte, Klima und Standort, ab. Da Pflanzen jeweils die Vitamine bilden, die in einer bestimmten Wachstumsphase benötigt werden, variieren die Vitamingehalte auch in den verschiedenen Pflanzenteilen und verändern sich im Laufe der Wachstumsperiode.

Bei der Vitaminaufnahme aus **tierischen Lebensmitteln** werden Art und Menge der Vitamine vom verzehrten Fleischteil bzw. Organ bestimmt; beispielsweise wird Vitamin A über den aktuellen Bedarf hinaus in der Leber gespeichert.

Der Beitrag der menschlichen Dickdarmflora zur Deckung des Vitaminbedarfs ist, mit Ausnahme von Vitamin K, äußerst gering. Zwar sind verschiedene Mikroorganismen im Kolon zur Synthese bestimmter Vitamine in der Lage, jedoch ist die Absorption äußerst gering, da die Aufnahme fast ausschließlich im Dünndarm erfolgt.

Der Beitrag, den ein Lebensmittel zur Vitaminversorgung leistet, hängt neben der enthaltenen Vitaminmenge von der Vitaminverfügbarkeit ab. So sind verschiedene Derivate eines Vitamins unterschiedlich verfügbar und Analoga ohne Vitaminwirkung können die Resorption der „echten" Vitamine deutlich herabsetzen. Fettlösliche Vitamine werden bei fettarmer Kost oder Fettmalabsorption schlechter resorbiert.

Entscheidenden Einfluss auf die Vitaminaktivität haben Lagerung, Verarbeitung und Zubereitung der Lebensmittel sowie die Zusammensetzung der Nahrung. Viele Vitamine sind nur bedingt stabil und werden durch die Einwirkung von Hitze, Licht, Säure und Sauer-

Tab. 8.4 Empfindlichkeit der Vitamine gegen äußere Einflüsse (nach Bässler et al. 2002, S. 7; Elmadfa und Leitzmann 2004, S. 293)

Vitamin	Säure	Alkali	O_2	Tageslicht	UV-Licht	Hitze	Kochverluste (%)
Vitamin A	–	–	+	+	+	+	10–30
Vitamin D	–	–	+	+	+	+[1]	max. 40
Vitamin E	–	–	+	+	+	+[2]	50
Vitamin K	–	+	–	+	+	+[3]	gering (bis 5)
Vitamin B_1 (Thiamin)	–	+	+	–	+	+	30–50
Vitamin B_2 (Riboflavin)	–	+	–	+	+	+	0–50
Vitamin B_6 (Pyridoxin)	–	–	–	+	+	+	0–40
Niacin	–	–	–	–	–	–	0–30
Pantothensäure	+	+	–	–	–	+	0–45
Biotin	–[4]	–[4]	–	–	+	–	0–70
Folat	+	–	+	–	+	+	0–90
Vitamin B_{12} (Cobalamin)	+	+	+	+	+	–	gering (bis 10)
Vitamin C (Ascorbinsäure)	–	+	+	+	+	+[5]	20–100

– beständig, + labil
1 Zerstörung ab etwa 165 °C
2 stabil bis 200 °C bei Abwesenheit von Sauerstoff
3 bei 120 °C und Abwesenheit von Sauerstoff stabil
4 wird durch starke Säuren und Basen (besonders bei Hitze) zerstört
5 vor allem bei Sauerstoffzufuhr

stoff in unterschiedlichem Ausmaß geschädigt (z. B. Vitamin C bis zu 100 %) (Tab. 8.4).

Es ist daher problematisch, von den in Tabellenwerken enthaltenen Vitamingehalten roher Lebensmittel auf die tatsächliche Vitaminaufnahme aus der zubereiteten Kost zu schließen. Bei Rohkost sind die Vitaminverluste im Vergleich zu erhitzten Lebensmitteln geringer.

Bei der Bewertung von Lebensmitteln als Vitaminlieferanten muss zudem auch die praktische Eignung berücksichtigt werden. So relativiert sich beispielsweise der hohe Vitamin-C-Gehalt von rohen Hagebutten (1250 mg/100 g) oder Petersilienblättern (165 mg/100 g) durch die üblicherweise verzehrten geringen Mengen.

Funktion

Die Funktion der Vitamine liegt vorwiegend im Bereich der **Regulation und Steuerung des Stoffwechsels**. Einige Vitamine sind nur für wenige Säugetierarten (z. B. Vitamin C für Nager und Primaten) oder unter bestimmten Lebensbedingungen (z. B. Vitamin D bei mangelnder Sonneneinstrahlung) essenziell. Während die fettlöslichen Vitamine A, D und E zahlreiche komplexe Stoffwechselvorgänge beeinflussen, sind die B-Vitamine in Form verschiedener Coenzyme Bestandteil von Enzymsystemen (Tab. 8.5).

Tab. 8.5 Funktionen und Vorkommen der Vitamine

Vitamingruppe	Wichtigste Funktionen	Reichhaltige Quellen
Fettlösliche Vitamine		
Vitamin A (Retinoide und Carotinoide)	Sehvorgang, Zelldifferenzierung (v. a. Schleimhäute und Haut), Wachstum, Reproduktion, Immunantwort	Leber, Käse (> 40 % Fett i. Tr.), Eigelb; gelbes, grünes und oranges Obst und Gemüse
Vitamin D (Ergocalciferol und Cholecalciferol) Vorstufe: Cholesterin	Stoffwechsel von Kalzium und Phosphat, Knochenstoffwechsel; evtl. Immunstimulation und antikanzerogene Wirkung	fettreicher Fisch, Leber, Steinpilze, Eigelb; Eigensynthese durch UV-Bestrahlung der Haut
Vitamin E (Tocopherole)	Oxidationsschutz, Aufrechterhaltung der Membranstruktur	pflanzliche Öle, Nüsse, Ölsamen
Vitamin K (Phyllochinon, Menachinon, Menadion)	Blutgerinnung, Knochenstoffwechsel (u. a. Synthese von Osteocalcin)	grüne Blattgemüse und Kohlsorten, Kalbsleber, Sauerkraut, Butter, Quark, Maiskeimöl, Olivenöl, Vollgetreide, Ei; Eigensynthese durch Darmbakterien

Tab. 8.5 Fortsetzung

Vitamingruppe	Wichtigste Funktionen	Reichhaltige Quellen
Wasserlösliche Vitamine		
Vitamin B_1 (Thiamin)	Kohlenhydratstoffwechsel	Sonnenblumenkerne, Sesam, Paranüsse, Sojabohnen, Vollgetreide, Schweinefleisch
Vitamin B_2 (Riboflavin)	Energiestoffwechsel; Fettsäurenstoffwechsel, Embryonalentwicklung	Leber, Niere, Hefe, Mandeln, Sojabohnen, Milchprodukte, Ei, Fleisch, Seefisch, Pilze, Vollgetreide, Brokkoli
Vitamin B_6 (Pyridoxin)	Proteinstoffwechsel; Synthese von Neurotransmittern, Erythrozytenstoffwechsel, Immunstimulation	Seefisch, Leber, Fleisch, Walnüsse, Sonnenblumenkerne, Hülsenfrüchte, Vollgetreide, Bananen
Niacin (Nicotinsäure und Nicotinsäureamid)	Energiestoffwechsel	Erdnüsse, Leber, Fleisch, Fisch, Pilze, Vollgetreide, Hülsenfrüchte, Ölsamen, Nüsse
Pantothensäure	Stoffwechsel der Hauptnährstoffe; Synthese von Steroiden, Häm und Neurotransmittern	fast alle Nahrungsmittel; besonders hohe Gehalte in Leber, Hefe, Erdnüssen, Hülsenfrüchten, Vollgetreide
Biotin	Stoffwechsel der Hauptnährstoffe	Leber, Hefe, Sojabohne, Erdnüsse, Ei, Haferflocken, Naturreis
Folat	DNA-Synthese, Zellteilung, Protein-, Nukleinsäure- und Phospholipidstoffwechsel	Hefe, Leber, Niere, Ei, Hülsenfrüchte, grüne Blattgemüse, Kohl- und andere Gemüsearten, Vollgetreide
Vitamin B_{12} (Cobalamin)	DNA-Synthese, Zellteilung	tierische Nahrungsmittel (Leber, Niere, Fisch, Fleisch, Milchprodukte); bestimmte Algen, sofern mit Cobalamin synthetisierenden Bakterien vergesellschaftet
Vitamin C (Ascorbinsäure)	universelles Redoxsystem; Kollagensynthese (Wundheilung, Wachstum), Synthese von Nebennierenhormonen, Eisenresorption, Entgiftungsreaktionen, antikanzerogene Wirkung, Oxidationsschutz, evtl. Immunstimulation	Sanddornbeeren, zahlreiche Obst- und Gemüsearten

Empfehlungen für die Zufuhr

Der Vitaminbedarf ist individuell verschieden und von zahlreichen Faktoren abhängig, wie körperliche Aktivität, Schwangerschaft, Stress u.a. Die von der DGE erstellten **Referenzwerte** für die Vitaminzufuhr sind unter Berücksichtigung von Sicherheitszuschlägen so konzipiert, dass damit nahezu alle Personen (97,5 %) einer bestimmten Bevölkerungsgruppe ausreichend versorgt sind (s. Kap. 6.2, S. 82). Für die Vitamine E und K, Biotin und Pantothensäure sowie β-Carotin (Provitamin A) konnte der exakte Bedarf bisher nicht ermittelt werden, sodass **Schätzwerte** für die empfohlene Aufnahme angegeben werden.

Klinische Vitaminmangelzustände spielen in Industrieländern praktisch keine Rolle mehr. Leichte Hypovitaminosen sind weiterhin zu beobachten, insbesondere in Lebenssituationen, die mit einem gesteigerten Nährstoffbedarf einhergehen, wie Schwangerschaft und Stillzeit, erhöhte körperliche Aktivität, chronische Erkrankungen und bei langfristiger Einnahme von Medikamenten.

Verzehrserhebungen bei Vegetariern

Verschiedene Studien mit Vegetariern haben gezeigt, dass deren Versorgung mit zahlreichen Vitaminen zumeist günstiger ist als bei nichtvegetarischen Vergleichsgruppen. Veganer schneiden teilweise noch besser ab. Das gilt insbesondere für β-Carotin (als Vorstufe von Vitamin A), die Vitamine C und E, Thiamin und Folat (Draper et al. 1993; Krajcovicová-Kudlácková et al. 1995; Barr und Broughton 2000; Davey et al. 2003; Majchrzak et al. 2006; Deriemaeker et al. 2010; Gilsing et al. 2010).

Auch bei Biotin (Lombard und Mock 1989) und Pantothensäure (Nieman et al. 1989) zeigten die wenigen vorliegenden Untersuchungen eine bessere Versorgung von Vegetariern im Vergleich zu Mischköstlern. Keine Unterschiede zwischen Vegetariern und Nicht-Vegetariern ergab sich bei Vitamin K (Malter et al. 1989).

Die Aufnahme von Vitamin B_6 und Niacin ist bei Vegetariern meist niedriger als bei Mischköstlern, übersteigt jedoch die Empfehlungen (Barr und Broughton 2000; Davey et al. 2003). Der Vitamin-B_6-Bedarf wird weitgehend von der aufgenommenen Proteinmenge bestimmt. Entsprechend wirkt sich die niedrigere Proteinaufnahme von Lakto-(Ovo-)Vegetariern und insbesondere Veganern positiv auf die Vitamin-B_6-Versorgung aus, obwohl die Verfügbarkeit von Pyridoxin aus pflanzlichen Lebensmitteln teilweise sehr eingeschränkt ist.

Über einen unbefriedigenden Vitamin-B_6-Status trotz hoher Zufuhr wurde bei Veganern berichtet (Waldmann et al. 2006). In einer anderen Studie waren Mischköstler, Lakto-(Ovo-)Vegetarier und

Veganer unabhängig von der Ernährungsweise gleich häufig von einem Vitamin-B_6-Mangel betroffen (Majchrzak et al. 2006).

Da ein unbefriedigender Pyridoxinstatus mit einem erhöhten Risiko für Herz-Kreislauf-Erkrankungen und Pankreaskrebs in Verbindung gebracht wird, sollten insbesondere Veganer auf den Verzehr Vitamin-B_6-reicher Lebensmittel mit hoher Bioverfügbarkeit, wie Hülsenfrüchte und Bananen, achten (Waldmann et al. 2006).

Die Zufuhr von Vitamin D erreicht bei Vegetariern, wie bei der Durchschnittsbevölkerung, meist nicht die empfohlenen Werte (s. Kap. 9.3, S. 236). Theoretisch kann der Vitamin-D-Bedarf durch die Eigensynthese in der Haut abgedeckt werden. Voraussetzung dafür ist jedoch ein ausreichender Aufenthalt im Freien bei adäquater Sonneneinstrahlung. Dies ist in nördlichen Breiten während der Wintermonate jedoch nicht bzw. nur eingeschränkt möglich. Ebenfalls kritisch kann die Eigensynthese bei Senioren sein, die altersbedingt reduziert ist. Zudem halten sich Senioren teilweise nur selten im Freien auf (v.a. Bewohner von Pflege- und Altenheimen). Insbesondere bei Veganern ist die Zufuhr von Vitamin B_{12} und teilweise von Riboflavin unzureichend (s. Kap. 9.6, S. 254 und 9.8, S. 266).

8.4 Mineralstoffe

Mineralstoffe sind essenzielle, anorganische Bestandteile des Organismus. Sie werden mit der Nahrung überwiegend in anorganischer Form, Schwefel und Phosphor auch organisch gebunden, zugeführt. Sie sind Bestandteil der Hartgewebe, für die Aufrechterhaltung elektrischer und osmotischer Gradienten sowie für die Funktion des Wasserhaushalts mitverantwortlich und fungieren als Bestandteil beziehungsweise Cofaktor von Enzymen.

Einteilung

Bei **Mengenelementen** liegen Mineralstoffe im Organismus in einer Konzentration von > 50 mg/kg Körpergewicht vor, bei **Spurenelementen** von < 50 mg/kg Körpergewicht. Bei sehr geringen Konzentrationen handelt es sich um Ultraspurenelemente.

Zu den Mengenelementen zählen die Metalle Natrium, Kalium, Kalzium und Magnesium sowie die Nichtmetalle Chlor, Phosphor und Schwefel. Die Spurenelemente umfassen Eisen, Jod, Fluor, Zink, Kupfer, Mangan, Selen, Molybdän, Chrom und Kobalt. Eisen wird trotz seiner Konzentration von etwa 60 mg/kg Körpergewicht den Spurenelementen zugerechnet, da es diesen in Funktion und Wirkungsweise näher steht. Weitere Spurenelemente mit wahrscheinlicher Essentialität für den Menschen sind Silizium, Arsen, Vanadium, Nickel und Zinn. Für Strontium, Bor, Aluminium und weitere Elemente, die im menschlichen Körper vorhanden sind, konnten bislang keine definierten biochemischen Funktionen nachgewiesen werden.

Vorkommen

Mineralstoffe sind in pflanzlichen und tierischen Lebensmitteln sowie in Trinkwasser (wie Leitungswasser, Mineralwasser) in unterschiedlichen Mengen enthalten. Die Bioverfügbarkeit der einzelnen Mineralstoffe wird von zahlreichen Faktoren beeinflusst. Hierzu zählen die Bindungsform des Elements, die Zusammensetzung und Menge der aufgenommenen Nahrung sowie Wechselwirkungen mit anderen Nahrungsbestandteilen (z. B. Ballaststoffe, Säuren, andere Mineralstoffe). Die Resorptionsraten können weniger als 5 % (z. B. Eisen aus pflanzlichen Lebensmitteln) bis nahezu 100 % (z. B. Natrium und Kalium) betragen und hängen unter anderem vom Versorgungsstatus mit dem jeweiligen Mineralstoff ab.

Funktion

Die Mengenelemente spielen in Form ihrer Elektrolyte eine wichtige Rolle im Wasserhaushalt des Organismus. Sie gewährleisten die Aufrechterhaltung der osmotischen Gradienten und der Elektroneutralität zwischen den verschiedenen Flüssigkeitskompartimenten des Körpers.

Kalzium, Phosphor und Fluor sind wesentlich am Aufbau der Hartsubstanzen (Knochen und Zähne) beteiligt. Jod ist essenzieller Bestandteil der Schilddrüsenhormone. Viele Mineralstoffe, insbesondere die Spurenelemente, sind darüber hinaus Bestandteil oder Cofaktoren unterschiedlicher Enzyme (Tab. 8.6, Tab. 8.7).

Empfehlungen für die Zufuhr

Der Bedarf an Mineralstoffen ist, wie bei anderen Nährstoffen, von den individuellen physiologischen Gegebenheiten abhängig. Die **Referenzwerte** der DGE enthalten Sicherheitszuschläge, die Schwankungen im Bedarf berücksichtigen, sodass mit der entsprechenden Zufuhr nahezu alle Personen (97,5 %) einer Bevölkerungsgruppe ausreichend versorgt sind (s. Kap. 6.2, S. 82). Je nach Element kann dabei die Spanne zwischen optimaler Versorgung und subtoxischer Zufuhr gering sein.

Bei verschiedenen Mineralstoffen ist der exakte Bedarf bisher nicht bekannt, sodass **Schätzwerte** (z. B. bei Natrium, Kalium und Selen) bzw. **Richtwerte** (z. B. bei Fluor) angegeben werden.

Tab. 8.6 Funktionen und Vorkommen der Mengenelemente

Mineralstoff	Wichtigste Funktionen	Reichhaltige Quellen
Natrium (Na)	Osmoregulation, Membranpotenzial/Erregungsleitung, Resorption von Monosacchariden und Aminosäuren, Enzymaktivierung	Kochsalz (v. a. verarbeitete Lebensmittel)
Kalium (K)	Osmoregulation, Hydratation, Membranpotenzial/Erregungsleitung, Enzymaktivierung	Hülsenfrüchte, Ölsamen, Nüsse, Gemüse, Obst, Vollgetreide, Fleisch, Fisch
Kalzium (Ca)	Baustein von Knochengewebe und Zähnen, Membranpotenzial, neuromuskuläre Reizübertragung, Blutgerinnung, Enzymaktivierung, Zellaktivierung (second messenger)	Milchprodukte, verschiedene Ölsamen und Nüsse (v. a. Sesam, Mandeln, Haselnüsse), dunkelgrüne Gemüsearten (Grünkohl, Spinat, Brokkoli u. a.), Trockenfrüchte, verschiedene Mineralwasser
Magnesium (Mg)	Effektor zahlreicher Enzyme, neuromuskuläre Reizübertragung, Baustein von Knochengewebe	Vollgetreide, Hülsenfrüchte, Ölsamen, Nüsse, Käse, Fisch, verschiedene Gemüsearten (v. a. Spinat, Fenchel, Kohlrabi)
Chlorid (Cl)	Magensalzsäure, Osmoregulation, Membranpotenzial	Kochsalz (v. a. verarbeitete Lebensmittel)
Phosphor (P)	Energiestoffwechsel, Baustein von Knochengewebe, Puffersystem im Blut, Baustein der Nukleinsäuren	in fast allen, v. a. proteinreichen, Lebensmitteln enthalten: Käse, Ölsamen, Nüsse, Vollgetreide, Fisch, Fleisch; Zusatzstoffe (Phosphat)
Schwefel (S)	Bestandteil von schwefelhaltigen Aminosäuren und Vitaminen; Energiestoffwechsel, Entgiftungsreaktionen	proteinreiche Lebensmittel: Fleisch, Ei, Milchprodukte, Nüsse, Hülsenfrüchte

Verzehrserhebungen bei Vegetariern

Die Zufuhr an Mengen- und Spurenelementen ist bei Vegetariern vielfach günstiger als bei Mischköstlern. Die Aufnahme von Natrium ist in der Durchschnittsbevölkerung oft zu hoch (in Deutschland etwa 4–6-mal so hoch wie die Empfehlung) (MAX RUBNER-INSTITUT 2008b, S. 128). Eine hohe Kochsalzaufnahme gilt, trotz kontroverser Diskussion, auch weiterhin als wichtiger Risikofaktor für Bluthochdruck (KARPPANEN et al. 2006) (s. Kap. 7.5, S. 124). Vegetarier nehmen meist deutlich weniger Natrium auf, liegen teilweise aber dennoch über den Empfehlungen.

Bei der Zufuhr von Kalium gibt es kaum Unterschiede zwischen Nicht-Vegetariern, Lakto-(Ovo-)Vegetariern und Veganern, denn alle Gruppen sind ausreichend versorgt. Die Zufuhr von Magnesium liegt

Tab. 8.7 Funktionen und Vorkommen der Spurenelemente

Mineralstoff	Wichtigste Funktionen	Reichhaltige Quellen
Eisen (Fe)	Sauerstofftransport, Sauerstoffspeicher im Muskel, Cofaktor verschiedener Enzyme (Energiegewinnung, Entgiftung, Zellproliferation u. a.)	tierische Lebensmittel (Resorption 10–20 %): Innereien, Eigelb, verschiedene Fleischarten pflanzliche Lebensmittel (Resorption 1–10 %): Hülsenfrüchte, Ölsamen (v. a. Sesam), Nüsse, Vollgetreide, verschiedene Gemüsearten (v. a. Spinat, Fenchel, Mangold, Feldsalat)
Jod (I)	Baustein der Schilddrüsenhormone	Meerestiere, Meeresalgen, jodiertes Kochsalz; geringere Gehalte in Innereien, Champignons, Brokkoli, Spinat, Grünkohl, Ei, Fleisch und Milchprodukten
Fluor (F)	kariostatische Wirkungen, Knochenstabilität	Walnüsse, Sojabohnen, Meerestiere, verschiedene Mineralwasser, schwarzer Tee
Zink (Zn)	Cofaktor zahlreicher Enzyme, Genexpression, Zellproliferation, Immunsystem, Insulinspeicherung, Spermatogenese	Leber, Käse, Fleisch, Vollgetreide, Hülsenfrüchte, Ei, Ölsamen, Nüsse
Kupfer (Cu)	Cofaktor von Enzymen (u. a. Elektronenübertragung, Oxidationsschutz)	Innereien (v. a. Leber), Nüsse, Hülsenfrüchte, verschiedene Schalentiere, Vollgetreide
Mangan (Mn)	Cofaktor von Enzymen (u. a. Biosynthese von Proteoglykanen des Knorpels, Glukoneogenese)	Vollgetreide, Hülsenfrüchte, Nüsse, verschiedene Gemüsearten (v. a. Grünkohl, Spinat, Pastinake), schwarzer Tee
Selen (Se)	Cofaktor von Enzymen (Oxidationsschutz, Biosynthese der Schilddrüsenhormone, Entgiftung)	proteinreiche Lebensmittel: Innereien, Paranuss, Fisch, Fleisch, Ei, Hülsenfrüchte, Getreide; Steinpilze, Rosenkohl
Molybdän (Mo)	Cofaktor von Enzymen (u. a. Elektronenübertragung, Purinabbau)	Milchprodukte, Hülsenfrüchte, Innereien, Getreide
Chrom (Cr)	Verstärkung der Insulinwirkung (evtl. Glukosetoleranzfaktor)	Rindsleber, Käse, Vollgetreide, Eigelb
Kobalt (Co)*	Bestandteil von Vitamin B_{12}	Vitamin-B_{12}-reiche Lebensmittel
Silizium (Si)**	Bindegewebsstabilität, evtl. Knochenaufbau	Vollgetreide, Wurzelgemüse

* kein eigenständiges Spurenelement
** Essentialität für den Menschen wahrscheinlich

bei Vegetariern, insbesondere Veganern, hingegen deutlich über der teilweise zu geringen Zufuhr der Durchschnittsbevölkerung (Draper et al. 1993; Davey et al. 2003; Deriemaeker et al. 2010).

Phosphor kommt als natürliches Phosphat in praktisch allen Lebensmitteln vor. Daneben spielt die Phosphataufnahme durch Lebensmittelzusatzstoffe, die beispielsweise in Colagetränken, Wurstwaren und Schmelzkäse enthalten sind, eine erhebliche Rolle. Eine überhöhte Phosphatzufuhr, wie sie in weiten Teilen der Bevölkerung vorliegt, kann ungünstige Wirkungen auf den Knochenstoffwechsel haben, insbesondere bei gleichzeitig niedriger Kalziumaufnahme (Kristensen et al. 2005). Die Phosphoraufnahme von Vegetariern ist meist niedriger als die von Mischköstlern, liegt aber dennoch deutlich über den Empfehlungen (Barr und Broughton 2000; Larsson und Johansson 2002).

Alimentär bedingte Mangelerscheinungen beim Menschen sind für Kupfer, Mangan, Molybdän und Chrom bisher nicht bekannt. Der Gehalt an Selen in pflanzlichen und tierischen Lebensmitteln hängt vor allem vom Selengehalt des Bodens und der Biosphäre ab, der regional stark schwankt. Untersuchungen mit Vegetariern ergaben höhere Plasmaspiegel für Selen und vergleichbare Plasmawerte für Kupfer im Vergleich zu Nicht-Vegetariern (Krajcovicová-Kudlácková et al. 1995; Hunt et al. 1998). In anderen Studien war der Status für beide Spurenelemente niedriger als bei Mischköstlern (Kadrabová et al. 1995). Eine niedrige Selenzufuhr wurde sowohl bei Lakto-(Ovo-) Vegetariern (Skrikumar et al. 1992) als auch bei Veganern beobachtet (Larsson und Johansson 2002).

Die Aufnahme von Kupfer liegt bei Vegetariern teilweise über der von Nicht-Vegetariern, die Kupferbilanz ist jedoch vergleichbar. Bei Mangan liegen Aufnahme und Bilanz bei vegetarischer Kost meist deutlich höher als bei Mischkost (Hunt et al. 1998). Einzelne Untersuchungen ermittelten bei Vegetariern eine höhere Molybdänzufuhr (Holzinger et al. 1998). Insgesamt deuten die vorliegenden Studien darauf hin, dass die Versorgung mit den genannten Spurenelementen bei Vegetariern ausreichend ist. Dennoch besteht weiterer Forschungsbedarf.

Bei Eisen, Jod, Zink und Kalzium können sich Versorgungsengpässe bei Vegetariern ergeben; Kalzium betrifft vor allem Veganer. Die Zufuhr von Jod und Kalzium gilt auch in der Gesamtbevölkerung und die von Eisen bei Frauen im gebärfähigen Alter als kritisch. Die Versorgung von Vegetariern mit diesen kritischen Nährstoffen wird in Kap. 9 (S. 220 ff) dargestellt.

8.5 Ballaststoffe

Ballaststoffe sind Bestandteile pflanzlicher Lebensmittel, die von den menschlichen Verdauungsenzymen nicht abgebaut werden können, teilweise jedoch von den Bakterien des Dickdarms. Der Begriff „Ballaststoffe“ stammt aus einer Zeit, als die nicht direkt als Nährstoffe nutzbaren Nahrungsbestandteile als überflüssig erachtet wurden. Heute werden zahlreiche **Zivilisationskrankheiten** auch mit einer niedrigen Ballaststoffzufuhr in Verbindung gebracht, wie Obstipation, Zahnkaries, Krebs (v.a. Dickdarmkrebs), Diabetes mellitus Typ 2, Herz-Kreislauf-Erkrankungen sowie Gallen- und Nierensteine.

Einteilung

Die Ballaststoffe gehören unterschiedlichen chemischen Gruppen an, zumeist handelt es sich um komplexe Kohlenhydrate (Polysaccharide). Zu den Ballaststoffen zählen Nichtstärke-Polysaccharide, Lignin sowie die resistente Stärke (Elmadfa und Leitzmann 2004, S. 161). Ballaststoffe werden eingeteilt in **wasserlösliche Ballaststoffe**, die rasch und nahezu vollständig von der anaeroben Darmflora abgebaut werden (z.B. Pektin) und **wasserunlösliche Ballaststoffe** (Ballaststoffe mit niedrigem Wasserbindungsvermögen). Sie bestehen überwiegend aus Zellulose, Hemizellulosen und Lignin; sie werden bakteriell kaum abgebaut.

Vorkommen

Ballaststoffe sind in allen unverarbeiteten pflanzlichen Lebensmitteln als Hauptbestandteil der Zellwände im Struktur bildenden Gerüstgewebe und in den Randschichten zu finden. Besonders ballaststoffreich sind Vollgetreide und Leguminosen sowie verschiedene Gemüse- und Obstarten. Da die einzelnen Ballaststoffe unterschiedliche Wirkungen aufweisen, sollten die verschiedenen Ballaststoffträger abwechslungsreich kombiniert werden, um alle gesundheitsfördernden Wirkungen zu nutzen.

Funktion

Die Wirkungen der Ballaststoffe basieren weniger auf biochemischen Funktionen als auf ihren physikalischen Eigenschaften, die bei vegetarischer Ernährung durch die höhere Ballaststoffzufuhr stärker zum Tragen kommen.

Die **Faserstruktur** der Ballaststoffe, besonders ausgeprägt bei Zellulose und Lignin, erfordert ein längeres und intensiveres Kauen der Nahrung. Dies fördert die Speichelsekretion und erhöht die Bikarbonatkonzentration des Speichels. Die Zähne werden stärker umspült und das Bikarbonat kann bakteriell gebildete Säuren neutralisieren. Beides wirkt sich positiv auf die Zahngesundheit aus. Durch die längere Kaudauer wird bis zur Sättigung weniger Nahrungsenergie aufgenommen. Da ballaststoffreiche Lebensmittel außerdem zu einer größeren Magenfüllung führen, hält die Sättigungswirkung länger an. Beide Aspekte wirken der Entstehung von Übergewicht entgegen.

Wasserbindungsvermögen und Quellfähigkeit erhöhen die Viskosität des Speisebreis. Der zähflüssige Chymus wird nur langsam aus dem Magen in den Darm abgegeben und trägt dadurch ebenfalls zur Sättigung bei. Im Dünndarm führt der erhöhte Druck auf die Darmwand zu einem verlangsamten Durchgang sowie einer verzögerten Resorption mancher Nährstoffe. Im Falle der Kohlenhydrate bewirkt das einen langsameren und gleichmäßigeren Anstieg des Blutglukosespiegels und damit auch eine Verbesserung der Glukosetoleranz. Im Dickdarm erhöht die Volumenzunahme die Peristaltik, dadurch kommt es zu einer Beschleunigung der Transitzeit, einer Vermehrung des Stuhlgewichts und einer Normalisierung der Darmentleerung. Gleichzeitig wird die Konzentration potenzieller Kanzerogene verdünnt und deren Einwirkzeit auf die Darmwand verkürzt.

Die **Fermentation** der Ballaststoffe durch die Darmflora spielt in der Prävention von Kolonkarzinomen eine wichtige Rolle. Dabei werden einige Ballaststoffe zu kurzkettigen Fettsäuren abgebaut, die den pH-Wert im Dickdarm absenken und von den Kolonzellen als Energiequelle genutzt werden. Dies trägt vermutlich zur Integrität der Dickdarmschleimhaut und damit zur Verminderung des Karzinomrisikos bei.

Durch das **Adsorptions- und Ionenaustauschvermögen** können Ballaststoffe Kationen binden und mindern somit deren Verfügbarkeit. Bei Schwermetallen wie Blei oder Cadmium ist dieser Effekt durchaus gewünscht. Andererseits kann durch einen hohen Ballaststoffgehalt der Lebensmittel auch die Verfügbarkeit der darin enthaltenen essenziellen Mineralstoffe wie Kalzium, Eisen und Zink gemindert werden. Ein Großteil dieses Ionen bindenden Effekts geht auf Phytat zurück, insbesondere bei Getreide (Elmadfa und Leitzmann 2004, S. 169).

Neben Kationen werden auch ungeladene Substanzen von Ballaststoffen adsorbiert, wie organische Schadstoffe und Gallensäuren. Die ausgeschiedenen Gallensäuren werden aus Cholesterin neu synthetisiert. Dieses stammt aus der Eigensynthese der Leber und aus dem LDL-Cholesterin des Blutes. In der Folge kommt es zu einer Senkung des Blutcholesterinspiegels. Dieser Effekt ist jedoch vermutlich geringer als bisher angenommen und bei wasserlöslichen Ballaststoffen stärker als bei wasserunlöslichen. Auch die Hemmung der Cholesterinsynthese in der Leber durch die Bildung von kurzkettigen Fettsäuren beim bakteriellen Abbau von Ballaststoffen wird diskutiert.

Empfehlungen für die Zufuhr

Vor 130 Jahren lag die Ballaststoffzufuhr in Deutschland bei etwa 100g pro Person und Tag (von Koerber et al. 2004, S. 66). Heute beträgt sie durchschnittlich etwa 24g (Max Rubner-Institut 2008b, S. 95). Als **Richtwert** für die Zufuhrempfehlung gilt bei der DGE eine tägliche Ballaststoffaufnahme von mindestens 30g bzw. 12,5g/1000kcal bei Frauen und 10g/1000kcal bei Männern. Diese Empfehlung kann beispielsweise mit dem Verzehr von etwa 200g Vollkorn(mehl)produkten und 125g Hülsenfrüchten erreicht werden.

Verzehrserhebungen bei Vegetariern

Durch den ausgeprägten Verzehr pflanzlicher Lebensmittel liegt die Ballaststoffzufuhr von Vegetariern höher als bei Mischköstlern (Davey et al. 2003; Cade et al. 2004). Die empfohlene Mindestzufuhr von 30g/d wird jedoch nur in wenigen Studien überschritten. Erwartungsgemäß haben Veganer die höchste Ballaststoffzufuhr, die in einzelnen Untersuchungen bis zu 58g/d beträgt (Appleby et al. 1999; Waldmann et al. 2005a).

8.6 Bioaktive Substanzen

Bioaktive Substanzen sind gesundheitsfördernde Nahrungsinhaltsstoffe, die nicht zu den essenziellen Nährstoffen zählen. Sie umfassen die Ballaststoffe (s. Kap. 8.5, S. 211), sekundäre Pflanzenstoffe und Substanzen in fermentierten Lebensmitteln. Zahlreiche epidemiologische Untersuchungen zeigen, dass bioaktive Substanzen viele gesundheitsfördernde Wirkungen entfalten und so dazu beitragen können, das Krankheitsrisiko für verschiedene Erkrankungen, wie Krebs und Herz-Kreislauf-Erkrankungen, zu senken. Außerdem wirken sie sich günstig auf das Immunsystem, Entzündungen sowie die Regulation des Blutglukosespiegels und des Blutdrucks aus (Elmadfa und Leitzmann 2004, S. 432).

Sekundäre Pflanzenstoffe

Bisher gibt es keine einheitliche Definition für sekundäre Pflanzenstoffe. In der englischsprachigen Literatur wird meist der Begriff *phytochemicals* verwendet, was auf die pharmakologischen Wirkungen der sekundären Pflanzenstoffe hinweist. Im Gegensatz zu den primären Pflanzenprodukten, wie Kohlenhydrate, Protein und Fett, entstehen sie im **Sekundärstoffwechsel** der Pflanzen. Sie liegen in relativ niedrigen Konzentrationen vor und erfüllen in der Pflanze Aufgaben als

Tab. 8.8 Bioaktive Substanzen und ihre möglichen Wirkungen (nach Watzl und Leitzmann 2005, S. 23)

Bioaktive Substanzen	A	B	C	D	E	F	G	H	I	J
Sekundäre Pflanzenstoffe										
• Carotionide	✓		✓		✓					
• Phytosterine	✓							✓		
• Saponine	✓	✓			✓			✓		
• Glukosinolate	✓	✓						✓		
• Polyphenole	✓	✓	✓	✓	✓	✓	✓		✓	
• Protease-Inhibitoren	✓		✓						✓	
• Terpene	✓									
• Phytoöstrogene	✓		✓							
• Sulfide	✓	✓	✓	✓	✓	✓	✓	✓		✓
• Phytinsäure	✓		✓		✓			✓	✓	
Ballaststoffe	✓				✓			✓	✓	✓
Substanzen in fermentierten Lebensmitteln	✓	✓			✓			✓		

A = antikanzerogen
B = antimikrobiell
C = antioxidativ
D = antithrombotisch
E = immunmodulierend
F = entzündungshemmend
G = Blutdruck regulierend
H = Cholesterinspiegel senkend
I = Blutglukosespiegel senkend
J = verdauungsfördernd

Abwehrstoffe, Duft-, Geschmacks- und Farbstoffe, Wachstumsregulatoren u.a. Wildpflanzen enthalten deutlich höhere Konzentrationen an sekundären Pflanzenstoffen als Kulturpflanzen (Wichtl 2008).

Vermutlich existieren in der Natur 60000–100000 sekundäre Pflanzenstoffe, bisher sind allerdings erst etwa 5 % der auf der Erde bekannten Pflanzen dahingehend chemisch analysiert worden. Mit einer gemischten Kost werden schätzungsweise 1,5 g sekundäre Pflanzenstoffe pro Tag aufgenommen (Watzl und Leitzmann 2005, S. 15).

Früher wurden vor allem die potenziell gesundheitsschädlichen Wirkungen sekundärer Pflanzenstoffe diskutiert, deshalb wurden sie auch als „anti-nutritive Inhaltsstoffe“ bezeichnet. In der Praxis spielen diese unerwünschten Wirkungen jedoch keine Rolle. Heute stehen die zahlreichen gesundheitsfördernden Wirkungen sekundärer Pflanzenstoffe im Mittelpunkt des wissenschaftlichen Interesses (Tab. 8.8).

Substanzen in fermentierten Lebensmitteln

Die Fermentation (Milchsäuregärung) ist ein traditionelles Konservierungsverfahren, bei dem Lebensmittel unter der Einwirkung verschiedener Mikroorganismen verändert werden. Die Verbesserung

Tab. 8.9 Physiologische Wirkungen fermentierter Lebensmittel (nach Watzl und Leitzmann 2005, S. 187–200)

Wirkung	Zugrunde liegender Mechanismus
Verbesserung der Laktoseintoleranz	teilweiser Abbau der Laktose durch Fermentation (bis zu 30 %) Beteiligung von Enzymen aus Milchsäurebakterien am Laktaseabbau (β-Galaktosidase) Stimulation der Laktaseaktivität im Dünndarm
Senkung des Blutcholesterinspiegels	Fähigkeit der Milchsäurebakterien im Darmlumen zur: Cholesterinassimilation Dekonjugation von Gallensäuren Cholesterinbindung Bildung von Metaboliten, die die hepatische Cholesterinsynthese hemmen
antimikrobielle Wirkung (Schutz vor pathogenen Mikroorganismen)	antagonistische Wirkung der Milchsäurebakterien durch Substratkonkurrenz, Bildung von organischen Säuren (Milchsäure, Essigsäure), kurzkettigen Fettsäuren, H_2O_2 und Bakteriocinen
antikanzerogene Wirkungen	Stimulation des Immunsystems durch Milchsäurebakterien Senkung des pH-Werts im Darm Hemmung Karzinogen bildender bakterieller Enzyme Bindung und Inaktivierung mutagener Substanzen im Darm Verhinderung von DNA-Schäden

der Haltbarkeit beruht vor allem auf einer Absenkung des pH-Wertes und dem Abbau von Kohlenhydraten. Als wichtigstes Stoffwechselprodukt entsteht die **Milchsäure**, die als rechtsdrehende L(+)- und linksdrehende D(-)-Milchsäure vorliegt. Mit der Nahrung wird überwiegend D(-)-Milchsäure aufgenommen.
In den westlichen Ländern werden in erster Linie fermentierte Milchprodukte und verschiedene milchsauer vergorene Gemüsearten (z.B. Sauerkraut aus Weißkohl, Gurken) verzehrt. Fermentierte Lebensmittel besitzen vielerlei gesundheitsfördernde Wirkungen (Tab. 8.9).

Bioaktive Substanzen bei vegetarischer Ernährung

Der bessere Gesundheitsstatus von Vegetariern und die geringere Prävalenz verschiedener chronischer Erkrankungen (s. Kap. 7, S. 90) gehen auch auf die höhere Zufuhr von sekundären Pflanzenstoffen zurück.

Zahlreiche sekundäre Pflanzenstoffe sind hitzelabil und werden daher bei der Nahrungszubereitung inaktiviert. Bei Aufnahme von rohem Gemüse und Obst gelangen sie weitgehend unverändert in den Gastrointestinaltrakt und, falls sie resorbiert werden, in den Gesamtorganismus. Die Empfehlung der Vollwert-Ernährung, etwa die Hälfte der Nahrung als unerhitzte Frischkost aufzunehmen, ist daher nicht nur im Hinblick auf Vitamine, sondern besonders auch in Bezug auf sekundäre Pflanzenstoffe sinnvoll.

Obwohl im allgemeinen Sprachgebrauch die Bezeichnungen Rohkost und Frischkost als identisch verstanden und auch eingesetzt werden, gibt es einige inhaltliche Unterschiede, die bei der Verwendung dieser beiden Begriffe bedacht werden sollten. Während Frischkost *Bestandteil* verschiedener Kostformen ist, wird Rohkost auch in *ausschließlicher Form* verzehrt (Rohkost-Ernährung).

Rohkost besteht überwiegend aus unerhitzten pflanzlichen Lebensmitteln, sie kann jedoch unterschiedliche Mengen an tierischen Nahrungsmitteln (z.B. Fleisch, Fisch, Milch, Eier, Insekten, Larven) beinhalten. Einige Rohköstler sind daher keine Vegetarier. Es werden Lebensmittel einbezogen, die verfahrensbedingt erhöhten Temperaturen ausgesetzt sind (z.B. kaltgeschleuderter Honig und kaltgepresste Öle), ebenso Lebensmittel, bei deren Herstellung eine gewisse Hitzezufuhr erforderlich ist (z.B. Trockenfrüchte, Trockenfleisch und -fisch und bestimmte Nussarten). Außerdem können kaltgeräucherte Erzeugnisse (z.B. Fleisch und Fisch) sowie essig- und milchsaure Gemüse Bestandteil der Rohkosternährung sein. Rohkost kann und sollte möglichst frisch verzehrt werden. Wenn die Nahrungsmittel längere Zeit lagern, sind sie nicht mehr frisch, aber noch immer roh.

Frischkost besteht fast ausschließlich aus pflanzlichen Lebensmitteln (mit Ausnahme von Rohmilch und unerhitzten Milchprodukten). Frischkost ist daher immer lakto-vegetarisch oder vegan. Als Frischkost gelten alle frischen (erntefrischen, marktfrischen, nicht gelagerten) Lebensmittel, die in unerhitzter Form verzehrsfähig und genießbar sind, da beispielsweise ofenfrische Produkte, frisch gezapftes Bier oder Produkte frisch vom Grill, nicht gemeint sind. Zur unerhitzten Frischkost zählen neben Gemüse, Obst, Kräutern, Nüssen, Ölsamen und -früchten auch essig- und milchsaure Gemüse (z.B. Sauerkraut), unerhitztes Getreide (eingeweicht, geschrotet, Flocken, Keimlinge) sowie kaltgepresste, nicht raffinierte Öle.

Bisher liegen nur für einzelne sekundäre Pflanzenstoffe Daten über **Zufuhrmengen** vor. Beispielsweise wurden in einigen Studien Zufuhr und Blutkonzentration von Carotinoiden bei unterschiedlicher Ernährungsweise untersucht. Dabei nahmen Vegetarier im Vergleich zu Nicht-Vegetariern mehr Carotinoide auf und hatten eine höhere Carotinoidkonzentration im Plasma. Sowohl Carotinoidaufnahme als auch Carotinoidkonzentration korrelierten mit dem erhöhten Gemüse- und Obstverzehr der Vegetarier (Haldar et al. 2007).

Auch in der Deutschen Vegan-Studie ergaben sich bei den untersuchten Veganern hohe Zufuhrmengen und Blutkonzentrationen für Carotinoide (Waldmann et al. 2005b).

Vegetarier und Veganer wiesen in der EPIC-Studie 5–50-mal höhere Blutkonzentrationen an Isoflavonen auf als Nicht-Vegetarier (Peeters et al. 2007). Ursache war insbesondere der regelmäßige Verzehr von Sojaprodukten anstelle von Fleisch.

Ein Großteil der Ergebnisse zur Wirkung von sekundären Pflanzenstoffen stammt aus Tierversuchen, deren Übertragbarkeit auf den Menschen fraglich bleibt. Zudem wurde bisher fast ausschließlich die gesundheitsfördernde Wirksamkeit von Einzelsubstanzen untersucht. In der Nahrung liegt jedoch ein **komplexes Gemisch** bioaktiver Substanzen vor, die möglicherweise additive, synergistische oder antagonistische Wirkungen entfalten. Auch ist die Wechselwirkung mit Nährstoffen und anderen Substanzen in Lebensmitteln, beispielsweise Schadstoffe, nur ansatzweise bekannt.

Die isolierte Aufnahme sekundärer Pflanzenstoffe in Form von Präparaten ist mit Unsicherheiten behaftet und deshalb nicht zu empfehlen. So führte in einer Interventionsstudie in Finnland mit über 29 000 bisher nicht an Krebs erkrankten, langjährigen Rauchern die tägliche Gabe von 20 mg β-Carotin nach acht Jahren zu 18 % mehr Lungenkrebsfällen bei der supplementierten Gruppe als bei der Kontrollgruppe (The Alpha-Tocopherol, Beta Carotene Cancer Prevention Study Group 1994). Eine ähnliche Untersuchung mit Rauchern und Arbeitern mit Asbestexposition in den USA wurde vorzeitig abgebrochen, da die tägliche Gabe von 30 mg β-Carotin bei der Interventionsgruppe die Inzidenz für Lungenkrebs um 28 % und die Sterblichkeit um 17 % gegenüber der Vergleichsgruppe erhöhte (Omenn et al. 1996).

Abschließend lässt sich festhalten, dass die Nahrungsenergiezufuhr von Vegetariern meist niedriger als die von Nicht-Vegetariern ist. Für einige Nährstoffe können Versorgungslücken auftreten, insbesondere für Vitamin B_{12} bei veganer Ernährung. Bei der Bewertung vegetarischer Kostformen bezüglich der Nährstoffaufnahme und -versorgung muss nach der Form des Vegetarismus und der Breite der Lebensmittelauswahl differenziert werden. Dies muss besonders bei Gruppen mit verändertem Nährstoffbedarf, wie Schwangere, Stillende, Kinder, Leistungssportler und ältere Menschen, berücksichtigt werden.

Mit einer vollwertigen lakto-(ovo-)vegetarischen Ernährung ist eine ausreichende und befriedigende Nährstoffversorgung vielfach besser umsetzbar als mit Mischkost. Bei veganen Kostformen ist eine ausreichende Nährstoffversorgung, mit Ausnahme von Vitamin B_{12}, bei gezielter Lebensmittelzusammenstellung möglich. Die bei Veganern in der Praxis auftretenden Probleme können durch ein ausreichendes Ernährungswissen, eine kompetente Ernährungsberatung sowie regelmäßige Untersuchungen der Nährstoffversorgung reduziert werden. Versorgungsengpässe können durch eine vorübergehende Verwendung von Supplementen behoben werden.

Kernaussagen

- Vegetarier nehmen selten mehr als die empfohlene Nahrungsenergiemenge auf.
- Der Kohlenhydratanteil liegt bei vegetarischer Ernährung höher als in der Durchschnittsbevölkerung.
- Bei Vegetariern ist der Fettanteil der Kost gleich hoch, die Fettmenge niedriger als in der Durchschnittsbevölkerung.
- Mit vegetarischer Kost wird sowohl anteil- als auch mengenmäßig weniger Protein aufgenommen als mit Mischkost.
- Vegetarier nehmen mehr β-Carotin, Folat und Biotin sowie Vitamin B_1, C und E auf als die Durchschnittsbevölkerung.
- Vegetarische Kost enthält weniger Niacin sowie Vitamin B_6 und D als Mischkost.
- Vegetarische Kost enthält wenig und vegane Kost kein Vitamin B_{12} (sofern keine angereicherten Produkte verzehrt werden).
- Vegetarier nehmen weniger Natrium und Phosphor, aber mehr Magnesium auf als die Durchschnittsbevölkerung.
- Die Ballaststoffzufuhr liegt bei Vegetariern deutlich höher als in der Durchschnittsbevölkerung.
- Mit vegetarischer Kost werden erheblich mehr bioaktive Substanzen, v.a. sekundäre Pflanzenstoffe, zugeführt als in der Durchschnittsbevölkerung.

9 Potenziell kritische Nährstoffe bei vegetarischer Ernährung

Mit einer vegetarischen Ernährungsweise ist prinzipiell eine befriedigende Nährstoffversorgung zu erreichen. Das gilt sowohl für eine lakto-(ovo-)vegetarische als auch für eine vegane Kost (mit Ausnahme von Vitamin B_{12}). Bei einigen Nährstoffen werden die Zufuhrempfehlungen der Fachgesellschaften mit vegetarischer Kost besser erfüllt als mit Mischkost, wie zahlreiche Studien zeigen (s. Kap. 8, S. 190).

Wenn die Kost nicht optimal zusammengestellt ist, kann es jedoch bei verschiedenen Nährstoffen **Versorgungsprobleme** geben. Das gilt insbesondere bei sehr eingeschränkter Lebensmittelauswahl sowie für Bevölkerungsgruppen mit verändertem, meist erhöhtem Nährstoffbedarf. Dazu zählen vor allem Schwangere, Stillende, Kinder und Jugendliche, ältere Menschen und Leistungssportler. Auch bei Störungen der Nährstoffresorption (z. B. Malabsorptionssyndrom), bei Erkrankungen (z. B. Diarrhoe, Alkoholismus), nach Operationen, bei Stress und bei Einnahme von Medikamenten kann der Nährstoffbedarf erhöht sein.

Potenziell kritische Nährstoffe bei vegetarischen Kostformen sind:

- bei Lakto-(Ovo)Vegetariern: Eisen, Jod, Vitamin D, Zink und Omega-3-Fettsäuren
- bei Veganern: wie oben, außerdem Vitamin B_{12}, Kalzium und Vitamin B_2

Einige dieser Nährstoffe, wie Vitamin D, Jod, Eisen und Kalzium werden auch von der Durchschnittsbevölkerung bzw. bestimmten Altersgruppen in unzureichender Menge aufgenommen (Tab. 9.1); dies ist auch die Definition des Begriffs „kritische Nährstoffe".

9.1 Eisen

Die WHO bezeichnet den Eisenmangel als den **weltweit häufigsten Nährstoffmangel**. In den sog. Entwicklungsländern sind etwa 50 % der schwangeren Frauen, 40 % der Kinder unter 15 Jahren sowie 30 % der Männer von einer Eisenmangelanämie betroffen. In den Industrienationen liegen die entsprechenden Zahlen bei je etwa

Tab. 9.1 Kritische Nährstoffe in Deutschland (nach Max Rubner-Institut 2008b, S. 110, 112, 122, 126, 132, 136, 139)

Nährstoff	Betroffene Personengruppe	davon erreichen nicht die empfohlene Zufuhr (%)	
		Männer	Frauen
Vitamin D	Gesamtbevölkerung (aber abhängig von Eigensynthese)	82	91
Folat	Gesamtbevölkerung	79	86
Kalzium	Gesamtbevölkerung (insbesondere Kinder, Jugendliche und Ältere)	46	55
Eisen	Mädchen sowie Frauen im gebärfähigen Alter	–	75*
Jod	Gesamtbevölkerung	96 (28**)	97 (53**)
Vitamin E***	Teile der Gesamtbevölkerung	48	49
Vitamin C****	Teile der Gesamtbevölkerung	32	29

* Altersgruppe 14–50 Jahre ** bei Verwendung von jodiertem Speisesalz *** mittlere Zufuhr liegt im Bereich der Empfehlungen **** mittlere Zufuhr überschreitet die Empfehlungen deutlich

20 % (Schwangere und Kinder) bzw. 4 % (Männer) (UNICEF/UNU/WHO 2001, S. 15). Für Deutschland liegen die Schätzungen bei je 12 % der schwangeren und nicht schwangeren Frauen sowie 8 % der Vorschulkinder (WHO 2008, S. 21, 26 u. 31). An einem Eisenmangel *ohne manifeste Anämie* leiden in den sog. Entwicklungsländern nahezu alle Vorschulkinder und schwangeren Frauen, in den Industrieländern sind es 30–40 % bei beiden Gruppen. Somit ist der Eisenmangel der einzige Nährstoffmangel, der in relevantem Ausmaß auch in den industrialisierten Ländern vorkommt (UNICEF/UNU/WHO 2001, S. 15).

Lange Zeit wurde theoretisiert, dass mit vegetarischen Kostformen eine ausreichende Eisenversorgung ohne klinisch manifeste Mangelerscheinungen nicht zu erreichen sei. Die Ergebnisse einer Vielzahl von Studien zeigen allerdings deutlich, dass hier eine sehr differenzierte Betrachtung erforderlich ist. So muss vor allem berücksichtigt werden, ob eine vegetarische Ernährung, wie in vielen sog. Entwicklungsländern, durch ökonomische Bedingungen oder religiöse Vorschriften und mit eingeschränkter Lebensmittelauswahl erfolgt, oder ob sie freiwillig mit einem breiten Angebot an Nahrungsmitteln praktiziert wird.

Funktion

Zentrale Funktion des Eisens (Fe) im Organismus ist der **Sauerstofftransport** als Zentralatom des Hämoglobins. Als Bestandteil des Myoglobins stellt Eisen in der Muskulatur eine Art Sauerstoffspeicher dar. Eisen wirkt als Aktivator oder Bestandteil verschiedener **Enzyme** und ist an der **Elektronenübertragung** der Atmungskette, der **Immunabwehr** sowie an der Synthese von **Hormonen** und **Neurotransmittern** beteiligt.

Etwa zwei Drittel des Körperbestandes (3–5 g) liegen im Hämoglobin vor, weitere 20 % befinden sich in den Eisenspeichern, vor allem dem Ferritin. Die Transportform des Eisens ist das Transferrin (Löffler et al. 2007, S. 659).

Vorkommen und Bioverfügbarkeit

Der Beitrag eines einzelnen Lebensmittels zur Eisenversorgung hängt weniger von seinem absoluten Eisengehalt als von der Bindungsform des Eisens und der Anwesenheit von Begleitstoffen ab, die die Resorption fördern oder hemmen können. Etwa die Hälfte des Eisens in Fleisch und Fisch liegt als zweiwertiges (Fe^{2+}) **Hämeisen** vor, vor allem als Hämoglobin und Myoglobin. Es wird deutlich besser absorbiert (etwa 15–35 %) als das dreiwertige (Fe^{3+}) **Nicht-Hämeisen** (etwa 2–20 %), das auch in tierischen Lebensmitteln, aber vor allem in Pflanzen vorkommt. Über 80 % des Eisens in der üblichen Durchschnittskost entfallen auf Nicht-Hämeisen (Hunt 2003).

Eine vegetarische Ernährungsweise, auch mit Milchprodukten und Ei, enthält ausschließlich Nicht-Hämeisen. Im Gegensatz zum Hämeisen, dessen Resorption durch andere Lebensmittelinhaltsstoffe kaum beeinflusst wird, hängt die Bioverfügbarkeit des Nicht-Hämeisens in hohem Maße vom Zusammenspiel der jeweiligen Begleitsubstanzen ab (Tab. 9.2).

Zu den **resorptionsfördernden Substanzen** zählen Ascorbinsäure (Vitamin C), weitere organische Säuren (z. B. Zitronensäure, Milchsäure), schwefelhaltige Aminosäuren sowie Muskelprotein. Die Bioverfügbarkeit von Eisen wird durch eine Reduktion des Fe^{3+} zu Fe^{2+} verbessert. **Resorptionshemmend** wirken Phytate, Polyphenole (z. B. Tannine im Tee, Chlorogensäure im Kaffee), Soja- und Milchprotein, Eialbumin, Kalziumsalze, Phosphate sowie teilweise Ballaststoffe (Elmadfa und Leitzmann 2004, S. 246). Nach neueren Untersuchungen hat der Oxalsäuregehalt pflanzlicher Lebensmittel (Rhabarber, Mangold, Spinat, Rote Bete, Kakao) nur einen sehr geringen Einfluss auf die Eisenverfügbarkeit (Storcksdieck et al. 2008).

Die stärksten Inhibitoren der Eisenresorption bei pflanzlicher Kost sind die Phytate (Sandberg 2002). Einweichen, Keimung und Fermentation von Getreide und Hülsenfrüchten aktivieren das darin enthaltene Enzym Phytase, das Phytat abbaut und so die Eisenverfügbarkeit verbessert (Urbano et al. 2000). Die möglichst zeitnahe Aufnahme von Ascorbinsäure, aber auch anderen organischen Säuren, wirkt dem hemmenden Effekt der Phytate entgegen. So steigern 75 mg

Tab. 9.2 Der Einfluss endogener und exogener Faktoren auf die Eisenverfügbarkeit (nach Craig und Pinyan 2001, S. 306; Elmadfa und Leitzmann 2004, S. 246)	
Eisenverfügbarkeit fördernde Faktoren	
Nahrungsmittel bzw. -bestandteile (exogen)	physiologische Einflussfaktoren (endogen)
• Ascorbinsäure (Vitamin C) • organische Säuren (Zitronensäure, Apfelsäure, Weinsäure, Milchsäure u. a.) • fermentierte Produkte (Sojaprodukte wie Miso, Tempeh u. a.) • Proteine aus Muskelfleisch • schwefelhaltige Aminosäuren (Cystein und Methionin) • niedriger Eisengehalt der Nahrung	• unzureichend gefüllte Eisenspeicher • gesteigerte Erythropoese • gesteigerter Eisenbedarf (Schwangerschaft, Wachstum) • Magensäure
Eisenverfügbarkeit hemmende Faktoren	
Nahrungsmittel bzw. -bestandteile (exogen)	physiologische Einflussfaktoren (endogen)
• Phytate • Polyphenole (Tannine in Tee, Chlorogensäure in Kaffee, u. a.) • Sojaprotein • Milch- und Eiprotein • Kleie • Kalzium, Phosphate • Oxalate (nur geringer Einfluss) • exzessive Zufuhr anderer Metallionen (auch aus Supplementen): Zn^{2+}, Mn^{2+}, Co^{2+}, Cu^{2+}, Cd^{2+}, Pb^{2+}	• gefüllte Eisenspeicher • Infektionen • Entzündungen • Mangel an Magensäure

Vitamin C die Resorption von Nicht-Hämeisen auf das 3–4-fache. Geringe Mengen Zitronen-, Apfel- oder Weinsäure (Obst, Gemüse) oder Milchsäure (Sauerkraut) können die Eisenabsorption um das 2–3-fache erhöhen (Craig und Pinyan 2001, S. 304).

Die durchschnittliche **Eisenresorption** beträgt bei einer gemischten Kost etwa 14–18 % und bei einer vegetarischen Kost etwa 5–12 % (Lönnerdal 2009; Hurrell und Egli 2010). Die Eisenresorption kann sich auch dem jeweiligen Eisenbedarf des Organismus anpassen. Bei unzureichender Versorgungslage oder einem erhöhten Eisenbedarf, wie in der Schwangerschaft, kann die Resorptionsrate auf etwa 40 % erhöht werden (Löffler et al. 2007, S. 659). Eine Regulation der Eisenhomöostase über eine vermehrte Ausscheidung ist, anders als bei sonst allen Nährstoffen, nicht möglich.

Eine Reihe pflanzlicher Lebensmittel kann erheblich zur Eisenversorgung beitragen, wie Hülsenfrüchte, Ölsamen, Nüsse, Vollgetreide sowie verschiedene Gemüsearten (z. B. Fenchel, Feldsalat, Rukola,

Zucchini, grüne Erbsen, Spinat) und Trockenfrüchte (z. B. Pfirsich, Aprikose, Dattel) (Tab. 9.3). Spinat enthält relativ viel Eisen (etwa 4,1 mg/100 g Rohware), das aber nur zu etwa 8 % resorbiert wird. Anders als bisher vermutet, ist für die geringe Resorption weniger der hohe Oxalsäuregehalt verantwortlich als vielmehr der Gehalt an Kalzium und Polyphenolen (Storcksdieck et al. 2008).

Tab. 9.3 Eisengehalt verschiedener Lebensmittel (nach Elmadfa et al. 2007)

Lebensmittel	Eisen (mg/100 g) hoher Gehalt: > 7 mg/100 g mittlerer Gehalt: 2–7 mg/100 g niedriger Gehalt: < 2 mg/100 g
Getreide und Getreideprodukte	
Amaranth	9,0
Quinoa	8,0
Hirse, Korn	6,9
Hafer, Korn (entspelzt)	5,8
Haferflocken, Vollkorn	5,1
Grünkern/Dinkel, Korn	4,2
Vollkornnudeln (roh)	3,8
Naturreis, Korn	3,2
Weizenvollkornbrot	2,0
Weißbrot	0,7
Gemüse	
Spinat (roh)	4,1
Portulak (roh)	3,6
Schwarzwurzel (gekocht)	2,9
Fenchel (roh)	2,7
Feldsalat	2,0
Frühlingszwiebel	1,9
Rukola	1,5
Zucchini	1,5
Endivie (roh)	1,4
Erbsen, grün (gekocht)	1,3
Brokkoli (gekocht)	0,9
Rosenkohl (gekocht)	0,8
Trockenfrüchte	
Pfirsich	6,5
Aprikose	4,4
Banane	2,8
Dattel	1,9

Hülsenfrüchte	
„Sojafleisch" (TVP, Textured Vegetable Protein)	11,0
Linsen (getrocknet)	8,0
Mungobohnen (getrocknet)	6,8
Sojabohnen (getrocknet)	6,6
Kichererbsen (getrocknet)	6,1
Bohnen, weiß (getrocknet)	6,1
Tofu	5,4
Nüsse und Ölsamen	
Kürbiskerne	12,5
Sesamsamen	10,0
Leinsamen	8,2
Pistazien	7,3
Sonnenblumenkerne	6,3
Pinienkerne	5,2
Mandeln	4,1
Haselnüsse	3,8
Milch und Milchprodukte	
Parmesan (37 % Fett i.Tr.)	1,0
Feta (45 % Fett i.Tr.)	0,7
Kuhmilch (3,5 % Fett)	0,1
Eier	
Hühnerei	2,0
Fleisch und Fisch	
Schweineleber	15,8
Kalbsniere	11,5
Auster	5,8
Sardine	2,5
Rindfleisch	2,2
Huhn (gebraten)	1,8
Hering, Atlantik	1,1
Schweinefleisch	1,0

Tab. 9.4 Empfehlungen für die Eisenzufuhr (nach DGE et al. 2008, S. 174)

Alter	Eisen (mg/d)	
	m	w
Säuglinge*		
0–3 Monate**	0,5	
4–11 Monate	8	
Kinder		
1–3 Jahre	8	
4–6 Jahre	8	
7–9 Jahre	10	
10–12 Jahre	12	15
13–14 Jahre	12	15
Jugendliche und Erwachsene		
15–18 Jahre	12	15
19–50 Jahre	10	15
≥ 51 Jahre	10	10
Schwangere		30
Stillende***		20

* ausgenommen Unreifgeborene
** ein Eisenbedarf besteht infolge der dem Neugeborenen von der Plazenta als Hämoglobin-Eisen mitgegebenen Eisenmenge erst ab dem 4. Lebensmonat
*** zum Ausgleich der Verluste während der Schwangerschaft

Bedarf und Mangel

Eisenverluste ergeben sich aus obligatorischer Ausscheidung über Urin, Fäzes (vor allem Galle und abgeschilferte Darmzellen) sowie Haut und Schweiß. Bei Männern betragen sie etwa 1 mg/d. Bei Frauen kommen die Blutverluste während der Menstruation (0,6–2 mg/d) hinzu, die starken Schwankungen unterliegen. Entsprechend belaufen sich die durchschnittlichen Eisenverluste bei Frauen vor der Menopause auf 1–2 mg/d.

Die **Empfehlungen zur Eisenzufuhr** betragen in den deutschsprachigen Ländern für Männer sowie Frauen nach der Menopause 10 mg/d und für menstruierende Frauen 15 mg/d (Tab. 9.4). Schwangeren wird eine Eisenaufnahme von 30 mg/d und stillenden Frauen eine von 20 mg/d empfohlen, um die durch Schwangerschaft und Geburt bedingten Eisenverluste auszugleichen.

In den USA wird Vegetariern unter Berücksichtigung der geringeren Eisenverfügbarkeit eine 1,8-fache Eisenzufuhr im Vergleich zu Nicht-Vegetariern empfohlen (Food and Nutrition Board 2002).

Ein schwerer **Eisenmangel** manifestiert sich in der hypochromen, mikrozytären Anämie und bewirkt eine verminderte Sauerstoff-Transportfähigkeit des Blutes und eine Beeinträchtigung des sauerstoffabhängigen Stoffwechsels. Während manifeste Eisenmangelzustände in den Industrieländern relativ selten auftreten, kommt ein latenter Eisenmangel häufig vor. Dabei entwickeln sich zunehmend unspezifische Mangelsymptome wie Erschöpfung, Kopfschmerzen und allgemeine Abgeschlagenheit.

Inzwischen erscheinen Eisenversorgungsparameter, die etwas unter dem Durchschnitt liegen, jedoch in einem anderen Licht, denn eine **hohe Eisenspeicherung** steigert das Risiko für verschiedene Erkrankungen, wie Atherosklerose, koronare Herzkrankheit und Krebs. Ursache hierfür ist die Beschleunigung von Autoxidationsvorgängen durch die Bildung von freien Radikalen („oxidativer Stress“); beispielsweise fördern hohe Ferritinspiegel die Lipidperoxidation (Elmadfa und Leitzmann 2004, S. 248). Zudem senkt der Organismus bei bakteriellen Infektionen den Eisenspiegel im Plasma, um die Verfügbarkeit des für das Bakterienwachstum notwendigen Eisens herabzusetzen und so die Infektionsschwere zu mildern (Pieracci und Barle 2005). Entsprechend werden im unteren Normbereich liegende, leicht erniedrigte Eisenspiegel eher als gesundheitsfördernd eingestuft.

Besonders kritisch ist bereits eine durchschnittlich hohe Eisenzufuhr bei **Hämochromatose** (Eisenspeicherkrankheit; Ursache: unregulierte Eisenabsorption). Sie ist eine der häufigsten Erbkrankheiten bei Erwachsenen nordeuropäischer Abstammung. Die Therapie sieht regelmäßigen Aderlass vor und eine stark reduzierte Eisenzufuhr. In der praktischen Umsetzung wird dies am einfachsten durch eine lakto-vegetabile Ernährung unter Ausschluss der besonders eisenreichen Vegetabilien erreicht (Heepe und Wigand 2002, S. 274).

Verzehrserhebungen und Ernährungsstatus bei Vegetariern

Untersuchungen zeigen, dass erwachsene Vegetarier meist eine relativ hohe **Eisenaufnahme** haben, die der von Nicht-Vegetariern gleicht oder darüber liegt (Davey et al. 2003; Cade et al. 2004; Deriemaeker et al. 2010). Ähnliche Ergebnisse lieferten Studien mit vegetarischen und nichtvegetarischen Klein- und Schulkindern. In einzelnen Untersuchungen lag die Eisenzufuhr bei vegetarisch ernährten Kleinkindern unter den Empfehlungen.

Da Milchprodukte keine nennenswerten Eisenlieferanten sind, übersteigt die Eisenaufnahme von Veganern häufig sowohl die der Lakto-(Ovo-)Vegetarier als auch die der Mischköstler (Larsson und Johansson 2002; Davey et al. 2003). Das gilt insbesondere für Männer, während lakto-(ovo-)vegetarisch oder vegan lebende Frauen in wenigen Untersuchungen geringfügig unter den Zufuhrempfehlungen von 15 mg/d lagen.

Der **Eisenstatus** von Vegetariern muss differenziert betrachtet werden. Während sich die Konzentrationen von Serumeisen und Hämoglobin bei erwachsenen Lakto-(Ovo-)Vegetariern und Veganern in den meisten Studien kaum von denen der Nicht-Vegetarier unterscheiden, sind die Eisenspeicher, gemessen am Serumferritin, fast immer erniedrigt; sie liegen jedoch im Normbereich (Ball und Bartlett 1999; Wilson und Ball 1999).

In einer Untersuchung in Großbritannien zeigten vegetarisch ernährte Schulkinder (ein Drittel der Kinder aß auch Fisch [10,3 g/d]) signifikant niedrigere Hämoglobinkonzentrationen als die nichtvegetarische Vergleichsgruppe. Der Anteil der Kinder mit unterhalb der Norm liegenden Hämoglobinwerten war jedoch in beiden Gruppen gleich (Nathan et al. 1996) (s. Kap. 10.3, S. 301).

Als Indikator für entleerte Eisenspeicher und somit für einen latenten Eisenmangel gilt eine Serumferritinkonzentration von < 15 µg/l (Elmadfa und Leitzmann 2004, S. 248). Dieser Wert wird von vegetarisch lebenden Männern sehr selten unterschritten, während Frauen wesentlich häufiger darunter liegen, und zwar unabhängig davon, ob sie eine vegetarische oder eine Mischkost verzehren (Ball und Bartlett 1999; Haddad et al. 1999).

In der Deutschen Vegan-Studie wiesen, trotz einer durchschnittlichen Eisenaufnahme von 20 mg/d, etwa 40 % der untersuchten Veganerinnen zwischen 19 und 50 Jahren und 12 % der Veganerinnen über 50 Jahren Serumferritinwerte < 12 µg/l und somit einen Eisenmangel auf, während in der deutschen Durchschnittsbevölkerung nur etwa 10 % der prämenopausalen Frauen betroffen sind. Eine Eisenmangelanämie war jedoch lediglich bei 4 % der Frauen nachweisbar (Waldmann et al. 2004a). In einer weiteren Untersuchung war der Eisenstatus von prämenopausalen Lakto-Ovo-Vegetarierinnen und Fleischesserinnen gleich. Die Höhe der menstruellen Blutverluste hatte den stärksten Einfluss auf den Eisenstatus, während es keinen Zusammenhang zwischen Eisenzufuhr und Eisenstatus gab (Harvey et al. 2005).

Abschließend kann festgestellt werden, dass in den westlichen Industrieländern eine Eisenmangelanämie bei Vegetariern nicht häufiger vor kommt als bei Nicht-Vegetariern (Craig und Pinyan 2001, S. 305). Die Eisenspeicher von Vegetariern befinden sich meist in der unteren Hälfte des Normbereichs, was im Hinblick auf verschiedene chronische Erkrankungen günstig ist.

Dennoch erfordert der Eisenstatus von prämenopausalen Frauen, die häufiger Eisenwerte unterhalb der Referenzbereiche aufweisen, besondere Aufmerksamkeit, und zwar unabhängig von der Ernährungsweise. Eine regelmäßige Überprüfung des Eisenstatus ist sinnvoll. Durch den gezielten zeitnahen Verzehr von Lebensmitteln, die Eisen bzw. absorptionsfördernde Sustanzen enthalten, sowie dem weitgehenden Meiden von absorptionshemmenden Substanzen kann die Eisenversorgung der betroffenen Frauen verbessert werden. Bei entleerten Eisenspeichern und niedrigen Hämoglobinwerten sollte eine individuell abgestimmte, vorübergehende Supplementierung erwogen werden. Eine unkontrollierte, prophylaktische Einnahme von Eisenpräparaten ist nicht zu empfehlen.

9.2 Jod

Die WHO zählt den Jodmangel zu den weltweit größten Gesundheitsproblemen, insbesondere für Schwangere und Kleinkinder. Etwa ein Drittel der Weltbevölkerung ist von einer unzureichenden Jodzufuhr betroffen, in Europa ist es sogar mehr als die Hälfte der Bevölkerung. Im Jahr 2003 betrug die weltweite Kropfprävalenz, als manifestes Zeichen des Jodmangels, etwa 16 %. Besonders hoch war die Kropfhäufigkeit in den Bevölkerungen des Nahen Ostens (37 %), Afrikas (28 %) und Europas (21 %) (WHO 2004, S. 1 u. 12).

Funktion

Jod (I) wird im Organismus nach bisherigem Kenntnisstand ausschließlich als essenzieller Bestandteil der **Schilddrüsenhormone** T_3 (Trijodthyronin) und T_4 (Thyroxin, Tetrajodthyronin) benötigt. Die Schilddrüsenhormone steuern die RNA- und Proteinbiosynthese und haben damit eine große Bedeutung für Gewebewachstum, Zelldifferenzierung und -teilung. Sie beeinflussen insbesondere die Entwicklung von Knochen und Gehirn, beispielsweise durch Förderung der Dendritenbildung und Myelinisierung bei Neugeborenen. Schilddrüsenhormone wirken außerdem auf den Stoffwechsel von Proteinen, Kohlenhydraten und Lipiden. Auch der Grundumsatz wird durch sie beeinflusst: Bei einer Überfunktion (Hyperthyreose; übermäßige Produktion von Schilddrüsenhormonen) der Schilddrüse ist der Grundumsatz erhöht, bei einer Unterfunktion (Hypothyreose; verminderte Hormonbildung) erniedrigt.

Etwa 75 % des Körperbestandes von 10–20 mg Jod bei Erwachsenen sind in der Schilddrüse lokalisiert. Das restliche Jod findet sich in Muskulatur, Galle, Hypophyse, den Speicheldrüsen und verschiedenen Teilen des Auges (Löffler et al. 2007, S. 675).

Vorkommen und Bioverfügbarkeit

In Lebensmitteln liegt Jod überwiegend als anorganisches Jodid vor und wird in dieser Form nahezu vollständig absorbiert. Der Jodgehalt in Lebensmitteln unterliegt starken regionalen Schwankungen. Er wird maßgeblich vom Jodgehalt des Bodens und des Wassers sowie den Produktionsbedingungen (z. B. Pflanzendüngung, Jodgehalt des Tierfutters, Lebensmittelverarbeitung) bestimmt (Tab. 9.5, S. 230).

Jodiertes Speisesalz ist in Deutschland seit 1989 nicht nur im Haushalt, sondern auch in der Gemeinschaftsverpflegung und bei der Lebensmittelverarbeitung zugelassen. Es enthält 15–25 mg Jod/kg Kochsalz in Form von Kaliumjodat oder Kaliumjodid und stellt mittlerweile eine wichtige Jodquelle dar (Elmadfa und Leitzmann

Tab. 9.5 Jodgehalt verschiedener Lebensmittel (nach Teas et al. 2004; Elmadfa et al. 2007; Flachowsky et al. 2006; BfR 2007)

Lebensmittel	Jod
sehr hoher Gehalt (> 1 mg/100 g)	**mg/kg**
Algen (verschiedene Arten)	5–11 000
Nori (*Porphyra tenera*)	4,3–60
Hijiki (*Hizikia fusiforme*)	95–430
Wakame (*Undaria pinnatifida*)	104–350
Arame (*Eisenia bicyclis*)	980–5640
Kombu (*Laminaria japonica*)	1700–4208
Speisesalz, jodiert	1,5–2,5
hoher Gehalt (> 100 µg/100 g)	**µg/100 g**
Schellfisch	243
Seelachs	200
Miesmuscheln	130
mittlerer Gehalt (20–100 µg/100 g)	
Rotbarsch	99
Hering (Atlantik)	40
Rinderherz	30
niedriger Gehalt (< 20 µg/100 g)	
Champignons	18
Brokkoli	15
Erdnüsse	13
Spinat	12
Kürbiskerne	12
Cashewnüsse	10
Wassermelone	10
Hühnerei	10
Kuhmilch (3,5 % Fett)	3–6
Kuhmilch (3,5 % Fett; Jod-Supplementation im Tierfutter)	> 10

Tab. 9.6 Empfehlungen für die Jodzufuhr (nach DGE et al. 2008, S. 179)

Alter	Jod (µg/d)
Säuglinge	
0–3 Monate	40
4–11 Monate	80
Kinder	
1–3 Jahre	100
4–6 Jahre	120
7–9 Jahre	140
10–12 Jahre	180
13–14 Jahre	200
Jugendliche und Erwachsene	
15–50 Jahre	200
≥ 51 Jahre	180
Schwangere (ab 4. Monat)	230
Stillende	260

2004, S. 251 f). Die wissenschaftlichen Fakten zeigen, dass durch die Verwendung von Jodsalz im Rahmen der Jodprophylaxe weder Schilddrüsenerkrankungen ausgelöst oder verschlimmert werden noch es zu Folgeerkrankungen kommt (BfR 2004 u. 2012).

Hohe natürliche Jodgehalte (30 bis über 200 µg/100 g) finden sich fast ausschließlich in Meerestieren und Seetang. Aufgrund des seltenen Verzehrs trägt Seefisch in Deutschland nur wenig (etwa 7 %) zur Jodversorgung bei. Hauptquellen der Jodzufuhr sind –

unter Berücksichtigung von jodiertem Speisesalz – Fleisch und Wurst (20 %), Brot (18 %) sowie alkoholfreie Getränke (15 %) (MAX RUBNER-INSTITUT 2008b, S. 138 f). Weitere nennenswerte Jodquellen sind Milch und Milchprodukte, Käse, Fisch und Fischerzeugnisse, Krustentiere sowie Gemüse, Pilze und Hülsenfrüchte.

Die Jodaufnahme der Schilddrüse wird durch strumigene (Kropf erzeugende) Substanzen, wie Glukosinolate in Brassicaceae (z. B. Kohlarten, Raps, Kohlrabi), herabgesetzt. Im Trinkwasser verringern höhere Härtegrade und Nitrat die Jodverfügbarkeit.

Bedarf und Mangel

Die **Empfehlungen zur Jodzufuhr** beruhen auf Schätzungen, da sich der Jodbedarf in gewissen Grenzen dem Jodangebot in der Nahrung anpassen kann. Dem minimalen Jodbedarf von etwa 60–120 µg/d wird ein großzügiger Sicherheitszuschlag hinzugefügt, sodass sich für Erwachsene eine Empfehlung von 200 µg Jod/d ergibt (Tab. 9.6). Bei einem täglichen Kochsalzverbrauch von 5 g liefert jodiertes Speisesalz 75–125 µg Jod.

Ob die Jodversorgung adäquat ist, kann über die Jodausscheidung im Urin bestimmt werden. Nach den derzeitigen WHO-Empfehlungen signalisieren 100–199 µg Jod/l Urin eine optimale individuelle Versorgung (Tab. 9.7). Dies kann mit einer täglichen Jodaufnahme von 150–300 µg erreicht werden (HAMPEL und ZÖLLNER 2004).

Bei alimentärem **Jodmangel** ist die Konzentration der Schilddrüsenhormone im Blut verringert und die des Thyreoidea stimulierenden Hormons (TSH) erhöht. Es kommt zu einem kompensatorischen Größenwachstum der Schilddrüse (Kropf, Struma), um durch eine gesteigerte Syntheseleistung von Schilddrüsenhormonen den Mangel auszugleichen.

Tab. 9.7 Klassifizierung von Jodzufuhr und Jodstatus anhand der Jodausscheidung im Urin (nach WHO 2004, S. 6)

Jodausscheidung Urin (µg/l)	Jodzufuhr	Jodstatus
< 20	unzureichend	schwerer Jodmangel
20–49	unzureichend	moderater Jodmangel
50–99	unzureichend	milder Jodmangel
100–199	ausreichend	optimale Jodversorgung
200–299	mehr als ausreichend	langfristig Risiko einer jodinduzierten Hyperthyreose
≥ 300	exzessiv	Risiko für Gesundheitsschäden (jodinduzierte Hyperthyreose, Autoimmunerkrankungen der Schilddrüse)

Jodmangel in der Schwangerschaft

Ein chronischer Jodmangel in der Schwangerschaft erhöht die Wahrscheinlichkeit für Tot- und Fehlgeburten. Zudem führt eine Jodunterversorgung im Mutterleib, während der Stillzeit oder im Kleinkindesalter zu Wachstumsstörungen und Kretinismus, der durch schwere irreparable Entwicklungsstörungen des Zentralnervensystems, des Skeletts und anderer Organe gekennzeichnet ist. Anders als in sog. Entwicklungsländern ist diese Extremform des Jodmangels in den Industrienationen faktisch nicht existent. Eine chronische Jodunterversorgung kann jedoch zu kognitiven und neuromuskulären Beeinträchtigungen, wie schlechten Schulleistungen bei Kindern, führen (Elmadfa und Leitzmann 2004, S. 251).

Langfristig kann es bei einer nicht behandelten vergrößerten Schilddrüse zur Hypothyreose mit verminderter Hormonbildung kommen. Symptome sind langsame Reflexe, Kälteempfindlichkeit, trockene Haut, Konzentrationsschwäche u. a. Außerdem besteht die Gefahr der Bildung von funktionell autonom arbeitenden „heißen" Knoten. Diese können bei zeitweiser Zufuhr größerer Jodmengen aktiviert werden und zu einer Hyperthyreose mit lebensgefährlichen Auswirkungen auf den Stoffwechsel führen. Zudem erhöhen Knoten in der Schilddrüse das Risiko für Schilddrüsenkrebs (Leitzmann et al. 2009, S. 407). Die meisten Menschen mit Kropf weisen jedoch keine Störungen der Schilddrüsenfunktion auf (Elmadfa und Leitzmann 2004, S. 250).

Verzehrserhebungen und Ernährungsstatus bei Vegetariern

Die **Jodzufuhr** von Vegetariern wurde bisher nur in einzelnen Untersuchungen erfasst. In der Berliner Vegetarierstudie hatten sowohl männliche als auch weibliche Vegetarier eine signifikant niedrigere Jodzufuhr als die omnivoren Vergleichsgruppen (Rottka et al. 1988). Da bei Veganern neben Meerestieren auch Milchprodukte als Jodquellen entfallen, erreicht deren Zufuhr teilweise nur 40–50 % der Empfehlungen (Draper et al. 1993; Waldmann et al. 2003).

Die zu geringe Zufuhr von Jod ist allerdings kein spezifisches Problem der vegetarischen Ernährung, da in Deutschland auch die Durchschnittsbevölkerung ähnlich niedrige Jodzufuhren aufweist (ohne Berücksichtigung von jodiertem Speisesalz) (Max Rubner-Institut 2008b, S. 139 f).

Auch wenn sich die Jodversorgung in Deutschland in den letzten Jahren deutlich verbessert hat, insbesondere durch die Verwendung von jodiertem Speisesalz, liegt bei etwa 23 % der Bevölkerung ein milder, bei 10 % ein moderater und bei 3 % ein schwerer Jodmangel vor (Hampel et al. 2009). Gemessen an den Zufuhrempfehlungen der

DGE beträgt das Joddefizit derzeit 60–80 µg/d, also etwa ein Drittel der empfohlenen Zufuhr (Arbeitskreis Jodmangel o.J.). Nach den Daten der KiGGS-Studie fielen bei den etwa 14000 untersuchten Kindern im Alter von 6–17 Jahren 17 % der Urinproben in die Kategorie „mäßiger Jodmangel“ und 7 % in die Kategorie „schwerer Jodmangel“ (Thamm et al. 2007).

In einer Untersuchung mit Veganern zeigte sich eine große Bandbreite der Jodzufuhr, die bei einem Drittel der Männern und zwei Drittel der Frauen unter den Empfehlungen lag (Lightowler und Davies 1998). Diejenigen Veganer, die Meeresalgen verzehrten, hatten durchschnittliche Jodaufnahmen, die die tolerierbaren Höchstmengen erreichten bzw. überschritten. Gemessen an den WHO-Kriterien für die Jodausscheidung im Urin bestand für das gesamte Kollektiv ein moderates Risiko (Ausscheidung 20–49 µg/l) für Jodmangelstörungen. Bei den männlichen Veganern sowie den Veganern, die weder Jod-Supplemente noch Meeresalgen verwendeten, wurde das Risiko als schwerwiegend (Ausscheidung < 20 µg/l) eingestuft.

Die durchschnittliche Jodausscheidung von Lakto-(Ovo-)Vegetariern (172 µg/l) lag in einer slowakischen Studie deutlich über der der Veganer (78 µg/l), jedoch unter der der omnivoren Vergleichsgruppe (216 µg/l) (Krajcovicová-Kudlácková et al. 2003). Ähnliches ergab eine US-amerikanische Untersuchung in der Region Boston: Die Jodausscheidung der Veganer (79 µg/l) war signifikant niedriger als die der Lakto-(Ovo-)Vegetarier (147 µg/l) und der Durchschnittsbevölkerung in den USA (164 µg/l) (Leung et al. 2011). Deutschlandweite Untersuchungen ermittelten bei Erwachsenen im Jahr 2005 eine durchschnittliche Jodidurie von 132 µg/l (Hampel et al. 2009).

Insgesamt ist somit nicht davon auszugehen, dass Lakto-(Ovo-)Vegetarier häufiger von einem Jodmangel betroffen sind als die Durchschnittsbevölkerung, da auch Milch und Milchprodukte zur Jodversorgung beitragen. Zudem ist der Jodgehalt der Milch in den zurückliegenden Jahren deutlich angestiegen, da bei der Erzeugung vermehrt jodsupplementiertes Futter sowie teilweise jodhaltige Reinigungsmittel eingesetzt werden (Flachkowsky et al. 2006; Bioland 2007).

Veganer sind hingegen eine **Risikogruppe** hinsichtlich der Jodversorgung. Zwar liegen bisher kaum Erkenntnisse über die Auswirkungen eines subklinischen Jodmangels bei Veganern vor. Dennoch sollten Veganer besonders auf ihre Jodzufuhr achten. Empfehlenswert ist die ausschließliche Verwendung von jodiertem Speisesalz oder von mit Meeresalgen versetztem Meersalz mit definiertem Jodgehalt.

Auch der gelegentliche Verzehr von Meeresalgen *mit moderatem Jodgehalt*, wie Nori, kann die Jodversorgung verbessern. Bei vielen anderen Algenarten, wie Arame, Kombu, Wakame und Hijiki, besteht aufgrund des sehr hohen Jodgehalts auch bei geringem Verzehr die theoretische Möglichkeit nachteiliger Effekte, beispielsweise einer Hyperthyreose. Das Bundesinstitut für Risikobewertung stuft daher getrocknete Algenprodukte mit einem Jodgehalt von mehr als 20 mg/kg als gesundheitsschädlich ein und rät vom Verzehr ab (BfR 2007).

Goitrogene (Kropf fördernde) Lebensmittelinhaltsstoffe, wie in Kohlgewächsen, Sojabohnen und Süßkartoffeln, können die Bioverfügbarkeit von Jod herabsetzen. Dies könnte bei sehr niedriger Jodzufuhr von Bedeutung sein. Nach Abschätzung des individuellen Jodstatus kann für Veganer eine ergänzende Jodzufuhr in Form von Supplementen (Jodtabletten) sinnvoll sein.

Abschließend soll nochmals darauf hingewiesen werden, dass in Jodmangelgebieten alle Menschen gleichermaßen von Jodmangel betroffen sind, unabhängig von der Ernährungsweise. In vielen Ländern der Erde hat die Verwendung von jodiertem Speisesalz in der Lebensmittelherstellung und -verarbeitung sowie in den Haushalten zu einer deutlichen Verbesserung der Jodzufuhr geführt. Insbesondere Veganer stellen jedoch eine Risikogruppe dar und sollten auf eine ausreichende Jodversorgung achten.

9.3 Vitamin D

Zur Vitamin-D-Gruppe zählen verschiedene Steroide mit Vitamin-D-Aktivität. Da diese bei ausreichender **Sonneneinstrahlung** in der Haut des Menschen synthetisiert werden können, stellt Vitamin D im eigentlichen Sinne kein Vitamin dar. Aufgrund der Eigensynthese und seiner Wirkung auf verschiedene Gewebe, lassen sich die aktiven Vitamin-D-Metaboliten auch als Hormone einstufen.

Die beiden wichtigsten Vertreter sind Vitamin D_2 (Ergocalciferol) und D_3 (Cholecalciferol). Vitamin D_2 wird in Pflanzen durch UV-Einstrahlung aus Ergosterol (Provitamin D_2) gebildet, Vitamin D_3 entsteht in der Haut von Wirbeltieren bei UV-B-Einstrahlung aus 7-Dehydrocholesterol (Provitamin D_3) (Abb. 9.1). Die biologisch

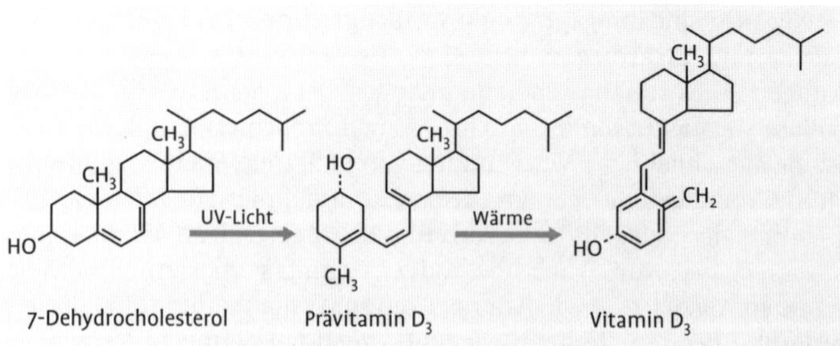

Abb. 9.1 *Bildung von Vitamin D_3 im tierischen Organismus (nach Bässler et al. 2002, S. 361)*

aktive Form der D-Vitamine ist das 1,25$(OH)_2$-D_3 (Dihydroxycholecalciferol, Calcitriol), das durch 2-fache Hydroxylierung in Leber und Niere gebildet wird.

Funktion

Vitamin D ist in Form des Calcitriols Teil des endokrinen Systems zur **Regulation des Kalzium- und Phosphathaushalts**, insbesondere der Aufrechterhaltung des Kalziumspiegels im Blut. Dies erfolgt durch eine vermehrte Kalziumfreisetzung aus dem Knochen, eine gesteigerte Rückresorption von Kalzium in den Nieren sowie eine gesteigerte intestinale Kalziumabsorption. Vitamin D ist somit ein essenzieller Effektor der Kalziumaufnahme aus der Nahrung (zusätzlich existiert auch eine passive, Vitamin-D-unabhängige Kalziumabsorption).

Außer dem Knochenabbau bei sinkender Kalziumkonzentration im Plasma fördert Calcitriol auch wesentlich die Knochenbildung, indem es unter anderem die Osteoblasten, die Knochen aufbauenden Zellen, stimuliert. Ein Vitamin-D-Mangel führt zu Mineralisationsstörungen im Skelett.

Aktives Vitamin D_3 beeinflusst das **Immunsystem** durch Proliferation und Differenzierung von Lymphozyten und Monozyten. Zudem ist es für die physiologische **Insulinsekretion** des Pankreas erforderlich (Bässler et al. 2002, S. 369f; Leitzmann et al. 2009, S. 51).

In bestimmten Tumorzellen hemmt Calcitriol die **Zellproliferation** und entfaltet somit eine antikanzerogene Wirkung, die u.a. bei der Therapie von Leukämie sowie Lungen-, Brust und Dickdarmkrebs eingesetzt wird. Epidemiologische Studien weisen auf eine protektive Wirkung von Vitamin D (und Kalzium) bei verschiedenen Krebsarten, insbesondere Dickdarmkrebs, hin (Park et al. 2007).

Die antiproliferative Eigenschaft von Vitamin D wird auch bei der Behandlung von Hauterkrankungen, wie der Psoriasis, genutzt (Elmadfa und Leitzmann 2004, S. 323f). Derzeit werden zahlreiche weitere protektive Wirkungen von Vitamin D diskutiert. Hierzu zählen eine Risikoreduktion für Hypertonie, koronare Ereignisse, chronisch entzündliche Darmerkrankungen, Diabetes mellitus Typ 2 sowie Autoimmunerkrankungen wie Diabetes mellitus Typ 1, Multiple Sklerose und rheumatoide Arthritis (Zittermann 2003; Grant und Holick 2005; Ströhle 2011).

Vorkommen

Vitamin D ist nur in wenigen Lebensmitteln, insbesondere fettreichen Fischarten, enthalten (Tab. 9.8, S. 236). Weitere Vitamin-D-Quellen sind Eier, Avocados und Champignons. In Milch und Milchprodukten, wie Butter und Käse, hängt der Vitamin-D-Gehalt

Tab. 9.8 Vitamin-D-Gehalt verschiedener Lebensmittel (nach Elmadfa et al. 2007)

Lebensmittel	Vitamin D (µg/100 g)
hoher Gehalt (> 3 µg/100 g)	
Hering	26,7
Aal	20,0
Lachs	16,3
Sardine	10,8
Auster	8,0
Steinpilz	3,1
Schmelzkäse (45 % Fett i.Tr.)	3,1
mittlerer Gehalt (0,5–3 µg/100 g)	
Hühnerei	2,9
Pfifferlinge	2,1
Champignons	1,9
Gouda (40 % Fett i.Tr.)	1,3
Butter	1,2
Sahne (30 % Fett)	1,1
niedriger Gehalt (< 0,5 µg/100 g)	
Kalbsleber	0,3
Kuhmilch (3,5 % Fett)	0,2

wesentlich von der Jahreszeit ab, da in den Sommermonaten die Vitamin-D-Eigensynthese der Kühe deutlich höher ist als im Winter. In einigen Ländern dürfen verschiedene Lebensmittel mit Vitamin D angereichert werden, in Deutschland beispielsweise Margarine (maximal 25 µg/kg) und Säuglingsmilchnahrung (meist 10 µg/l).

Bedarf und Mangel

Bei Vitamin-D-Mangel kommt es zu einer verminderten Kalzium- und Phosphatresorption im Darm sowie zu einem Absinken des Kalzium- und Phosphatspiegels im Blut. Tritt dies während des Wachstums auf, entsteht das Krankheitsbild der **Rachitis**. Infolge der reduzierten Kalziumresorption können die Knochen nur unzureichend mineralisiert werden und es kommt zu charakteristischen Verformungen des Skeletts, die besonders die Wirbelsäule und die Beine betreffen, sowie zu verzögertem Durchbruch der Milchzähne, Kieferdeformierungen und Neigung zu Knochenbrüchen. Beim Säugling ist der Fontanellenschluss verzögert.

Die **Hypokalzämie** ist mit Störungen des Nervensystems verbunden, wie erhöhte Reizbarkeit, gesteigerte Nervenerregbarkeit, Tetanie, generalisierte Krämpfe und schwere EKG-Veränderungen. Hauptursache ist jedoch meist ein Mangel an Parathormon.

Im Erwachsenenalter führt ein Vitamin-D-Mangel neben den neuromuskulären Störungen zu **Osteomalazie**, einer zunehmenden Entkalkung des Skeletts. Symptomatisch sind schmerzende Knochendeformationen im Bereich von Wirbelsäule, Becken und Beinen sowie eine Neigung zu Spontanbrüchen. Vor allem bei älteren Menschen ist die Osteomalazie mit einer Osteoporose assoziiert (s. Kap. 7.8, S. 170).

Neben diesen „klassischen" Vitamin-D-Mangelkrankheiten wird ein niedriger Vitamin-D-Status mittlerweile mit einer Reihe von weiteren Erkrankungen in Verbindung gebracht. Hierzu zählen beispielsweise verschiedene Krebsarten, Herz-Kreislauf-Erkrankungen,

Diabetes mellitus, Autoimmunerkrankungen, Hypertonie, Infektionskrankheiten, Depressionen (Holick und Chen 2008). Allerdings besteht hier noch weiterer Forschungsbedarf.

Entsprechend besteht keine Einigkeit über die **empfehlenswerte tägliche Zufuhr** von Vitamin D. Die aktuellen DGE-Empfehlungen zur Vitamin-D-Zufuhr betragen – bei fehlender endogener Synthese – 20 µg/d (1 µg entspricht 40 IE) für Kinder ab einem Jahr, Jugendliche und Erwachsene sowie für Schwangere und Stillende (vorher galten 5 µg/d). Für Kinder im 1. Lebensjahr werden 10 µg/d empfohlen.

Auch die Deutsche Gesellschaft für Kinder- und Jugendmedizin empfiehlt unabhängig von der endogenen Vitamin-D-Produktion sowie der Zufuhr durch Muttermilch und basisangereicherte Säuglingsmilchnahrung (10 µg/l) zur Rachitisprophylaxe bei gestillten und nichtgestillten Säuglingen die tägliche Gabe einer Vitamin-D-Tablette (10–12,5 µg) bis zum zweiten erlebten Frühsommer (je nach Geburtszeitpunkt von 1 bis 1,5 Jahren). Im 2. Lebensjahr kann die Prophylaxe während der sonnenarmen Monate fortgesetzt werden.

Aus verschiedenen Studien geht hervor, dass etwa 50 % der Senioren in der EU und den USA Vitamin-D-Defizite aufweisen. Dieser Befund ist besonders relevant bei institutionalisierten älteren Menschen, die bettlägerig sind und bei denen eine ausreichende Sonnenexposition ausbleibt. Insbesondere zur Risikosenkung für Stürze, Frakturen sowie vorzeitigen Tod sollten Menschen über 65 Jahren bei fehlender endogener Synthese 20 µg Vitamin D pro Tag supplementieren (Bässler et al. 2002, S. 372f; OGE et al. 2012, S. 88).

Sonne und Vitamin D

Bei ausreichender Sonneneinstrahlung kann der Mensch seinen Vitamin-D-Bedarf vollständig über die Eigensynthese in der Haut decken. Unter den heutigen zivilisatorischen Bedingungen ist die Eigensynthese von Vitamin D jedoch nicht immer ausreichend. So gibt es starke jahreszeitliche Schwankungen sowie erhebliche regionale Unterschiede. In nordeuropäischen Ländern oder Stadtgebieten mit hoher Luftverschmutzung (Smog, Ozon) ist die Sonneneinstrahlung niedriger als im Süden. Hinzu kommt das veränderte Arbeits- und Freizeitverhalten mit einer geringeren Aufenthaltszeit im Freien.

Bei älteren Menschen ist die Vitamin-D-Synthese aufgrund der geringeren Hautdicke und des geringeren Gehaltes an 7-Dehydrocholesterol deutlich verringert. Auch dunkelhäutige Menschen, die in nördlichen Breiten leben, sowie verhüllte Frauen (islamischer Kulturkreis, katholische Ordensschwestern) sind von einem höheren Risiko für einen Vitamin-D-Mangel betroffen (Bässler et al. 2002, S. 374).

Problematisch ist die endogene Vitamin-D-Synthese vor allem im Winter. Oberhalb des 52. Breitengrades (London, Düsseldorf, Berlin) kommt die Eigensynthese von Oktober bis März weitgehend zum Stillstand, da dann die UV-B-Strahlung fast vollständig durch die Atmosphäre herausgefiltert wird. Erst südlich des 37. Breitengrades (Kanarische Inseln, Kreta, Zypern) ist eine ausreichende Vitamin-D-Synthese während des ganzen Jahres möglich (Holick 1995; Grant und Holick 2005).

Für Hochrisikogruppen, wie Ältere, Menschen mit dunkler Hautfarbe sowie Personen mit unzureichender Sonnenlichtexposition, wird in den USA eine tägliche Zufuhr von 25 µg Vitamin D empfohlen, beispielsweise in Form von angereicherten Lebensmitteln und/oder Supplementen (HHS/USDA 2005, S. 9).

Paradoxerweise besteht in Europa ein umgekehrtes Nord-Süd-Gefälle: Trotz der längeren und intensiveren Sonnenlichteinstrahlung ist die Bevölkerung in südlichen Ländern, wie Italien und Spanien, häufiger von einem Vitamin-D-Mangel betroffen als die der nördlichen Regionen, wie Skandinavien. Dies wird auf die dortige höhere Vitamin-D-Aufnahme, insbesondere über angereicherte Lebensmittel und Supplemente, zurückgeführt (Lips 2007). Aber auch in westeuropäischen Ländern, wie Frankreich und Deutschland, gibt es eine hohe Prävalenz eines unbefriedigenden Vitamin-D-Status, insbesondere während der Wintermonate (Ovesen et al. 2003).

Verzehrserhebungen und Ernährungsstatus bei Vegetariern

Da pflanzliche Lebensmittel praktisch kein Vitamin D enthalten, ist die **Vitamin-D-Zufuhr** bei Vegetariern deutlich geringer als bei Mischköstlern, aber auch diese erreichen die Empfehlungen meist nicht (Barr und Broughton 2000; Davey et al. 2003). In Deutschland liegt die durchschnittliche Vitamin-D-Aufnahme der Allgemeinbevölkerung bei etwa 50–60 % der Empfehlungen. Etwa 82 % der Männer und 91 % der Frauen erreichen die empfohlene Zufuhr nicht (Max Rubner-Institut 2008b, S. 109 f).

Eine sehr niedrige Zufuhr von Vitamin D haben Veganer. In einer einjährigen finnischen Studie zeigte sich, dass die Vitamin-D-Aufnahme von Veganern nicht ausreichte, um während der Wintermonate einen Serumspiegel an 25(OH)-D_3 innerhalb des Normbereichs aufrecht zu erhalten (Outila et al. 2000). Im Vergleich zu den untersuchten Lakto-Vegetariern und Omnivoren wiesen die Veganer im Winter höhere Parathormonkonzentrationen im Serum sowie ganzjährig eine niedrigere Knochenmineraldichte auf. Auch in anderen Studien war bei Veganern, aber auch bei einem Teil der Lakto-Vegetarier, in den Wintermonaten das Risiko für niedrige 25(OH)-D_3-Spiegel gegenüber omnivoren Vergleichsgruppen erhöht. Allerdings erreichten auch die Mischköstler lediglich die untere Grenze des Normbereichs für 25(OH)-D_3 (Lamberg-Allardt et al. 1993; Crowe et al. 2010).

Entsprechend sollten Vegetarier, insbesondere im Winter bzw. in nördlichen Regionen, ebenso wie Mischköstler ihre Zufuhr an Vitamin D erhöhen. Dies kann in gewissem Maße durch den Verzehr Vitamin-D-reicher oder Vitamin-D-angereicherter Lebensmittel, aber auch durch Supplemente erreicht werden. Zur Optimierung der Vitamin-D-Eigensynthese sollten regelmäßige Aufenthalte im Freien genutzt werden (im Sommer reichen 15–30 Minuten).

Ergebnisse der Adventist Health Study 2 zeigten, dass der **Vitamin-D-Status** nur in geringem Maße von Ernährungsfaktoren abhängt: Bei Vegetariern, Selten-Fleischessern und Nicht-Vegetariern war der Anteil der Personen mit guter, ausreichender und schlechter Vitamin-D-Versorgung jeweils gleich hoch. Entscheidend für die 25(OH)-D_3-Konzentration im Blut waren die Einnahme von Vitamin-D-Supplementen sowie der Grad der Hautpigmentierung und der Sonnenexposition (Chan et al. 2009).

Kritisch kann die Vitamin-D-Versorgung von Säuglingen vegan lebender Mütter und von vegan lebenden Kleinkindern sein. Der Vitamin-D-Gehalt der Muttermilch ist allerdings bereits bei nichtvegetarischen Müttern so niedrig, dass bei Kindern, die ohne Gabe von Vitamin-D-Supplementen gestillt werden, ein erhöhtes Risiko für Rachitis besteht. Besonders betroffen sind Kinder mit dunkler Hautfarbe, unzureichender Sonnenexposition und solche, die in nördlichen Regionen leben (Weisberg et al. 2004; Ward et al. 2007).

Makrobiotisch ernährte Kinder, deren nahezu vegane Kost zudem durch einen niedrigen Kalziumgehalt bei schlechter Verfügbarkeit (hoher Ballaststoffanteil) gekennzeichnet war, hatten signifikant niedrigere Blutspiegel an 25(OH)-D_3 als die nichtmakrobiotische Vergleichsgruppe. Bei 28 % der makrobiotisch ernährten Kinder zeigten sich im Spätsommer rachitische Symptome (Dagnelie et al. 1990).

Abschließend soll erwähnt werden, dass Vitamin D von der Forschung seit der Überwindung von Rachitis eher stiefmütterlich behandelt wurde. Dabei wird der Gesundheitszustand des Menschen entscheidend von der Vitamin-D-Versorgung mitbestimmt. Neuere Studienergebnisse zeigen, dass Vitamin D nicht nur beim Aufbau und Erhalt der Knochensubstanz eine wichtige Rolle spielt, sondern auch gegenüber verschiedenen Krankheiten, wie Krebs, Autoimmun- und Herz-Kreislauf-Erkrankungen, als Schutzfaktor wirkt. Zukünftig wird dieser hormonähnlichen Substanz deshalb mehr Aufmerksamkeit zuteil werden.

Für Vegetarier und besonders für Veganer sind möglichst tägliche Aufenthalte im Freien sowie in den sonnenarmen Monaten mit Vitamin D angereicherte Lebensmittel, gegebenenfalls Supplemente, wichtig für eine ausreichende Versorgung.

9.4 Zink

Zink (Zn) ist nach Eisen ist das mengenmäßig bedeutendste Spurenelement im Körper des Menschen, mit einer durchschnittlichen Konzentration von 20–30 mg/kg Körpergewicht.

Funktion

Zink beeinflusst als **Cofaktor** die Aktivität von mehr als 200 **Enzymen**. In ionisierter Form ist es integraler Bestandteil von etwa 50 Metalloenzymen und sichert deren katalytische Funktion. Wichtige enzymatische Funktionen umfassen die Aufrechterhaltung des Säure-Basen-Haushalts (Carboanhydrase), die Aufrechterhaltung der antioxidativen Kapazität (Superoxiddismutase), die Alkoholentgiftung (Alkoholdehydrogenase) sowie über den Vitamin-A-Stoffwechsel die Beteiligung am Sehvorgang (Retinoldehydrogenase).

Zink spielt eine entscheidende Rolle im **Protein- und Nukleinsäurenstoffwechsel**, bei Translation und Transkription und somit der Genexpression. Entsprechend trägt es zur Zellproliferation und zur Wundheilung bei. Zink stabilisiert biologische Membranen, beeinflusst das Immunsystem und die Spermatogenese. Auch die Speicherung von Insulin im Pankreas erfordert Zink.

Der menschliche Körperbestand an Zink beträgt etwa 1,5–2,5 g und ist überwiegend in der Muskulatur (60 %) sowie in den Knochen (20–30 %), die auch als Langzeitspeicher dienen, fixiert. Auch in vielen Organen, insbesondere Augen, Hoden und Prostata, finden sich hohe Zinkkonzentrationen. Der schnell austauschbare, metabolisch aktive Zinkpool ist relativ klein und vor allem auf das im Blut vorkommende Zink (< 1 %) und auf Teile des Zinks der Leber beschränkt (Elmadfa und Leitzmann 2004, S. 256).

Vorkommen und Bioverfügbarkeit

Gute Zinkquellen sind Innereien, Käse, Fleisch, Vollgetreide, Hülsenfrüchte, Schalentiere, Ei, Ölsamen und Nüsse (Tab. 9.9). Wichtigste Zinkquelle bei vegetarischen Kostformen ist **Vollgetreide**. Die Bioverfügbarkeit von Zink wird durch verschiedene Nahrungsinhaltsstoffe beeinflusst. Im Allgemeinen ist die Absorption aus tierischen Lebensmitteln höher als aus pflanzlichen, die mittlere Absorptionsrate liegt bei 30 %. Insgesamt sind diese Effekte aber weniger kritisch als beim Eisen (s. Kap. 9.1, S. 220).

Hemmend auf die Absorption wirken vor allem Phytate, die Zink binden und dessen Verfügbarkeit herabsetzen. Auch Tannine (Kaffee, Tee) reduzieren die Zinkverfügbarkeit. Protein, besonders tierisches, und Zitronensäure verbessern die Bioverfügbarkeit von Zink aus phytatreicher Kost. Durch verschiedene Zubereitungsmethoden, wie Einweichen und Keimen von Hülsenfrüchten sowie Sauerteiggärung von Getreide, kann Phytat abgebaut und die Zinkverfügbarkeit erhöht werden (Urbano et al. 2000).

Tab. 9.9 Zinkgehalt verschiedener Lebensmittel (nach Elmadfa et al. 2007)

Lebensmittel	Zink (mg/100 g)
hoher Gehalt (> 5 mg/100 g)	
Auster	22,0
Kalbsleber	8,4
Kürbiskerne	7,0
Edamer (30 % Fett i.Tr.)	5,3
mittlerer Gehalt (1–5 mg/100 g)	
Emmentaler (45 % Fett i.Tr.)	4,6
Rinderfilet	4,4
Sojabohnen (getrocknet)	4,2
Haferflocken	4,1
Paranüsse	4,0
Linsen (getrocknet)	3,7
Erdnüsse (geröstet)	3,4
Weizenmehl, Typ 1700	3,2
Roggen, Korn	2,9
Hirse (geschält)	2,9
Limabohnen (getrocknet)	2,9
Buchweizen, Korn (geschält)	2,7
Garnele, Nordsee	2,2
Steinpilz	1,5
Naturreis	1,5
Hühnerei	1,4
niedriger Gehalt (< 1 mg/100 g)	
Pastinake	0,9
Weizenmehl, Typ 405	0,7
Rosenkohl	0,6
Spinat	0,6
Datteln (getrocknet)	0,4

Bedarf und Mangel

Unter Berücksichtigung der endogenen Verluste und einer Absorptionsrate von 30 % liegt der tägliche Bedarf an Zink bei etwa 7,5 (Männer) bzw. 5,5 mg (Frauen). Mit Sicherheitszuschlag ergibt sich die **Zufuhrempfehlung** von 10 (Männer) bzw. 7 mg/d (Frauen) (Tab. 9.10, S. 242). Die US-amerikanischen Empfehlungen für die Zinkzufuhr betragen 11 (Männer) bzw. 8 mg/d (Frauen). Sie empfehlen aufgrund der geringeren Zinkabsorption bei vegetarischen Kostformen eine Verdoppelung der Zinkzufuhr für Vegetarier.

Eine unzureichende Zinkversorgung betrifft wegen der funktionellen Vielfalt des Spurenelements zahlreiche Reaktionen in praktisch allen Stoffwechselvorgängen. Symptome eines alimentären **Zinkmangels** sind Wachstumsdepression, verminderte Wundheilung, Appetitlosigkeit bzw. Einschränkung des Geruchs- und Geschmacksempfindens, Haut- und Hornhautveränderungen, Sehstörungen, gestörte Glukosetoleranz, Immunschwäche sowie Störungen der Reproduktionsfunktionen (Testosteronmangel).

Hauptursachen eines Zinkmangels sind Malabsorptionssyndrome, eine unzureichende Zinkaufnahme sowie eine erhöhte Zinkausscheidung (z. B. bei Nierenerkrankungen, Dialyse, chronische Blutverluste, Alkoholismus). Eine klinisch-manifeste Form des Zinkmangels ist die *Acrodermatitis enteropathica* mit schweren Hautläsionen, chronischer

Tab. 9.10 Empfehlungen für die Zinkzufuhr (nach DGE et al. 2008, S. 191)

Alter	Zink (mg/d) m	Zink (mg/d) w
Säuglinge		
0–3 Monate	1,0	
4–11 Monate	2,0	
Kinder		
1–3 Jahre	3,0	
4–6 Jahre	5,0	
7–9 Jahre	7,0	
10–12 Jahre	9,0	7,0
13–14 Jahre	9,5	7,0
Jugendliche und Erwachsene		
≥ 15 Jahre	10,0	7,0
Schwangere (ab 4. Monat)		10,0
Stillende		11,0

Diarrhoe sowie Wachstums- und Entwicklungsretardierung. Ursache dieser angeborenen Stoffwechselerkrankung ist eine verminderte Zinkresorption im Darm.

Symptome eines ernährungsbedingten schweren Zinkmangels sind in den industrialisierten Ländern praktisch nicht zu beobachten, während latente und milde Formen des Zinkmangels wahrscheinlich häufiger vorkommen. Aufgrund diagnostischer Unsicherheiten lässt sich die Prävalenz eines solchen Mangels jedoch nicht beziffern (Biesalski et al. 2002, S. 155).

Verzehrserhebungen und Ernährungsstatus bei Vegetariern

Untersuchungen zeigen, dass die **Zinkzufuhr** von Vegetariern meist geringfügig niedriger ist als die von Nicht-Vegetariern. Männliche Lakto-(Ovo-)Vegetarier nehmen durchschnittlich zwischen 8,5 und 11 mg Zink pro Tag auf, bei den omnivoren Männern sind es zwischen 9,5 und 12,5 mg/d (Ball und Ackland 2000; Davey et al. 2003). Somit liegen beide Gruppen im Bereich der DGE-Empfehlung von 10 mg Zink pro Tag.

Die durchschnittliche Zinkaufnahme von Lakto-(Ovo-)Vegetarierinnen übersteigt in den meisten Studien die Empfehlungen und variiert zwischen 8 und 10 mg/d (Barr und Broughton 2000; Davey et al. 2003; Cade et al. 2004). Die Zinkaufnahme von Mischköstlerinnen (8,5–12 mg/d) liegt geringfügig höher als die der Lakto-(Ovo-) Vegetarierinnen. In einer Studie lag die durchschnittliche Zinkzufuhr australischer Lakto-(Ovo-)Vegetarierinnen unter 7 mg/d. Etwa 44 % der Vegetarierinnen, aber nur 13 % der omnivoren Frauen nahmen weniger als 6 mg/d auf (Ball und Ackland 2000).

Die Zinkzufuhr von männlichen Veganern entspricht etwa der der Lakto-(Ovo-)Vegetarier, während Veganerinnen etwa 7,5 mg/d aufnehmen (Haddad et al. 1999; Larsson und Johansson 2002).

In Deutschland liegt die durchschnittliche Zinkzufuhr in der Allgemeinbevölkerung bei etwa 11,6 (Männer) bzw. 9,1 (Frauen) mg/d. Etwa 32 % der Männer und 21 % der Frauen erreichen die empfohlene Zufuhr nicht (Max Rubner-Institut 2008b, S. 141 f).

Die Zinkzufuhr von überwiegend lakto-(ovo-)vegetarisch ernährten Schulkindern (7–11 Jahre; ein Drittel der Kinder aß auch Fisch [10,3 g/d]) war signifikant niedriger als die von gleichaltrigen Mischköstlern (5,9 vs. 6,8 mg/d). Beide Gruppen erreichten die Zufuhrempfehlungen nicht (Nathan et al. 1996). Auch bei Teenagerinnen (14–19 Jahre) mit überwiegend lakto-(ovo-)vegetarischer Ernährung (Fleisch- und Fischkonsum < 1-mal/Monat) wurde, ebenso wie bei Mischköstlerinnen, eine niedrige Zinkaufnahme (6,7 vs. 7,8 mg/d) beobachtet (Donovan und Gibson 1996).

Trotz der im Vergleich zu Nicht-Vegetariern niedrigeren Zinkzufuhr ist der **Zinkstatus** von erwachsenen Vegetariern offenbar ausreichend. In einer australischen Studie hatten Vegetarierinnen die niedrigste Zinkzufuhr (6,8 mg/d), aber dennoch ähnliche Serumzinkspiegel wie weibliche Mischköstler, männliche Vegetarier und männliche Mischköstler (Ball und Ackland 2000) (Tab. 9.11).

In einer anderen Untersuchung führte eine 8-wöchige lakto-ovovegetarische Kost im Vergleich zu einer Mischkost gleicher Dauer zu einem Absinken der Zinkabsorption um 35 %. Gleichzeitig sank der Serumzinkspiegel innerhalb des Normbereichs um 5 %. Bei beiden Kostformen war die Zinkbilanz jedoch ausgeglichen (Hunt et al. 1998). Diese Ergebnisse deuten auf langfristige Anpassungsmechanismen hin, die eine niedrige Zinkzufuhr nicht durch eine gesteigerte Absorption, sondern durch eine verbesserte Utilisation des endogenen Zinkpools kompensieren.

Heranwachsende Lakto-(Ovo-)Vegetarierinnen (14–19 Jahre) hatten etwas häufiger als gleichaltrige Mischköstlerinnen niedrige Zinkserumspiegel (24 % vs. 18 %) (Donovan und Gibson 1995). Aus weiteren Studien geht hervor, dass bei älteren Menschen, unabhängig von der Ernährungsweise, die Wahrscheinlichkeit für einen Zinkmangel steigt (Craig und Pinyan 2001, S. 307).

Tab. 9.11 Zinkaufnahme und Zinkstatus australischer Vegetarier und Mischköstler (nach Ball und Ackland 2000)

	n	Zinkaufnahme (µg/d)	Serumzink (µg/ml)
Männer			
Omnivoren	25	12,8	0,85
Lakto-Ovo-Vegetarier	39	11,4	0,96
Veganer	10	10,9	0,84
Frauen			
Omnivoren	24	8,3	0,91
Vegetarier	50*	6,8	0,87

* davon 2 Veganer

Abschließend lässt sich feststellen, dass bei erwachsenen Vegetariern offenbar kein größeres Risiko für einen niedrigen Zinkstatus besteht als bei Nicht-Vegetariern. Auf eine ausreichende Zinkzufuhr sollten jedoch lakto-(ovo-)vegetarisch oder vegan lebende Kinder und Jugendliche, Schwangere, Stillende sowie Ältere achten. Auch bei Mischkost ist für die genannten Gruppen das Risiko für eine unbefriedigende Zinkaufnahme erhöht.

9.5 Omega-3-Fettsäuren

Mehrfach ungesättigte Fettsäuren (polyunsaturated fatty acids, PUFA) enthalten zwei oder mehr Doppelbindungen in der Kohlenwasserstoffkette. Befindet sich vom Methylende her gesehen die erste Doppelbindung am dritten oder sechsten Kohlenstoffatom, werden die Fettsäuren als **Omega-3-** bzw. **Omega-6-Fettsäuren** bezeichnet (Synonyme: ω- bzw. n-Fettsäuren). In der Kurzschreibweise werden die Anzahl der C-Atome und der Doppelbindungen sowie die Position der ersten Doppelbindung angegeben. Die Linolsäure (18:2ω-6) enthält somit 18 C-Atome, zwei Doppelbindungen und die erste Doppelbindung in der Position 6 (Tab. 9.12).

Da der Säugetierorganismus Doppelbindungen, die weiter als neun C-Atome vom Carboxylende der Fettsäure entfernt sind, nicht selbst einführen kann, sind sowohl die Linolsäure (ω-6) als auch die α-Linolensäure (18:3ω-3) essenzielle Fettsäuren (Abb. 9.2). Die langkettige Arachidonsäure (20:4ω-6) mit vier Doppelbindungen kann durch Kettenverlängerung und Desaturierung der Linolsäure synthetisiert werden, sofern diese in ausreichender Menge zur Ver-

Tab. 9.12 Übersicht der wichtigsten ungesättigten Fettsäuren

Name	Kettenlänge (= Anzahl der C-Atome)	Anzahl der Doppelbindungen	Kurzbezeichnung
Omega-9-Fettsäuren			
Ölsäure	18	1	18:1ω-9
Omega-6-Fettsäuren			
Linolsäure	18	2	18:2ω-6
Arachidonsäure	20	4	20:4ω-6
Omega-3-Fettsäuren			
α-Linolensäure	18	3	18:3ω-3
Eicosapentaensäure (EPA)	20	5	20:5ω-3
Docosahexaensäure (DHA)	22	6	22:6ω-3

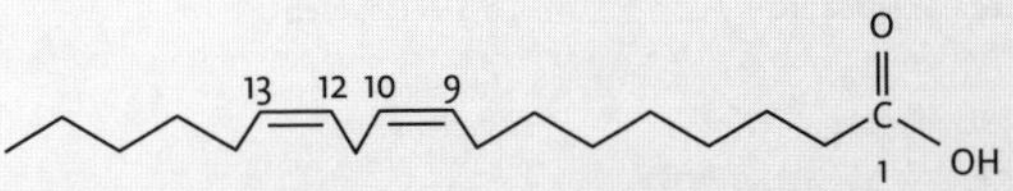

(C18:2ω–6)

Linolsäure $C_{18}H_{32}O_2$

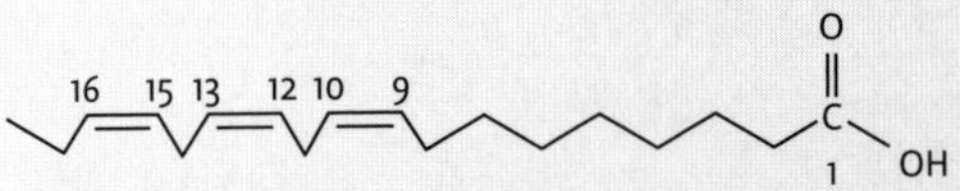

(C18:3ω–3)

α-Linolensäure $C_{18}H_{30}O_2$

Abb. 9.2
Struktur der essenziellen Fettsäuren Linolsäure und α-Linolensäure

fügung steht. Aus diesem Grunde gilt die Arachidonsäure als semiessenziell (Rehner und Daniel 2002, S. 495).

Inzwischen wird auch den langkettigen Omega-3-Fettsäuren Eicosapentaensäure (EPA, 20:5ω-3) und Docosahexaensäure (DHA, 22:6ω-3) eine bedingte Essentialität zugeschrieben. Der menschliche Organismus verfügt zwar über Enzymsysteme zur Kettenverlängerung und Desaturierung von α-Linolensäure zu EPA und DHA, doch ist dieser Prozess, insbesondere beim Fetus und bei Neugeborenen, limitiert (Brenna 2002; Elmadfa und Leitzmann 2004, S. 123).

Bei gesunden erwachsenen Nicht-Vegetariern beträgt die Konversion von α-Linolensäure zu EPA etwa 5 % und die zu DHA < 0,5 % (Plourde und Cunnane 2007). Bei Frauen ist die Umwandlung zu DHA deutlich höher (etwa 9 %) als bei Männern, was mit der Bedeutung dieser Omega-3-Fettsäure für die Bedarfsdeckung von Fetus und Säugling während Schwangerschaft und Stillzeit zusammenhängt (Burdge und Wootton 2002).

Funktion

Langkettige PUFA sind wesentliche strukturelle Bestandteile biologischer Membranen und erhöhen deren Fluidität. Insbesondere in Gehirn und Nervenzellen finden sich hohe Konzentrationen, vor allem an DHA. Entsprechend groß ist ihre Bedeutung für die **Gehirnentwicklung** des Fetus und von Säuglingen. Als integrale Bestandteile der **Retina** (Netzhaut des Auges) sind mehrfach ungesättigte Fettsäuren, insbesondere Arachidonsäure und DHA, zudem wichtig für die optimale Entwicklung des Auges.

Eine wichtige Rolle spielen Omega-6- und Omega-3-Fettsäuren als Ausgangssubstanz der Eicosanoide. Diese hormonähnlichen Substanzen wirken als lokale **Immunmodulatoren** und sind an entzündlichen Prozessen im Körper beteiligt. Vorstufen der Eico-

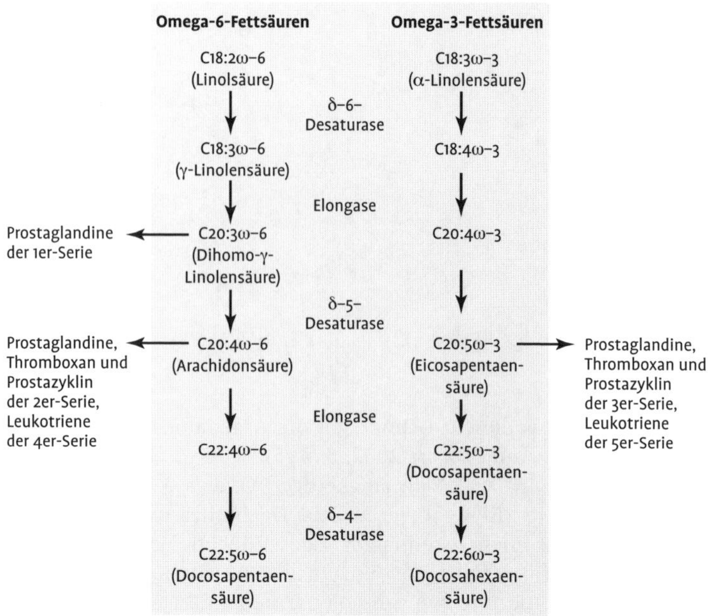

Abb. 9.3 *Stoffwechselwege der Omega-6- und Omega-3-Fettsäuren (nach* ADAM *und* LASCH *1998)*

sanoide sind in erster Linie Arachidonsäure sowie EPA. Die davon abgeleiteten Eicosanoide entfalten teilweise entgegengesetzte Wirkungen. Aus Arachidonsäure (ω-6) entstehen Prostaglandine (PG), Thromboxan (TX) und Prostazyklin der 2er-Serie sowie Leukotriene der 4er-Serie, die entzündungsauslösend und -fördernd wirken. Aus EPA (ω-3) werden hingegen Prostaglandine, Thromboxan und Prostazyklin der 3er-Serie sowie Leukotriene der 5er-Serie gebildet, die entzündungshemmend wirken (Abb. 9.3).

Die Eicosanoide des Omega-3-Weges wirken Gefäß erweiternd und, durch Hemmung der Thrombozytenaggregation, antithrombotisch. Zudem verbessern sie die Fließeigenschaften des Blutes und haben günstige Wirkungen auf hohe Serumtriglyzeridspiegel. Daher gelten Omega-3-Fettsäuren als Risiko senkender Faktor in der **Prävention kardiovaskulärer Erkrankungen** (s. Kap. 7.6, S. 134). Therapeutische Wirkungen bei bereits bestehenden Erkrankungen sind jedoch nur durch die Gabe hoher Mengen meist isolierter Omega-3-Fettsäuren zu erreichen (ELMADFA und LEITZMANN 2004, S. 146).

Vorkommen

Linolsäure (ω-6) und **α-Linolensäure** (ω-3) können vom tierischen Organismus nicht synthetisiert werden, sodass pflanzliche Lebensmittel, insbesondere Öle und Nüsse, die einzigen Quellen für diese beiden essenziellen Fettsäuren darstellen. Besonders reich an Linolsäure sind Öle aus Disteln, Sonnenblumen, Weizenkeimen, Walnüssen, Maiskeimen und Soja sowie Walnüsse. Den höchsten Gehalt an α-Linolensäure hat Leinöl, weitere Quellen sind Öle aus Hanf, Walnüssen, Raps, Weizenkeimen und Soja sowie Walnüsse (Tab. 9.13).

Die semi-essenzielle **Arachidonsäure** (ω-6) kann aus Linolsäure synthetisiert werden, sofern diese in ausreichender Menge mit der Nahrung aufgenommen wird. Arachidonsäure ist vorwiegend in tierischen Fetten, Innereien, Fischölen und Eigelb enthalten.

Pflanzliche Quellen für die langkettigen Omega-3-Fettsäuren **EPA** und **DHA** sind bestimmte Mikroalgen, die in den Industrieländern zunehmend als Nahrungsergänzungsmittel, etwa in Form von DHA-reichem Mikroalgenöl, angeboten werden (Doughman et al. 2007). Über Mikroalgen reichern sich EPA und DHA in der Nahrungskette aquatischer Organismen, insbesondere Kaltwasserfischen, an (Fische selbst können keine langkettigen Omega-3-Fettsäuren synthetisieren). Hohe Gehalte finden sich in Makrele, Hering und Lachs sowie Fischölen (Lebertran) (Elmadfa und Leitzmann 2004, S. 120 und

Tab. 9.13 Gehalt an ungesättigten Fettsäuren in ausgewählten Lebensmitteln (nach von Koerber et al. 2012, S. 88)

Lebensmittel	α-Linolensäure (ω-3)	Linolsäure (ω-6)	Ölsäure (ω-9)
		g/100 g	
Pflanzliche Lebensmittel			
Walnüsse	8	34	11
Erdnüsse	0,5	14	22
Avocado	0,2	2	15
Haselnüsse	0,1	8	46
Pflanzliche Öle			
Leinöl	54	14	18
Hanföl	18	50	11
Walnussöl	13	55	18
Rapsöl	9	22	53
Olivenöl	1	8	69
Sojaöl	8	53	19
Weizenkeimöl	8	56	14
Sonnenblumenöl	0,5	63	20
Tierische Lebensmittel			
Butter	0,4	1,2	18
Makrele*	0,3	0,2	2
Hering**	0,2	0,4	2

* + 1,9 % andere ω-3-Fettsäuren
** + 2 % andere ω-3-Fettsäuren

123). EPA und DHA sind außerdem in der Muttermilch enthalten, was auf die Essentialität dieser Fettsäuren für den Säugling hinweist (Innis 2007).

Bedarf und Mangel

Für Erwachsene sowie Kinder ab vier Jahren empfiehlt die DGE eine tägliche Zufuhr von 2,5 % der Energie (etwa 6,5 g/d) in Form von Linolsäure (ω-6) und 0,5 % (etwa 1g/d) in Form von α-Linolensäure (ω-3). Das wünschenswerte Verhältnis von Omega-6- zu Omega-3-Fettsäuren soll bei 5:1 oder darunter liegen.

Eine niedrige Aufnahme und niedrige Blutspiegel von Omega-3-Fettsäuren sind mit einem erhöhten Risiko für Herz-Kreislauf-Erkrankungen, entzündungsassoziierte Erkrankungen sowie neurologische Störungen, wie Schizophrenie, Alzheimer, Depressionen und dem Aufmerksamkeitsdefizit-Hyperaktivitätssyndrom (ADHS), assoziiert (Muskiet et al. 2004). Insbesondere die Konzentrationen der langkettigen Omega-3-Fettsäuren EPA und DHA sind bei den genannten neuropsychiatrischen Erkrankungen erniedrigt (Young und Conquer 2005). Andererseits haben lang- und kurzkettige Omega-3-Fettsäuren keinen eindeutigen Effekt auf die Gesamtsterblichkeit, kardiovaskuläre Ereignisse und Krebs (Hooper et al. 2006).

Essenzielle Fettsäuren für Kinder

Aufgrund der strukturellen und funktionellen Bedeutung der mehrfach ungesättigten Fettsäuren für die Gehirnentwicklung ist der Bedarf von Säuglingen und Kindern höher. Ausgehend von den Gehalten in Muttermilch sollten Säuglinge unter vier Monaten 4 % der Nahrungsenergie in Form von Linolsäure und 0,5 % in Form von α-Linolensäure aufnehmen. Bei Säuglingen von 4–11 Monaten betragen die empfohlenen Anteile 3,5 % und 0,5 %, bei Kindern von 1–3 Jahren 3 % und 0,5 % (DGE et al. 2008, S. 53).

Ein Mangel an essenziellen Fettsäuren führt zu Hautläsionen und -veränderungen, Wachstumsstörungen (v. a. bei Linolsäure-Defizit), einer gestörten Wundheilung sowie Fertilitätsstörungen (Elmadfa und Leitzmann 2004, S. 145). Bei Kleinkindern, die mit einer Linolsäure-armen Formeldiät ernährt wurden, traten Hautveränderungen auf (Löffler et al. 2007, S. 425).

Eine unzureichende Zufuhr von Linolsäure und α-Linolensäure kann zu verminderter Lernfähigkeit und Störungen der Sehfunktion führen. In der Muttermilch sind, abhängig von der Ernährung und dem Versorgungszustand der Mutter, alle essenziellen Fettsäuren, einschließlich Arachidonsäure und DHA, vorhanden, um den Bedarf des Säuglings zu decken (Innis 1993 und 2007). Aufgrund der reichlichen Verfügbarkeit in der Nahrung ist ein Mangel an Linolsäure und α-Linolensäure beim Menschen selten (Das 2006).

Verzehrserhebungen und Ernährungsstatus bei Vegetariern

Die **Gesamtzufuhr** von Omega-3-Fettsäuren ist bei Veganern, Lakto-Ovo-Vegetariern und Mischköstlern in etwa gleich (1–3 g/d), die höchsten Zufuhren haben Mischköstler mit Fischverzehr (Davis und Kris-Etherton 2003; Welch et al. 2010). Langkettige Omega-3-Fettsäuren sind in vegetarischen Kostformen jedoch kaum enthalten. Während Veganer so gut wie keine EPA und DHA aufnehmen, verzehren Lakto-Ovo-Vegetarier minimale Mengen an EPA (< 5 mg/d) sowie variable Mengen an DHA (etwa 30 mg/d), abhängig vom Eikonsum. Bei Mischköstlern beträgt die durchschnittliche EPA- und DHA-Zufuhr 100–150 mg/d, abhängig insbesondere vom Fisch- und Eiverzehr. Die Aufnahme von Omega-6-Fettsäuren ist bei Vegetariern signifikant höher als bei Mischköstlern. Während diese etwa 5–7 % der Energie in Form von Omega-6-Fettsäuren aufnehmen, liegt der Anteil bei Veganern bei etwa 10–12 %. Entsprechend beträgt das Verhältnis von Omega-6- zu Omega-3-Fettsäuren bei Veganern etwa 14–20:1, bei Lakto-Ovo-Vegetariern 10–16:1 und bei Mischköstlern < 10:1. Veganer sind somit am weitesten vom empfohlenen Verhältnis von 5:1 entfernt.

In einer Untersuchung mit Lakto-Ovo-Vegetarierinnen (n = 78) in Deutschland lag das durchschnittliche Verhältnis von Omega-6- zu Omega-3-Fettsäuren bei 7:1 (Geppert und Koletzko 2004). Über 70 % der Teilnehmerinnen erreichten mit ihrer Kost nicht das angestrebte Verhältnis von 5:1.

Die bereits **limitierte Umwandlung** von α-Linolensäure zu EPA und DHA wird durch eine hohe Zufuhr von Linolsäure (und von trans-Fettsäuren) weiter begrenzt, da beide Fettsäuren um die gleichen Enzymsysteme zur Desaturierung konkurrieren (Brenna 2002). Dabei ist die Umwandlung von α-Linolensäure zu EPA und DHA weniger vom Verhältnis α-Linolensäure:Linolsäure, sondern von deren absoluten Mengen in der Nahrung abhängig. Eine Verringerung der Linolsäurezufuhr fördert die endogene Bildung von EPA, während eine Erhöhung der α-Linolensäure-Zufuhr die Synthese von DHA begünstigt (Goyens et al. 2006).

Da Vegetarier, insbesondere Veganer, meist relativ viel Linolsäure aufnehmen, weisen sie im Vergleich zu Omnivoren oft **niedrigere Blut- und Gewebespiegel** an EPA und DHA auf (Li et al. 1999; Fokkema et al. 2000; Kornsteiner et al. 2008; Sanders 2009). Dabei spielt die Dauer der vegetarischen Ernährung keine Rolle. Werden Fleisch und Fisch gemieden, führt die endogene EPA- und DHA-Produktion bereits nach kurzer Zeit zu niedrigen, aber stabilen Plasmaspiegeln dieser Fettsäuren (Rosell et al. 2005).

Ein etwas anderes Bild ergab die EPIC-Norfolk-Studie. Auch dort unterschied sich die Zufuhr der langkettigen Omega-3-Fettsäuren bei Fischessern, Fleischessern, Vegetariern und Veganern deutlich. Dennoch zeigten sich nur geringe Unterschiede in den Plasmaspiegeln dieser Fettsäuren bei den verschiedenen Gruppen (Welch et al. 2010). Möglicherweise erhöht sich die Konversionsrate von α-Linolensäure zu EPA und DHA, wenn mit der Nahrung nur geringe Mengen an EPA und DHA aufgenommen werden.

Unklar ist bisher, ob niedrigere Plasmaspiegel bei Vegetariern eine gesundheitliche Bedeutung haben, etwa hinsichtlich des Risikos für kardiovaskuläre Erkrankungen. Im Vergleich zu Mischköstlern haben Vegetarier insgesamt ein günstigeres Risikoprofil und somit auch eine geringere Prävalenz sowie niedrigere Sterblichkeitsraten in Bezug auf Herz-Kreislauf-Erkrankungen (ADA 2009) (s. Kap. 7.6, S. 134). Ob Vegetarier aufgrund des niedrigeren Status an langkettigen Omega-3-Fettsäuren häufiger von neurologischen und entzündlichen Erkrankungen betroffen sind als Mischköstler, wurde bislang nicht untersucht.

Dennoch kann es sinnvoll sein, dass Vegetarier ihre Versorgung mit Omega-3-Fettsäuren optimieren. Dazu sollte die Zufuhr von α-Linolensäure, bei gleichzeitiger Verringerung der Linolsäureaufnahme, auf etwa 1–2 % der Nahrungsenergie bzw. 2–4 g/d gesteigert werden (Davis und Kris-Etherton 2003). Diese Menge ist beispielsweise in einem Teelöffel Leinöl oder 50 g Walnüssen enthalten. Die α-Linolensäure entfaltet zum einen selbst kardioprotektive Wirkungen (Hu et al. 1999a) und dient zum anderen als Ausgangssubstanz für die Umwandlung zu EPA und DHA. Dieser Prozess kann durch eine mäßige Verwendung von Linolsäure-reichen Lebensmitteln sowie ein weitgehendes Meiden von trans-Fettsäuren gesteigert werden.

Bei erhöhtem Bedarf, wie bei Schwangerschaft und in der Stillzeit, kann zusätzlich die Supplementierung mit DHA-reichen Mikroalgen erwogen werden, um eine ausreichende Versorgung von Fetus und Säugling sicherzustellen. Die Gabe eines DHA-reichen Algenöls (0,94 g DHA/d) führte bei Frauen mit überwiegend vegetarischer Ernährung (kein Fleisch, maximal eine Fischmahlzeit pro Monat) zu einem signifikanten Anstieg der DHA-Konzentration im Plasma und in den Erythrozyten. Durch Retrokonversion von DHA zu EPA stiegen die EPA-Konzentrationen ebenfalls an (Geppert et al. 2005).

Abschließend soll angemerkt werden, dass die Bedeutung und damit die Empfehlungen für die Zufuhr von Omega-3-Fettsäuren wechselvolle Zeiten durchlaufen haben. Die Situation hat sich durch die Erkenntnis entspannt, dass pflanzliche Lebensmittel Vorstufen dieser Öle enthalten, die der Körper nicht vollständig, aber möglicherweise in ausreichendem Maße in die gewünschten Endprodukte umwandeln kann. Die wichtigsten Quellen sind Leinsamen und Walnüsse bzw. deren Öle sowie eine Reihe weiterer ölhaltiger Pflanzen. Derzeit werden auch bisher nicht genutzte Pflanzen erforscht, deren Fettsäuren vom menschlichen Organismus leichter in langkettige Omega-3-Fettsäuren umgewandelt werden können. Vegetarier und Veganer müssen deshalb keine Fischöle als Nahrungsergänzungsmittel verwenden, solange die genannten pflanzlichen Quellen in ausreichender Menge verzehrt werden. Bei mehrfach ungesättigten Fettsäuren muss vor einem übermäßigen Konsum, beispielsweise durch Supplemente, ausdrücklich gewarnt werden, da sie leicht oxidierbar sind und die entstehenden Produkte die Zellen schädigen können.

9.6 Vitamin B_{12} (Cobalamin)

Da Cobalamine von Pflanzen nicht gebildet werden können, ist Vitamin B_{12} *das* kritische Vitamin bei veganer Ernährung. Neben den echten Cobalaminen kommen in manchen Lebensmitteln strukturverwandte Analoga vor, die keine Vitamin-Wirksamkeit für den Menschen besitzen.

Funktion

Die wichtigste Vitamin-B_{12}-abhängige Reaktion beim Menschen ist die Remethylierung von **Homocystein** zu Methionin, bei der gleichzeitig reaktionsfähiges **Folat** (Tetrahydrofolat, THF) regeneriert wird

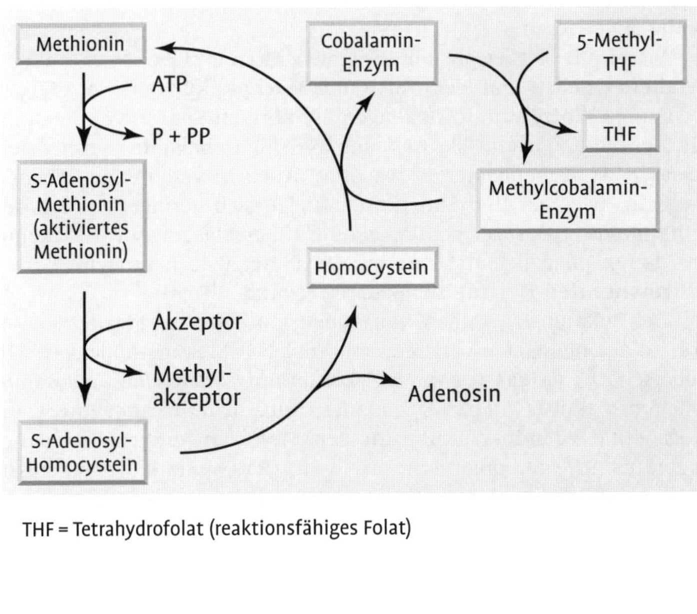

THF = Tetrahydrofolat (reaktionsfähiges Folat)

Abb. 9.4 *Vitamin-B_{12}- und Folat-abhängige Remethylierung von Homocystein zu Methionin*

(Abb. 9.4). Die enge Verknüpfung des Cobalamin- und Folatstoffwechsels erklärt, dass bei einem Mangel dieser Vitamine verschiedene Symptome gleich sind.

In einer anderen Reaktion wird Methylmalonyl-CoA in Succinyl-CoA umgewandelt. Die Anhäufung von Metylmalonat im Blut sowie dessen vermehrte Ausscheidung im Urin ist ein sensibler Indikator für einen Vitamin-B_{12}-Mangel (Bässler et al. 2002, S. 176).

Die aktive intestinale Resorption von Vitamin B_{12} erfolgt nach Bindung an ein von den Zellen der Magenschleimhaut gebildetes Glykoprotein, den **Intrinsic Factor** (IF). Unabhängig vom IF kann Vitamin B_{12} auch per Diffusion über den Magen-Darm-Trakt oder Schleimhäute ins Blut gelangen. Dies geschieht jedoch nur bei hohen Konzentrationen, wobei die Resorptionsrate bei etwa 1 % liegt (Bässler et al. 2002, S. 167).

Im Körper sind etwa 2–5 mg Vitamin B_{12} gespeichert, die sich zu 50–90 % in der Leber und zu etwa 30 % in der Muskulatur befinden. Bei gefüllten Speichern beträgt die Reservekapazität 3–5 Jahre (Elmadfa und Leitzmann 2004, S. 67 und 393).

Vorkommen und Bioverfügbarkeit

Cobalamine werden ausschließlich von **Mikroorganismen** synthetisiert. Entsprechend decken verschiedene Tierarten ihren Vitamin-B_{12}-Bedarf ganz oder teilweise über die Eigensynthese der Darmflora bzw. die gastroenterale Synthese (Wiederkäuer). Der Mensch kann enteral synthetisiertes Cobalamin jedoch nur sehr unzureichend nutzen und ist weitgehend auf die Zufuhr mit der Nahrung angewiesen.

Vitamin B_{12} ist reichlich in Innereien, Fisch und Fleisch enthalten. Weitere Quellen sind Eier, Milch und Milchprodukte (Tab. 9.14).

Einige Wurzel- und Knollengemüse können Spuren von Vitamin B_{12} enthalten, wenn sie in Symbiose mit Cobalamin synthetisierenden Knöllchenbakterien wachsen. Auch in vergorenen Lebensmitteln, wie Bier und Sauerkraut, finden sich geringe Mengen an Vitamin B_{12}. Das gelegentliche und äußerst geringe Vorkommen in diesen pflanzlichen Lebensmitteln leistet jedoch nur einen **unzureichenden Beitrag** zur Bedarfsdeckung.

Der Vitamin-B_{12}-Gehalt von Lebensmitteln wird mit der heute oft noch eingesetzten veralteten mikrobiellen Messmethode deutlich überschätzt, da das verwendete Bakterium *Lactobacillus leichmannii* nicht nur aktives Vitamin B_{12}, sondern auch strukturverwandte Analoga ohne Vitamin-Wirkung für den Menschen erfasst. Die heute gebräuchliche radiometrische Methode (Radioimmunoassay) misst ausschließlich Cobalamin (Craig und Pinyan 2001, S. 322).

Tab. 9.14 Vitamin-B_{12}-Gehalt verschiedener Lebensmittel (nach Watanabe et al. 1999; Kittaka-Katsura et al. 2002; Elmadfa et al. 2007)

Lebensmittel	Vitamin B_{12} (µg/100 g)
hoher Gehalt (> 2 µg/100 g)	
Chlorella (Süßwasser-Mikroalge)*	201–212
Nori (Rotalge *Porphyra yezoensis* u. a.), getrocknet*	32,0–78,0
Rinderleber	65,0
Schweineleber	39,0
Kalbsniere	25,0
Auster	14,6
Ostseehering	11,0
Rindfleisch	5,0
Rotbarsch	3,8
Camembert (30 % Fett i.Tr.)	3,1
Emmentaler (45 % Fett i.Tr.)	3,0
mittlerer Gehalt (0,3–2 µg/100 g)	
Frischkäse, körnig	2,0
Hühnerei	1,9
Brie (50 % Fett i.Tr.)	1,7
Joghurt (3,5 % Fett)	0,4
Kuhmilch (3,5 % Fett)	0,4
Saure Sahne	0,3
niedriger Gehalt (< 0,3 µg/100 g)	
Buttermilch	0,2
Sardine	0,1

* Verfügbarkeit für den Menschen bisher nicht nachgewiesen

Vitamin B_{12} in Algen

Neuere Untersuchungen zeigen, dass einzelne in der asiatischen Küche gebräuchliche Meeresalgen, wie Nori (Rotalge *Porphyra yezoensis* u. a.), offenbar erhebliche Mengen an Vitamin B_{12} in bioverfügbarer Form enthalten (Watanabe et al. 1999 u. 2002; Croft et al. 2005). Allerdings liegen bisher keine Ernährungsstudien vor, die bestätigen, dass das in den Algen identifizierte Vitamin B_{12} tatsächlich für den Menschen nutzbar ist. Ähnliches gilt für die Süßwasser-Mikroalge *Chlorella* (Kittaka-Katsura et al. 2002).

Die meisten der in Form von Nahrungsergänzungsmitteln erhältlichen Mikroalgen (Cyanobakterien, wie Spirulina) liefern hingegen ausschließlich für den Menschen inaktive Cobalamin-Analoga und sind deshalb als Vitamin-B_{12}-Quellen ungeeignet (Watanabe 2007).

Tab. 9.15 Empfehlungen für die Vitamin-B_{12}-Zufuhr (nach DGE et al. 2008, S. 131)

Alter	Vitamin B_{12} (µg/d)
Säuglinge	
0–3 Monate	0,4
4–11 Monate	0,8
Kinder	
1–3 Jahre	1,0
4–6 Jahre	1,5
7–9 Jahre	1,8
10–12 Jahre	2,0
13–14 Jahre	3,0
Jugendliche und Erwachsene	
≥ 15 Jahre	3,0
Schwangere (ab 4. Monat)	3,5
Stillende	4,0

Bedarf und Mangel

Der tatsächliche Vitamin-B_{12}-Bedarf des Menschen liegt bei etwa 0,5–1 µg/d. Unter Berücksichtigung der dosisabhängigen Resorptionsrate (bei höherer Zufuhr sinkt die Ausnutzung), der biologischen Variabilität sowie von Sicherheitszuschlägen empfiehlt die DGE für Erwachsene eine tägliche Zufuhr von 3 µg/d. Die Empfehlung für Schwangere liegt bei 3,5 und für Stillende bei 4 µg/d (Tab. 9.15).

Ein **Vitamin-B_{12}-Mangel** führt zu einer Störung der Methioninsynthese und zu einem Mangel an reaktionsfähigem Folat. Da Folat an der Purin- und Pyrimidinsynthese beteiligt ist, kommt es zu einer unzureichenden DNA-Synthese. Dies hat eine Störung der Zellteilung im gesamten Organismus zur Folge, wobei vor allem die Zellen des erythropoetischen (= Erythrozyten bildenden) Systems, der Mund- und Rachenschleimhäute sowie des Nervensystems betroffen sind.

Leitsymptom des Cobalaminmangels ist das klassische Bild der **makrozytären hyperchromen Anämie** (Perniziosa, perniziöse Anämie). Zu beobachten sind Blässe von Haut und Schleimhäuten, Atrophie der Mund-, Zungen- und Darmschleimhaut mit nachfolgenden Resorptionsstörungen sowie unspezifische Symptome wie allgemeine Schwäche, Ermüdbarkeit und Schwindel.

Die zweite Symptomgruppe des Cobalaminmangels führt zur **funikulären Myelose**, die sich in Sensibilitätsstörungen, Ataxien (Störung der Bewegungskoordination), motorischer Schwäche sowie Reflexstörungen und spastischen Krämpfen äußert. Die psychiatrischen Symptome umfassen akute Verwirrung mit Apathie, Halluzinationen, Gedächtnisstörungen bis hin zu Paranoia und Psychosen.

Da die eigentliche Ursache der hämatologischen Symptome ein funktioneller Folatmangel ist, können diese auch durch die therapeutische Gabe

Vitamin B_{12} in Schwangerschaft und Stillzeit

Niedrige Cobalaminspiegel während der Schwangerschaft erhöhen das Risiko für Neuralrohrdefekte und weitere Schwangerschaftskomplikationen. Bei gestillten Kindern von Müttern mit unzureichendem Vitamin-B_{12}-Status, wie bei Veganerinnen sowie Müttern in sog. Entwicklungsländern wurde schwere Wachstums- und Entwicklungsstörungen sowie hämatologische und neurologische Symptome beobachtet (Antony 2003; Stabler und Allen 2004; Weiss et al. 2004).

von **Folsäure** behoben werden. Eine hohe Folataufnahme, wie sie beispielsweise bei Veganern üblich ist, kann somit eine cobalaminbedingte Anämie verzögern und den Vitamin-B_{12}-Mangel „maskieren". Gleichzeitig schreiten die neurologischen Veränderungen fort, sodass es zu irreversiblen Schäden kommen kann. Die makrozytäre hyperchrome Anämie ist somit als alleinige Diagnosestellung nicht geeignet (Wolters et al. 2004).

Da bei einem Mangel an Vitamin B_{12} die Remethylierung von Homocystein zu Methionin eingeschränkt ist oder ganz unterbleibt, kommt es zu einer Akkumulation von Homocystein im Blut (Hyperhomocysteinämie). Ein erhöhter Plasmahomocysteinspiegel, etwa ab 12–15 µmol/l, wird als unabhängiger Risikofaktor für Atherosklerose und Herz-Kreislauf-Krankheiten diskutiert (siehe Kap. 7.6, S. 146).

Jugendliche mit Vitamin-B_{12}-Mangel zeigten eine eingeschränkte kognitive Leistungsfähigkeit (Louwman et al. 2000). Im Alter führt ein Vitamin-B_{12}-Mangel zu einem schnelleren Abfall der kognitiven Leistung und erhöht möglicherweise das Demenzrisiko (Clarke et al. 2007).

Verzehrserhebungen und Ernährungsstatus bei Vegetariern

Mit Lebensmitteln tierischer Herkunft werden im Allgemeinen weit über dem Bedarf liegende Vitamin-B_{12}-Mengen aufgenommen, sofern keine Resorptionsstörungen vorliegen. Unabhängig von der Ernährungsweise haben viele ältere Menschen einen höheren Cobalaminbedarf, der sich vor dem Hintergrund der häufig diagnostizierten atrophischen Gastritis entwickelt. Dabei wird aufgrund der verminderten Magensäuresekretion Vitamin B_{12} nur unzureichend aus den Nahrungsproteinen freigesetzt.

Die **Vitamin-B_{12}-Zufuhr** von Lakto-(Ovo-)Vegetariern ist meist ausreichend, wenngleich sie deutlich unter der von Mischköstlern liegt. In Untersuchungen variiert die durchschnittliche Cobalaminaufnahme von Lakto-(Ovo-)Vegetariern zwischen 1,7 und 2,5 µg/d, Mischköstler hingegen nehmen 5–7 µg/d auf (Barr und Broughton 2000; Davey et al. 2003; Koebnick et al. 2004).

Sofern keine Vitamin-B_{12}-Supplemente oder angereicherte Lebensmittel verzehrt werden, liegt die rechnerische Cobalaminaufnahme von Veganern bei 0 µg/d (Larsson und Johansson 2002). Ob und inwieweit die mikrobielle Kontamination von Lebensmitteln und Essgeschirr sowie fermentierte Lebensmittel zur Vitamin-B_{12}-Zufuhr bei Veganern beitragen, wurde bislang nicht untersucht.

Aussagekräftiger als die rechnerische Zufuhr ist der **Versorgungszustand** mit Vitamin B_{12}. So zeigen sich bei vielen Veganern, aber auch einem Teil der Lakto-(Ovo-)Vegetarier, Zeichen einer marginalen Vitamin-B_{12}-Versorgung (Krajcovicová-Kudlácková et al. 2000; Majchrzak et al. 2006; Elmadfa und Singer 2009).

In einer Auswertung der EPIC-Oxford-Studie (n = 689) wiesen 52 % der Veganer, 7 % der Lakto-(Ovo)Vegetarier und 0,5 % der Mischköstler Vitamin-B_{12}-Serumwerte unterhalb des Normbereichs auf (Gilsing et al. 2010).

Ein frühzeitiger Indikator für eine unzureichende Vitamin-B_{12}-Versorgung (Stufe I und II) ist ein erniedrigter Plasmaspiegel an Holotranscobalamin II, einem Transportprotein-Vitamin-B_{12}-Komplex. Ein Fortschreiten des Vitamin-B_{12}-Mangels ist durch ein Absinken des Plasmacobalamins sowie einen Anstieg der Methylmalonat- und Homocysteinkonzentration im Blut gekennzeichnet (Keller 2009).

In einer Studie mit deutschen und niederländischen Vegetariern (n = 95) wiesen etwa 23 % der Lakto-Ovo-Vegetarier einen Vitamin-B_{12}-Mangel der Stufe I und II sowie 65 % einen Mangel der Stufe III auf. Der Großteil der Veganer (83 %) zeigte Blutwerte der Stufe III. Dagegen lag der Vitamin-B_{12}-Status von etwa 86 % der omnivoren Vergleichsgruppe im Normbereich (Herrmann et al. 2003) (Tab. 9.16).

Die Vitamin-B_{12}-Zahnpasta-Studie (n = 127) ermittelte bei 8 % der Lakto-Ovo-Vegetarier und bei 41 % der Veganer Holotranscobalaminwerte unterhalb des Normbereichs. Die Serumcobalaminwerte lagen bei 24 % der Lakto-Ovo-Vegetarier und bei 40 % der Veganer unterhalb des Grenzwertes (Keller et al. 2013).

In den Industrieländern liegt die Prävalenz einer Homocysteinämie (≥ 15 µmol/l) bei etwa 10 % (Faeh et al. 2006). In der Deutschen Vegan-Studie wurden bei über 45 % der „strikten" (= echten) Veganer Homocystein-Konzentrationen von über 15 µmol/l gemessen, etwa 71 % hatten Werte über 10 µmol/l. Von den „moderaten"

Tab. 9.16 Blutparameter und verschiedene Stufen des Vitamin-B_{12}-Mangels bei Vegetariern und Nicht-Vegetariern (nach Herrmann et al. 2003)

	Vitamin-B_{12}-Status		
	Normal	**Stufe I und II**	**Stufe III**
Nicht-Vegetarier (%)	86	11	3
Lakto-Ovo-Vegetarier (%)	12	23	65
Veganer (%)	8	8	83
Durchschnittswerte			
Serumcobalamin (pmol/l)	291	206	152
Holotranscobalamin (pmol/l)	58	26	11
Methylmalonylsäure (nmol/l)	161	172	763
Homocystein (µmol/l)	8,6	8,5	13,1

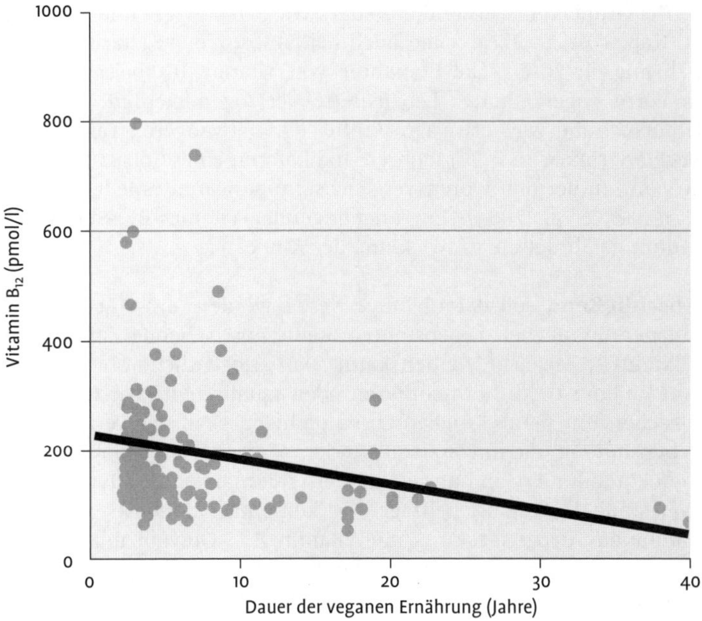

Abb. 9.5 *Vitamin-B_{12}-Plasmaspiegel in Abhängigkeit von der Dauer der veganen Ernährung (nach* HAHN *und* WALDMANN *2004)*

Veganern, die bis zu 5 % der Nahrungsenergie in Form von Ei und/oder Milchprodukten aufnahmen, waren etwa 24 % (≥ 15 µmol/l) bzw. 62 % (≥ 10 µmol/l) betroffen. Niedrige Plasmacobalaminkonzentration von unter 156 pmol/l wiesen über 65 % der strikten und etwa 38 % der moderaten Veganer auf (WALDMANN et al. 2004b). Dabei zeigte sich ein Zusammenhang zwischen sinkendem Vitamin-B_{12}-Spiegel und Dauer der veganen Ernährung (HAHN und WALDMANN 2004) (Abb. 9.5). In der EPIC-Oxford-Studie gab es hingegen keine signifikante Korrelation zwischen (niedrigem) Vitamin-B_{12}-Status und Dauer der vegetarischen bzw. veganen Ernährung (GILSING et al. 2010).

Zur Vermeidung **irreversibler neurologischer Schäden** und wegen des potenziell erhöhten kardiovaskulären Risikos bei Hyperhomocysteinämie sind zuverlässige Vitamin-B_{12}-Quellen in der Kost unabdingbar. Für Veganer kommen dabei in erster Linie angereicherte Lebensmittel und Supplemente in Frage, ergänzend auch Vitamin-B_{12}-haltige Meeresalgen. Lakto-Ovo-Vegetarier können ihren Vitamin-B_{12}-Bedarf über Milch und Milchprodukte und/oder Eier decken. Da sich die bereits beschriebenen, relativ seltenen klinischen Mangelerscheinungen aufgrund der hohen Körperreserven erst nach mehreren Jahren Vitamin-B_{12}-freier Ernährung einstellen, sollten Veganer ihren Cobalaminstatus regelmäßig überprüfen lassen.

Bei Gruppen mit erhöhtem Bedarf, wie Schwangere und Stillende (s. Kap. 10.1, S. 276), sollte auch bei lakto-(ovo-)vegetarischer Ernährung die zusätzliche Einnahme von Vitamin B_{12}, beispielsweise in Form angereicherter Lebensmittel, erwogen werden. In einer Untersuchung wies etwa ein Fünftel der schwangeren Lakto-Ovo-Vegetarierinnen (n = 27) mehrere Indikatoren eines Cobalaminmangels auf, in der omnivoren Vergleichsgruppe waren es lediglich 3 % (Koebnick et al. 2004). Ein ungenügender Vitamin-B_{12}-Status der Mutter gefährdet die Entwicklung des Kindes.

Abschließend soll darauf hingewiesen werden, dass für Veganer mit herkömmlichen Lebensmitteln keine ausreichende Zufuhr von Vitamin B_{12} erreicht werden kann. Das gelegentliche Vorkommen von Vitamin B_{12} in fermentierten oder aquatischen Pflanzen ist zu unsicher, um sie als Quellen zu empfehlen. Auch der Verzehr von Lebensmitteln, die mit Bodenbakterien oder anderen Mikroorganismen kontaminiert sind und in Ländern mit mangelnder Hygiene zur Cobalamin-Versorgung beitragen, ist keine nachahmenswerte Maßnahme zur Bedarfsdeckung mit Vitamin B_{12}. Obwohl mit Supplementen und Nahrungsergänzungsmitteln generell behutsam umgegangen werden sollte, sind sie für Veganer zur Sicherstellung einer bedarfsgerechten Vitamin-B_{12}-Versorgung notwendig. Fallberichte zeigen, dass bei ausschließlich gestillten Säuglingen von sich vegan ernährenden Müttern immer wieder massive Vitamin-B_{12}-Mängel auftreten, wenn keine Supplemente eingesetzt werden.

9.7 Kalzium

Kalzium (Ca) ist eines der häufigsten Elemente in der Erdkruste. Es ist in Gesteinen, Boden, Gewässern und Organismen weit verbreitet. Der Körper des Menschen enthält etwa 1 kg Kalzium, das entspricht etwa 1,5 % des Körpergewichts.

Funktion

Kalzium ist mit 1000–1400 g der mengenmäßig wichtigste Mineralstoff im menschlichen Organismus. Gemeinsam mit anorganischem Phosphat bildet Kalzium in Form von Hydroxylapatit die Hartsubstanz von **Zähnen** und **Knochengewebe**. Dort sind etwa 99 % des Körperbestandes an Kalzium lokalisiert, neben der Stützfunktion bilden die Knochen somit den Kalziumspeicher des Organismus. Das restliche 1 % an Kalzium befindet sich in den Körperzellen sowie im Blutplasma, wo es als Kalziumion (biologisch aktives Kalzium), an Blutproteine gebunden oder komplexiert vorliegt.

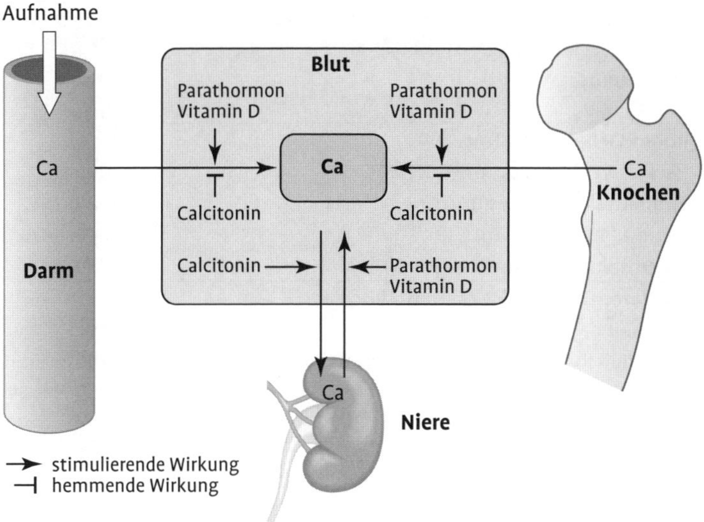

Abb. 9.6 *Regulation des Kalziumspiegels im Blut (nach* Leitzmann *et al. 2009, S. 92*

Kalzium spielt eine wichtige Rolle bei der Blutgerinnung, bei der neuromuskulären Erregbarkeit sowie als Aktivator von Hormonen und Enzymen. Zudem trägt es zur Stabilisierung von Zellmembranen bei.

Kalzium regelt und wird geregelt
Die Konzentration an Kalzium im Blut wird durch mehrere Hormonsysteme in engen Grenzen konstant gehalten (Abb. 9.6). Wichtigster Regulator ist das in den Nebenschilddrüsen gebildete Parathormon, das bei einem Abfall des Kalziumspiegels ausgeschüttet wird. Es mobilisiert Kalzium aus dem Knochen und verstärkt die Rückresorption in der Niere (Verminderung der Ausscheidung). Zudem wandelt es Vitamin D in seine aktive Form (1,25-Dihydroxycholecalciferol, Calcitriol) um, welches die Kalziumresorption im Darm erhöht, aber auch synergistisch die Wirkung des Parathormons auf Knochen und Niere unterstützt. In Abwesenheit von Vitamin D ist keine bedarfsgerechte Versorgung des Organismus mit Kalzium möglich (s. Kap. 9.3, S. 228). Bei steigendem Kalziumspiegel schütten die C-Zellen der Schilddrüse Thyreocalcitonin (Calcitonin) aus, das als direkter Antagonist des Parathormons die Kalziummobilisierung aus dem Knochen hemmt. Der Kalziumstoffwechsel ist eng mit dem Phosphatstoffwechsel verknüpft.

Vorkommen und Bioverfügbarkeit

Milch und Milchprodukte enthalten reichlich Kalzium in komplexgebundener, gut resorbierbarer Form. Abhängig von der Verarbeitung ergeben sich unterschiedliche Kalziumgehalte: Hartkäse ist meist

Tab. 9.17 Kalziumgehalt verschiedener Lebensmittel (nach Elmadfa et al. 2007)

Lebensmittel	Kalzium (mg/100 g)
hoher Gehalt (> 500 mg/100 g)	
Parmesan (37 % Fett i.Tr.)	1200
Emmentaler (45 % Fett i.Tr.)	1029
Gouda (40 % Fett i.Tr.)	800
Sesamsamen, Sesammus (Tahin)	780
mittlerer Gehalt (100–500 mg/100 g)	
Mandeln	252
„Sojafleisch" (TVP, Textured Vegetable Protein)	250
Haselnüsse	225
Amaranth	214
Grünkohl (roh)	212
Feigen (getrocknet)	190
Rukola (roh)	160
Paranüsse	130
Spinat (gekocht)	126
Kichererbsen (getrocknet)	124
Kuhmilch (3,5 % Fett)	120
Joghurt (3,5 % Fett)	120
Fenchel (roh)	109
Tofu	105
Mangold (roh)	103
niedriger Gehalt (< 100 mg/100 g)	
Oliven, grün (mariniert)	96
Speisequark (40 % Fett i.Tr.)	95
Brokkoli (gekocht)	87
Walnüsse	87
Quinoa	80
unterschiedlicher Gehalt	
Mineralwasser (verschiedene Sorten)	2 bis > 560

kalziumreicher als Weichkäse oder Quark. Gemüse weist sehr unterschiedliche Kalziumgehalte auf, besonders kalziumreich sind dunkle, grüne Gemüsearten wie Grünkohl, Brokkoli und Spinat sowie viele Wildpflanzen. Auch verschiedene Nussarten sind gute Kalziumlieferanten (Tab. 9.17). Kalziumreiche Mineralwässer (> 150 mg Ca/l) können ebenfalls einen Beitrag zur Kalziumversorgung leisten.

In der deutschen Allgemeinbevölkerung stammen etwa 40 % des aufgenommenen Kalziums aus Milch und Milchprodukten und 25 %

aus alkoholfreien Getränken. Weitere Lebensmittelgruppen tragen mit jeweils unter 5 % nur wenig zur Kalziumversorgung bei (MAX RUBNER-INSTITUT 2008b, S. 131).

Die **Kalziumabsorption** hängt von der Zusammensetzung der Nahrung sowie von individuellen physiologischen Faktoren, wie Kalzium- und Vitamin-D-Status, Alter, Schwangerschaft und Laktation ab. Bei erhöhtem Bedarf steigt die Effektivität der Kalziumabsorption. Erwachsene absorbieren aus Mischkost 20–40 %, Säuglinge bis zu 75 % des enthaltenen Kalziums. Auch während Schwangerschaft und Stillzeit sowie bei niedrigem Kalziumgehalt der Nahrung erhöht sich die Kalziumverwertung (ELMADFA und LEITZMANN 2004, S. 227 ff).

Aus pflanzlichen Lebensmitteln wird weniger Kalzium absorbiert als aus tierischen. Hemmend auf die Bioverfügbarkeit wirken vor allem Phytinsäure, Oxalsäure und verschiedene Ballaststoffe. Phytinsäure (z. B. in Getreide), Oxalsäure (z. B. in Spinat), Galakturonsäure (aus Pektinen) und Zellulose reagieren mit Kalzium zu schwer löslichen Verbindungen, die nicht bzw. nur eingeschränkt absorbierbar sind. Diese Effekte spielen in der Praxis jedoch nur dann eine Rolle, wenn die Kost sowohl reichlich Hemmstoffe als auch wenig Kalzium enthält. Dies kann beispielsweise bei veganen Kostformen der Fall sein.

Die Kalziumabsorption beträgt aus Milch und Milchprodukten sowie Mineralwasser etwa 30 %, aus oxalatarmen Gemüsearten (z. B. Chinakohl, Brokkoli, Grünkohl) etwa 50–60 % und aus oxalatreichen Gemüsearten etwa 13 %. Aus Sesam, Mandeln und Hülsenfrüchten wird Kalzium zu etwa 25 % absorbiert. Die Kalziumabsorption aus mit Kalzium angereichter Sojamilch ist genauso hoch wie bei Kuhmilch und steigt bei Weiterverarbeitung zu Sojajoghurt noch an (ZHAO et al. 2005; TANG et al. 2007; ADA 2009).

Die wichtigste der Kalziumabsorption fördernden Substanzen ist Vitamin D (s. Kap. 9.3, S. 234). Der positive Einfluss weiterer Substanzen auf die Kalziumverwertung, wie Laktose (bei Kindern), verschiedene organische Säuren (Citrat und Malat) sowie Proteine und Phosphopeptide, ist in vivo deutlich weniger ausgeprägt als unter experimentellen Bedingungen (GUÉGUEN und POINTILLART 2000).

Für die Kalziumbilanz ist die **Kalziumausscheidung** insgesamt bedeutsamer als die Kalziumabsorption. So erhöht sich mit steigender Proteinzufuhr, insbesondere aus tierischen Lebensmitteln, die Kalziumausscheidung im Urin: Pro zugeführtem 1 g Protein werden etwa 10 mg Kalzium ausgeschieden. Eine Ursache hierfür sind die besonders in tierischen Proteinen reichlich vorkommenden schwefelhaltigen Aminosäuren, die zu Schwefelsäure abgebaut werden. Zudem enthalten proteinreiche Lebensmittel, wie Milch, Milchprodukte, Fleisch und Fisch, auch viel Phosphat, das ebenfalls zur

Säurebelastung des Organismus beiträgt. Das mit dem Urin ausgeschiedene Phosphat stammt hauptsächlich aus tierischem Protein, dessen Phosphatgehalt (etwa 1 % des Gewichts) mit der ausgeschiedenen Kalziummenge (10 mg/g Protein) korreliert (Joint FAO/WHO Expert Consultation on Human Vitamin and Mineral Requirements 2004, S. 79 f).

Genauere Analysen zeigen jedoch, dass die potenziell negative Wirkung einer hohen Proteinzufuhr offenbar durch eine adäquate Kalziumzufuhr aufgehoben wird (s. Kap. 7.8, S. 171 f). Neben einer hohen Proteinzufuhr bewirken auch eine hohe Zufuhr von Natrium (Kochsalz) und, in geringerem Maße, von Koffein gesteigerte Kalziumverluste über die Niere.

Zur Pufferung der durch eine proteinreiche Ernährung entstandenen Säurelast im Blut werden Kalzium- und HCO_3^--Ionen sowie weitere Mineralstoffe im Austausch gegen Protonen aus dem Knochen mobilisiert. Die in Gemüse und Obst vorhandenen Salze organischer Säuren, wie Citrate, Malate und Tartrate von Natrium, Kalium und Magnesium, puffern durch ihre alkalisierende Wirkung ebenfalls Säure. Ein reichlicher Verzehr von Basen bildendem Gemüse und Obst kann somit dem Knochenabbau sowie der Kalziumausscheidung entgegenwirken (Vormann und Goedecke 2002) (s. Kap. 7.8, S. 171).

Bedarf und Mangel

Eine adäquate Kalziumzufuhr ist für die normale Entwicklung des Skeletts notwendig. Insbesondere im Säuglingsalter und während der Pubertät besteht ein besonders intensives **Knochenwachstum** mit erhöhtem Kalziumbedarf. In den ersten 20 Lebensjahren müssen Frauen etwa 100–110 und Männer etwa 130–150 mg Kalzium pro Tag für den Knochenbau retinieren (positive Kalziumbilanz). Bei Männern wird mit etwa 18 Jahren, bei Frauen etwas früher, eine **Knochenmineraldichte** (bone mineral density, BMD) von rund 90 % ihres Maximums erreicht (peak bone mass, PBM), das sich zwischen dem 25. und 30. Lebensjahr einstellt. Danach überwiegt die Demineralisierung des Knochens; sie beträgt jährlich etwa 0,5–1,5 % der Ausgangsmasse. Bei Frauen erhöht sich ab dem Zeitpunkt der Menopause die Verlustrate erheblich und bleibt über mehrere Jahre hinweg auf erhöhtem Niveau (bis > 3,5 % pro Jahr) (Abrams 2003; Elmadfa und Leitzmann 2004, S. 231).

Ist die maximale BMD erreicht, liegt der Bedarf für eine ausgeglichene Kalziumbilanz bei etwa 400–600 g Kalzium pro Tag. Unter Berücksichtigung der bei steigender Zufuhr sinkenden Absorptionsraten sowie von Sicherheitszuschlägen empfiehlt die DGE für Erwachsene > 19 Jahre 1000 mg/d (Tab. 9.18).

Tab. 9.18 Empfehlungen für die Kalziumzufuhr (nach DGE et al. 2008, S. 159)	
Alter	**Kalzium (mg/d)**
Säuglinge	
0–3 Monate	220
4–11 Monate	400
Kinder	
1–3 Jahre	600
4–6 Jahre	700
7–9 Jahre	900
10–12 Jahre	1100
13–14 Jahre	1200
Jugendliche und Erwachsene	
15–18 Jahre	1200
≥ 19 Jahre	1000
Schwangere*	1000
Stillende*	1000

* < 19 Jahre: 1200 mg/d

Aufgrund des nahezu unbegrenzten Kalziumvorrats im Skelett kann es kaum zu einem metabolischen Kalziummangel im eigentlichen Sinne kommen. Bereits mit 1 % des austauschbaren Kalziumpools im Knochen kann die Plasmakonzentration auch bei langfristigem alimentärem Kalziummangel aufrechterhalten werden. Ursache einer Hypokalzämie sind meist hormonelle Störungen, beispielsweise ein Mangel an Parathormon.

Während der Schwangerschaft werden etwa 30 g Kalzium auf den Fetus übertragen, davon der Großteil im 3. Trimester. Beim Stillen wird der Kalziumgehalt der Muttermilch unabhängig von der Nährstoffversorgung der Mutter aufrechterhalten.

Fehlt in der Kindheit Kalzium zur Mineralisierung der organischen Knochensubstanz, bleiben die Knochen weich und verformen sich. Auch die Zahnbildung wird in Mitleidenschaft gezogen. Meist kommt es aber in der Kindheit nicht durch einen primären Mangel an Kalzium, sondern durch einen Vitamin-D-Mangel zu einer Rachitis (s. Kap. 9.3, S. 236).

Wurde während Kindheit und Jugend keine angemessene Knochenmineraldichte erreicht, erhöht sich im Alter das Risiko für **Osteoporose**. Neben genetischen Ursachen wird das Osteoporose-Risiko erheblich durch den Lebensstil beeinflusst. Zu den Faktoren, die sich negativ auf die Kalziumbilanz bzw. die Knochengesundheit auswirken, zählen Bewegungsmangel, eine übermäßige und eine zu niedrige Proteinzufuhr, Vitamin-D-Mangel, eine niedrige Kalziumzufuhr sowie ein niedriger Verzehr von Obst und Gemüse (s. Kap. 7.8, S. 170).

Die Prävention der Osteoporose im Erwachsenenalter beruht unter anderem auf einer ausreichenden Kalziumzufuhr. Da sich mit steigendem Alter die Kalziumresorption vermindert, wird in den USA Personen ab 50 Jahren eine Kalziumaufnahme von 1200 mg/d empfohlen (Food and Nutrition Board 1999).

Die **Zufuhrempfehlungen** westlicher Industrieländer für Kalzium werden vor dem Hintergrund der dort üblichen Ernährungsweise gegeben. Nach Einschätzung der WHO wird der tatsächliche Kalziumbedarf in hohem Maße durch die Protein- und Natriumzufuhr sowie den Vitamin-D-Status beeinflusst. In einer Modellrechnung würde eine Verringerung der Zufuhr an tierischem Protein von 60 auf 20 g/d, was in etwa der unterschiedlichen Zufuhr in Industrie- und sog. Entwicklungsländern entspricht, den theoretischen Kalziumbedarf von Erwachsenen von etwa 840 auf 600 mg/d reduzieren (Joint FAO/WHO Expert Consultation on Human Vitamin and Mineral Requirements 2004, S. 79).

Verzehrserhebungen und Ernährungsstatus bei Vegetariern

Die durchschnittliche Kalziumzufuhr der deutschen Allgemeinbevölkerung beträgt bei Männern etwa 1050 mg/d und bei Frauen etwa 960 mg/d. Dennoch erreichen 46 % der Männer und 55 % der Frauen die empfohlenen Zufuhrmengen nicht; deshalb gilt Kalzium als kritischer Nährstoff. Insbesondere Kinder (6–12 Jahre), junge Mädchen (12–18 Jahre) sowie ältere Männer und Frauen (> 65 Jahre) unterschreiten die Empfehlungen deutlich (DGE 2008, S. 66 u. 85; Max Rubner-Institut 2008, S. 131 f).

Bei Lakto-(Ovo-)Vegetariern liegt die **Kalziumaufnahme** sowohl über als auch unter den DGE-Empfehlungen, wobei es innerhalb der verschiedenen Untersuchungen kaum Unterschiede zu den Mischköstlern gibt. Die durchschnittlichen Kalziumzufuhren der Lakto-(Ovo-)Vegetarier betragen 830–1130 mg/d bei Frauen bzw. 990–1090 mg/d bei Männern (Tab. 9.19).

Tab. 9.19 Studien zur Kalziumaufnahme bei Vegetariern

Autoren (Land)	Kalziumaufnahme (mg/d)					
	Mischköstler		Lakto-(Ovo-)Vegetarier		Veganer	
	Männer	Frauen	Männer	Frauen	Männer	Frauen
Draper et al. 1993 (Großbritannien)	–	–	995	891	582	497
Haddad et al. 1999 (USA)	670	830	–	–	715	590
Larsson und Johansson 2002 (Schweden)	1697	1328	–	–	517	538
Davey et al. 2003 (Großbritannien)	1057	989	1087	1012	610	582
Cade et al. 2004 (Großbritannien)	–	1133	–	1134	–	–
Deriemaeker et al. 2010 (Belgien)	795	775	968	964	–	–

– = wurde nicht erfasst

Veganer nehmen deutlich weniger Kalzium auf als Vegetarier, durchschnittlich etwa 550 (Frauen) bzw. 600 mg/d (Männer). Dabei spielen der allgemein niedrigere Kalziumgehalt pflanzlicher Lebensmittel und die Resorptionsbeeinträchtigung durch Phytin- und Oxalsäure sowie Ballaststoffe eine besondere Rolle. Diese Hemmstoffe können bei Veganern eine marginale Versorgungssituation verschärfen. Andererseits verfügt der menschliche Körper über verschiedene Anpassungsmechanismen an eine niedrige Nährstoffzufuhr, beispielsweise eine Steigerung der Resorptionsrate.

Die Kalziumzufuhr makrobiotisch-vegan ernährter Kleinkinder war in Untersuchungen sehr niedrig und erreichte teilweise weniger als 50 % der Empfehlungen (Dagnelie et al. 1990). In einer anderen Studie lag die Kalziumaufnahme lakto-ovo-vegetarisch ernährter Kinder (ein Drittel aß auch Fisch) zwischen 7 und 11 Jahren signifikant über der der omnivoren Vergleichsgruppe. Beide Gruppen übertrafen die Zufuhrempfehlungen (Nathan et al. 1996).

Die Messung von Indikatoren wie der Knochenmineraldichte erlaubt Rückschlüsse auf die **Kalziumversorgung**. Es wurden keine signifikanten Unterschiede in der Knochengesundheit zwischen Lakto-(Ovo-)Vegetariern und Omnivoren festgestellt (New 2004). Veganer haben jedoch meist eine geringere Knochenmineraldichte und dadurch auch ein höheres Risiko für Osteoporose (Smith 2006). Dies betrifft jedoch vor allem Veganer mit niedriger Kalziumzufuhr (< 525 mg/d). Bei höherer Kalziumzufuhr gibt es keine signifikanten Unterschiede im Frakturrisiko von Fleischessern, Lakto-(Ovo-)Vegetariern und Veganern (Appleby et al. 2007).

Entsprechend sollten Veganer auf eine ausreichende Kalziumzufuhr achten. Dies gilt vor allem für Risikogruppen wie Kinder, Jugendliche, Schwangere, Stillende und ältere Menschen. Durch den regelmäßigen Verzehr von kalziumreichen und mit Kalzium angereicherten Lebensmitteln sowie gegebenenfalls unter Verwendung von Supplementen kann eine befriedigende Kalziumaufnahme erreicht werden.

Abschließend soll nochmals betont werden, dass Kalzium zwar ein wichtiger Bestandteil von Knochen und Zähnen ist, zusätzlich aber auch bedeutsame Funktionen im Stoffwechsel erfüllt. Obwohl in der Allgemeinbevölkerung bis zur Hälfte des Kalziums mit Milch und Milchprodukten aufgenommen wird, ist eine ausreichende Zufuhr mit pflanzlichen Lebensmitteln möglich. Dies zeigen nicht nur Studien mit Vegetariern, sondern auch Beobachtungen in Bevölkerungen, die keine Milchwirtschaft kennen. Die Möglichkeit, Kalzium mit entsprechenden Mineralwässern aufzunehmen, wird immer noch unterschätzt.

9.8 Vitamin B_2 (Riboflavin)

Vitamin B_2 (Riboflavin) ist im Pflanzen- und Tierreich weit verbreitet und zählt zu den wasserlöslichen Vitaminen. Es ist relativ hitzestabil, aber sehr lichtempfindlich.

Funktion

Die biologisch aktiven Formen von Vitamin B_2 (Riboflavin) sind an der Wasserstoffübertragung bei Redoxreaktionen beteiligt, die beim Fettsäureabbau, im Citratzyklus, beim Abbau der Purine und in der Atmungskette ablaufen. Flavinenzyme (Flavoproteine) stellen dabei vielfach Bindeglieder zwischen dem Endabbau der Nährstoffe und der **Energiegewinnung** in der mitochondrialen Atmungskette dar.

Als Bestandteil des FAD-abhängigen Enzyms Glutathion-Reduktase entwickelt Riboflavin antioxidative Eigenschaften. Vitamin B_2 fördert das Wachstum, die Embryonalentwicklung und ist am Erhalt der Myelinschicht der Nerven sowie an der Krankheitsabwehr beteiligt (Elmadfa und Leitzmann 2004, S. 355f).

Im Körper weisen Leber, Nieren und Herzmuskel die höchsten Riboflavinkonzentrationen auf, die Reservekapazität für Vitamin B_2 beträgt etwa 2–6 Wochen (Bässler et al. 2002, S. 90).

Vorkommen und Bioverfügbarkeit

Riboflavin ist in zahlreichen pflanzlichen und tierischen Lebensmitteln enthalten (Tab. 9.20). Die mengenmäßig wichtigsten Vitamin-B_2-Lieferanten sind Milch und Milchprodukte. Auf sie entfallen in Deutschland etwa 25 % der Riboflavinzufuhr. Alkoholfreie Getränke tragen mit etwa 18 % zur Bedarfsdeckung bei. Bei den Männern folgen Fleisch und Wurst (etwa 10 %) sowie Brot (8 %), bei den Frauen Brot, Fleisch und Wurst sowie Obst (je 8 %) (Max Rubner-Institut 2008, S. 115).

Gute Vitamin-B_2-Quellen sind verschiedene Nussarten, Pilze, Ölsamen, Hülsenfrüchte und Vollgetreide. Wie andere Vitamine ist Riboflavin vor allem in den Randschichten sowie im Keim des Getreides lokalisiert, sodass Vollkornprodukte einen entscheidenden Beitrag zur Riboflavinversorgung des Menschen leisten. Während der Keimung des Getreides steigt der Riboflavingehalt an, was beim Einsatz von Getreidekeimlingen in Müsli, Salaten usw. genutzt werden kann.

Vitamin B_2 ist ausgesprochen **lichtempfindlich**. Die thermischen Verluste beim Kochen sind hingegen äußerst gering, da Riboflavin sehr **hitzestabil** ist. Vitamin B_2 ist schlecht wasserlöslich; Auslaugverluste lassen sich weiter minimieren, wenn das Kochwasser weiter-

Tab. 9.20 Riboflavingehalt verschiedener Lebensmittel (nach ELMADFA et al. 2007)

Lebensmittel	Riboflavin (mg/100 g)
hoher Gehalt (> 1 mg/100 g)	
Rinderleber	2,90
Kalbsniere	2,50
Leberwurst, mager	1,10
mittlerer Gehalt (0,1–1 mg/100 g)	
Camembert (45 % Fett i.Tr.)	0,60
Mandeln	0,60
Champignon	0,45
Hühnerei	0,41
Steinpilz	0,37
Edamer (30 % Fett i.Tr.)	0,35
Makrele	0,35
Kürbiskerne	0,32
Schweinefleisch, Filet	0,31
„Sojafleisch" (TVP, Textured Vegetable Protein)	0,30
Erbsen (getrocknet)	0,27
Speisequark (20 % Fett i.Tr.)	0,27
Linsen (getrocknet)	0,26
Pinienkerne	0,23
Haselnüsse	0,20
Brokkoli (gekocht)	0,18
Kuhmilch (3,5 % Fett)	0,18
Hafer, Korn	0,17
Weizenvollkornmehl	0,17
Spinat (gekocht)	0,16
Erbsen, grün (gekocht)	0,16
Avocado	0,15
Rosenkohl (gekocht)	0,14
Pflaume (getrocknet)	0,12
Feige (getrocknet)	0,10
niedriger Gehalt (< 0,1 mg/100 g)	
Tofu	0,05
Reis, poliert (gekocht)	0,03
Weizenmehl, Typ 405	0,03

verwendet oder wasserarme Garverfahren, wie Dünsten, eingesetzt werden. Bei einer schonenden Zubereitung liegen die Zubereitungsverluste bei etwa 20 % (BÄSSLER et al. 2002, S. 88 f).

Tab. 9.21 Empfehlungen für die Riboflavinzufuhr (nach DGE et al. 2008, S. 105)

Alter	Riboflavin (mg/d) m	Riboflavin (mg/d) w
Säuglinge		
0–3 Monate	0,3	
4–11 Monate	0,4	
Kinder		
1–3 Jahre	0,7	
4–6 Jahre	0,9	
7–9 Jahre	1,1	
10–12 Jahre	1,4	1,2
13–14 Jahre	1,6	1,3
Jugendliche und Erwachsene		
15–24 Jahre	1,5	1,2
25–50 Jahre	1,4	1,2
51–64 Jahre	1,3	1,2
≥ 65 Jahre	1,2	1,2
Schwangere (ab 4. Monat)		1,5
Stillende		1,6

Bedarf und Mangel

Wegen der Beteiligung der Flavoenzyme am Energiewechsel ist der Riboflavinbedarf abhängig vom Energieumsatz. Die experimentell ermittelte Untergrenze einer ausreichenden Riboflavinzufuhr liegt bei 0,6 mg/1000 kcal (Elmadfa und Leitzmann 2004, S. 357).

Daraus werden, unter Berücksichtigung von Sicherheitszuschlägen, die **Zufuhrempfehlungen** von 1,4 mg/d für Männer sowie 1,2 mg/d für Frauen abgeleitet (Tab. 9.21). Eine Mindestaufnahme von 1,2 mg/d sollte auch bei niedrigerer Energiezufuhr, wie bei Reduktionskost oder älteren Menschen, nicht unterschritten werden. Für Schwangere wird aufgrund der Synthese von fetalem und mütterlichem Gewebe ein Zuschlag von 0,3 mg/d empfohlen. Stillende sollten ihre Vitamin-B_2-Zufuhr aufgrund des erhöhten Stoffwechsels, des Bedarfs des Säuglings und der Abgabe in die Muttermilch um 0,4 mg/d steigern.

Es gibt zunehmend Hinweise, dass eine ausreichende Riboflavinversorgung besonders in Stresssituationen wichtig ist. So ist beispielsweise nach sportlicher Belastung der Bedarf erhöht, da Riboflavin am Glutathionstoffwechsel beteiligt ist.

In der neueren Literatur wird Vitamin B_2 als unabhängiger Indikator für den Homocysteinspiegel im Blut gesehen. Außerdem scheinen ältere Menschen einen höheren Bedarf zu haben, der bisher aber nicht quantifiziert werden kann (Bässler et al. 2002, S. 94). Die Gabe von Riboflavin-Supplementen führte bei Älteren (60–94 Jahre) zu einem Absinken der Homocysteinkonzentration im Blut (Tavares et al. 2009).

Ein isolierter, schwerer **Riboflavinmangel** ist, im Gegensatz zu Mangelzuständen bei Vitamin B_1, B_6 und Folat, äußerst selten und tritt nur bei einer praktisch riboflavinfreien Ernährung sowie unter experimentellen Bedingungen (= Tierversuche) auf. Ein leichter Riboflavinmangel ist hingegen häufig zu beobachten, insbesondere bei Frauen und Kindern in sog. Entwicklungsländern.

Zu den Symptomen zählen entzündliche Veränderungen an Haut und Schleimhäuten (Mund, Zunge, Lippen), Mundwinkelrhagaden sowie die seborrhoische Dermatitis. In schweren Fällen wurden beim Menschen hämatologische (hypochrome Anämie) und neurologische Symptome sowie Sehstörungen berichtet (Bässler et al. 2002, S. 96f; Powers 2003).

Bei Frauen mit Präeklampsie (Schwangerschaftshypertonie) wird häufig ein niedriger Riboflavinstatus beobachtet (Wacker et al. 2000).

Als Ursachen eines Riboflavinmangels kommen neben einer unzureichenden Zufuhr auch Resorptionsstörungen, chronischer Alkoholkonsum, verschiedene Erkrankungen und endokrine Störungen (Schilddrüse, Nebenniere) sowie die Einnahme von Medikamenten (orale Kontrazeptiva, Antidepressiva) in Frage.

Verzehrserhebungen und Ernährungsstatus bei Vegetariern

Die **Riboflavinzufuhr** ist bei lakto-(ovo-)vegetarischer Ernährung im Allgemeinen gut. In verschiedenen Untersuchungen lag die durchschnittliche Aufnahme der Lakto-(Ovo-)Vegetarier (1,7–2,2 mg/d) zwar etwas niedriger als die der Mischköstler (1,9–2,3 mg/d); beide Gruppen überschreiten jedoch die Empfehlungen (Barr und Broughton 2000; Davey et al. 2003).

In der deutschen Allgemeinbevölkerung wird die empfohlene Riboflavinzufuhr deutlich überschritten. Dennoch erreichen 20 % der Männer und 26 % der Frauen die Empfehlung nicht (Max Rubner-Institut 2008b, S. 116).

Milch und Milchprodukte tragen im Durchschnitt zu etwa 25 % zur Vitamin-B_2-Zufuhr bei. Lakto-(Ovo-)Vegetarier konsumieren etwas geringere Mengen an Milch und Milchprodukten als Nicht-Vegetarier (Aalderink et al. 1994; Haddad und Tanzman 2003). Anders als zu erwarten, kompensieren Vegetarier das Meiden des Verzehrs von Fleisch und Fisch demnach nicht durch den vermehrten Verzehr anderer tierischer Lebensmittel. Daraus folgt, dass Lakto-(Ovo-) Vegetarier den Großteil ihres Riboflavinbedarfs über pflanzliche Lebensmittel decken.

In Großbritannien lag bei lakto-(ovo-)vegetarisch ernährten Schulkindern (ein Drittel der Kinder aß auch Fisch) zwischen 7 und 11 Jahren die Riboflavinzufuhr sowohl über den Empfehlungen als auch über der Zufuhr ihrer nichtvegetarischen Altersgenossen (Nathan et al. 1996). Eine Untersuchung mit kanadischen Teenagerinnen (14–19 Jahre) ergab hingegen, dass die Mädchen mit überwiegend lakto-(ovo-)vegetarischer Ernährung (Fleisch- und Fischkonsum < 1-mal pro Monat) häufiger eine unbefriedigende Vitamin-B_2-Aufnahme aufwiesen als die Mischköstlerinnen (Donovan und Gibson 1996).

Zur Riboflavinzufuhr von Veganern gibt es uneinheitliche Befunde. In manchen Studien besteht zwischen Veganern, Lakto-(Ovo-)Vegetariern und Omnivoren kein Unterschied (Davey et al. 2003). In anderen Untersuchungen liegt die durchschnittliche Vitamin-B_2-Zufuhr von Veganern sowohl deutlich unter der von Mischköstlern sowie geringfügig unter den DGE-Empfehlungen (Larsson und Johansson 2002) als auch deutlich darüber (männliche Veganer) (Haddad et al. 1999). Die Deutsche Vegan-Studie ergab zwar sowohl für männliche als auch weibliche Teilnehmer im Durchschnitt eine bedarfsdeckende Riboflavinaufnahme, bei 48 % der Veganer lag die Zufuhr jedoch unter den DGE-Empfehlungen (Waldmann et al. 2003).

Zum **Riboflavinstatus** von Vegetariern liegen kaum aktuelle Studien vor. Eine Untersuchung in Österreich zeigte, dass der Versorgungsstatus mit Vitamin B_2, gemessen an der Ausscheidung von Riboflavin im Urin und der Aktivität des Enzyms Glutathion-Reduktase, bei je 10 % der Omnivoren und Lakto-(Ovo-)Vegetarier, aber bei über 30 % der Veganer defizitär war (Majchrzak et al. 2006).

Die Riboflavinzufuhr makrobiotisch-vegan ernährter Kleinkinder (6–16 Monate) war wesentlich geringer als die der omnivoren Vergleichsgruppe, lag jedoch noch im Bereich der Empfehlungen. Dennoch zeigten sich bei etwa 26 % der makrobiotisch ernährten Kinder biochemische Anzeichen eines Riboflavinmangels, während dies nur bei 2 % der Kontrollgruppe der Fall war (Dagnelie und van Staveren 1994).

Abschließend lässt sich feststellen, dass sich die Riboflavinversorgung von Lakto-(Ovo-)Vegetariern und Mischköstlern kaum unterscheidet. Für Veganer kann es sinnvoll sein, den Versorgungszustand mit Riboflavin regelmäßig überprüfen zu lassen, um diesen im Bedarfsfall durch die gezielte Auswahl von Lebensmitteln, möglicherweise auch durch Supplemente, zu verbessern.

9.9 Protein

Proteine sind in jeder Zelle des Organismus enthalten. Eine typische tierische oder menschliche Zelle besteht etwa zur Hälfte ihres Trockengewichts aus Protein. Die Hauptaufgabe der Nahrungsproteine besteht im Aufbau und der Erneuerung körpereigener Proteine, der Lieferung unentbehrlicher Aminosäuren sowie von Stickstoff für die Synthese stickstoffhaltiger Substanzen (entbehrliche Aminosäuren, Nukleinsäuren u. a.). Einzelheiten zu Funktion und Vorkommen von Proteinen werden in Kap. 8.2 (S. 192) dargestellt.

Bedarf und Mangel

Der Körperbestand eines normal ernährten Erwachsenen an Protein beträgt etwa 10–11 kg, von denen er bis zu 3 kg ohne Beeinträchtigung von Körperfunktionen oder Gefährdung der Gesundheit verlieren kann. Der **Mindestbedarf** kann durch eine Proteinzufuhr von 0,4–0,6 g/kg Körpergewicht und Tag gedeckt werden (ELMADFA und LEITZMANN 2004, S. 175).

Unter Berücksichtigung individueller Schwankungen sowie der durchschnittlichen Proteinverdaulichkeit aus Mischkost von 90–95 % ergibt sich die DGE-Empfehlung für Erwachsene von 0,8 g Protein/kg Körpergewicht und Tag (Tab. 9.22). Für eine 70 kg schwere Referenzperson (Normalgewicht) liegt der Proteinbedarf somit bei 56 g/d. Bezogen auf den Energiebedarf sollten etwa 9–11 % der

Tab. 9.22 Empfehlungen für die Proteinzufuhr (nach DGE et al. 2008, S. 35)

Alter	Protein			
	g/kg Körpergewicht/d		g/d*	
	m	w	m	w
Säuglinge				
0–3 Wochen	2,7		12	
4–7 Wochen	2,0		10	
2–3 Monate	1,5		10	
4–5 Monate	1,3		10	
6–11 Monate	1,1		10	
Kinder				
1–3 Jahre	1,0		14	13
4–6 Jahre	1,0		18	17
7–9 Jahre	0,9		24	24
10–12 Jahre	0,9		34	35
13–14 Jahre	0,9		46	45
Jugendliche und Erwachsene				
15–18 Jahre	0,9	0,8	60	46
19–24 Jahre	0,8		59	48
25–50 Jahre	0,8		59	47
51–64 Jahre	0,8		58	46
≥ 65 Jahre	0,8		54	44
Schwangere (ab 4. Monat)				58
Stillende				63**

* bezogen auf das Referenzgewicht
** etwa 2 g Protein-Zulage pro 100 g sezernierter Milch

Nahrungsenergie aus Protein stammen. Während des Wachstums, der Schwangerschaft und Stillzeit besteht ein Mehrbedarf an Protein (ELMADFA und LEITZMANN 2004, S. 191 u. 193).

Aufgrund der geringeren Verdaulichkeit pflanzlicher Proteine wird diskutiert, die empfohlene Zufuhr von 0,8 auf 1,0 g Protein/kg Körpergewicht und Tag zu erhöhen, wenn die Kost nur wenig oder gar keine tierischen Proteine enthält (KNISKERN und JOHNSTON 2011).

Bei langfristig zu geringer Zufuhr an Nahrungsenergie, werden auch körpereigenes Protein und Nahrungsprotein zur Energiegewinnung herangezogen. **Proteinmangel** ist in westlichen Industrienationen außerordentlich selten, findet sich aber sehr häufig in sog. Entwicklungsländern. Wenn eine niedrige Energie- und niedrige Proteinzufuhr gleichzeitig auftreten, resultiert daraus eine Protein-Energie-Malnutrition (PEM). Von dieser Hauptform der Fehlernährung sind vor allem arme Bevölkerungsgruppen in sog. Entwicklungsländern betroffen, deren Proteinbedarf erhöht ist, wie Kleinkinder, Schwangere und Stillende. Meist ist bei der PEM auch die Zufuhr an Vitaminen und Mineralstoffen unzureichend.

Die Bedeutung der Proteine als Struktur- und Funktionselemente im Organismus erklärt, warum es beim Proteinmangel zu vielfältigen Störungen der Körperfunktionen kommt. Im Erwachsenenalter zeigen sich Proteinmangelzustände im Wesentlichen durch körperliche Symptome, im frühen Wachstumsalter können auch geistige Beeinträchtigungen entstehen. Wichtige klinische Symptome betreffen vor allem die Immunglobuline und damit die Abwehrfunktion sowie die Wundheilung.

Verzehrserhebungen und Ernährungsstatus bei Vegetariern

Die **Proteinzufuhr** von Lakto-(Ovo-)Vegetariern ist meist niedriger als die nichtvegetarischer Vergleichsgruppen, jedoch überschreiten beide Gruppen die Empfehlungen (s. Kap. 8.2, S. 195). So lag in einer britischen Untersuchung mit über 35 000 Frauen (35–69 Jahre) die durchschnittliche Proteinzufuhr der Mischköstlerinnen bei etwa 95 g/d, während die Lakto-(Ovo-)Vegetarierinnen etwa 75 g/d aufnahmen (CADE et al. 2004). Auch der Proteinanteil an der Nahrungsenergiezufuhr liegt bei Lakto-(Ovo-)Vegetariern mit durchschnittlich 13 % niedriger als bei omnivoren Vergleichsgruppen (15–17 %), aber dennoch weit über den empfohlenen 9–11 % (DAVEY et al. 2003; CADE et al. 2004). Die Proteinzufuhr von Lakto-(Ovo-)Vegetariern ist somit mehr als ausreichend, Proteinmangelerscheinungen sind unter diesen Vegetariern erwartungsgemäß nicht zu finden.

Verschiedene Untersuchungen mit Veganern zeigen einen Proteinanteil an der Nahrungsenergie von etwa 12 %, was rechnerisch ebenfalls mehr als bedarfsdeckend ist (Tab. 9.23). Aufgrund der oft

Tab. 9.23 Studien zur Proteinzufuhr von Veganern

Autoren (Land)	Proteinzufuhr			
	g/d		Energie%*	
	Männer	Frauen	Männer	Frauen
Appleby et al. 1999 (Großbritannien)	73**	58**	11	12
Haddad et al. 1999 (USA)	75	52	13	12
Larsson und Johansson 2002 (Schweden)	72	55	10	10
Davey et al. 2003 (Großbritannien)	60**	55**	13	14
Waldmann et al. 2003 (Deutschland)	66**	52**	11	12

* gerundet
** eigene Berechnungen

geringeren Gesamtenergiezufuhr liegt die absolute Proteinaufnahme jedoch meist niedriger als bei Lakto-(Ovo-)Vegetariern und damit näher an den Empfehlungen, teilweise aber auch darunter.

In einer US-amerikanischen Studie betrug die durchschnittliche Proteinzufuhr vegan lebender Männer 75 g/d und die der Frauen 52 g/d. Dennoch erreichten 10 von 25 Veganerinnen (40 %) nicht die empfohlene Proteinzufuhr von 0,8 g/kg Körpergewicht und Tag (Haddad et al. 1999). In der Deutschen Vegan-Studie lagen etwa 31 % der Männer sowie 41 % der Frauen unter den Zufuhrempfehlungen für Protein. Zudem war etwa ein Viertel der Teilnehmer untergewichtig, was auf eine unzureichende Nahrungsenergiezufuhr hinweist (Waldmann et al. 2003).

Dennoch kann auch durch pflanzliche Proteine der Proteinbedarf gedeckt werden, wenn eine breite Auswahl pflanzlicher Lebensmittel verzehrt wird und die Energiezufuhr ausreichend ist (Tab. 9.24, S. 274). Da die **biologische Wertigkeit** einzelner pflanzlicher Proteine (Ausnahme: Sojaprotein) meist nicht so hoch ist wie die einzelner tierischer Proteine (s. Kap. 8.2, S. 199), können Veganer durch die gezielte Kombination verschiedener pflanzlicher Proteinquellen die Proteinausnutzung und damit auch die Zufuhr mit allen unentbehrlichen Aminosäuren verbessern. So kann beispielsweise der geringe Lysingehalt von Getreide durch den Verzehr von Hülsenfrüchten, Sojaprodukten und/oder Ölsamen ausgeglichen werden. Dabei genügt es, wenn die unterschiedlichen pflanzlichen Proteinlieferanten über den Tag verteilt verzehrt werden (Young und Pellett 1994).

Es fällt auf, dass bestimmte traditionelle Gerichte verschiedene pflanzliche Proteinquellen kombinieren, die unterschiedliche limitierende Aminosäuren enthalten, wie Falafel (Kichererbsen) mit

Tab. 9.24 Pflanzliche Proteine in der Ernährung des Menschen: Mythen und Realität (nach Young und Pellet 1994)

Mythos	Realität
Pflanzliche Proteine sind unvollständig (z. B. Fehlen bestimmter Aminosäuren).	Die Proteinkombinationen in der üblichen Kost sind vollständig; in bestimmten Nahrungsproteinen kann der Gehalt bestimmter Aminosäuren niedriger sein als in anderen.
Pflanzliche Proteine sind nicht so „gut" wie tierische Proteine.	Die Proteinqualität hängt von der Proteinquelle und der Mischung der pflanzlichen Nahrungsproteine ab; die Proteinqualität kann der von tierischen Proteinen entsprechen.
Proteine aus verschiedenen pflanzlichen Lebensmitteln müssen innerhalb einer Mahlzeit verzehrt werden, um einen hohen ernährungsphysiologischen Wert zu erreichen.	Proteine aus verschiedenen pflanzlichen Lebensmitteln müssen nicht zur gleichen Zeit verzehrt werden, wichtiger ist eine über den Tag ausgewogene Verteilung.
Pflanzliche Proteine sind schlecht verdaulich.	Die Verdaulichkeit hängt vom Lebensmittel und der Art der Zubereitung ab; sie kann auch bei pflanzlichen Proteinen sehr hoch sein.
Allein mit pflanzlichen Proteinen ist keine ausreichende Proteinversorgung zu erreichen.	Die bedarfsdeckende Zufuhr unentbehrlicher Aminosäuren ist entscheidend; sie kann durch pflanzliche oder pflanzliche und tierische Lebensmittel umgesetzt werden.

Fladenbrot im Nahen Osten, Bohnen mit Mais- oder Weizentortillas in Mittel- und Südamerika oder Linsen mit Spätzle in Süddeutschland.

Abschließend kann festgestellt werden, dass die Proteinzufuhr von Lakto-(Ovo-)Vegetariern mehr als bedarfsdeckend ist. Auch bei einer veganen Ernährungsweise ist eine bedarfsdeckende Proteinzufuhr gut umzusetzen. Allerdings erreicht ein Teil der Veganer, insbesondere wenn die Nahrungsenergieaufnahme zu niedrig ist, nicht die empfohlene Proteinzufuhr.

Kernaussagen

- Vegetarier haben niedrigere Eisenspeicher, ein Eisenmangel tritt aber nicht häufiger als bei Mischköstlern auf.
- Veganer sind eine Risikogruppe für Jodmangel; jodiertes Speisesalz wird empfohlen, individuell ist eine Jodzufuhr in Form von Supplementen zu erwägen.
- Bei Vitamin D besteht ein allgemeiner Mangel in der Bevölkerung; Sonnenexposition ist für die Vitamin-D-Versorgung am effektivsten, angereicherte Lebensmittel und/oder Supplemente werden besonders für Veganer empfohlen.
- Die Zinkversorgung ist bei erwachsenen Vegetariern ausreichend, Kinder und Jugendliche haben oft eine zu niedrige Zinkzufuhr (auch bei Mischkost).
- Die Blut- und Gewebekonzentrationen der langkettigen Omega-3-Fettsäuren sind bei Vegetariern niedriger.
- Viele Veganer weisen einen marginalen Vitamin-B_{12}-Status auf.
- Kalzium ist allgemein ein kritischer Nährstoff, aber besonders für Veganer.
- Veganer sind häufiger von einer unbefriedigenden Vitamin-B_2-Zufuhr betroffen als Lakto-(Ovo-)Vegetarier und Mischköstler.
- Protein wird von einem Teil der Veganer nicht in ausreichender Menge zugeführt.

10 Vegetarismus in den verschiedenen Lebensphasen

Bestimmte Lebensphasen wie Schwangerschaft, Stillzeit, Kindheit und Jugend sowie Alter sind durch einen besonderen, meist erhöhten Nährstoffbedarf gekennzeichnet. Die Bewertung vegetarischer Kostformen hängt auch davon ab, inwieweit der physiologische Bedarf an Nährstoffen in diesen Lebensphasen gedeckt werden kann.

Auf die zahlreichen physiologischen Veränderungen, die in den verschiedenen Lebensphasen stattfinden, soll hier nicht detailliert eingegangen werden; es werden vorwiegend die Aspekte der Ernährung dargestellt, die bei vegetarischen Ernährungsformen von Bedeutung sind. Weiterführende Informationen sind der Fachliteratur zu entnehmen (z. B. Elmadfa und Leitzmann 2004, Leitzmann et al. 2009).

10.1 Schwangere

Die physiologischen Veränderungen während der Schwangerschaft erfordern in unterschiedlichem Ausmaß eine Anpassung der Ernährung. Anfangs ist das fetale Wachstum noch so gering, dass daraus kein fassbarer Mehrbedarf an Nährstoffen resultiert, mit Ausnahme von Folat (siehe unten). Ab dem 4. Schwangerschaftsmonat erhöht sich der **Nährstoffbedarf** teilweise erheblich, insbesondere bei Protein, Vitaminen und Mineralstoffen (Tab. 10.1). Über Nährstoffzufuhr und Ernährungsstatus von schwangeren Vegetarierinnen liegen keine umfassenden Daten vor, sondern nur einzelne Untersuchungen mit wenigen Teilnehmerinnen. Grundsätzlich gilt, dass mit der Einschränkung der Nahrungsmittelauswahl das Risiko einer unbefriedigenden Nährstoffversorgung steigt.

Nahrungsenergie

Die Zunahme des Bedarfs an Nahrungsenergie während der Schwangerschaft wird oft überschätzt. Ausreichend sind etwa 10 %, was einer zusätzlichen Aufnahme von etwa 250 kcal/d während der gesamten Schwangerschaft entspricht (DGE et al. 2008, S. 29). Eine

Tab. 10.1 Empfehlungen für die Nährstoffzufuhr und relative Mehrzufuhr bei Schwangeren und Stillenden, 19–50 Jahre (nach DGE et al. 2008)

Nährstoffe (pro Tag)	**Schwangere**		**Stillende**	
	Gesamtzufuhr	relative Mehrzufuhr (%, gerundet)	Gesamtzufuhr	relative Mehrzufuhr (%, gerundet)
Nahrungsenergie (kcal)	1900–2500 +255	10–13	1900–2500[1] +635	25–33
Protein (g)	58[3]	21–23	63	31–34
Vitamin A (mg RÄ[2])	1,1[3]	38	1,5	**88**
Vitamin D (µg)	20	0	20	0
Vitamin E (mg TÄ[4])	13	8	17	42
Vitamin B_1 (mg)	1,2[3]	20	1,4	40
Vitamin B_2 (mg)	1,5[3]	25	1,6	33
Niacin (mg NÄ[5])	15[3]	15	17	31
Vitamin B_6 (mg)	1,9[3]	**58**	1,9	**58**
Folat (µg) [6]	600	**50**	600	**50**
Pantothensäure (mg)	6	0	6	0
Vitamin B_{12} (µg)	3,5	17	4,0	33
Vitamin C (mg)	110	10	150	**50**
Kalzium (mg)	1000	0	1000	0
Phosphor (mg)	800	14	900	29
Magnesium (mg)	310	0–3	390	26–30
Eisen (mg)	30	**100**	20	33
Jod (µg)	230	15	260	30
Zink (mg)	10[3]	43	11	**57**

1 in den ersten vier Monaten post partum
2 1 mg Retinol-Äquivalent = 6 mg all-trans-β-Carotin = 12 mg andere Provitamin-A-Carotinoide = 1,15 mg all-trans-Retinylacetat = 1,83 mg all-trans-Retinylpalmitat
3 ab 4. Monat
4 1 mg RRR-α-Tocopherol-Äquivalent = 1,1 mg RRR-α-Tocopherylacetat = 2 mg RRR-β-Tocopherol = 4 mg RRR-γ-Tocopherol = 100 mg RRR-δ-Tocopherol = 3,3 mg RRR-α-Tocotrienol = l,49 mg all-rac-α-Tocopherylacetat
5 1 mg Niacin-Äquivalent = 60 mg Tryptophan
6 berechnet nach der Summe folatwirksamer Verbindungen in der üblichen Nahrung = Folat-Äquivalente

Körpergewichtszunahme von 9–18 kg gilt als normal (Elmadfa und Leitzmann 2004, S. 481). Um eine ausreichende Zufuhr von essenziellen Nährstoffen sicherzustellen, ohne die Nahrungsenergieaufnahme wesentlich zu steigern, sollten Lebensmittel mit höherer Nährstoffdichte bevorzugt werden.

In den wenigen vorliegenden Studien war die **Nahrungsenergiezufuhr** von schwangeren Lakto-Ovo-Vegetarierinnen sehr unterschiedlich und sowohl vergleichbar mit der von schwangeren Mischköstlerinnen, als auch höher oder niedriger (Johnston 2001, S. 198). Vegetarierinnen, insbesondere Veganerinnen, haben im Vergleich zu Mischköstlerinnen oft einen niedrigeren BMI. Bei untergewichtigen Frauen besteht das Risiko eines zu niedrigen Geburtsgewichts des Kindes, auch Frühgeburten sind häufiger. Das Geburtsgewicht wies jedoch keine signifikanten Unterschiede zwischen Lakto-Ovo-Vegetarierinnen und Mischköstlerinnen auf.

Bei bestimmten vegetarischen Gruppen, wie Hindu-Frauen in Großbritannien und Makrobiotinnen in den Niederlanden, wurde jedoch von niedrigeren Geburtsgewichten als in der Referenzbevölkerung berichtet. Wichtigster Einflussfaktor auf das Geburtsgewicht des Kindes ist die Nahrungsenergieaufnahme der Mutter während der Schwangerschaft (Johnston 2001, S. 197f).

Schwangere Vegetarierinnen sollten auf eine ausreichende Zufuhr an Nahrungsenergie achten. Ein geringes Körpergewicht zu Beginn der Schwangerschaft kann durch eine überdurchschnittliche Gewichtszunahme (bis zu 18 kg) während der Schwangerschaft kompensiert werden.

In den Industrieländern nehmen viele Schwangere mehr Gewicht zu als empfohlen. Dies erhöht das Risiko für langfristiges Übergewicht der Mütter und auch der Kinder (Mamun et al. 2010; Beyerlein et al. 2012). In verschiedenen Untersuchungen waren eine hohe Zufuhr von Protein und tierischen Fetten sowie eine hohe Energiedichte der Kost mit einer übermäßigen Gewichtszunahme während der Schwangerschaft assoziiert, während eine vegetarische Ernährung mit einer geringeren Gewichtszunahme verbunden war (Streuling et al. 2011).

Protein

Der Proteinbedarf erhöht sich ab dem 4. Schwangerschaftsmonat aufgrund der Gewebeneubildung von Plazenta und Fetus sowie der Vermehrung des Hämoglobinbestandes um etwa 20 %. Dies erfordert eine Steigerung der Proteinzufuhr um etwa 10 g/d, was einer Gesamtzufuhr von etwa 60 g/d für eine 60 kg schwere Referenzfrau entspricht (DGE et al. 2008, S. 35). Da **tierische Proteinquellen** häufig energiereich sind, gesättigte Fettsäuren und Cholesterin enthalten, ist eine überwiegende Deckung des Proteinbedarfs durch **pflanzliche Proteinträger**, wie Vollgetreide und Hülsenfrüchte, sinnvoll.

Die Proteinzufuhr liegt hierzulande deutlich über den Empfehlungen, sodass auch bei den meisten Vegetarierinnen eine ausreichende Proteinversorgung gewährleistet ist. Veganerinnen nehmen oft geringere Proteinmengen auf als Mischköstlerinnen und Lakto-(Ovo-) Vegetarierinnen, kommen damit den Zufuhrempfehlungen aber am nächsten (s. Kap. 8.2, S. 197). Teilweise liegt ihre Proteinaufnahme jedoch auch unter den Empfehlungen. Dies ist besonders bei unzureichender Nahrungsenergiezufuhr problematisch, weil dann auch Nahrungs- und Körperprotein zur Energiegewinnung herangezogen wird. Hierdurch können Proteinmangelsymptome bei der Schwangeren und beim heranwachsenden Fetus auftreten. Veganerinnen sollten deshalb auf eine ausreichende Zufuhr von Nahrungsenergie achten und eine breite Auswahl pflanzlicher Proteinträger, wie Hülsenfrüchte (z. B. Sojaprodukte), Vollgetreide, Nüsse und Ölsamen, verzehren.

Essenzielle Fettsäuren

Die adäquate Zufuhr essenzieller Fettsäuren als Bestandteil von Membran- und Blutlipiden sowie zur Bildung von Eicosanoiden ist für Schwangere besonders wichtig (Elmadfa und Leitzmann 2004, S. 482). Die langkettigen mehrfach ungesättigten Fettsäuren Arachidonsäure (20:4ω-6) und Docosahexaensäure (DHA, 22:6ω-3) spielen eine wichtige Rolle bei der Entwicklung von Gehirn und Augen des Fetus bzw. Säuglings (s. Kap. 9.5, S. 245). DHA ist in Fischölen und Mikroalgen enthalten, sie kann außerdem aus der pflanzlichen α-Linolensäure konvertiert werden. Die **Umwandlungsrate** ist limitiert, kann jedoch durch eine gesteigerte Zufuhr von α-Linolensäure verbessert werden (Brenna 2002).

Vegetarische Kostformen enthalten aufgrund der verwendeten pflanzlichen Öle deutlich mehr von der essenziellen Linolsäure als herkömmliche Mischkost, der Gehalt an der essenziellen α-Linolensäure ist von Menge und Art der verzehrten Pflanzenöle abhängig. Lakto-Ovo-Vegetarier nehmen, abhängig vom Eikonsum, geringe Mengen an DHA auf. In der Kost von Veganern ist praktisch keine DHA vorhanden.

Aus diesem Grunde sollten schwangere Vegetarierinnen, insbesondere Veganerinnen, ihre Zufuhr an α-Linolensäure, bei gleichzeitiger Verringerung der Linolsäureaufnahme, erhöhen. Die empfehlenswerte Menge von etwa 2–4 g α-Linolensäure/d ist beispielsweise in einem halben Teelöffel Leinöl enthalten. Studien (mit Nicht-Vegetarierinnen) kommen allerdings zu dem Ergebnis, dass eine Supplementierung mit α-Linolensäure während der Schwangerschaft keinen Einfluss auf den mütterlichen bzw. neonatalen DHA-Status hat (DE GROOT et al. 2004). Diese Befunde müssen noch erhärtet werden, aber eine DHA-Supplementierung scheint der sicherere Weg zu sein, um eine ausreichende Versorgung der Schwangeren sowie von Fetus und Säugling sicherzustellen. Da handelsübliche DHA-Präparate Fischöle enthalten, können Vegetarier auf DHA-reiche Mikroalgenöle zurückgreifen (DOUGHMAN et al. 2007).

Vitamine und Mineralstoffe

Zu den potenziell kritischen Mikronährstoffen in der Schwangerschaft zählen die Vitamine A, D, B_6 und Folat sowie die Mineralstoffe Eisen, Jod, Kalzium und Zink (ELMADFA und LEITZMANN 2004, S. 483).

Vitamin A

Vegetarierinnen sind im Allgemeinen über die Vorstufe β-Carotin besser mit Vitamin A versorgt als Nicht-Vegetarierinnen. Der Mehrbedarf für das plazentare Wachstum, die Entwicklung des Fetus und die Anlage eines fetalen Retinolspeichers in der Leber dürfte somit auch von schwangeren Vegetarierinnen problemlos gedeckt werden. Zu den **carotinreichen Lebensmitteln** zählen gelbes, grünes und oranges Gemüse wie z. B. Möhren, Feldsalat, Grünkohl, Wirsing, Brokkoli u. a. sowie Obst wie Aprikosen. Eine exzessive Retinolaufnahme, etwa über Supplemente und den Verzehr von Leber, wird mit einer Reihe teratogener (Frucht schädigender) Effekte in Verbindung gebracht und sollte, insbesondere während der Schwangerschaft, vermieden werden (ELMADFA und LEITZMANN 2004, S. 483).

Vitamin D

Die empfohlene Zufuhr an Vitamin D für Schwangere entspricht der für Nicht-Schwangere. Ein Mangel an Vitamin D während der Schwangerschaft führt bei Mutter und Kind zu Störungen des Kalziumstoffwechsels (ELMADFA und LEITZMANN 2004, S. 483). Die wenigen Nahrungsmittel, die nennenswerte Mengen an Vitamin D enthalten, sind vor allem tierischen Ursprungs (z. B. fettreicher Fisch, Käse) (s. Kap. 9.3, S. 236).

Bei ausreichender **Sonneneinstrahlung** wird der Vitamin-D-Bedarf über die Eigensynthese der Haut besser gedeckt als durch Lebensmittel. Dies ist jedoch in den nördlichen Breiten, insbesondere im Winter, nur eingeschränkt möglich. In diesen Ländern ist während der Wintermonate der Versorgungsstatus mit Vitamin D bei Veganern, aber auch bei vielen Lakto-(-Ovo-)Vegetariern und Mischköstlern oft unzureichend.

Schwangere Vegetarierinnen sollten deshalb ihre Versorgung mit Vitamin D durch den Verzehr von Vitamin-D-reichen oder Vitamin-D-angereicherten Lebensmitteln bzw. durch die Verwendung von Supplementen verbessern.

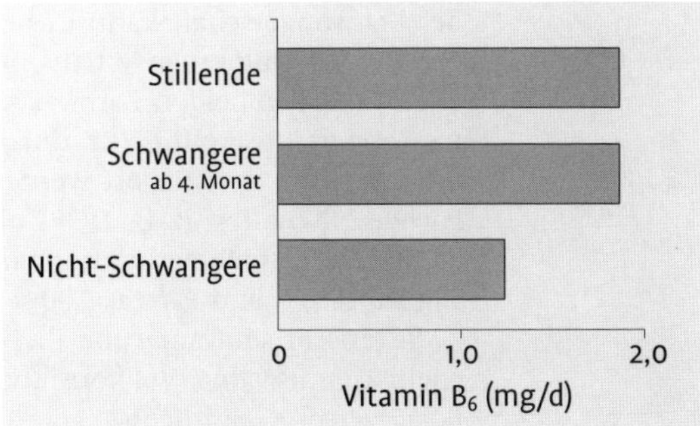

Abb. 10.1 *Empfehlungen für die Vitamin-B_6-Zufuhr bei Schwangeren und Stillenden (nach DGE et al. 2008)*

Vitamin B_6 (Pyridoxin)

Aufgrund des gesteigerten Proteinbedarfs während der Schwangerschaft erhöht sich auch der Bedarf an Vitamin B_6 (Pyridoxin) ab dem 4. Schwangerschaftsmonat um etwa 60 % (Abb. 10.1). Die Vitamin-B_6-Zufuhr von Lakto-(Ovo-)Vegetarierinnen war im Vergleich zu der von Mischköstlerinnen sowohl niedriger als auch höher oder lag im Bereich der Empfehlungen, die für Schwangere gelten. Die durchschnittliche Pyridoxinaufnahme von Veganerinnen überschreitet die Zufuhrempfehlungen deutlich (s. Kap. 8.3, S. 204). Dennoch wird bei vielen Veganerinnen von einem marginalen Vitamin-B_6-Status berichtet (Waldmann et al. 2006). Zwar verringert die niedrigere Proteinzufuhr von Veganerinnen den Vitamin-B_6-Bedarf. Die Bioverfügbarkeit von Pyridoxin aus pflanzlichen Lebensmitteln ist jedoch teilweise eingeschränkt. Gute **Vitamin-B_6-Quellen** sind Bananen, Hülsenfrüchte, Walnüsse, Avocado, Vollgetreide, Ölsaaten und Kohl.

Folat

Folat ist von besonderer Bedeutung in der Schwangerschaft, denn es beeinflusst über seine Beteiligung an der DNA-Synthese die Teilung und Neubildung von Zellen. Aufgrund der gesteigerten Erythropoese der Mutter, des plazentaren und fetalen Wachstums sowie der erhöhten renalen Ausscheidung des Vitamins erhöht sich der Folatbedarf während der Schwangerschaft; die Empfehlungen steigen von 400 auf 600 µg/d (Abb. 10.2).

Bei unzureichender Folatversorgung im ersten Monat

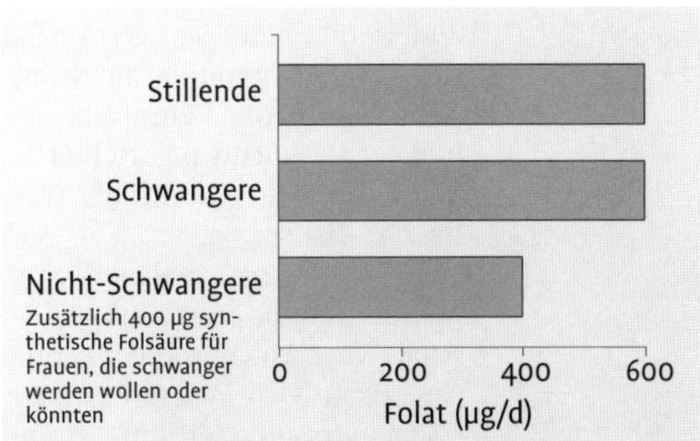

Abb. 10.2 *Empfehlungen für die Folatzufuhr bei Schwangeren und Stillenden (nach DGE et al. 2008)*

der Schwangerschaft kann es beim Fetus zu schweren Fehlbildungen des Zentralnervensystems, insbesondere **Neuralrohrdefekten** (NRD) mit den beiden Formen Anenzephalie und *Spina bifida*, kommen. Da das Risiko für NRD durch perikonzeptionelle Folsäuregaben um bis zu 75 % reduziert werden konnte, empfehlen verschiedene Fachgesellschaften (z. B. DGE) allen Frauen mit Kinderwunsch die zusätzliche Supplementierung mit 400 µg synthetischer Folsäure pro Tag (Koletzko und Pietrzik 2004).

Vegetarier sind aufgrund ihres reichlichen Verzehrs von folatreichem Gemüse und Vollkornprodukten im Allgemeinen besser mit Folat versorgt als Nicht-Vegetarier (s. Kap. 8.3, S. 204). Während Lakto-(Ovo-)Vegetarier geringfügig unter den Empfehlungen liegen, werden diese von Veganern meist überschritten (Davey et al. 2003; Majchrzak et al. 2006).

Schwangere Lakto-Ovo-Vegetarierinnen hatten im Vergleich zu Mischköstlerinnen eine deutlich höhere Folataufnahme, einen besseren Folatstatus und damit auch ein niedrigeres Risiko für einen Folatmangel (Koebnick et al. 2001). Dies war vor allem auf den höheren Verzehr von Gemüse, davon reichlich in Form von Rohkost, sowie von Vollgetreide zurückzuführen.

Gute **Folatlieferanten** sind Hülsenfrüchte, grüne Blattgemüse, Kohl- und andere Gemüsearten sowie Vollgetreide. Da die Folatverluste durch Erhitzen und Lagerung (Licht- und Sauerstoffeinfluss) bis zu 90 % betragen können, sollte etwa ein Drittel bis die Hälfte der Nahrung als unerhitzte Frischkost verzehrt werden.

Vitamin B_{12} (Cobalamin)

Vitamin B_{12} (Cobalamin) wird nur von Mikroorganismen synthetisiert und ist fast ausschließlich in tierischen Lebensmitteln enthalten (Ausnahme: bestimmte Meeresalgen). Deshalb ist Cobalamin *der* kritische Nährstoff bei veganer Ernährung (s. Kap. 9.6, S. 251).

Ein **Vitamin-B_{12}-Mangel** führt langfristig zu schweren anämischen Symptomen und zu irreversiblen neurologischen Defekten. Zudem erhöhen niedrige Cobalaminspiegel und eine Hyperhomocysteinämie während der Schwangerschaft das Risiko für ein niedriges Geburtsgewicht, Neuralrohrdefekte, Präeklampsie, Spontanaborte und weitere Schwangerschaftskomplikationen sowie einen angeborenen Herzfehler des Kindes (Refsum 2001; López-Quesada et al. 2003; Verkleij-Hagoort et al. 2006; Pepper und Black 2011).

Bei lakto-(ovo-)vegetarischer Ernährung kann die empfohlene Mehraufnahme an Vitamin B_{12} von 0,5 µg/d während der Schwangerschaft über Milchprodukte und/oder Eier gedeckt werden. Schwangere Lakto-Ovo-Vegetarierinnen hatten jedoch häufiger erniedrigte Cobalamin- und erhöhte Homocysteinspiegel als Nicht-Vegetarierinnen (Koebnick et al. 2004). Zudem zeigte sich bei den Lakto-Ovo-Vegetarierinnen ein positiver Zusammenhang zwischen der Vitamin-B_{12}-Zufuhr und der Folatkonzentration in den Erythrozyten.

Die wenigen Vegetarierinnen mit Folatmangel hatten gleichzeitig besonders hohe Aufnahmen an Folat und besonders niedrige Aufnahmen an Vitamin-B_{12}. Aufgrund der engen Verknüpfung der beiden Vitamine im Stoffwechsel muss in diesen Fällen von einem funktionellen Folatmangel infolge eines alimentären Vitamin-B_{12}-Mangels ausgegangen werden (Koebnick et al. 2001).

Veganerinnen benötigen Vitamin-B_{12}-Supplemente
Fälle von Vitamin-B_{12}-Mangelsymptomen treten bei voll gestillten Säuglingen vegan lebender Mütter auf, die selbst einen niedrigen Cobalaminstatus aufweisen (s. Kap. 10.3, S. 298). Für eine optimale Versorgung der Mutter sowie zur Vorbeugung eines Mangels beim Ungeborenen oder Säugling sollten schwangere Vegetarierinnen auf zuverlässige Vitamin-B_{12}-Quellen in ihrer Kost achten. Bei Veganerinnen kann dies nach derzeitigem Erkenntnisstand nur durch mit Cobalamin angereicherte Nahrungsmittel und/oder Supplemente oder ergänzend durch den Verzehr bestimmter Meeresalgen (z. B. Nori) umgesetzt werden. Dabei sollte auf einen deklarierten moderaten Jodgehalt geachtet werden.

Kalzium

Der Fetus reichert im Laufe der Schwangerschaft etwa 30 g Kalzium an. Da bei der Mutter die Absorption und Retention von Kalzium erhöht und der Gesamtplasmaspiegel aufgrund der schwangerschaftsbedingten Hypoalbuminämie (etwa 50 % des Plasmakalziums ist an Albumin gebunden) erniedrigt ist, bleibt die Zufuhrempfehlung bei 1000 mg/d (bzw. 1200 mg/d für Schwangere < 19 Jahre) (Elmada und Leitzmann 2004, S. 483). Eine **unzureichende Kalziumzufuhr** der Mutter hat zwar keine Auswirkungen auf die Kalziumversorgung des Fetus, mobilisiert jedoch Kalzium aus dem mütterlichen Knochengewebe, sodass es zu einer Demineralisierung des Knochens kommen kann.

Die empfohlene Kalziumzufuhr wird von Schwangeren, wie von der Allgemeinbevölkerung, oft nicht erreicht. Lakto-(Ovo-)Vegetarierinnen nehmen im Durchschnitt genauso so viel Kalzium auf wie Mischköstlerinnen. Bei Veganerinnen ist die Kalziumzufuhr hingegen deutlich geringer. Sowohl sehr niedrige als auch sehr hohe Proteinzufuhren wirken sich negativ auf die Kalziumbilanz aus. Zudem ist eine ausreichende Versorgung mit Vitamin D (siehe oben) wesentlich für die Kalziumresorption.

Insbesondere schwangere Veganerinnen sollten auf eine ausreichende Kalziumzufuhr über kalziumreiche und mit Kalzium angereicherte Lebensmittel, einschließlich Mineralwasser, achten (s. Kap. 9.7, S. 258). Zur Verbesserung der Kalziumversorgung kann die ergänzende Einnahme von Supplementen erwogen werden. Eine Meta-Analyse ergab, dass eine Kalzium-Supplementation bei Schwangeren mit niedriger Kalziumzufuhr das Risiko für Präeklampsie (Schwangerschaftshypertonie) um etwa die Hälfte reduziert (Hofmeyr et al. 2006).

Eisen

Der Bedarf an Eisen ist während der Schwangerschaft deutlich erhöht (Abb. 10.3). Der Mehrbedarf beträgt insgesamt etwa 1000 mg. Davon entfallen etwa 300 mg auf den Fetus, etwa 50 mg auf den Aufbau der Plazenta sowie 450 mg auf die erhöhte Erythrozytenmenge im Blut der Mutter. Berücksichtigt werden müssen außerdem die basalen Eisenverluste während der Schwangerschaft von etwa 200 mg (Elmadfa und Leitzmann 2004, S. 484). Um die erforderliche Mehrabsorption von 3 mg/d sicherzustellen, empfiehlt die DGE eine Verdoppelung der Eisenzufuhr auf 30 mg/d (DGE et al. 2008, S. 174).

Bei einer unzureichenden Eisenversorgung besteht die Gefahr einer **Eisenmangelanämie** der Schwangeren, die mit einer erhöhten Rate für Spontanaborte, Frühgeburten, Fehlentwicklungen des Fetus sowie einem geringen Geburtsgewicht verbunden sein kann. Trotz der gesteigerten intestinalen Eisenabsorption und des Wegfallens der Eisenverluste durch die Menstruationsblutung kommt ein Eisenmangel in der Schwangerschaft häufig vor.

Die von der DGE empfohlene Eisenzufuhr von 30 mg/d für Schwangere wird in der Praxis kaum erreicht. In der Gießener Vollwert-Ernährungs-Studie Teil II wurden Schwangere mit verschiedenen Kostformen untersucht. Die Frauen (n = 43), die sich mit üblicher Mischkost ernährten, nahmen durchschnittlich 14,6 mg, die Vollwertköstlerinnen (n = 76) 16,4 mg Eisen pro Tag auf. Unter den Vollwertköstlerinnen hatten die Lakto-Ovo-Vegetarierinnen (n = 30) die höchste Eisenzufuhr (16,5 mg/d).

Abb. 10.3 *Empfehlungen für die Eisenzufuhr bei Schwangeren und Stillenden (nach DGE et al. 2008)*

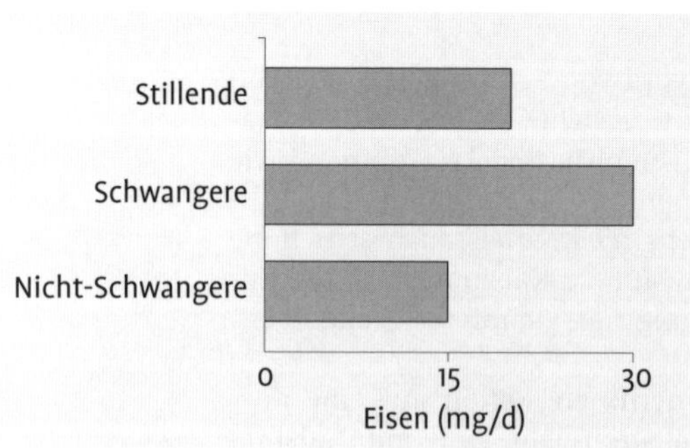

Bezüglich der Eisenversorgung (Blutkonzentration von Eisen, Transferrin, Ferritin, Erythrozyten, Hämatokrit u. a.) gab es keine signifikanten Unterschiede zwischen den vegetarischen und nichtvegetarischen Vollwertköstlerinnen, außer bei den Ferritinkonzentrationen. Diese waren bei den Vegetarie-

Tab. 10.2 Häufigkeit (%) von Eisenmangelanämien (Hämoglobin < 11 g/dl) im Schwangerschaftsverlauf bei Teilnehmerinnen der Gießener Vollwert-Ernährungs-Studie Teil II (nach Heins 2001, S. 86)

Trimenon	MK	VWK	
		LOV	NV
1	0,0	0,0	0,0
2	0,0	2,7	0,0
3	0,0	11,8	3,2

MK = Mischköstlerinnen, VWK = Vollwertköstlerinnen, LOV = Lakto-Ovo-Vegetarierinnen, NV = Nicht-Vegetarierinnen

rinnen etwas geringer. Keine der Mischköstlerinnen entwickelte während der Schwangerschaft eine Eisenmangelanämie (Hämoglobin < 11 g/dl). Von den vegetarischen Vollwertköstlerinnen wiesen im zweiten Trimenon 2,7 % und im dritten Trimenon 11,8 % eine Anämie auf (Heins 2001, S. 73, 78, 81 u. 86) (Tab. 10.2).

Im Allgemeinen kommen Eisenmangelanämien bei Vegetariern westlicher Industrienationen jedoch nicht häufiger vor als bei Nicht-Vegetariern (Craig und Pinyan 2001, S. 305). Unabhängig von der Ernährungsweise liegen bei jungen Frauen die Eisenwerte häufiger unterhalb der Referenzbereiche.

Vegetarier nehmen durch den reichlichen Gemüse- und Obstverzehr meist wesentlich mehr Vitamin C und weitere organische Säuren auf als Mischköstler. Diese Substanzen wirken der Wirkung der Phytate entgegen, die die Eisenresorption aus pflanzlichen Lebensmitteln erheblich vermindern können. Weitere resorptionshemmende Substanzen sind vor allem Polyphenole (z. B. in Tee und Kaffee), Soja- und Milchprotein sowie Eialbumin. Gute pflanzliche Eisenlieferanten sind Hülsenfrüchte, Ölsamen, Nüsse, Vollgetreide und verschiedene Gemüsearten (s. Kap. 9.1, S. 220 ff).

Nur bei diagnostiziertem Eisenmangel sollten Eisenpräparate eingesetzt werden (Scholl 2005).

Jod

Für Schwangere empfiehlt die DGE eine Steigerung der Jodzufuhr um 15 % auf 230 µg/d (Abb. 10.4, S. 286). Ein schwerer **Jodmangel** während der Schwangerschaft erhöht das Risiko für Tot- und Fehlgeburten. Zudem kann eine chronische Jodunterversorgung im Mutterleib zur fetalen Hypothyreose, Wachstumsstörungen sowie zu geistiger Retardierung bzw. Kretinismus des Kindes führen. Damit verbunden sind schwere irreparable Entwicklungsstörungen des Zentralnervensystems, des Skeletts und anderer Organe. Im Gegensatz zu

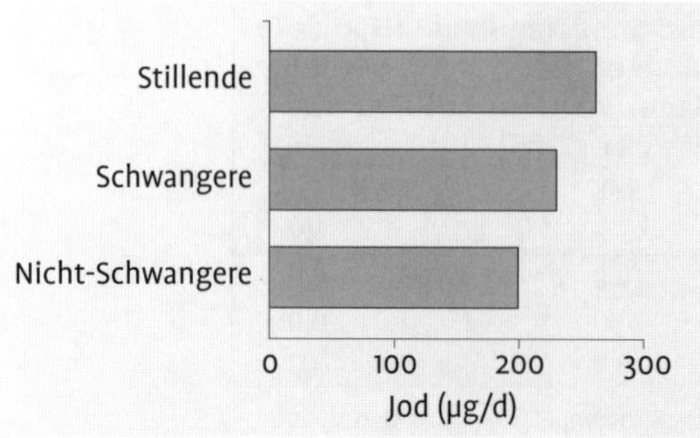

Abb. 10.4 *Empfehlungen für die Jodzufuhr bei Schwangeren und Stillenden (nach DGE et al. 2008)*

den sog. Entwicklungsländern kommt diese Extremform des Jodmangels jedoch in den Industrienationen praktisch nicht vor. Dennoch besteht bei suboptimaler Jodversorgung auch hierzulande die Gefahr, dass sich bei der Mutter und/oder dem Neugeborenen ein Jodmangelstruma (Kropf) manifestiert.

Lakto-(Ovo-)Vegetarier sind aufgrund ihres Milchverzehrs nicht häufiger von einem Jodmangel betroffen als Nicht-Vegetarier. Bei vielen Veganerinnen lag die Jodzufuhr deutlich unter den Empfehlungen. Eine sehr niedrige Jodzufuhr führte sowohl bei vegan ernährten Müttern als auch deren Neugeborenen zu einem Jodmangelstruma sowie zu Störungen der Schilddrüsenfunktion (Shaikh et al. 2003).

Schwangere Vegetarierinnen, vor allem Veganerinnen, sollten ihre Jodversorgung überprüfen lassen. Empfehlenswert ist die ausschließliche Verwendung von jodiertem Speisesalz oder von mit Meeresalgen angereichertem Meersalz mit definiertem Jodgehalt. Zudem kann der gelegentliche Verzehr von Meeresalgen *mit moderatem Jodgehalt* (s. Kap. 9.2, S. 231) die Jodversorgung verbessern. Nach Bestimmung des individuellen Jodstatus kann für schwangere Veganerinnen eine ergänzende Jodzufuhr in Form von Supplementen sinnvoll sein.

Zink

Während der Schwangerschaft sinken die Plasmaspiegel an Zink kontinuierlich bis auf etwa 35 % der Werte von Nicht-Schwangeren ab. Zur Deckung des Mehrbedarfs empfiehlt die DGE eine Erhöhung der Zinkzufuhr von 7 auf 10 mg/d (DGE et al. 2008, S. 191) (Abb. 10.5).

Bei erwachsenen Vegetariern besteht trotz der etwas niedrigeren Zinkzufuhr kein erhöhtes Risiko für einen Zinkmangel im Vergleich zu Nicht-Vegetariern (s. Kap. 9.4, S. 240). In der Gießener Vollwert-Ernährungs-Studie Teil II (Schwangere) lag die mittlere Zinkzufuhr der Lakto-Ovo-Vegetarierinnen geringfügig unter

Abb. 10.5 *Empfehlungen für die Zinkzufuhr bei Schwangeren und Stillenden (nach DGE et al. 2008)*

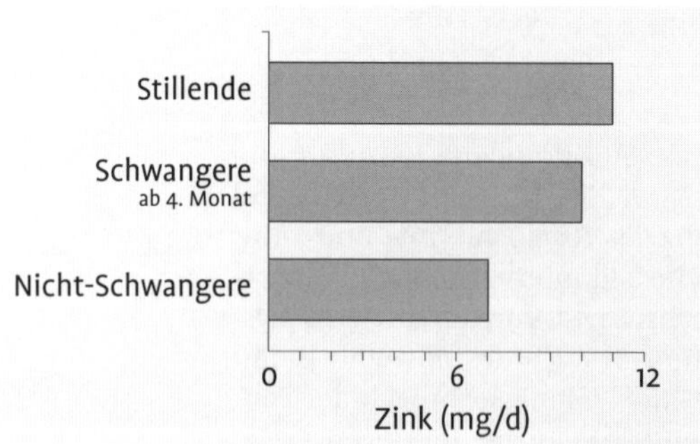

Tab. 10.3 Häufigkeit (%) eines leichten Zinkmangels im Schwangerschaftsverlauf bei Teilnehmerinnen der Gießener Vollwert-Ernährungs-Studie Teil II (nach Heins 2001, S. 115)				
Trimenon	**Haarzink (Grenzwert, µmol/g)**	**MK**	**VWK**	
			LOV	**NV**
1	2,14	3,2	5,6	3,4
2	2,14	17,5	7,1	11,6
3	1,99	31,6	14,3	29,7
Durchschnitt		**18,3**	**9,0**	**15,6**

MK = Mischköstlerinnen, VWK = Vollwertköstlerinnen, LOV = Lakto-Ovo-Vegetarierinnen, NV = Nicht-Vegetarierinnen

der der Mischköstlerinnen (11,6 vs. 12,5 mg/d). Bei der Zinkkonzentration im Serum gab es zwischen den verschiedenen Gruppen keine signifikanten Unterschiede. Einen leichten Zinkmangel, gemessen an der Haarzinkkonzentration, wiesen 18,3 % der Mischköstlerinnen, 15,6 % der nichtvegetarischen und 9,0 % der vegetarischen Vollwertköstlerinnen auf (Tab. 10.3). Die Lakto-Ovo-Vegetarierinnen hatten gegenüber den Mischköstlerinnen ein 2,6-fach niedrigeres Risiko, während der Schwangerschaft einen Zinkmangel zu entwickeln (Heins 2001, S. 109 u. 113).

Phytate im Vollgetreide können die Zinkresorption vermindern. Durch Zubereitungsverfahren wie Sauerteiggärung und Keimung kann Phytat jedoch abgebaut und die Bioverfügbarkeit von Zink verbessert werden. Schwangere Vegetarierinnen, insbesondere Veganerinnen, sollten auf eine ausreichende Zinkzufuhr achten und ihren Zinkstatus regelmäßig überprüfen lassen. Gute Zinkquellen sind Vollgetreide, Hülsenfrüchte, Ei, Ölsamen und Nüsse. Bei nachgewiesenem Zinkmangel kann zusätzlich eine Supplementierung in Betracht kommen.

Bewertung

Eine **lakto-(ovo-)vegetarische Ernährung** kann auch während der Schwangerschaft den Bedarf der meisten Nährstoffe decken oder die Schwangere sogar besser mit einigen kritischen Nährstoffen (Vitamin A bzw. β-Carotin, Folat) versorgen als eine übliche Mischkost. Defizite können bei der Versorgung mit Vitamin D, Eisen, Jod, Kalzium und Zink auftreten, was jedoch ebenso für Nicht-Vegetarierinnen zutrifft. Auf eine ausreichende Zufuhr von Folat und Vitamin B_{12} muss besonders geachtet werden, um eine Schädigung des Fetus zu verhindern. Durch eine gezielte Lebensmittelauswahl kann die Versorgung mit allen genannten Nährstoffen optimiert werden. Eine regelmäßige Überprüfung des Nährstoffstatus ist sinnvoll, um bei einem diagnostizierten Mangel die Zufuhr einzelner Nährstoffe durch Supplementierung zu optimieren.

Bei **veganer Ernährung** während der Schwangerschaft muss zusätzlich auf eine bedarfsdeckende Nahrungsenergie- und Proteinzufuhr geachtet werden. Bei Frauen mit jahrelanger veganer Ernährung ohne Supplementierung besteht das Risiko, dass bei Beginn der Schwangerschaft zu geringe Reserven oder gar Defizite vorliegen. Dies gilt vor allem für die Vitamine D und B_{12} sowie Jod und Kalzium. Ohne Supplementierung bzw. den Verzehr angereicherter Lebensmittel ist nach derzeitigem Kenntnisstand eine sichere Vitamin-B_{12}-Versorgung bei veganer Ernährung nicht möglich. Werden auch bei den anderen kritischen Nährstoffen die Zufuhrempfehlungen langfristig nicht erreicht, sollten diese ebenfalls supplementiert werden.

10.2 Stillende

Muttermilch ist die beste Nahrung für den Säugling, da die Nährstoffgehalte sowie das Verhältnis von Nährstoffen und Wasser den Wachstumsbedürfnissen und Stoffwechselleistungen des Kindes optimal angepasst sind. Mindestens vier und maximal sechs Monate sollte ausschließlich gestillt werden, bevor mit Beikost zugefüttert wird (s. Kap. 10.3, S. 297). Die Zusammensetzung der Milch wird neben genetischen Faktoren von den mütterlichen Reserven sowie der Ernährung der Mutter vor und während der Stillzeit beeinflusst. Bisher wurden nur einzelne Untersuchungen zu Nährstoffzufuhr und -status von stillenden Vegetarierinnen sowie der Nährstoffzusammensetzung ihrer Milch durchgeführt.

Für Stillende liegt der **Mehrbedarf** bei den meisten Nährstoffen höher als während der Schwangerschaft, um den Nährstoffbedarf des Säuglings für den Aufbau seiner Körpersubstanz zu decken (s. Tab. 10.1, S. 277). Der Mehrbedarf dient außerdem zur Aufrechterhaltung der mütterlichen Nährstoffbestände und -reserven sowie zum Ausgleich der Nährstoffverluste während der Schwangerschaft.

Der Gehalt an Makronährstoffen in der Muttermilch ist relativ konstant und wird durch die Ernährungsweise kaum beeinflusst. Bei vegetarischer Ernährung verändert sich jedoch das Fettsäuremuster, das durch einen höheren Gehalt an mehrfach ungesättigten Fettsäuren gekennzeichnet ist. Die Konzentrationen der Mineralstoffe Natrium, Kalium, Magnesium, Kalzium, Phosphor, Eisen und Kupfer sind unabhängig von der Nährstoffzufuhr der Mutter, während die Gehalte an Jod, Selen und Mangan von der aufgenommen Menge beeinflusst werden. Der Vitamingehalt der Muttermilch wird von der laufenden Vitaminzufuhr und den vorhandenen mütterlichen Speichern bestimmt, sodass eine Unterversorgung der Mutter zu einem geringeren Vitamingehalt der Milch führt.

Die Muttermilch von Vegetarierinnen enthält im Vergleich zu der von Mischköstlerinnen geringere Mengen an Umweltgiften, wie chlorierte Kohlenwasserstoffe (Dieldrin, Hexachlorbenzol). Diese reichern sich vor allem in fetthaltigen tierischen Lebensmitteln, insbesondere Fleisch und Innereien, an (Elmadfa und Leitzmann 2004, S. 485 f).

Nahrungsenergie

Zur Deckung des Bedarfs an Nahrungsenergie der Mutter wird für die ersten vier Monate der Stillzeit eine Mehrzufuhr von 635 kcal/d empfohlen, nach dem vierten Monat bei vollem Stillen 525 kcal/d. Der Verzehr von Lebensmitteln mit hoher Nährstoffdichte ist deshalb während der Stillzeit wichtig, da der Nahrungsenergiebedarf in Relation zum erhöhten Bedarf der meisten essenziellen Nährstoffe geringer ist.

Protein

Die Empfehlung zur Zufuhr von Protein erhöht sich für Stillende auf 63 g/d. Die meisten Lakto-(Ovo-)Vegetarierinnen überschreiten diese Menge. Auch bei veganer Ernährung ist die empfohlene Proteinzufuhr erreichbar, wobei die Kombination verschiedener Proteinträger sinnvoll sein kann, um die **biologische Wertigkeit** zu erhöhen. Dabei genügt es, die verschiedenen Proteinquellen über den Tag verteilt zu verzehren (s. Kap. 8.2, S. 199).

Einige Veganerinnen haben eine niedrige Proteinaufnahme, was insbesondere in Kombination mit einer unzureichenden Zufuhr an Nahrungsenergie problematisch ist. Um den Abbau von Körperprotein zu vermeiden, sollten stillende Veganerinnen auf eine bedarfsdeckende Nahrungsenergie- und Proteinzufuhr achten.

Essenzielle Fettsäuren

Die Zusammensetzung von Fett in der Kost beeinflusst das Fettsäuremuster und damit den Gehalt an essenziellen Fettsäuren der Muttermilch. So ist in der Milch von Vegetarierinnen, insbesondere Veganerinnen, mehr als doppelt so viel Linolsäure (ω-6) und α-Linolensäure (ω-3) enthalten wie in der von Mischköstlerinnen. Der Anteil der langkettigen Omega-3-Fettsäure Docosahexaensäure (DHA) in der Muttermilch ist hingegen bei Veganerinnen deutlich und bei Lakto-(-Ovo-)Vegetarierinnen geringfügig niedriger als bei Mischköstlerinnen.

Bei der Arachidonsäure (ω-6) gibt es keine Unterschiede zwischen den Gruppen (Sanders und Reddy 1992; Sanders 1999 und 2009).

DHA spielt eine wichtige Rolle in der **Entwicklung** von **Gehirn** und **Retina** des Fetus bzw. Säuglings. Zwar kann DHA aus der Vorstufe α-Linolensäure gebildet werden, die Konversionskapazität ist jedoch limitiert (s. Kap. 9.5, S. 245). Zudem haben Studien ergeben, dass eine Supplementierung mit α-Linolensäure (in Form von Leinöl) bei Stillenden offenbar keinen Einfluss auf den DHA-Gehalt im Blut und der Muttermilch hat (Francois et al. 2003; Brenna et al. 2009). Für stillende Vegetarierinnen, insbesondere Veganerinnen, kann deshalb eine ergänzende Supplementierung von DHA, beispielsweise in Form von Mikroalgenöl, sinnvoll sein.

Vitamine und Mineralstoffe

Durch die Abgabe von Vitaminen mit der Muttermilch ergibt sich für die Stillende ein zusätzlicher Bedarf an Vitaminen, insbesondere für die Vitamine A, E, B_1, B_2, B_{12}, Folat und C. Der zusätzliche Bedarf an Vitamin B_6 entspricht dem von Schwangeren. Der Bedarf an Vitamin D ist nicht erhöht. Bei den Mineralstoffen besteht vor allem für Magnesium, Eisen, Jod und Zink ein Mehrbedarf. Der Kalziumbedarf entspricht dem nicht stillender bzw. nicht schwangerer Frauen.

Vegetarierinnen, einschließlich Veganerinnen, sind mit den Vitaminen A (bzw. β-Carotin = Provitamin A), E, B_1 (Thiamin) und C zumeist besser versorgt als Nicht-Vegetarierinnen. Entsprechend ist die Bedarfsdeckung mit diesen Nährstoffen auch während der Stillzeit problemlos möglich.

Vitamin D

Bei entsprechender **Sonnenexposition** sind stillende Vegetarierinnen in der Lage, ihren Bedarf an Vitamin D durch körpereigene Synthese zu decken. In nördlichen Breiten kann die Eigensynthese in Abhängigkeit von der UV-B-Strahlung in den Wintermonaten jedoch unzureichend sein. Während dieser Zeit weisen viele Mischköstler und Lakto-(Ovo-)Vegetarier, insbesondere aber Veganer, einen unbefriedigenden Vitamin-D-Status auf (s. Kap. 9.3, S. 236). Da nur geringe Vitamin-D-Mengen in die Muttermilch übergehen und in den letzten Jahren eine ansteigende Rachitishäufigkeit zu beobachten ist, wird Stillenden bei fehlender endogener Synthese eine Vitamin-D-Supplementation von 20 µg/d empfohlen (Bässler et al. 2002, S. 373; Holick 2006; DGE et al. 2012, S. 89). Eine Verbesserung der Versorgung kann auch durch mit Vitamin D angereicherte Nahrungsmittel erreicht werden.

Vitamin B_2 (Riboflavin)

Bei Lakto-(Ovo-)Vegetarierinnen ist die Versorgung mit Vitamin B_2 (Riboflavin) meist ebenso zufriedenstellend wie bei Mischköstlerinnen, beide Gruppen liegen über den Empfehlungen (s. Kap. 9.8, S. 268). In einigen Untersuchungen haben Veganerinnen teilweise zu niedrige Zufuhren, in anderen ist die Riboflavinaufnahme ausreichend. In einer Studie war der Vitamin-B_2-Status bei 30 % der Veganer (beide Geschlechter) unbefriedigend, während dies nur bei etwa 10 % der Lakto-Ovo-Vegetarier und Mischköstler der Fall war (Majchrzak et al. 2006).

Eine niedrige Riboflavinzufuhr während des letzten Trimesters der Schwangerschaft führt zu einem signifikant niedrigeren Riboflavingehalt der transistorischen (3.–14. Tag nach der Geburt) und der reifen (ab 3. Woche nach der Geburt) Muttermilch (Ortega et al. 1999). Veganerinnen sollten deshalb sowohl während der Schwangerschaft als auch in der Stillzeit auf eine reichliche Zufuhr Vitamin-B_2-reicher Lebensmittel, wie Ölsamen, Nüsse, Hülsenfrüchte, verschiedene Gemüsearten und Vollgetreide, achten und ihren Riboflavinstatus überprüfen lassen. Eine etwaige Unterversorgung kann durch die unterstützende Gabe von Supplementen ausgeglichen werden.

Vitamin B_6 (Pyridoxin)

In der Stillzeit ist eine zusätzliche Zufuhr von Vitamin B_6 (Pyridoxin) erforderlich, um die Pyridoxinbestände der Mutter nach den Anforderungen der Schwangerschaft aufzufüllen und die Verluste mit der Muttermilch (0,2 mg/d) auszugleichen. Bei Vegetarierinnen sollte eine ausreichende Bedarfsdeckung auch während der Stillzeit möglich sein, wenn pyridoxinreiche pflanzliche Lebensmittel (Bananen, Hülsenfrüchte, Walnüsse, Avocado, Vollgetreide, Ölsaaten, Kohl u. a.) verzehrt werden. Da bei Veganerinnen von niedrigem Vitamin-B_6-Status berichtet wurde, sollten diese besonders auf eine ausreichende Zufuhr achten (s. Kap. 8.3, S. 206).

Folat

Der zusätzliche Bedarf an Folat stillender Mütter ist durch die mit der Milch abgegebene Folatmenge bedingt; die Empfehlung liegt bei 600 µg/d (Bässler et al. 2002, S. 144).

Vegetarierinnen, insbesondere Veganerinnen, sind aufgrund ihres reichlichen Verzehrs von Gemüse und Vollgetreide deutlich besser mit Folat versorgt als Mischköstlerinnen. Dies konnte auch bei schwangeren Lakto-Ovo-Vegetarierinnen nachgewiesen werden (s. Kap. 10.1, S. 287). Somit können auch stillende Vegetarierinnen ihren Folatbedarf decken, sofern eine breite Auswahl folatreicher Lebensmittel verzehrt wird. Da die Zubereitungsverluste bei Folat bis zu 90 % betragen können, sollte etwa ein Drittel bis die Hälfte des Gemüses in Form von unerhitzter Frischkost gegessen werden.

Vitamin B_{12} (Cobalamin)

Eine Unterversorgung mit Vitamin B_{12} (Cobalamin) wurde bei Veganerinnen nach striktem jahrelangem Meiden tierischer Nahrungsmittel festgestellt (s. Kap. 9.6, S. 254). Da bei unzureichend gefüllten Speichern der Stillenden der Vitamin-B_{12}-Gehalt der Muttermilch geringer ist, sind voll gestillte Säuglinge von Veganerinnen einem erhöhten Risiko eines Vitamin-B_{12}-Mangels ausgesetzt (Specker et al. 1990). Bei solchen Säuglingen sind typische Vitamin-B_{12}-Mangelsymptome, wie schwere Wachstums- und Entwicklungsstörungen sowie hämatologische und neurologische Symptome, dokumentiert (s. Kap. 10.3, S. 299).

Um eine optimale Versorgung der Mutter zu erreichen und zur Vorbeugung eines Mangels beim Säugling müssen Veganerinnen auf eine ausreichende Cobalaminzufuhr achten. Dies ist nach derzeitigem Kenntnisstand beim Meiden tierischer Lebensmittel nur durch mit Vitamin B_{12} angereicherte Lebensmittel und/oder Supplemente sowie teilweise durch bestimmte Meeresalgen, wie Nori, möglich.

Kalzium

Die Empfehlungen zur Kalziumzufuhr für Schwangere und Stillende entsprechen denen von nicht schwangeren bzw. nicht stillenden Frauen, da in diesen Phasen Absorption und Retention erhöht sind. Die Empfehlungen werden jedoch von großen Teilen der Bevölkerung nicht erreicht. Lakto-(Ovo-)Vegetarierinnen nehmen durchschnittlich genauso viel Kalzium auf wie Mischköstlerinnen, die Kalziumzufuhr von Veganerinnen ist deutlich niedriger (s. Kap. 9.7, S. 262).

Bei stillenden Frauen, die eine vegane makrobiotische Ernährung praktizierten, lag die durchschnittliche Kalziumzufuhr bei 486 mg/d im Vergleich zu 1038 mg/d bei den stillenden Nicht-Vegetarierinnen. Der Kalziumgehalt der Muttermilch war jedoch bei beiden Gruppen gleich (Specker 1994).

Bei unzureichender Zufuhr wird Kalzium aus dem mütterlichen Knochengewebe mobilisiert, was langfristig zu einer Erhöhung des **Osteoporoserisikos** führen kann. Insbesondere stillende Veganerinnen sollten deshalb ihre Kalziumaufnahme durch den Verzehr kalziumreicher und/oder mit Kalzium angereicherter pflanzlicher Lebensmittel und Mineralwässer verbessern. Kalziumreiche Lebensmittel sind vor allem Milch und Milchprodukte, „Sojafleisch", verschiedene Nüsse, Grünkohl, Spinat und Brokkoli. Ergänzend kann die Einnahme von Supplementen erwogen werden.

Magnesium

Die Magnesiumzufuhr lag bei schwangeren Lakto-Ovo-Vegetarierinnen etwa 30 % über der Zufuhr von Mischköstlerinnen, was zu einer geringfügig besseren Magnesiumversorgung führte. Die Zufuhrempfehlungen wurden um etwa 70 % überschritten (Koebnick et al. 2005). Auch in anderen Untersuchungen nahmen Vegetarierinnen, insbesondere Veganerinnen, deutlich mehr Magnesium auf als Nicht-Vegetarierinnen (s. Kap. 8.4, S. 207). Eine ausreichende Magnesiumzufuhr dürfte somit auch bei stillenden Vegetarierinnen gesichert sein.

Eisen

Für das Stillen selbst ergibt sich kein erhöhter Bedarf an Eisen, da mit der Muttermilch relativ wenig Eisen abgegeben wird (30 µg/100 g Milch). Es wird jedoch eine zusätzliche Zufuhr zum Ausgleich der durch die Schwangerschaft eingetretenen Verluste empfohlen. Die wünschenswerte Eisenzufuhr von 20 mg/d kann durch eine vegetarische Ernährung prinzipiell erreicht werden.

Unabhängig von der Ernährungsweise weisen viele junge Frauen Eisenwerte unterhalb des Referenzbereichs auf. Um Eisendefiziten der Mutter vorzubeugen und die Eisenspeicher aufzufüllen, sollten stillende Vegetarierinnen vermehrt eisenhaltige Lebensmittel verzehren (s. Kap. 9.1, S. 220 f). Durch den gleichzeitigen Verzehr von Lebensmitteln, die reich an Vitamin C oder anderen organischen Säuren sind, kann die niedrigere Eisenverfügbarkeit aus pflanzlichen Lebensmitteln deutlich verbessert werden. Schwarzer Tee und Kaffee sollte aufgrund der resorptionshemmenden Polyphenole vor, während und nach den Mahlzeiten nicht getrunken werden. Der Eisengehalt der Muttermilch wird durch die mütterliche Eisenzufuhr kaum beeinflusst.

Jod

Die Versorgung mit Jod ist insbesondere bei Stillenden ein Problem, da ihr Jodbedarf den während der Schwangerschaft noch übersteigt. Eine suboptimale Jodversorgung der Mutter kann auch während der Stillzeit zur Manifestation eines Jodmangelstrumas führen. Der Jodstatus der Mutter bestimmt den Jodgehalt der Muttermilch und damit auch die Jodversorgung des gestillten Säuglings.

Verschiedene Studien kommen zu dem Ergebnis, dass in Deutschland der Jodgehalt der Muttermilch in den letzten Jahrzehnten deutlich angestiegen ist. In einer Untersuchung aus Jena haben sich die Werte von 1994 bis 2005 in etwa verdoppelt (von 86 auf 176 µg/l) (Bader et al. 2005) Um den Jodbedarf des Säuglings zu decken, ist eine Jodkonzentration von etwa 100–120 µg/l notwendig (Zimmermann 2007).

Vorliegende Untersuchungen weisen darauf hin, dass Lakto-(Ovo-)Vegetarier nicht häufiger von einem Jodmangel betroffen sind als die Durchschnittsbevölkerung. Bei veganer Ernährung ist das Risiko für eine unzureichende Jodversorgung jedoch deutlich erhöht. Wie die übrige Bevölkerung sollten stillende Vegetarierinnen, insbesondere Veganerinnen, ausschließlich jodiertes Speisesalz bzw. mit jodhaltigen Algen angereichertes Meersalz verwenden. Der gelegentliche Verzehr von Meeresalgen *mit moderatem Jodgehalt* (s. Kap. 9.2, S. 229) kann die Jodversorgung verbessern. Bei unzureichendem Jodstatus sollte eine Jod-Supplementierung erwogen werden.

Zink

Die empfohlene Zufuhr von Zink erhöht sich für Stillende von 7 auf 11 mg/d. Bei Vegetarierinnen, die weder schwanger waren noch stillten, lag die Zinkaufnahme in verschiedenen Untersuchungen häufiger unter den Zufuhrempfehlungen als bei Mischköstlerinnen. Der Zinkstatus war jedoch bei den verschiedenen Gruppen ähnlich, was auf entsprechende Anpassungsmechanismen hindeutet (s. Kap. 9.4, S. 240). Dennoch sollten insbesondere stillende Veganerinnen ihre Zinkzufuhr optimieren. Die geringere Bioverfügbarkeit von Zink aus phytathaltigen pflanzlichen Lebensmitteln, wie Vollgetreide, kann durch geeignete Zubereitungsverfahren, wie Sauerteiggärung und Keimung, verbessert werden.

Bewertung

Eine gezielt zusammengestellte **lakto-(ovo-)vegetarische Kost** kann auch während der Stillzeit den Bedarf an den meisten Nährstoffen gut decken. Engpässe können bei der Versorgung mit Vitamin D, Eisen, Jod und Zink auftreten, was jedoch in gleichem Ausmaß auf nichtvegetarische Frauen zutrifft. Zur Deckung des Jodbedarfs sollte in der Regel jodiertes Salz verwendet werden.

Bei **veganer Ernährung** während der Stillzeit ist eine sehr sorgfältige Planung notwendig. Kritisch kann die ausreichende Zufuhr von Nahrungsenergie, Protein, den Vitaminen D, B_2, B_6 und B_{12} sowie von Kalzium, Eisen, Jod und Zink sein. Eine adäquate Versorgung mit Vitamin B_{12} ist nach derzeitigem Kenntnisstand nur durch angereicherte

Lebensmittel bzw. Supplemente sowie teilweise durch bestimmte Vitamin-B_{12}-haltige Algen möglich. Wird auch bei den anderen Nährstoffen eine ausreichende alimentäre Versorgung nicht erreicht bzw. wird ein unzureichender Versorgungsstatus festgestellt, sollte ebenfalls auf Nahrungsergänzungsmittel zurückgegriffen werden.

10.3 Säuglinge, Kinder und Jugendliche

Viele vegetarisch lebende Eltern möchten auch ihre Kinder schon im Säuglingsalter lakto-ovo-vegetarisch, lakto-vegetarisch oder vegan ernähren. Dadurch können sich Vorteile und potenzielle Risiken ergeben.

So haben Säuglinge und Kleinkinder bezogen auf das Körpergewicht einen höheren Nahrungsenergiebedarf als Erwachsene. Auch der Bedarf an einzelnen Nährstoffen unterscheidet sich deutlich von dem Erwachsener (Tab. 10.4). Kinder benötigen erheblich mehr Kalzium, Vitamin D und Vitamin C bezogen auf ihre Nahrungsenergiezufuhr. Entsprechend ist eine vollwertige Ernährung mit hochwertigen, wenig verarbeiteten Lebensmitteln auch für diese Altersgruppe durchaus empfehlenswert. Aus den genannten Gründen muss sie jedoch an die spezifischen Bedürfnisse der Kinder angepasst werden.

Tab. 10.4 Unterschiede im Nahrungsenergie- und Nährstoffbedarf von Säuglingen, Kindern und Erwachsenen (ausgewählte Nährstoffe und Altersgruppen) (nach DGE et al. 2008 und 2012)

Nährstoff	Säuglinge 0–2 Monate (m/w)	Kinder 4–6 Jahre (m/w)	Kinder 13–15 Jahre (m/w)	Erwachsene* (m/w)
Nahrungsenergie (kcal/d)	500/450	1500/1400	2700/2200	2900/2300
Protein (g/kg KG** u. d)	2,7***	0,9	0,9	0,8
Fett (Energie%)	45–50	30–35	30–35	30
Omega-6-Fettsäuren	4	2,5	2,5	2,5
Omega-3-Fettsäuren	0,5	0,5	0,5	0,5
Vitamin B_1 (mg/d)	0,2	0,8	1,4/1,1	1,2/1,0
Vitamin D (µg/d)	10	20	20	20
Vitamin C (mg/d)	50	70	100	100
Kalzium (mg/d)	220	700	1200	1000
Eisen (mg/d)	0,5	8	12/15	10/15
Zink (mg/d)	1	5	9,5/7	10/7
Jod (µg/d)	40	120	200	200

* 25–50 Jahre ** KG = Körpergewicht *** 0–1 Monate

Das Ernährungsverhalten Erwachsener wird maßgeblich in der frühen Kindheit geprägt (Alexy et al. 2008). Eine ausgewogene und vollwertige vegetarische Kost in der Kindheit kann dazu beitragen, auch im späteren Leben einen gesunden Ernährungsstil beizubehalten. Die präventiven Vorteile einer vegetarischen Ernährungsweise (s. Kap. 7, S. 92) sind somit bereits im Kindesalter von großer Bedeutung, da sich die meisten ernährungsbedingten chronischen Erkrankungen über Jahrzehnte hinweg entwickeln. So sind atherosklerotische Gefäßveränderungen bereits bei vielen Kindern und bei nahezu allen 15-Jährigen nachweisbar (Strong et al. 2001). Läsionen der Koronararterien weisen 30 % der 8–11-Jährigen und 70 % der 12–15-Jährigen auf (Stary 2000). Vegetarische Kostformen bieten zudem eine gute Möglichkeit, Übergewicht im Kindes- und Jugendalter – und damit auch den entsprechenden Folgeerkrankungen im späteren Leben – vorzubeugen (Sabaté und Wien 2010).

Säuglinge

Als Säuglingsalter wird der Zeitraum von der Geburt bis zur Vollendung des zwölften Lebensmonats bezeichnet. In den Zufuhrempfehlungen der DGE wird meist zwischen Säuglingen im Alter von bis zu vier Monaten und von vier bis unter zwölf Monaten unterschieden.

Muttermilch

Die beste Ernährung während der ersten Lebensmonate ist Muttermilch, da sie in ihrer Zusammensetzung dem Bedarf des Säuglings an Energie, Wasser und Nährstoffen optimal angepasst ist („breast is best!"). Zudem ist die Muttermilch auf die Kapazität von Verdauung, Stoffwechsel und Ausscheidung des Säuglings abgestimmt. Die enthaltenen **Abwehrstoffe** (sekretorisches Immunglobulin A [sIgA], Lysozym, Laktoferrin u. a.) schützen den Säugling in den ersten Lebenswochen vor Infektionen des Verdauungstrakts und der Atemwege, die Proteinzusammensetzung vor Allergien (Høst et al. 2008).

Neben den genannten ernährungsphysiologischen Vorteilen wirken sich das Stillen und der damit verbundene Haut- und Blickkontakt positiv auf die körperliche, seelische und geistige Entwicklung des Kindes aus.

Eine langjährige vegetarische Ernährung vor der Schwangerschaft kann den Schadstoffgehalt der Muttermilch reduzieren. In der Milch von Vegetarierinnen wurden geringere Mengen an Umweltgiften, wie Dieldrin und Hexachlorbenzol, gefunden als in der von Mischköstlerinnen (Elmadfa und Leitzmann 2004, S. 485 f).

Alternative Säuglingsmilch

Sofern nicht gestillt werden kann, sollte industriell hergestellte Säuglingsnahrung verwendet werden. Diese ist in ihrer Nährstoffzusammensetzung dem Bedarf des Säuglings weitgehend angepasst. Im Handel sind Produkte auf Kuhmilch- und Sojabasis erhältlich. Die Selbstherstellung von Säuglingsmilch ist möglich, wird aber aus verschiedenen Gründen nicht empfohlen (mögliche Keimbesiedelung, ungünstige Nährstoffzusammensetzung u. a.) (Koletzko 2008).

Beikost

Ab frühestens dem fünften, aber spätestens zu Beginn des siebten Lebensmonats wird die Einführung von Beikost notwendig, da der Energie- und Nährstoffgehalt der Muttermilch dann nicht mehr für den Bedarf des Kindes ausreicht. Das Forschungsinstitut für Kinderernährung in Dortmund gibt Empfehlungen zur Auswahl bzw. Selbstzubereitung von Beikost heraus (FKE o.J.).

Als erste Breinahrung kann reines Karottenmus gegeben werden, bis sich das Kind an das Füttern mit dem Löffel gewöhnt hat. Danach wird ein Gemüse-Kartoffel-Fleisch-Brei mit Fettzusatz (z. B. Rapsöl) empfohlen, bei vegetarischer Ernährung alternativ ein Gemüse-Kartoffel-Getreide-Brei. Nach und nach werden weitere Milchmahlzeiten durch Breimahlzeiten auf Milch-, Obst- und Getreidebasis ersetzt. Ab dem zehnten Lebensmonat gehen die Breimahlzeiten allmählich in die Familienkost über (Abb. 10.6).

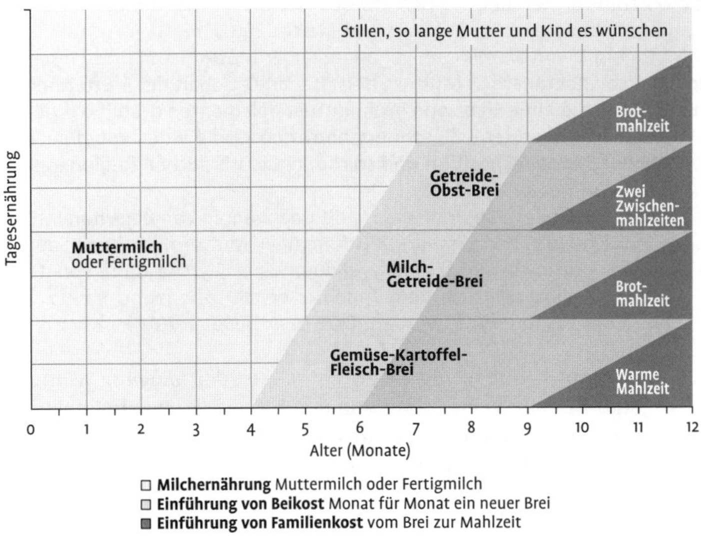

Abb. 10.6 *Ernährungsplan für das erste Lebensjahr (nach FKE o.J.)*

Vegetarische Ernährung von Säuglingen

Die Empfehlungen zur Stilldauer und zur Einführung von Beikost für vegetarisch ernährte Säuglinge unterscheiden sich nicht von denen omnivor ernährter Kinder. Bei sorgfältiger Auswahl und Zubereitung der Lebensmittel ist die bedarfsgerechte Nährstoffversorgung des Säuglings sowohl mit einer lakto-(ovo-)-vegetarischen als auch einer veganen Ernährung umsetzbar (ADA 2009). Diese Aussage der American Dietetic Association (ADA) bezieht sich auf Nordamerika, wo viele angereicherte Lebensmittel auf dem Markt sind. Allgemein muss auf kritische Nährstoffe besonders geachtet werden. Können diese nicht über angereicherte Lebensmittel zugeführt werden, ist bei veganer Ernährung eine gezielte Supplementierung unverzichtbar.

Bei einem unzureichenden Vorrat an **Vitamin B_{12}**, wie er bei Veganerinnen und bei vielen Müttern in sog. Entwicklungsländern vorkommt, wurden schwere Formen von Fehlernährung bei gestillten Kindern beobachtet. In solchen Fällen traten typische Mangelsymptome wie makrozytäre hyperchrome Anämie, Methylmalonazidurie, neurologische Symptome sowie Wachstums- und Gedeihstörungen auf (Ciani et al. 2000; Weiss et al. 2004; Casella et al. 2005; Karakaya et al. 2006; Lücke et al. 2007; Dror und Allen 2008).

Kritische Nährstoffe: Vitamin B_{12} und D

Vegan lebende Mütter, die selbst weder mit Vitamin B_{12} angereicherte Lebensmittel noch Supplemente verwenden, sollten ihren voll gestillten Kindern in jedem Fall Vitamin-B_{12}-Präparate (0,4 µg/d bis zum fünften und 0,5 µg/d ab dem sechsten Lebensmonat) geben, um Mangelerscheinungen zu verhindern (Mangels und Messina 2001).

Die Versorgung mit Vitamin D von Säuglingen vegan lebender Mütter kann kritisch sein. Allerdings ist auch bei nichtvegetarischen Müttern der Vitamin-D-Gehalt der Muttermilch so niedrig, dass bei Kindern, die ohne Gabe von Vitamin-D-Supplementen gestillt werden, ein erhöhtes Risiko für Rachitis besteht. Besonders betroffen sind Kinder mit dunkler Hautfarbe, unzureichender Sonnenexposition und solche, die in nördlichen Regionen leben (Weisberg et al. 2004; Ward et al. 2007).

Die Deutsche Gesellschaft für Kinderheilkunde empfiehlt unabhängig von der Vitamin-D-Eigensynthese durch UV-Licht und der Vitamin-D-Zufuhr über Muttermilch bzw. Säuglingsnahrung bei gestillten und nicht gestillten Säuglingen eine tägliche Gabe von 10–12,5 µg Vitamin D. Die Prophylaxe sollte ab dem Ende der ersten Lebenswoche bis zum Ende des ersten Lebensjahres durchgeführt werden (DGE et al. 2008, S. 79).

Da Muttermilch nur wenig **Eisen** enthält, ist der Säugling während der ersten Monate weitgehend von den Eisenreserven abhängig, die er während des fetalen Wachstums bilden konnte. Bei vegetarischer Ernährung entfällt die Zufuhr von gut resorbierbarem Hämeisen aus Fleisch. Deshalb sollte mit der Einführung von Beikost auf die Verwendung eisenreicher Gemüse- und Getreidearten (evtl. mit Eisen angereichert) geachtet werden. Später können als gute Eisenquellen auch gegarte Hülsenfrüchte und „Sojafleisch" gegeben werden. Die Zugabe von Vitamin-C-reichem Fruchtsaft, wie Orangensaft, verbessert die Eisenresorption aus pflanzlichen Lebensmitteln.

Falls der Gehalt an **Zink** in der Beikost zu gering ist oder überwiegend Lebensmittel mit niedriger Zinkverfügbarkeit gegeben werden, kommt der gezielte Einsatz von Supplementen bzw. mit Zink angereicherten Lebensmitteln in Frage (Allen 1998; Krebs 1998).

Insbesondere bei Müttern, die sich vegan ernähren, besteht das Risiko einer unzureichenden Versorgung mit **Jod** (s. Kap. 10.2, S. 293). Zudem kann die Muttermilch von Veganerinnen auch zuwenig Vitamin B_2 enthalten. Bei diagnostizierter Unterversorgung sollten beide Nährstoffe während der Stillzeit sowie in der Kost des Säuglings supplementiert werden.

Wie bei nichtvegetarischer Beikost sollte die vegetarische Beikost eine hohe Energie- und Nährstoffdichte sowie einen niedrigen Ballaststoffanteil aufweisen. Nüsse, Getreide und Hülsenfrüchte können die Energiedichte und den Proteingehalt erhöhen, während Gemüse und Obst ärmer an Energie und Protein sind. Insbesondere bei veganer Beikost sollte der Energiegehalt durch die Zugabe von Fett erhöht werden.

Um gleichzeitig die Versorgung mit der langkettigen **Omega-3 -Fettsäure** DHA zu optimieren, sollten pflanzliche Öle bevorzugt werden, die reich an α-Linolensäure sind (z.B. Lein- und Rapsöl). α-Linolensäure kann im Organismus zu DHA umgewandelt werden. Da dieser Prozess begrenzt ist, kann bei lakto-(ovo-)vegetarisch und vegan ernährten Säuglingen eine Supplementierung erwogen werden, beispielsweise in Form von DHA-reichem Mikroalgenöl (s. Kap. 9.5, S. 244). Bei gestillten Säuglingen von Müttern, die sich vegan

Makrobiotisch ernährte Kinder in den Niederlanden

Bei Kindern aus niederländischen Familien, die sich makrobiotisch und nahezu vegan ernährten, verlief die Körpergewichtsentwicklung während der ersten sechs Lebensmonate langsamer als in einer üblich ernährten Kontrollgruppe, was mit der zu geringen Milchmenge der Mütter zusammenhing. Eine noch stärkere Gewichtsretardierung zeigte eine zweite Kohorte von Kindern im Alter von 8–14 Monaten. Auch Körpergröße, Trizeps- und Subscapula (unter dem Schulterblatt)-Hautfaltendicke sowie Arm- und Kopfumfang waren geringer als bei der herkömmlich ernährten Vergleichsgruppe. Außerdem wurde eine verzögerte Entwicklung der Grobmotorik und der Sprache beobachtet (Dagnelie et al. 1989c; Dagnelie 1990).

Ursache für die Wachstumsverzögerung war die zu geringe Nahrungsenergie- und Proteinzufuhr durch die Muttermilch und vor allem durch die Beikost. Defizite zeigten sich auch bei den Blutkonzentrationen der Vitamine B_2, B_{12} und D sowie bei Eisen und Kalzium.

ernährten, war der DHA-Status (gemessen am DHA-Anteil der Fettsäuren der Erythrozyten) deutlich niedriger als bei der omnivoren Vergleichsgruppe (1,9 vs. 6,2 %) (Sanders und Reddy 1992).

Bewertung

Muttermilch ist während der ersten vier bis sechs Monate die optimale Ernährung für den Säugling. Gestillte Säuglinge von sich vegetarisch ernährenden, gesunden Müttern gedeihen normal, wenn das regelmäßige Stillen ad libitum gewährleistet ist und eine ausreichende Milchmenge zur Verfügung steht. Unabhängig von der Ernährungsweise ist der Gehalt an Vitamin D und Jod in der Muttermilch oft zu niedrig.

Die Muttermilch von Veganerinnen kann außerdem zu geringe Mengen an Vitamin B_{12} und Vitamin B_2 enthalten. Im Falle einer diagnostizierten Unterversorgung sollten die entsprechenden Nährstoffe supplementiert werden.

Eine **lakto-(ovo-)vegetarische Beikost** kann bei entsprechender Lebensmittelauswahl prinzipiell den Nährstoffbedarf des Säuglings decken. Potenziell kritische Nährstoffe sind Vitamin D, Eisen, Zink und Jod. Bei allen vegetarischen Kostformen sollte auf eine ausreichende Zufuhr der α-Linolensäure geachtet werden, der Vorstufe von DHA.

Bei **veganer Ernährung**, insbesondere wenn diese ungünstig zusammengestellt ist, kann es außerdem zu Engpässen bei Protein, Vitamin B_2, Vitamin B_{12} und Kalzium kommen. Aufgrund der möglichen Versorgungsproblematik muss im Einzelfall geprüft werden, wie eine bedarfsgerechte Ernährung des Säuglings, auch mit Supplementen, erreicht werden kann, die mit den ethischen Ansprüchen der Eltern vereinbar ist.

Klein- und Vorschulkinder (1–5 Jahre)

Bei Klein- und Vorschulkindern ist der Bedarf an einigen Nährstoffen, bezogen auf das Körpergewicht, erhöht, wenn auch nicht im gleichen Ausmaß wie beim Säugling (s. Tab. 10.4, S. 295). Lakto-(-ovo-)vegetarisch ernährte Kinder sind im Allgemeinen ausreichend mit Nährstoffen versorgt und entwickeln ein Größenwachstum, das weitgehend dem ihrer nicht vegetarisch ernährten Altersgenossen entspricht (Hebbelinck und Clarys 2001, S. 180 ff).

In einer nationalen Querschnittsstudie in Großbritannien wurden die Nährstoffzufuhr und der Ernährungsstatus von Vorschulkindern (1,5–4,5 Jahre, n = 1351) untersucht. Von den Kindern ernährten sich 3,3 % (n = 44) überwiegend lakto-ovo-vegetarisch; ihre Kost enthielt kein Fleisch bzw. Fleischprodukte, jedoch in geringen Mengen Fisch (Thane und Bates 2000).

Tab. 10.5 Ausgewählte Blutparameter von Vorschulkindern mit überwiegend vegetarischer Ernährung bzw. Mischkost in Großbritannien (nach Thane und Bates 2000)

Parameter	1,5 bis < 3 Jahre		3 bis 4,5 Jahre	
	MK (n = 334)	V (n = 11)	MK (n = 372)	V (n = 10)
Eisenstatus (Serum)				
Hämoglobin (g/dl)	12,1	11,8	12,3	12,1
Ferritin (µg/l)	16,0	8,0	19,0	13,0
Nährstoffe (µmol/l Plasma)				
Vitamin A (Retinol)	1,02	1,07	0,98	1,24
Vitamin E (α-Tocopherol)	17,8	18,7	18,7	22,6
Vitamin C	69	88	68	73
Zink	13,0	13,1	13,0	13,1

MK = Mischköstler, V = überwiegend Vegetarier (kein Fleisch bzw. Fleischprodukte, in geringen Mengen Fisch)

Im Vergleich zu den omnivor ernährten Kindern war das Ernährungsmuster der überwiegend vegetarisch ernährten Kinder insgesamt günstiger zu bewerten. Dies betraf insbesondere die Qualität und Menge der Fettzufuhr sowie die Zufuhr von Cholesterin, Kohlenhydraten und Natrium. Die Zink- und Eisenzufuhr war in beiden Gruppen nahezu gleich. Ebenfalls keine signifikanten Unterschiede gab es bei den Plasmaspiegeln von Zink, Vitamin D, Vitamin B_{12} sowie der Hämoglobinkonzentration. Die durchschnittlichen Serumferritinwerte waren bei den überwiegend vegetarisch ernährten Kindern, insbesondere bei den unter 3-Jährigen, niedriger als bei den omnivoren Kindern (Tab. 10.5). Zudem hatte ein signifikant höherer Anteil der Vegetarier Serumferritinkonzentrationen (< 12 bzw. < 10 µg/l), die auf geringe Eisenspeicher hinweisen (Abb. 10.7, S. 302). Im Blut der überwiegend vegetarisch ernährten Kinder fanden sich hingegen höhere Konzentrationen der antioxidativen Vitamine A, E und C. Dies kann sich bereits im Kindesalter günstig auf die Prävention der Atherosklerose und von Herz-Kreislauf-Erkrankungen auswirken.

Makrobiotisch-vegan ernährte Kinder waren in Untersuchungen häufig kleiner und leichter als ihre Altersgenossen, die eine Mischkost verzehrten. Ursache der Wachstumsverzögerung war insbesondere der zu niedrige Protein- und Energiegehalt der Kost. Zudem wurde bei einigen Kindern Rachitis (insbesondere in den Wintermonaten), Eisenmangel, niedrige Vitamin-B_{12}-Blutwerte sowie eine zu geringe Vitamin-B_2- und Kalziumzufuhr festgestellt. Die verzögerte Entwicklung von Sprache und Grobmotorik, die bei makrobiotisch ernährten Kindern im Alter von vier bis achtzehn Mo-

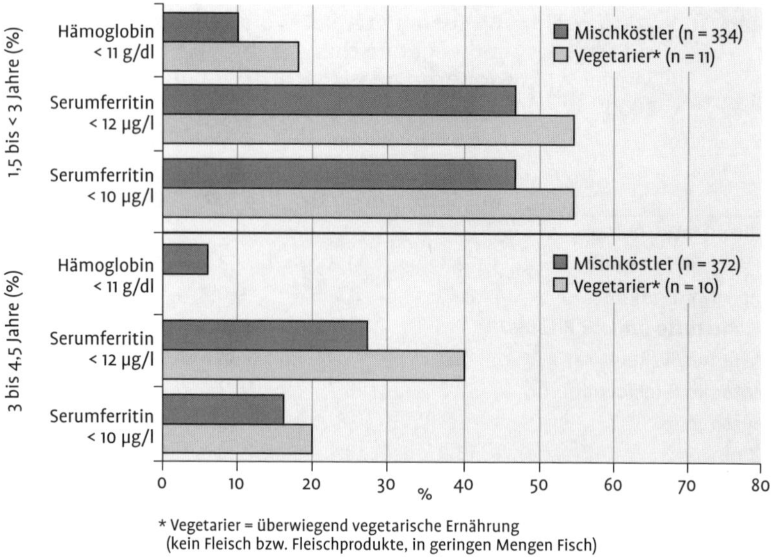

Abb. 10.7 *Anteile von Vorschulkindern mit niedrigem Eisenstatus bei überwiegend vegetarischer Ernährung bzw. Mischkost in Großbritannien (eigene Abb. nach* THANE *und* BATES *2000)*

naten beobachtet wurde, war nach einer Modifikation der Lebensmittelzusammenstellung bei denselben Kindern im Alter von vier bis sechs Jahren nicht mehr nachweisbar (VAN STAVEREN und DAGNELIE 1988; DAGNELIE et al. 1989a; DAGNELIE et al. 1990).

Nur wenige Daten liegen zur Nährstoffversorgung und Entwicklung von vegan, nichtmakrobiotisch ernährten Kindern vor. Zwar sind auch diese meist kleiner und leichter als omnivore Kinder im gleichen Alter, ihre Werte liegen jedoch im Normalbereich der nationalen Referenzstandards für die entsprechenden Altersgruppen (HEBBELINCK und CLARYS 2001, S. 186).

Zu Problemen kann es bei veganer Ernährung kommen, wenn eine großvolumige Kost mit hohem Ballaststoff- und niedrigem Protein- und Energiegehalt gegeben wird. Aufgrund des Aminosäuremusters und der geringeren Verdaulichkeit pflanzlicher Proteine wird vorgeschlagen, die Proteinzufuhr für vegane Kinder im Alter von bis zu zwei Jahren um 30–35 % und von zwei bis sechs Jahren um 20–30 % zu erhöhen (MESSINA und MANGELS 2001). Eine breite Auswahl pflanzlicher Proteinquellen, wie Getreide, Hülsenfrüchte und Kartoffeln, die über den Tag verteilt gegessen werden, verbessert die Proteinversorgung. Wie bei Erwachsenen ist es auch bei vegan ernährten Kleinkindern nicht notwendig, komplementäre Aminosäuren innerhalb einer Mahlzeit zu verzehren (s. Kap. 9.9, S. 271). Es kann jedoch sinnvoll sein, sie innerhalb eines kürzeren Zeitraums aufzunehmen (JOHNSTON 2001, S. 200).

Demgegenüber kann sich eine zu reichliche Proteinzufuhr negativ auswirken. So hat die DONALD-Studie (Dortmund Nutritional and Longitudinally Designed Study) ergeben, dass ein hoher Verzehr von tierischem Protein im Kleinkindalter (12–24 Monate), insbesondere aus Milch und Milchprodukten, das Risiko für einen höheren BMI und Körperfettanteil mit 7 Jahren erhöht (GÜNTHER et al. 2007a).

Bei allen vegetarisch ernährten Kindern sollte auf eine ausreichende Zufuhr von Kalzium, Eisen und Zink geachtet werden. Geeignete Zubereitungsmethoden und verschiedene Lebensmittel können die Verfügbarkeit von Eisen und Zink aus pflanzlicher Kost erhöhen (s. Kap. 9.1, S. 222 und 9.4, S. 240).

Die Deckung des Vitamin-D-Bedarfs wird in den Sommermonaten bei einem regelmäßigen Aufenthalt im Freien durch Eigensynthese erreicht. Wie bei nichtvegetarisch ernährten Kindern kann im Winter eine ergänzende Vitamin-D-Zufuhr über angereicherte Lebensmittel und Supplemente angezeigt sein. Bei veganer Ernährung ist eine zuverlässige Vitamin-B_{12}-Quelle unabdingbar. Hierfür kommen vor allem angereicherte Lebensmittel und Supplemente in Frage. Da Milch und Milchprodukte als Jodquelle wegfallen, sollte besonders bei vegan ernährten Kleinkindern auf eine ausreichende Jodzufuhr geachtet werden. Empfehlenswert ist die ausschließliche Verwendung von jodiertem Speisesalz sowie der gelegentliche Verzehr von Algen mit moderatem, definiertem Jodgehalt (s. Kap. 9.2., S. 230).

Die DGE-Empfehlung zur relativen Zufuhr essenzieller Fettsäuren entspricht ab einem Alter von vier Jahren der für Erwachsene (Linolsäure [ω-6)] 2,5 Energie %, α-Linolensäure [ω-3] 0,5 Energie %). Da α-Linolensäure selbst kardioprotektive Wirkungen entfaltet und als Vorstufe für die langkettige Omega-3-Fettsäure DHA dient (s. Kap. 9.5, S. 248), sollte auf eine ausreichende Zufuhr (z. B. Lein-, Walnuss- und Rapsöl) geachtet werden.

Bewertung

Kinder im Alter von 1–5 Jahren gedeihen normal, wenn eine abwechslungsreiche vegetarische Kost verzehrt wird. Vegane und einseitige Ernährungsformen können zu Nährstoffdefiziten führen.

Schulkinder (6–12 Jahre)

Bei Schulkindern nähert sich der Nährstoffbedarf immer mehr dem von Erwachsenen an (s. Tab. 10.4, S. 295). Eine gut zusammengestellte **lakto-(ovo-)vegetarische Kost** bietet auch in dieser Phase eine ausreichende Nährstoffversorgung. Die Versorgung mit Zink und Eisen kann jedoch optimierungsbedürftig sein.

In einer britischen Studie war die durchschnittliche Zinkzufuhr von überwiegend lakto-ovo-vegetarisch ernährten Schulkindern (7–11 Jahre, n = 50; etwa die Hälfte der Kinder aß gelegentlich auch Fisch) signifikant niedriger als die von gleichaltrigen Mischköstlern (5,9 vs. 6,8 mg/d) (Nathan et al. 1996). Etwa 80 % der Vegetarier und 62 % der Mischköstler erreichten die Zufuhrempfehlungen nicht (Tab. 10.6).

Die durchschnittliche Eisenzufuhr der Vegetarier war etwas höher als die der Nicht-Vegetarier (11,2 vs. 10,6 mg/d), sie lag bei beiden Gruppen über den Zufuhrempfehlungen. Die vegetarisch ernährten Kinder wiesen eine niedrigere mittlere Hämoglobinkonzentration auf, jedoch innerhalb des Normbereichs. Etwa ein Drittel der omnivor, aber die Hälfte der vegetarisch ernährten Kinder hatten sehr niedrige Hämoglobinkonzentrationen (< 3. Perzentile). Bei allen anderen untersuchten Nährstoffen wurden die Zufuhrempfehlungen von beiden Gruppen im Durchschnitt erreicht. Der Anteil der Kinder, die die Zufuhrempfehlungen für die verschiedenen Vitamine und Mineralstoffe nicht erreichten, war bei den Mischköstlern deutlich höher als bei den Vegetariern (Ausnahme: Niacin) (Nathan et al. 1996).

In einer polnischen Studie wiesen vegetarisch lebende Schulkinder (5–16 Jahre) im Vergleich zu nichtvegetarischen Altersgenossen eine niedrigere Versorgung mit Antioxidanzien auf, diese lag jedoch bei beiden Gruppen im Normbereich. Bei den vegetarisch ernährten Kindern lag die Zufuhr von Vitamin B_{12} im Referenzbereich, die

Tab. 10.6 Zufuhr ausgewählter Nährstoffe bei 7–11-jährigen Schulkindern mit überwiegend vegetarischer Ernährung bzw. Mischkost in Großbritannien (nach Nathan et al. 1996)

Nährstoff	Durchschnittliche Zufuhr/d		Anteil Kinder mit Zufuhr < RNI (%)	
	MK (n = 50)	V (n = 50)	MK (n = 50)	V (n = 50)
Vitamin A (RÄ, µg)	602	684	58	20
Vitamin B_2 (mg)	1,6	1,7	12	8
Vitamin B_{12} (µg)	3,4	2,5	2	2
Niacin (mg)	16,9	14,9	12	18
Folat (µg)	214	238	44	34
Vitamin C (mg)	63,9	66,1	14	8
Kalzium (mg)	737	825	28	14
Magnesium (mg)	210	243	52	28
Eisen (mg)	10,6	11,2	28	18
Zink (mg)	6,8	5,9	62	80

RNI = Reference Nutrient Intake (Großbritannien), MK = Mischköstler, V = überwiegend Vegetarier (bei etwa 46 % auch Fischverzehr, durchschnittlich 10,3 g/d), RÄ = Retinol-Äquivalent

Zufuhr von Folat und Vitamin A lag oberhalb, die von Vitamin E und D unterhalb der Empfehlungen. Die Serumkonzentrationen der Vegetarier lagen bei allen untersuchten Nährstoffen, einschließlich der Eisenparameter, im Normbereich. Eine Ausnahme bildete Vitamin D, bei dem die durchschnittlichen Serumkonzentrationen nur die Hälfte des unteren Referenzwertes erreichten (Laskowska-Klita et al. 2011).

Bei **veganer Ernährung** muss in dieser Altersgruppe insbesondere auf die bedarfsdeckende Zufuhr von Nahrungsenergie, Protein, Vitamin B_2, Vitamin B_{12} sowie von Kalzium, Zink und Eisen geachtet werden. Eine sichere Versorgung mit Vitamin B_{12} ist nach derzeitigem Erkenntnisstand nur über angereicherte Lebensmittel und/oder Supplemente zu erreichen. Wie bei anderen Altersgruppen und Erwachsenen kann die Vitamin-D-Versorgung bei geringer Sonnenexposition, insbesondere im Winter, unbefriedigend sein. In diesem Falle sollte auch hier auf angereicherte Lebensmittel bzw. Supplemente zurückgegriffen werden.

Eine nur mäßige Zufuhr von tierischem Protein ist auch für Schulkinder vorteilhaft. So zeigte die DONALD-Studie, dass eine hohe Zufuhr von tierischem Protein, insbesondere aus Milch und Milchprodukten, sowohl im Kleinkindalter als auch im Alter von 5–6 Jahren das Risiko erhöht, mit 7 Jahren einen höheren BMI und Körperfettanteil aufzuweisen (Günther et al. 2007b). In einer Untersuchung mit Schweizer Grundschulkindern war eine hohe Proteinzufuhr durch Fleischkonsum der entscheidende Ernährungsfaktor für Übergewicht (Aeberli et al. 2007). Eine britische Studie ergab, dass eine hohe Proteinzufuhr sowie ein hoher Fleischkonsum während der frühen und mittleren Kindheit bei Mädchen zu einer früheren Menarche (erste Menstruationsblutung) führen kann. Dies gilt als Risikofaktor für Brustkrebs und Osteoporose im späteren Leben (Rogers et al. 2010).

Bewertung

Kinder im Alter von 6–12 Jahren haben praktisch keine Probleme mit vielseitig zusammengestellter vegetarischer Kost. Bei veganer Ernährung muss auf die kritischen Nährstoffe, besonders Vitamin B_{12}, geachtet werden. Eine hohe Zufuhr an Milchprodukten ist ein Risikofaktor für späteres Übergewicht.

Jugendliche (13–18 Jahre)

Die pubertäre Wachstumsphase wird von einem starken Anstieg des Nahrungsenergie- und Nährstoffbedarfs begleitet (s. Tab. 10.4, S. 295). Der ausgeprägteste **Wachstumsschub** findet bei Mädchen im Allgemeinen zwischen dem 10. und 13. Lebensjahr und bei Jungen zwischen dem 12. und 15. Lebensjahr statt (Elmadfa und Leitzmann 2004, S. 494).

Eine hohe Zufuhr an **Kalzium** ist für den Längen- und Massenwachstumsschub des Skeletts erforderlich. Werden Milch und Milchprodukte als ergiebige Kalziumquellen gemieden, kann die Kalziumzufuhr durch den Verzehr von grünem Blattgemüse, Sesam, Nüssen, „Sojafleisch", Hülsenfrüchten, Tofu und kalziumreichem Mineralwasser verbessert werden. Bei konstant niedriger Zufuhr kann die ergänzende Einnahme von Kalzium-Supplementen erwogen werden.

Eine ausreichende Versorgung mit **Eisen** ist bei allen vegetarisch ernährten Jugendlichen aufgrund des raschen Wachstums und der Zunahme des Blutvolumens von Bedeutung. Mit Engpässen bei der Eisenversorgung ist vor allem bei Mädchen mit Einsetzen der Menstruationsblutung zu rechnen. Durch den Verzehr eisenhaltiger pflanzlicher Nahrungsmittel (Vollgetreide, „Sojafleisch", Ölsamen, Nüsse, Hülsenfrüchte, Trockenfrüchte, grünes Blattgemüse) bei zeitnaher hoher Aufnahme von Vitamin C und anderen organischen Säuren, wie mit Obst, kann die Eisenresorption gesteigert werden. Bei diagnostiziertem Eisenmangel sollte eine ergänzende Supplementierung erwogen werden.

Eine ausreichende Zufuhr von **Zink** ist auch bei vegetarischer Ernährung umsetzbar, sie kann jedoch vor allem bei veganer Kost marginal sein. Besonders vegan ernährte Jugendliche müssen außer-

Tab. 10.7 Zufuhr ausgewählter Nährstoffe bei 14–19-jährigen Teenagerinnen mit verschiedenen Kostformen in Kanada (nach Donovan und Gibson 1996)

Nährstoff	Anteil Jugendliche mit Zufuhr < 2/3 RNI (%)		
	MK (n = 29)	SF (n = 15)	LOV (n = 78)
Nahrungsenergie	24	53	37
Protein	10	27	15
Vitamin B_1	7	0	4
Vitamin B_2	7	13	10
Niacin	3	0	4
Vitamin C	0	20	3
Kalzium	17	20	22
Eisen	24	47	26
Zink	21	47	37

RNI = Reference Nutrient Intake (Kanada), MK = Mischköstlerinnen, SF = Selten-Fleischesserinnen (Konsum von rotem Fleisch < 1-mal/Monat, Geflügel und/oder Fisch > 1-mal/Monat), LOV = überwiegend Lakto-Ovo-Vegetarierinnen (Fleisch- und Fischkonsum < 1-mal/Monat)

dem auf eine ausreichende Zufuhr von Vitamin B_2 und Vitamin B_{12} (angereicherte Lebensmittel und/oder Supplemente) achten.

Bei kanadischen Teenagerinnen (14–19 Jahre, n = 122) hatten die Mädchen mit überwiegend lakto-ovo-vegetarischer Ernährung (n = 78; Fleisch- und Fischkonsum < 1-mal/Monat) im Vergleich zu den Mischköstlerinnen häufiger eine unbefriedigende Zufuhr kritischer Nährstoffe (< zwei Drittel der kanadischen Empfehlungen) (Donovan und Gibson 1996) (Tab. 10.7). Dies galt insbesondere für Zink, Vitamin B_2, Kalzium, Protein und Eisen. Am schlechtesten versorgt war jedoch die Gruppe der Selten-Fleischesserinnen (n = 15; Konsum von rotem Fleisch < 1-mal/Monat, Geflügel und/oder Fisch > 1-mal/Monat). Unabhängig von der Ernährungsweise erreichten 80 % der Teilnehmerinnen nicht die für die jeweilige Altersgruppe empfohlene Nahrungsenergiezufuhr. Die vegetarisch lebenden Mädchen nahmen deutlich mehr Ballaststoffe und Vitamin C auf als die Mädchen der anderen beiden Gruppen. Die Ballaststoffzufuhr lag jedoch bei allen Teilnehmerinnen unter den Empfehlungen.

In einer Untergruppe wurde der Eisen- und Zinkstatus der Teenagerinnen untersucht (Donovan und Gibson 1995). Niedrige Eisenspeicher (Plasmaferritin < 12 µg/l) wiesen 29 % der Lakto-Ovo-Vegetarierinnen auf, 44 % der Selten-Fleischesserinnen und 17 % der Mischköstlerinnen. Niedrige Zinkspiegel (< 10,7 µmol/l) wurden bei 24 %, 33 % und 18 % der Probandinnen der jeweiligen Gruppen festgestellt.

Bei 11–14-jährigen Schülerinnen (n = 114) in England wiesen jeweils 20 % der vegetarischen und nichtvegetarisch lebenden Mädchen eine leichte Eisenmangelanämie auf (Hämoglobin < 12 g/dl) (Nelson et al. 1994). Die Vegetarierinnen europäischer Abstammung waren dabei häufiger von einem Eisenmangel betroffen als die indischer Herkunft (23 vs. 17 %).

Aus einigen, aber nicht allen Studien geht hervor, dass vegetarisch lebende Jugendliche im Vergleich zu nichtvegetarischen Altersgenossen insgesamt **gesündere Ernährungsmuster** aufweisen. An einer Befragung von 11–18-jährigen Schülerinnen und Schülern (n = 4521) in den USA nahmen 94 Lakto-Ovo-Vegetarier und 158 Selten-Fleischesser (Verzehr von Geflügel und/oder Fisch, kein Verzehr von anderem Fleisch) teil (Perry et al. 2002). Nur die Lakto-Ovo-Vegetarier verzehrten im Durchschnitt mindestens die empfohlenen fünf Portionen Obst und Gemüse pro Tag (Abb. 10.8, S. 308). Der Verzehr von Gesamtfett und gesättigten Fettsäuren war in dieser Gruppe ebenfalls am günstigsten. Im Vergleich zu den Mischköstlern konsumierten die Vegetarier und Selten-Fleischesser weniger Limonade, Fruchtsäfte und Fast Food und nahmen weniger Cholesterin und Fett, aber auch weniger Vitamin B_{12} auf (Tab. 10.8, S. 308). Höher war der Verzehr an Gemüse, Obst und Diät-Limona-

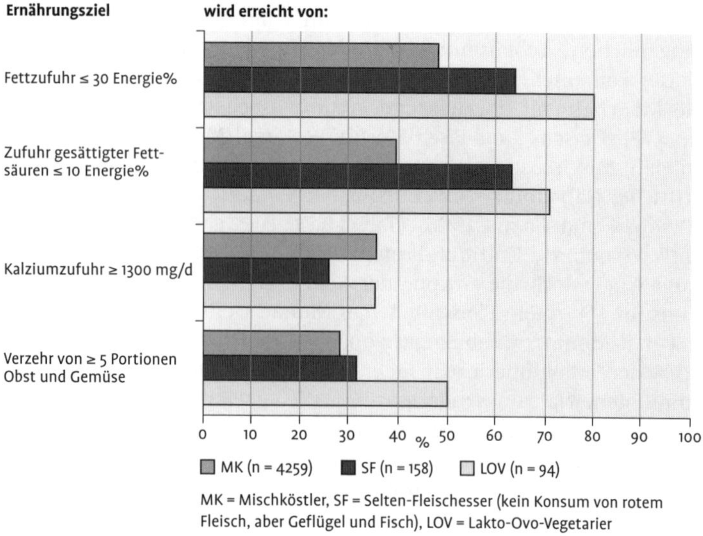

Abb. 10.8 *Umsetzung präventiver Ernährungsziele bei US-amerikanischen Schülerinnen und Schülern (11–18 Jahre) mit unterschiedlichen Kostformen (eigene Abb. nach Perry et al. 2002)*

de sowie die Zufuhr von Kohlenhydraten, Ballaststoffen, Vitamin A, Folat, Eisen und Koffein. Unabhängig von der Kostform erreichten die meisten Teilnehmer nicht die (in den USA) empfohlene Kalziumzufuhr von 1300 mg/d.

Insgesamt setzten die Lakto-Ovo-Vegetarier am ehesten die wissenschaftlichen Empfehlungen einer gesundheitsfördernden Ernährungsweise um. Die Autoren der Studie kommen zu dem Schluss, dass vegetarische Ernährungsmuster bei Jugendlichen nicht als Problemphase oder Modeerscheinung gesehen werden sollten, sondern als gesundheitsfördernde Alternative zur derzeitigen fleischbasierten US-amerikanischen Durchschnittskost.

Tab. 10.8 Ernährungsverhalten US-amerikanischer Lakto-Ovo-Vegetarier (11–18 Jahre) im Vergleich zu gleichaltrigen Nicht-Vegetariern (nach Perry et al. 2002)

höherer Verzehr / höhere Zufuhr von	niedrigerer Verzehr / niedrigere Zufuhr von
• Gemüse und Obst • Diät-Limonade • Koffein	• Limonade • Fruchtsaft • Fast Food
• Kohlenhydraten • Ballaststoffen • Vitamin A • Folat • Eisen	• Fett • gesättigten Fettsäuren • Cholesterin • Vitamin B_{12}

Untersuchungen aus Schweden und Norwegen zeigten hingegen nur geringe Unterschiede im Ernährungsverhalten von Vegetariern und Mischköstlern im Durchschnittsalter von 15,5 Jahren (Larsson et al. 2001). Zwar aßen die vegetarisch lebenden Schülerinnen und Schüler deutlich mehr Gemüse, verzehrten aber genauso viel Obst, Fast Food, Süßigkeiten, Eiscreme und Alkohol wie ihre nichtvegetarischen Altersgenossen.

In Belgien wurde die sexuelle Reifung sowie die **körperliche Fitness** von 10–15-jährigen Mädchen (n = 10) und 12–17-jährigen Jungen (n = 10) untersucht, die sich seit mindestens drei Jahren lakto-ovo-vegetarisch ernährten (Hebbelinck et al. 1999). Insgesamt unterschieden sich die vegetarischen Kinder in der sportlichen Leistung nicht von den nationalen Referenzstandards. Sie erreichten jedoch signifikant niedrigere Werte bei der Schnellkraft und der lokalen Muskel-Ausdauerbelastung, während sie bei der kardiorespiratorischen Leistung signifikant besser abschnitten. Bis auf ein Mädchen lag die Pubertätsentwicklung der vegetarisch ernährten Kinder in dieser Studie innerhalb der normalen Referenzbereiche.

Eine Untersuchung mit 14-jährigen Schulkindern, die sich entweder mit Mischkost (n = 376) oder (nach eigener Angabe) vegetarisch

Vegetarische Ernährung und Essstörungen

Verschiedene Studien haben ergeben, dass vegetarische Kostformen bei Jugendlichen und jungen Erwachsenen mit Essstörungen häufiger als in der Gesamtpopulation dieser Altersgruppen zu finden sind (Perry et al. 2001; Baş et al. 2005). Dabei führt offenbar nicht die Aufnahme einer vegetarischen Ernährungsweise zur Entwicklung einer Essstörung. Vielmehr soll die vegetarische Ernährung als gesellschaftlich akzeptierte Möglichkeit, bestimmte Lebensmittel zu meiden, eine bereits vorhandene Essstörung verdecken (Barr 1999; Martins et al. 1999). So lebten junge Frauen, bei denen jemals oder aktuell eine Essstörung diagnostiziert wurde, mit höherer Wahrscheinlichkeit bereits einmal vegetarisch als junge Frauen ohne Essstörung (52 % vs. 12 %) (Bardone-Cone et al. 2012).

In der bereits genannten Studie mit US-amerikanischen Schülerinnen und Schülern zwischen 11 und 18 Jahren gaben die Selten-Fleischesser („Semi-Vegetarier") am häufigsten an, dass bei ihnen eine Essstörung diagnostiziert worden war (10,9 %; Lakto-Ovo-Vegetarier 4,3 %, Mischköstler 3,1 %) (Perry et al. 2001). Bei dieser Gruppe war der wichtigste Grund, sich (überwiegend) vegetarisch zu ernähren, die Körpergewichtskontrolle, während die Lakto-Ovo-Vegetarier in erster Linie das Töten von Tieren ablehnten.

In einer anderen Untersuchung zeigten Studentinnen, die aus Gründen der Körpergewichtskontrolle nur selten Fleisch aßen, ein deutlich restriktiveres Essverhalten als die Lakto-Ovo-Vegetarierinnen (Curtis und Comer 2006).

Neue Untersuchungen bestätigen, dass junge Selten-Fleischesser („Semi-Vegetarier") deutlich häufiger eine Essstörung entwickeln als wirkliche Vegetarier und Veganer. Im Vergleich weisen Veganer, gefolgt von Vegetariern, die gesündesten Einstellungen gegenüber Essen und Nahrungsaufnahme auf. Die Autoren kritisieren zudem, dass in vielen Studien zum Zusammenhang zwischen Essstörungen und vegetarischer Ernährung keine saubere Unterscheidung zwischen „Semi-Vegetariern" und tatsächlichen Vegetariern vorgenommen wird (Timko et al. 2012).

(n = 42) ernährten, ergab keine Unterschiede hinsichtlich der **Zahngesundheit** zwischen beiden Gruppen (AL-DLAIGAN et al. 2001). Unabhängig von der Ernährungsweise waren bei der Hälfte der Kinder leichte und bei der anderen Hälfte moderate Erosionsschäden festzustellen. Beide Gruppen konsumierten reichlich säurehaltige Getränke und Lebensmittel. Dabei hatten die Vegetarier einen höheren Verbrauch an kohlensäurehaltigen Getränken, Bananen, Joghurt, Essig und Salatdressings, während die Mischköstler mehr Orangen, Sportgetränke, Kaffee, Bier und Apfelwein (Cider) konsumierten.

Aus dem repräsentativen Kinder- und Jugendgesundheitssurvey (KiGGS) des Robert Koch-Instituts in Berlin geht hervor, dass in Deutschland fast 30 % der Mädchen zwischen 11 und 17 Jahren Symptome einer **Essstörung** zeigen (HÖLLING und SCHLACK 2007). Um dem gängigen Schlankheitsideal zu entsprechen, wird dabei auch die Umstellung auf eine vegetarische Ernährung ausprobiert.

Noch mehr als bei Erwachsenen ist der Vegetarismus unter Teenagern ein weibliches Phänomen, der Frauenanteil beträgt meist um die 80 % (WORSLEY und SKRZYPIEC 1998; PERRY et al. 2001; BAŞ et al. 2005). Insbesondere bei Mädchen sollte deshalb darauf geachtet werden, dass vegetarische Ernährungsmuster nicht dazu dienen, eine Essstörung zu kaschieren, und dass eine bedarfsdeckende Nahrungsenergie- und Nährstoffzufuhr erfolgt.

Bewertung

Der höhere Nährstoffbedarf Jugendlicher kann durch vegetarische Kost leicht gedeckt werden, da während der pubertären Wachstumsphase meist viel gegessen wird. Andererseits ist das Risiko von Übergewicht bei einer vegetarischen Kost geringer, ein wichtiger Grund besonders für Mädchen, sich für diese Kostform zu entscheiden. Bei veganer Ernährungsweise sollte eine ausreichende Zufuhr der kritischen Nährstoffe erfolgen. Auf Anzeichen möglicher Essstörungen sollte geachtet werden.

10.4 Ältere Menschen

Es gibt keine einheitliche Definition, ab wann ein Mensch als „alt" gilt. Zumeist werden Menschen ab dem 65. Lebensjahr zur älteren Generation gezählt. Eine differenzierte Einteilung unterscheidet „junge" Alte (65–74 Jahre), „alte" Alte (75–84 Jahre) und „sehr alte" Alte (85 Jahre und älter) (VOLKERT et al. 2004). Neben dem kalendarischen oder chronologischen Alter gibt es jedoch auch weitere Sichtweisen des Altersbegriffs, beispielsweise das biologische, das soziale und das subjektive Alter.

Unter den Todesursachen älterer Menschen nehmen Erkrankungen des Herz-Kreislauf-Systems nach wie vor den ersten Platz ein. Häufigste einzelne Todesursache ist der akute Herzinfarkt, eine hohe Zahl der Sterbefälle ist auch auf bösartige Tumoren zurückzuführen. Diese Krankheiten zählen zu den ernährungsassoziierten Krankheiten. Eine bedarfsgerechte Ernährung ist in jedem Lebensalter Voraussetzung zur Gesunderhaltung des Menschen.

Nährstoffversorgung älterer Menschen

Mit dem Altern sind zahlreiche anatomische und physiologische, aber auch psychische, soziale und ökonomische Veränderungen verbunden. Viele dieser Faktoren können sich negativ auf die Nahrungszusammenstellung, die Nahrungsaufnahme sowie die Nährstoffabsorption und -verwertung auswirken und somit zu einer Mangelernährung führen. Folgende häufige altersbedingte Veränderungen kommen als Ursache für eine **Mangelernährung** in Betracht (nach Volkert 1994):

Physiologische Altersveränderungen
- verringerter Appetit
- verringertes Durstempfinden
- verringertes Geschmacksempfinden
- verringertes Geruchsempfinden

Körperliche Behinderungen
- Kaubeschwerden
- Schluckstörungen
- Bewegungseinschränkungen
- Immobilität

Geistige Beeinträchtigungen
- Vergesslichkeit
- Verwirrtheitszustände
- Demenz

Psychische Probleme
- Depression
- Einschneidende Lebensereignisse (Umzug ins Heim, Tod des Partners)

Soziale Veränderungen
- Einsamkeit

Krankheiten
- chronische oder akute Krankheiten
- multipler Medikamentenkonsum
- Erkrankungen des Verdauungstrakts (z.B. atrophische Gastritis)
- intestinale Beschwerden (z.B. Diarrhö)

Finanzielle Einschränkungen

Zu den kritischen Nährstoffen bei älteren Menschen zählen insbesondere Vitamin D, Folat, Kalzium und Ballaststoffe, teilweise auch die Vitamine B_1, B_2, B_6, A, E und C (Schmid et al. 2001; Volkert et al. 2004). Die Nährstoffversorgung von älteren, meist hilfsbedürftigen oder bettlägerigen Menschen in stationären Einrichtungen (Altenheime u.a.) ist deutlich schlechter als bei Senioren, die sich noch selbst versorgen können (Heseker et al. 2007; Pauly et al. 2007).

Nährstoffversorgung älterer Vegetarier

Die Nährstoffzufuhr sowie der Ernährungsstatus von älteren Vegetariern wurden bisher kaum untersucht. In einer Studie aus den Niederlanden lag die Zufuhr von Protein, Fett und Kohlenhydraten bei den Lakto-(Ovo-)Vegetariern (n = 44, Alter 65–97 Jahre) deutlich näher an den nationalen Zufuhrempfehlungen als die der omnivoren Vergleichsgruppen (Brants et al. 1990). Die Zufuhr der meisten Mikronährstoffe war bei den Vegetariern bedarfsdeckend. Zudem wies ihre Kost eine höhere Nährstoffdichte auf als die der Nicht-Vegetarier. Im Hinblick auf die kardiovaskuläre Gesundheit schnitten die vegetarisch lebenden Senioren besser ab. Suboptimal war jedoch die Zufuhr von Zink, Eisen und Vitamin B_{12} (nur Frauen) sowie die Versorgung mit Vitamin D (Löwik et al. 1990).

Ein Mangel an **Vitamin D** ist jedoch kein spezifisches Problem der vegetarischen Ernährung, sondern betrifft viele ältere Menschen. Zur Aufrechterhaltung ausreichender Serumspiegel an 25(OH)-D_3 empfehlen die US-amerikanischen Dietary Guidelines den Hochrisikogruppen, wie Älteren, Menschen mit dunkler Hautfarbe und Personen mit unzureichender Sonnenlichtexposition, eine tägliche Zufuhr von 25 µg Vitamin D, auch in Form von angereicherten Lebensmitteln und/oder Supplementen (HHS/USDA 2005, S. 9). Dies kann auch für ältere Vegetarier sinnvoll sein, insbesondere während der Wintermonate.

Eine verringerte Resorption von **Vitamin B_{12}** betrifft viele ältere Menschen, insbesondere beim Vorliegen einer chronischen atrophischen Gastritis. Dabei wird aufgrund der verminderten Magensäuresekretion Cobalamin nur unzureichend aus den Nahrungsproteinen freigesetzt. Unabhängig von der Ernährungsweise sind etwa 10–20 % der Älteren von einem Vitamin-B_{12}-Mangel betroffen. Nur 5–10 % dieser Patienten entwickeln jedoch klinische Symptome (Lechner et al. 2005). Bei zu niedriger Vitamin-B_{12}-Zufuhr kommt es zu einem Anstieg des Homocysteinspiegels, bei dem ein erhöhtes Risiko für Atherosklerose und Herz-Kreislauf-Erkrankungen diskutiert wird.

Da Vitamin B_{12} aus angereicherten Lebensmitteln sowie Supplementen gut resorbiert wird, kann dadurch die Vitamin-B_{12}-Versorgung verbessert werden (ADA 2009). Dies gilt auch für vegetarisch lebende Ältere. Bei veganer Kost sind diese Maßnahmen sichere Möglichkeiten einer ausreichenden Vitamin-B_{12}-Zufuhr.

Folat wird bei reichlichem Verzehr von folatreichem Gemüse und Vollgetreide, wie es auch bei älteren Vegetariern im Gegensatz zur Durchschnittsbevölkerung der Fall ist, in ausreichender Menge zugeführt. Dabei ist jedoch zu beachten, dass die Verarbeitungsverluste von Folat, insbesondere durch Hitze und UV-Licht, bis zu 90 % betragen können. Zur Verbesserung der Folatzufuhr sollte deshalb ein Teil des Gemüses in Form unerhitzter Frischkost verzehrt werden.

Bei der Zufuhr von **Kalzium** gibt es zwischen Lakto-(Ovo-)Vegetariern und Omnivoren kaum Unterschiede (s. Kap. 9.7, S. 262). Da viele Senioren die empfohlenen Zufuhrmengen nicht erreichen, sollten auch ältere Vegetarier auf eine ausreichende Kalziumaufnahme achten. Der Kalziumbedarf wird unter anderem von der Zufuhr an tierischem Protein beeinflusst. Aus diesem Grunde haben Veganer einen niedrigeren Kalziumbedarf als Lakto-(Ovo-)Vegetarier und Mischköstler. Vorausgesetzt, dass eine adäquate Vitamin-D-Versorgung über Sonnenlichtexposition sowie angereicherte Lebensmittel und/oder Supplemente erreicht wird, dürften auch ältere Veganer bei niedrigerer Kalziumzufuhr eine ausreichende Knochenmineraldichte beibehalten (Hubbard und Fleming 2001, S. 265) (s. Kap. 7.8, S. 170).

Für die weiteren potenziell kritischen Nährstoffe bei vegetarischer Ernährung, wie Eisen, Zink, Jod und Omega-3-Fettsäuren sowie Vitamin B_2 bei veganer Kost, gelten die gleichen Empfehlungen wie für jüngere Erwachsene (s. Kap. 9, S. 220).

Aus **präventiver Sicht** hat eine vegetarische Ernährung auch im Alter zahlreiche Vorteile. In verschiedenen Untersuchungen zeigte sich bei Vegetariern eine niedrigere Gesamtsterblichkeit als in der Durchschnittsbevölkerung, insbesondere an ischämischen Herzkrankheiten (Key et al. 2003). Vegetarier haben ein geringeres Risiko für verschiedene chronische Erkrankungen, wie Übergewicht, Herz-Kreislauf-Erkrankungen, Dyslipidämien, Hypertonie, Diabetes mellitus Typ 2, verschiedene Krebsarten, Gallensteine sowie Obstipation (s. Kap. 7, S. 92).

Dabei sind diese Wirkungen nicht ausschließlich auf das Weglassen von Fleisch, sondern insbesondere auf einen höheren Verzehr gesundheitsfördernder pflanzlicher Lebensmittel und einen insgesamt gesünderen Lebensstil zurückzuführen. So zeigen einige epidemiologische Studien, dass eine Kombination von regelmäßiger körperlicher Aktivität und vegetarischer Ernährung zu niedrigeren Sterblichkeitsraten führt als eine vegetarische Ernährung oder Bewegung alleine (Nieman 2001, S. 291).

In einer Studie mit Siebenten-Tags-Adventisten in den USA hatten die Mischköstler gegenüber den Vegetariern ein mehr als 2-fach höheres Risiko, an Demenz zu erkranken. Wurde der langjährige Fleischkonsum in der Vergangenheit berücksichtigt, erhöhte sich das Risiko auf das 3-fache. Eine andere Teilstudie ermittelte hingegen keine signifikanten Unterschiede zwischen Vegetariern und Nicht-Vegetariern (GIEM et al. 1993). Andererseits sind erhöhte Homocysteinspiegel im Blut mit einem steigenden Risiko für Demenzerkrankungen verbunden (OBEID et al. 2007). Dies kann insbesondere Vegetarier und Veganer betreffen, deren Vitamin-B_{12}-Zufuhr unzureichend ist (s. Kap. 7.9, S. 180).

Bewertung

Eine lakto-(ovo-)vegetarische oder vegane Kost ist bis ins hohe Alter geeignet, den Nährstoffbedarf zu decken. Voraussetzung ist, dass auf Lebensmittel mit hoher Nährstoffdichte sowie altersgerechte Zubereitungs- und Darreichungsformen geachtet wird. Mögliche Versorgungsengpässe, insbesondere bei den Vitaminen D und B_{12}, sollten durch angereicherte Lebensmittel und/oder Supplemente ausgeglichen werden. Unabhängig von der Ernährungsweise sollten ältere Menschen auf ausreichende Bewegung im Freien achten, um die Vitamin-D-Versorgung zu verbessern. Bei veganer Ernährung ist eine sichere Vitamin-B_{12}-Zufuhr nach derzeitigem Erkenntnisstand nur durch Supplementierung zu erreichen. Zum Erhalt der Knochenmineraldichte und zur Prävention von Osteoporose sollte auf eine adäquate Kalziumzufuhr in Kombination mit einem ausreichenden Vitamin-D-Status geachtet werden.

Auch aus präventiver Sicht ist eine vegetarische Kost im Alter zu empfehlen. Bei optimaler Zusammensetzung liefert sie reichlich Ballaststoffe, sekundäre Pflanzenstoffe, antioxidative Vitamine und weitere Substanzen, die den bekannten Risikofaktoren für Herz-Kreislauf-Erkrankungen, Diabetes mellitus, Krebs sowie Erkrankungen des Verdauungssystems entgegenwirken können.

Kernaussagen

- Schwangere Lakto-Ovo-Vegetarierinnen sind gut mit β-Carotin und Folat versorgt, die Zufuhr von Vitamin B_{12} ist teilweise nicht optimal.
- Bei schwangeren und stillenden Veganerinnen können Defizite bei mehreren Nährstoffen auftreten, wenn die Kost nicht sehr sorgfältig geplant wird; eine Supplementierung ist erforderlich.
- Gestillte Kinder von vegan ernährten Müttern ohne ausreichende Supplementierung sind Vitamin-B_{12}-Mangel gefährdet.
- Vegane Beikost für Säuglinge muss gut geplant werden, Supplemente können erforderlich sein.
- Kleinkinder gedeihen normal mit abwechslungsreicher vegetarischer Kost.
- Schulkinder und Jugendliche können ihren Nährstoffbedarf mit vegetarischer Kost gut decken.
- Ältere Menschen können bis ins hohe Alter vegetarisch leben.
- Eine vegane Ernährung ist in allen Lebensphasen möglich, wenn die Kost gut geplant wird und kritische Nährstoffe bei Bedarf supplementiert werden.

11 Praktische Umsetzung einer vegetarischen Ernährungsweise

Ein Ziel der Ernährungswissenschaft ist es, auf Grundlage des wissenschaftlichen Kenntnisstandes und unter Berücksichtigung gesundheitspolitischer Erwägungen fundierte **Ernährungsempfehlungen** für die Bevölkerung zu erarbeiten. Dabei soll eine ausreichende Nährstoffversorgung sichergestellt sowie chronischen Erkrankungen vorgebeugt werden (Leitzmann et al. 2009, S. 162).

Von praktischer Bedeutung für den Einzelnen sind vor allem lebensmittelbezogene Empfehlungen zu bestimmten Lebensmittelgruppen und einzelnen Lebensmitteln. Art und Menge des empfohlenen Lebensmittelverzehrs werden beispielsweise in Form von **Lebensmittelpyramiden** visualisiert, um die Umsetzbarkeit für die Verbraucher zu erleichtern. Dabei sind die Lebensmittel am Boden der Pyramide besonders empfehlenswert und sollen häufiger verzehrt werden. Ernährungsphysiologisch weniger wertvolle Lebensmittel stehen weiter oben in der Pyramide und sollten sparsam verwendet werden. Lebensmittelpyramiden gibt es in zwei- oder dreidimensionaler Form (Rademacher 2008).

Neben den allgemeinen Empfehlungen, die sich an gesunde Personen richten, gibt es spezielle Ernährungsempfehlungen für Menschen, die ein oder mehrere Risikofaktoren für bestimmte chronische Erkrankungen aufweisen oder bereits erkrankt sind.

11.1 Wissenschaftlich begründete Ernährungsempfehlungen für Vegetarier

Die vorliegenden Empfehlungen zur Lebensmittelauswahl nationaler Gremien, etwa der DGE, beinhalten auch den Verzehr von Fleisch, Fisch und anderen tierischen Lebensmitteln und sind somit für Vegetarier und Veganer nicht geeignet. Für diese Zielgruppen sind spezielle Empfehlungen erforderlich, die den besonderen Erfordernissen einer lakto-ovo-vegetarischen oder veganen Ernährungsweise Rechnung tragen. Dies ist besonders wichtig für die durchaus relevante Zahl von Vegetariern, die sich aufgrund einer nicht optimalen Lebensmittelauswahl ungünstig ernähren.

Eine der ersten vegetarischen Lebensmittelpyramiden wurde Ende der 1990er Jahre von Wissenschaftlern der Loma Linda Universität in Kalifornien entwickelt (Abb. 11.1). Mit Hilfe der Pyramide sollen die Prinzipien einer gesunden vegetarischen Ernährungsweise qualitativ und quantitativ veranschaulicht werden.

Die **Grundsätze** einer gesunderhaltenden Ernährungsweise sind in den verschiedenen Kapiteln dieses Buches dargestellt. Entsprechende Empfehlungen für eine gesundheitsfördernde vegetarische Ernährungsweise ergeben sich aus den inzwischen reichlich vorliegenden wissenschaftlichen Daten und Erfahrungen (siehe Kasten).

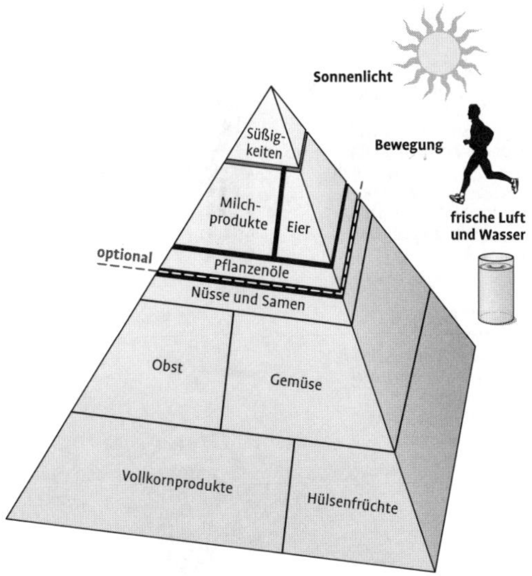

Abb. 11.1 *Vegetarische Lebensmittelpyramide der Loma Linda University (nach* HADDAD *et al. 1999)*

Grundsätze einer gesundheitsfördernden vegetarischen Ernährungsweise

- überwiegend pflanzliche Lebensmittel verzehren, auch als unerhitzte Frischkost
- wenn Milch, Milchprodukte und/oder Eier gewünscht sind, dann nur in mäßigen Mengen verzehren
- möglichst gering verarbeitete Lebensmittel bevorzugen
- Lebensmittel aus der Region und entsprechend der Saison einkaufen
- ökologische erzeugte Lebensmittel favorisieren
- Speisen schonend und schmackhaft zubereiten
- ausreichend Trinken (Wasser und andere zucker- und alkoholfreie Getränke)
- wenn Zwischenmahlzeiten gewünscht sind, dann Obst und/oder Nüsse verzehren
- wenn überhaupt Alkohol, dann nur in mäßiger Menge trinken
- möglichst wenig Zucker und Salz verwenden
- möglichst wenig geräucherte und gegrillte Produkte essen
- nicht zuviel und nicht zu hastig essen und trinken
- jeden Bissen gründlich kauen
- Essen und Trinken möglichst gemeinsam genießen
- angenehmes Ambiente und Tischkultur beim Essen schaffen
- möglichst alle Ablenkungen beim Essen ausschalten
- kurze Ruhe und Entspannung nach dem Essen erlauben

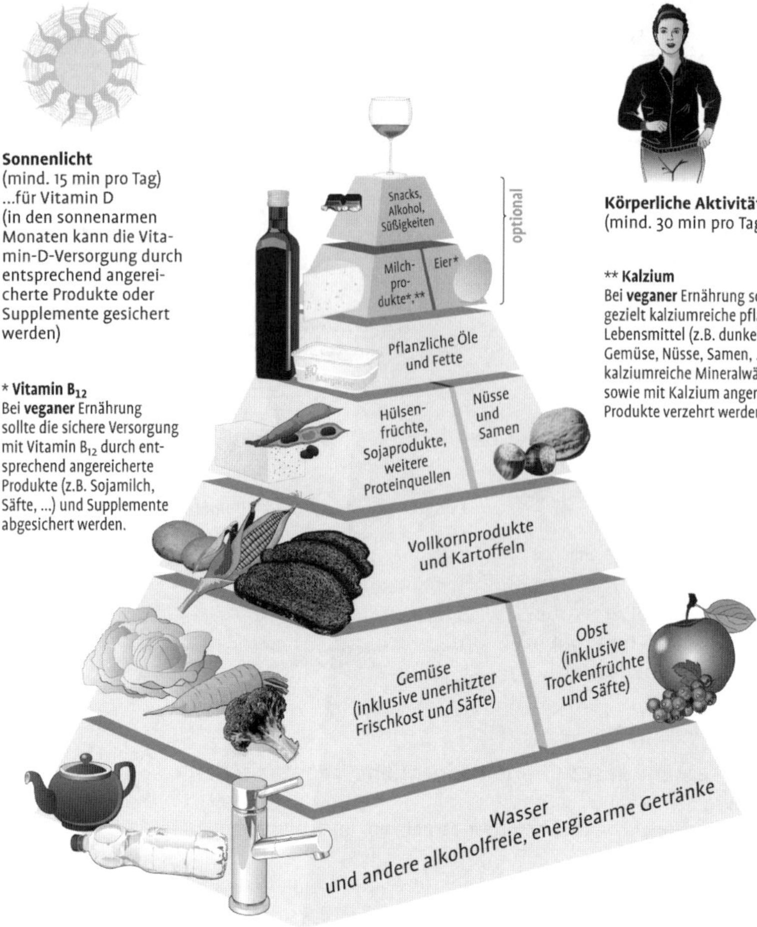

Empfohlene Mengenangaben
Wasser und andere alkoholfreie, energiearme Getränke: täglich 1–2 Liter
Gemüse (inklusive unerhitzte Frischkost): mind. 400 g pro Tag (ein Viertel der Menge kann als Saft getrunken werden)
Obst: mind. 300 g pro Tag, davon max. 50 g Trockenfrüchte (ein Viertel der Obstmenge kann als Saft getrunken werden)
Vollkornprodukte und Kartoffeln: 2–3 Mahlzeiten pro Tag
pro Mahlzeit: Getreide/Reis 80 g (Rohware) bzw. 250 g (gekocht)
oder Vollkornbrot 2–3 Scheiben (zu je 50 g)
oder Vollkornteigwaren 125 g (Rohware) bzw. 300 g (gekocht)
oder Kartoffeln 2–4 Stück (200-350 g)
Hülsenfrüchte: 1–2 x pro Woche 40 g (Rohware) bzw. 100 g (gekocht)
Sojaprodukte, weitere Proteinquellen (z.B. Seitan): 50–150 g pro Tag
Nüsse und Samen (auch Nussmus): 30–60 g pro Tag
Pflanzliche Öle und Fette: 2–4 Esslöffel pro Tag

Milchprodukte: pro Tag Milch 0–250 g
oder Joghurt 0–250 g
oder Käse 0–50 g
oder entsprechende Anteile mischen
Eier: 0–2 Stück pro Woche
Snacks, Alkohol, Süßigkeiten: falls gewünscht, in Maßen

Die Mengenempfehlungen ergeben eine Nahrungsenergiezufuhr von etwa 2000 kcal pro Tag.
Veganer würden durch das Meiden von Milchprodukten und Eiern etwa 200 kcal weniger aufnehmen.
Bei einem höheren Energiebedarf müssten Veganer entsprechend höhere Anteile der pflanzlichen Lebensmittelgruppen zuführen.

Abb. 11.2
Gießener vegetarische Lebensmittelpyramide (Keller und Leitzmann 2009)

Empfehlungen zur Lebensmittelauswahl

Eine zeitgemäße vegetarische Ernährung sollte den Nährstoffbedarf sicher decken und das Risiko für chronische Erkrankungen minimieren. Dabei sollten auch Aspekte der Nachhaltigkeit berücksichtigt werden. Auf Grundlage der in den vorangegangenen Kapiteln beschrieben wissenschaftlichen Datenlage ergeben sich die im Folgenden dargestellten Empfehlungen zur Lebensmittelauswahl.

Diese Empfehlungen werden in der neuen **Gießener vegetarischen Lebensmittelpyramide** visualisiert (Abb. 11.2). Die Pyramide besteht aus zehn Lebensmittelgruppen. Wasser sowie die fünf pflanzlichen Lebensmittelgruppen im unteren Teil stellen die Basis einer gesundheitsfördernden vegetarischen Lebensmittelauswahl dar: Gemüse; Obst; Vollkornprodukte und Kartoffeln; Hülsenfrüchte und weitere Proteinquellen (z.B. Tofu- und Weizenproteinprodukte); Nüsse und Ölsamen. Eine weitere Gruppe sollte in mäßigen Mengen Bestandteil einer vegetarischen Kost sein: Pflanzliche Öle. Die drei Lebensmittelgruppen in der Spitze der Pyramide können, abhängig von den ethischen und gesundheitlichen Überzeugungen des einzelnen Vegetariers, zusätzlich ausgewählt werden: Milch und Milchprodukte; Eier (in mäßigen Mengen); Snacks, Alkohol und Süßigkeiten (in geringen Mengen). Die prozentual zugeordneten Flächen in der Pyramide verdeutlichen, welche Mengen aus den einzelnen Lebensmittelgruppen verzehrt werden sollten.

Gemüse und **Obst** sollte aufgrund der hohen Nährstoffdichte und ihres präventiven Potenzials die Grundlage einer vegetarischen Ernährung bilden. Die Zufuhr einer großen Bandbreite von sekundären Pflanzenstoffen und Mikronährstoffen erfolgt durch eine abwechslungsreiche Zusammenstellung nach dem „Ampelprinzip“: Täglich sollte möglichst gelbes (Carotinoide), orange-rotes/tiefrotes (Carotinoide, Polyphenole) und grünes (Folat, Magnesium) Gemüse und Obst verzehrt werden. Der reichliche Konsum von Gemüse und Obst senkt mit überzeugender Evidenz das Risiko für Herz-Kreislauf-Erkrankungen, wahrscheinlich für Tumoren des Verdauungstraktes sowie möglicherweise für weitere Tumoren und Osteoporose. Gemüse und Obst kann teilweise als Saft, Obst teilweise in Form von Trockenfrüchten verzehrt werden.

Vollkornprodukte sollten mehrmals täglich verzehrt und gegenüber Auszugsmehlprodukten bevorzugt werden. Getreide ist der wichtigste Proteinlieferant bei vegetarischer Ernährung und stellt eine wesentliche Quelle für viele Mineralstoffe und Vitamine sowie für Ballaststoffe und sekundäre Pflanzenstoffe dar. Im vollen Korn bleibt der Nährstoffgehalt weitestmöglich erhalten. Der Verzehr von Vollkornprodukten verringert mit wahrscheinlicher Evidenz das Risiko für Herz-Kreislauf-Erkrankungen, Diabetes mellitus Typ 2 und

Dickdarmkrebs sowie möglicherweise für Magen- und Mastdarmkrebs.

Kartoffeln sollten im Wechsel mit Vollkornprodukten verzehrt werden. Für einige Nährstoffe weisen Kartoffeln eine hohe Nährstoffdichte auf, beispielsweise für die Vitamine C, B_1 und Niacin sowie für die Mineralstoffe Magnesium, Kalium und Eisen. Gering verarbeitete Produkte, wie Pellkartoffeln, sind zu bevorzugen. Stark verarbeitete Kartoffelprodukte, wie Pommes frites und Chips, sind oft sehr fettreich und weisen deutliche Nährstoffverluste auf.

Auch der Verzehr von **Hülsenfrüchten** und weiteren Proteinquellen ist im Rahmen einer vegetarischen Ernährung zu empfehlen. Neben Protein liefern Hülsenfrüchte komplexe Kohlenhydrate, Ballaststoffe sowie Magnesium, Kalium, Eisen, zahlreiche B-Vitamine sowie sekundäre Pflanzenstoffe. Ballaststoffreiche Lebensmittel senken das Risiko für Dickdarmkrebs und wirken sich positiv auf den Glukose- und Insulinstoffwechsel, das Blutlipidprofil und den Blutdruck aus.

Ein täglicher, aber mäßiger Verzehr von **Nüssen** und **Ölsamen** sollte fester Bestandteil der vegetarischen Kost sein. Auch daraus hergestellte Erzeugnisse, wie Nussmuse, können einbezogen werden. Nüsse und Samen weisen zwar eine hohe Energiedichte, dabei aber ein günstiges Fettsäuremuster auf. Zudem liefern sie Protein, Folat, Vitamin E, Ballaststoffe, sekundäre Pflanzenstoffe sowie viele Mineralstoffe wie Eisen, Kupfer und Zink. Der regelmäßige Verzehr von Nüssen senkt wahrscheinlich das Risiko für Herz-Kreislauf-Erkrankungen.

Pflanzliche Öle sollten in mäßigen Mengen verzehrt werden. Sie sind tierischen Fetten aufgrund ihres günstigen Fettsäuremusters vorzuziehen. Zur Verbesserung der Versorgung mit Omega-3-Fettsäuren sollten naturbelassene Öle mit einem hohen Anteil an α-Linolensäure bevorzugt werden, wie Lein-, Raps- und Walnussöl. Pflanzliche Öle liefern Vitamin E, sekundäre Pflanzenstoffe sowie einfach und mehrfach ungesättigte Fettsäuren (darunter die essenziellen Fettsäuren Linolsäure und α-Linolensäure).

Milch und **Milchprodukte** leisten im Rahmen einer lakto-(ovo-) vegetarischen Ernährung einen wesentlichen Beitrag zur Versorgung mit Kalzium, Vitamin B_2, Vitamin B_{12} und Protein. Aufgrund des teilweise hohen Fettgehalts, auch an gesättigten Fettsäuren, sollten sie nur in mäßiger Menge verzehrt werden. Eine teilweise unsichere Evidenzlage bezüglich Risiko senkender bzw. erhöhender Wirkungen auf Tumorerkrankungen und Osteoporose wird diskutiert (Ströhle et al. 2006b).

Eier liefern Protein, Vitamin A, D und B_{12} sowie Eisen; sie enthalten aber auch unerwünschte Inhaltsstoffe wie gesättigte Fettsäuren, Cholesterin und Purine. Da die Evidenzlage für einen Risiko erhöhenden Effekt eines hohen Eiverzehrs hinsichtlich Herz-Kreislauf- und Tumorerkrankungen unklar ist, sollte die Zufuhr in moderaten Mengen erfolgen. Eier sind zudem in zahlreichen verarbeiteten Produkten, insbesondere Teigwaren und Backwaren, enthalten.

Bei **kritischen Nährstoffen** kann es sinnvoll sein, auf angereicherte Lebensmittel zurückzugreifen, um die Nährstoffversorgung zu verbessern bzw. sicherzustellen. Hierzu zählen bei allen Vegetariern Jod und Vitamin D (hauptsächlich im Winter). Veganer müssen außerdem auf eine zuverlässige Vitamin-B_{12}-Zufuhr achten. Sinnvoll kann auch die Verwendung von mit Kalzium angereicherten Produkten, wie bestimmte Sojagetränke, sein.

Supplemente sollten dann verwendet werden, wenn der Bedarf einzelner Nährstoffe durch den Lebensmittelverzehr (einschließlich angereicherter Lebensmittel) nicht ausreichend gedeckt werden kann und eine unzureichende Versorgung diagnostiziert wurde. Der vorübergehende gezielte Einsatz von Monopräparaten nach ärztlicher Beratung ist der Verwendung von oft schlecht zusammengestellten Multi-Vitamin- und Mineralstoffpräparaten vorzuziehen (Ökotest 2008).

11.2 Besondere Lebensmittel für Vegetarier

Bei der Umstellung auf eine vegetarische Ernährung müssen Fleisch und Fisch nicht ersetzt werden, denn sie sind weder für die Nährstoffversorgung noch für die Förderung der Gesundheit erforderlich. Da jedoch zwei Lebensmittelgruppen wegfallen, ist es sinnvoll, eine Veränderung der bisherigen Lebensmittelauswahl vorzunehmen. Dabei können Fleisch und Fisch mengenmäßig gegen Hülsenfrüchte, weitere Proteinquellen (v.a. Soja- und Weizenproteinprodukte) sowie Nüsse und Ölsamen ausgetauscht werden (Tab. 11.1, S. 322).

Im eigentlichen Sinne gibt es keine speziellen Lebensmittel für Vegetarier. Eine breite Vielfalt von **vegetarischen Produkten** kommt jedoch dem Wunsch vieler Vegetarier entgegen, bestimmte Geschmackserlebnisse oder Zubereitungsverfahren trotz des Meidens von Fleisch und Fisch nicht entbehren zu müssen. Hierzu zählen beispielsweise Grillwürstchen oder Wurstaufschnitt auf Tofu- oder Weizenproteinbasis. Zahlreiche pflanzliche Brotaufstriche bieten eine Abwechslung zu Käse als Brotbelag. Viele dieser Produkte werden besonders von Menschen nachgefragt, die (noch) nicht gänzlich Vegetarier werden wollen, sondern ihren Konsum an tierischen Lebensmitteln einschränken möchten. Zudem können diese Produkte die Umstellung auf eine vegetarische Lebensweise erleichtern.

Das Weglassen von Fleisch und Fisch stellt somit keinen Verzicht dar, sondern einen Zugewinn an kulinarischen Möglichkeiten.

Tab. 11.1 Empfehlungen zum Austausch von Lebensmitteln bei der Umstellung auf vegetarische Ernährung (modifiziert nach Ströhle et al. 2006b)

Austausch von ...	gegen ...
Fleisch- und Fleischwaren, Fisch	Hülsenfrüchte, Fleischalternativen (Soja- und Weizenproteinerzeugnisse), Pilze, Nüsse und Ölsamen
Wurstaufschnitt, Käse	vegetarische Brotaufstriche
Auszugsmehlprodukte	Vollkornprodukte
handelsübliche Margarine und Speiseöle	kaltgepresste Speiseöle und ungehärtete Margarine, reich an α-Linolensäure (Lein-, Raps- und Walnussöl)
fettreiche und saccharosehaltige Milchprodukte	fettarme, ungesüßte Milcherzeugnisse, Nussmuse
Süßwaren	frisches Obst, Trockenfrüchte
fett- und energiereiche Fertiggerichte	Tiefkühlgemüse, Hülsenfrüchte aus der Dose, Tofugerichte

Die Einbeziehung vieler, bisher nicht oder nur selten verwendeter Lebensmittel bedeutet eine deutliche Erweiterung des Speisezettels.

Neben den relativ neuen vegetarischen Fleischalternativen zählen hierzu vor allem traditionelle Lebensmittel, die in den letzten Jahrzehnten in Vergessenheit geraten sind: Hülsenfrüchte, verschiedene Getreidearten wie Grünkern, Dinkel, Hirse oder Buchweizen sowie alte, züchterisch wenig veränderte Gemüsearten, wie Mangold, verschiedene Rüben, Schwarzwurzeln, Topinambur usw. Hinzu kommen Lebensmittel, die in anderen Teilen der Welt regelmäßig verzehrt und mannigfaltig zubereitet werden können, wie z. B. Tofu, Tempeh, Quinoa, Kochbananen, Algen.

Wenn auch Milch- und Milchprodukte gemieden werden, wie bei Veganern, kann inzwischen ebenfalls auf eine Vielzahl geeigneter Produkte zurückgegriffen werden. Neben Soja-, Reis- und Hafermilch werden auch Käse, Joghurt, Sahne und Eiscreme aus pflanzlichen Rohstoffen angeboten. Einige dieser Produkte sind mit Kalzium angereichert. Um eine ausreichende Kalziumzufuhr bei veganer Ernährung sicherzustellen, müssen jedoch gezielt weitere kalziumreiche Lebensmittel, wie Nüsse, grüne Gemüse und Trockenfrüchte, verzehrt werden (s. Kap. 9.7, S. 260).

11.3 Praxis der vegetarischen Ernährung

Essverhalten

Wie bei allen anderen Ernährungsformen ist auch bei der vegetarischen Ernährung auf eine individuelle Umsetzung der wissenschaftlichen Ernährungsempfehlungen zu achten. Jeder sollte sich durch Ausprobieren eine Eigenkompetenz erarbeiten, welche Lebensmittel in welcher Zubereitungsform bekömmlich sind. Dieses gilt besonders für Menschen, die empfindlich reagieren oder an Erkrankungen der Verdauungsorgane bzw. auch anderen Krankheiten leiden. Außerdem ist es empfehlenswert, nur dann zu essen, wenn man Hunger hat.

Bei den Hauptmahlzeiten sollten erst die unerhitzten und dann die erhitzten Speisen verzehrt werden. Ballaststoffreiche Frischkost ist relativ energiearm und trotzdem sättigend. Gründliches Kauen erhöht den Speichelfluss und wirkt sich positiv auf Zähne, Zahnfleisch und Mundmikroflora sowie die Bekömmlichkeit und Verdaulichkeit der Nahrung aus.

Der übliche Rhythmus von drei Hauptmahlzeiten pro Tag ist empfehlenswert, aber auch andere Varianten können praktiziert werden. Zwischenmahlzeiten sind bei leichter körperlicher Arbeit nicht erforderlich. Die Tagesabläufe sollten individuell und abhängig von Familie und Arbeitsplatz gestaltet werden.

Die Kost sollte wegen der Verträglichkeit nicht zu kalt und wegen eines möglichen Krebsrisikos nicht zu heiß gegessen und getrunken werden. Ruhe und Muße beim Essen wirken sich positiv auf Psyche, Wohlbefinden und Stoffwechsel aus. Insgesamt sollte einfach und mäßig gegessen werden, die Kost kann trotzdem abwechslungsreich und genussvoll sein.

Umstellung

Wenn über lange Zeit eine ballaststoffarme Durchschnittskost verzehrt wurde, kann eine plötzliche Umstellung auf eine vegetarische Ernährung zu einer physiologischen Überforderung des **Verdauungssystems** führen. Jüngere Menschen haben meist keine Probleme mit der Umstellung, ältere oder empfindliche Menschen sollten sich mehr Zeit nehmen. Kranke Menschen sollten vor einer Umstellung auf pflanzliche Kost ihren Arzt konsultieren, um den Einfluss auf die Wirkung von Medikamenten abzuklären.

Je nach Verträglichkeit der vegetarischen Kost und dem Wohlbefinden hat sich eine Reihe von Schritten bewährt, die mit einer individuell abgestimmten Geschwindigkeit absolviert werden können. Zunächst sollte der Anteil an erhitztem und unerhitztem Gemüse und Obst in der Kost erhöht werden. Dem folgt eine bevorzugte Verwendung von pflanzlichen Fetten und Ölen im Austausch gegen tierische Produkte. Ein wichtiger begleitender Schritt ist die Umstellung auf Vollkornprodukte, die aufgrund ihrer hohen Nährstoffdichte einige Nährstoffe aus tierischen Produkten ersetzen können. Wegen der Verträglichkeit sollte die Einführung allmählich erfolgen und gleichzeitig der Konsum von Süßigkeiten und isolierten Zuckern deutlich reduziert werden. Das allmähliche Meiden des Verzehrs von tierischen Produkten kann und darf sich über Wochen oder Monate hinziehen.

Probleme und Lösungsmöglichkeiten

Auch wenn vegetarische Menüs genauso schmackhaft zubereitet werden können wie Fleischgerichte, erfordert es zunächst eine gewisse Übung, um den gewünschten Geschmack zu erreichen. Es bedarf auch einer Gewöhnung an die neue Kostform. Praktische Erfahrungen zeigen, dass eine Umstellung der Ernährung problemloser gelingt, wenn vorher etwa eine Woche gefastet wird, weil nach dem Fasten weniger Verträglichkeitsstörungen auftreten. Hilfreich sind auch Entlastungstage, an denen entweder nur Obst, Rohkost oder Reis gegessen wird. Körperliche Bewegung regt den Stoffwechsel an und kann eine Ernährungsumstellung ebenfalls erleichtern.

Verträglichkeitsprobleme können in Form von Völlegefühlen auftreten, wenn zu hastig gegessen wird. Gründliches Kauen und sich Zeit nehmen beim Essen können Abhilfe schaffen. Die Verdauungsorgane benötigen eine Gewöhnungszeit für Blähung auslösende Lebensmittel wie Hülsenfrüchte, aber auch Kohl, Zwiebeln und Lauch. Auch Säfte, erhitztes Obst und die ballaststoffreichen Vollkornprodukte können zu Unverträglichkeiten führen. Diese Probleme lassen sich bei Hülsenfrüchten durch langes Einweichen und ansonsten meist durch das Meiden des gleichzeitigen Verzehrs von Süßigkeiten lösen. Gegen Blähungen wirksame Gewürze wie Kümmel, Fenchel, Anis und Oregano haben sich als hilfreich erwiesen.

Auch Medikamente und psychische Belastungen können bei der Umstellung auf eine andere Ernährungsform Verträglichkeitsstörungen verursachen. Ein ansprechendes Ambiente beim Essen wirkt entspannend, die Mahlzeiten sollten in angenehmer Atmosphäre verzehrt werden.

Gemeinschaftsverpflegung

Vegetarische Speiseangebote in der Gemeinschaftverpflegung sind heute weit verbreitet und akzeptiert. Eine Befragung von über 10000 Unternehmen in Deutschland ergab, dass vegetarische Menüs in über 90 % der Einrichtungen angeboten werden, in 58 % der Einrichtungen täglich (DGE 2008, S. 130). Diese Entwicklung der letzten Jahre wurde durch die Nachfrage von Menschen bewirkt, die sich ganz oder teilweise vegetarisch ernähren möchten. Die über die gesundheitlichen Wirkungen hinausgehenden Aspekte motivieren viele Menschen, auch außer Haus vegetarische Gerichte zu wählen.

Bei vegetarischer Kost entfällt der größte Kostenfaktor bei konventionellen Gerichten, nämlich die Fleischkomponente, die oft etwa die Hälfte der Kosten verursacht, sodass die vegetarischen Gerichte preisgünstig angeboten werden können.

Nicht immer sind die vegetarischen Angebote in der Gemeinschaftsverpflegung so gestaltet, dass unerfahrene oder skeptische Menschen bereit sind, eine Umstellung vorzunehmen. Neben zahlreichen attraktiven, qualitativ guten vegetarischen Angeboten in Einrichtungen der Gemeinschaftsverpflegung besteht in anderen Kantinen und Mensen noch Nachholbedarf. Fachkundige Weiterbildungsmöglichkeiten und praktische Erfahrungen können hier einen wichtigen Beitrag leisten. Auch in der Gemeinschaftsverpflegung sollten vermehrt weniger bekannte Lebensmittel eingesetzt werden als dies bisher der Fall ist. Neben Geschmack und Preis kann es auch hilfreich sein, wenn ein bestimmtes Prestige mit vegetarischer Kost verbunden ist. Dies ist heute durch zahlreiche prominente Vegetarierinnen und Vegetarier, ansprechende vegetarische Kochbücher und vegetarische Gourmetköche gegeben (s. Kap. 4.8, S. 68).

Abschließend soll nochmals betont werden, dass der Mensch keine Nährstoffe einkauft, sondern Lebensmittel, die er zum Verzehr zubereitet. Daher ist es für die Praxis sinnvoll, Zufuhrempfehlungen auf Lebensmittelbasis auszusprechen. Die Konzentrationen der wichtigsten Inhaltsstoffe in unseren Lebensmitteln sind bekannt, sie liegen den Lebensmittel-Empfehlungen zugrunde. Die Vermittlung der Kenntnisse über die richtige Art und Menge der Lebensmittel, die verzehrt werden sollten, kann durch didaktische und pädagogische Hilfsmittel erleichtert werden. Empfehlungen dienen der Orientierung und können je nach Gewohnheit und Vorlieben individualisiert werden. Auch bei der vegetarischen Ernährung kann ein Speiseplan nach eigenem Geschmack zusammengestellt werden. Dabei sollten durchaus auch weniger bekannte Lebensmittel eingesetzt werden.

Auch auf dem Markt befindliche Ernährungssoftware kann bei der Zusammenstellung einer optimalen vegetarischen Kost hilfreich sein.

Kernaussagen

- Empfehlungen sollten auf Lebensmittelbasis ausgesprochen werden.
- Die Gießener vegetarische Lebensmittelpyramide beinhaltet alle wichtigen Lebensmittelgruppen für Vegetarier und Veganer.
- Spezielle Lebensmittel sind für Vegetarier nicht notwendig.
- Veganer sollten zur Bedarfsdeckung angereicherte Produkte oder Supplemente einsetzen.
- Eine Umstellung auf vegetarische Kost kann schrittweise erfolgen.
- In der Gemeinschaftsverpflegung werden zunehmend vegetarische Gerichte angeboten.

12 Globale Aspekte des Vegetarismus

Neben gesundheitlichen Effekten hat jede Ernährungsweise auch direkte und indirekte Auswirkungen auf die Umwelt sowie auf soziale und ökonomische Zusammenhänge. Die hohe Technisierung der Lebensmittelproduktion erfordert einen deutlich höheren Einsatz von Ressourcen und verursacht eine stärkere Verschmutzung und Belastung der Umwelt als die traditionelle Erzeugung und Verarbeitung von Lebensmitteln.

Aus der Art der Produktion, Verarbeitung, Vermarktung und Zubereitung der Lebensmittel sowie der Entsorgung von Verpackungsmüll und organischen Abfällen resultiert ein erheblicher Teil der **Umweltprobleme** innerhalb des Ernährungssystems. Hierzu zählen folgende Problembereiche, die teilweise miteinander verflochten sind (nach von Koerber et al. 2012, S. 12f):

- Schadstoffbelastung von Luft, Wasser, Böden und Lebensmitteln mit chemischen Substanzen
- Waldsterben und zunehmende Abholzung der Wälder
- Zerstörung der Ozonschicht
- globaler Klimawandel
- Bodenzerstörung durch Erosion, Verdichtung, Versalzung, Versteppung und Verwüstung
- Artenschwund bei Pflanzen und Tieren
- Überfischung der Meere
- ungelöste Probleme der Abfallentsorgung

Unsere Lebensmittel sind, gemessen an der Einkommensentwicklung, auch deshalb so billig, weil die Kosten für den Produktionsfaktor „Umwelt“ bisher kaum auf Produzenten und Verbraucher umgelegt werden. Auf indirektem Wege wird die Beseitigung der im Ernährungssystem verursachten Umweltschäden jedoch von den Steuerzahlern finanziert.

Die gesundheitliche Beurteilung einer Kostform ergibt sich daher nicht nur aus deren ernährungsphysiologischem Wert, sondern wird auch durch ihre Auswirkungen auf den Lebensraum bestimmt. Die Umweltbedingungen wiederum wirken sich über Luft, Wasser und Boden auf die Qualität der erzeugten Lebensmittel und so letztlich auf die Gesundheit des Menschen aus.

Die **ernährungsökologische** Bewertung einer Kostform berücksichtigt neben der gesundheitlichen Dimension weitere Aspekte, wie Energie- und Rohstoffverbrauch, Schadstoffemissionen sowie Fragen der Entsorgung im gesamten Ernährungssystem. Dabei sind insbesondere die Zusammenhänge zwischen Ernährung und Klimawandel von zentraler Bedeutung. Auch ökonomische und soziale Gesichtspunkte fließen in die Bewertung ein. Hierzu zählen beispielsweise die Auswirkungen der globalen Ernährungssituation auf kleinbäuerliche Betriebe in den westlichen Industrienationen sowie auf die Lebenssituation der Menschen in den sogenannten Entwicklungsländern (von Koerber et al. 2007).

Der Begriff „Entwicklungsländer"

Der Begriff „Entwicklungsländer" ist problematisch, denn er impliziert, dass sich diese (früher als „unterentwickelt" bezeichneten) Länder noch entwickeln könnten oder sollten. Hierbei wird „Entwicklung" meist vorrangig im *ökonomischen* Sinne verstanden, obwohl einige Bereiche, z. B. Kultur, oft einen hohen Entwicklungsstand aufweisen. Andere, wie Bildung und Politik, sind in sehr unterschiedlicher Weise entwickelt. Außerdem ist eine Reihe der sogenannten Entwicklungsländer reich an biologischer Vielfalt oder bestimmten Bodenschätzen. Eine aus Sicht westlicher Industrieländer erfolgende Einstufung *wirtschaftlich* armer Länder als pauschal „unterentwickelt" wird daher als überheblich aufgefasst.

Als Alternative wird für die wirtschaftlich armen Länder der Erde auch die Umschreibung **„Länder des Südens"** verwendet – im Gegensatz zu den reichen „Ländern des Nordens". Tatsächlich liegen die meisten industriell wenig entwickelten Länder auf der südlichen Erdhalbkugel – aber dort befinden sich z. B. auch Australien und Neuseeland als wohlhabende Staaten. Umgekehrt befinden sich einige der wirtschaftlich armen Länder auf der Nordhälfte der Erde, wie Sudan, Afghanistan, Indien und Nicaragua.

Der früher übliche Begriff **„Dritte Welt"** wird heute kaum mehr verwendet, da er teilweise als Diskriminierung empfunden wird – letztlich existiert nur eine Welt. Hieraus resultiert der Name „Eine-Welt-Läden" (oder kurz „Welt-Läden") für Verkaufsstätten, die Produkte aus Fairem Handel anbieten.

Der Begriff **„Schwellenländer"** oder **„Transformationsländer"** gilt für ehemalige Entwicklungsländer, die sich bereits wirtschaftlich erheblich entwickelt haben, wie Thailand, Mexiko und Tunesien.

Eine geeignete Formulierung wäre beispielsweise „primär wirtschaftlich/industriell wenig entwickelte Länder mit armen Bevölkerungen" (nach von Koerber et al. 2012, S. 171). Weil diese Beschreibung aber sehr lang ist und sich der Begriff „Entwicklungsländer" eingebürgert hat, wird er auch in diesem Buch verwendet. Wegen der genannten Vorbehalte entstand der Vorschlag, ihn mit dem Zusatz „sogenannte" zu versehen. Um aber den Lesefluss nicht zu stören, wird dieser Zusatz nur gelegentlich verwendet.

12.1 Globaler Ernährungswandel

In den Industrieländern ist die Nachfrage nach Fleisch und weiteren Lebensmitteln tierischer Herkunft über viele Jahrzehnte ständig angestiegen. Dies führte zu einer hoch technisierten, nicht artgerechten Massentierhaltung, die auf einen hohen Einsatz von Ressourcen angewiesen ist. Während der Konsum tierischer Lebensmittel in den Industrieländern seit Anfang der 1990er Jahre relativ konstant blieb (und der Fleischverzehr in Deutschland sogar um 15 % gefallen ist), hat sich die Nachfrage in den Schwellen- und Entwicklungsländern deutlich erhöht (Abb. 12.1). Viele Länder befinden sich aufgrund steigender Einkommen in einem wirtschaftlichen Aufholprozess, der mit einem weit reichenden Ernährungswandel verbunden ist. Dieser ist durch einen erhöhten Verzehr tierischer Produkte, verar-

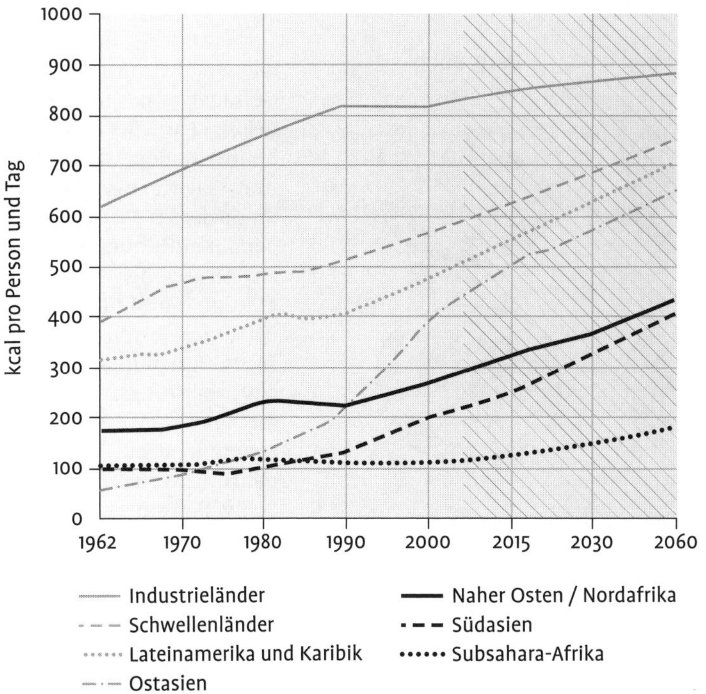

Abb. 12.1 *Entwicklung des weltweiten Konsums tierischer Lebensmittel seit 1962 mit Projektionen bis zum Jahr 2050 (nach FAO 2006, S. 10)*

beiteter Lebensmittel sowie von Zucker und Fett gekennzeichnet. Mittlerweile ist die weltweite Zahl übergewichtiger Menschen (etwa 1 Mrd.) genauso hoch wie die Zahl der unterernährten Menschen. Nach Einschätzung der WHO (World Health Organization) leiden in den Entwicklungsländern bereits 300 Mio. Menschen an Übergewicht (FAO 2006, S. 10).

Von 1962 bis 2003 hat sich in den Schwellen- und Entwicklungsländern der jährliche **Pro-Kopf-Verbrauch an Fleisch** von 10 kg auf fast 30 kg verdreifacht, wobei etwa die Hälfte dieses Anstiegs auf die letzten 15 Jahre entfällt. Besonders schnell wächst der Konsum tierischer Nahrungsmittel in Ostasien, insbesondere China, und in Lateinamerika. Die rapide Nachfrageerhöhung nach Lebensmitteln tierischer Herkunft wird sich vermutlich die nächsten zehn bis zwanzig Jahre fortsetzen, bevor sie sich verlangsamt.

Absolut gesehen wird in den Schwellen- und Entwicklungsländern bereits seit Beginn des 21. Jahrhunderts mehr Fleisch verzehrt als in den Industrieländern (137 vs. 102 Mio. t/Jahr). Bis zum Jahre 2030 wird der Verbrauch in den Schwellen- und Entwicklungsländern sogar doppelt so hoch sein wie in den Industrieländern (252 vs. 121 Mio. t/Jahr): Etwa zwei Drittel der weltweiten Fleischproduktion wie auch des Fleischverbrauchs werden dort stattfinden (Abb. 12.2).

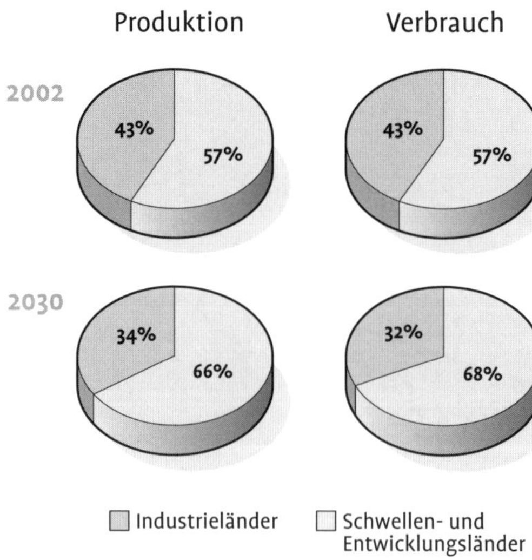

Abb. 12.2 *Anteile von Fleischproduktion und -verbrauch in Industrie- sowie den Schwellen- und Entwicklungsländern in den Jahren 2002 und 2030 (eigene Abb. nach FAO 2006, S. 15)*

Besonders hoch sind die Wachstumsraten bei Geflügel- und Schweinefleisch. Fast die Hälfte der heute in den Schwellen- und Entwicklungsländern produzierten Fleischmenge entfällt auf China und über ein Drittel der Milchproduktion auf Indien (FAO 2006, S. 10 und 15 f). Die Auswirkungen des globalen Ernährungssystems auf die Umwelt werden somit zunehmend auch vom Ernährungsverhalten in den Schwellen- und Entwicklungsländern bestimmt.

12.2 Umweltverträglichkeit von Lebensmitteln tierischer Herkunft

Für den Anbau von **Futtermitteln**, die meist aus intensiv bewirtschafteten Monokulturen stammen, werden Mineraldünger und Pestizide eingesetzt, die unter anderem über Nitrat, Phosphat und Pestizidrückstände zur Belastung von Boden und Wasser beitragen. Zudem forciert die industrialisierte Intensivlandwirtschaft die Bodenerosion und führt zum Verlust der biologischen Vielfalt. Ein Großteil der als Tierfutter angebauten Sojabohnen besteht mittlerweile aus genetisch veränderten Varianten, deren Wirkung auf die Ökosysteme mit zahlreichen potenziellen Risiken verbunden ist (Christ und Brauner 2004; Potthof 2006).

Gülle und **Mist** fallen bei der flächenunabhängigen Massentierhaltung in großen Mengen an, die anschließend als Düngemittel auf Boden- und Ackerflächen ausgebracht und somit beseitigt werden. Beim Abbau der tierischen Ausscheidungen wird neben anderen Zersetzungsprodukten **Nitrat** freigesetzt, das in die Böden gelangt. Übersteigt die Menge des gut wasserlöslichen Nitrats den Nährstoffbedarf der Nutzfläche, kommt es zu einer Nitratanreicherung in Oberflächen- und Grundwasser. Zusammen mit dem ebenfalls in den tierischen Exkrementen enthaltenen **Phosphat** führen stickstoffhaltige Verbindungen langfristig zu einer Übersäuerung und Eutrophierung (Überversorgung mit Nährstoffen) von Böden und Gewässern. Dadurch kommt es zu einer Abnahme der Artenvielfalt bei wildlebenden Pflanzen und Tieren sowie zu Waldschäden, beispielsweise durch die selektive Förderung pathogener zu Lasten symbiotischer Pilzarten (Reijnders 2001, S. 451).

In Flüssen und Seen fördert die Eutrophierung ein massives **Algenwachstum** („Algenblüte"), das Absterben der Algen bewirkt eine Sauerstoffverarmung der Gewässer. Beim weiteren Abbau der abgestorbenen Biomasse durch anaerobe Mikroorganismen werden zytotoxische Substanzen wie Ammoniak, Methan und Schwefelwasserstoff freigesetzt, bis in den betroffenen Gewässern schließlich kein Leben mehr möglich ist. Über den Schadstoffeintrag der Flüsse sind auch die Meere von einer Eutrophierung betroffen.

Die EG-Trinkwasserrichtlinie für Nitrat legt zum Schutz der menschlichen Gesundheit einen **Grenzwert** von 50 mg Nitrat/l fest, angestrebt werden Werte von < 25 mg/l (Reijnders 2001, S. 456). Im Jahr 2002 wiesen mehr als 44 % der Grundwasser-Messstellen in Deutschland, die sich unter Ackerflächen befinden, Nitratwerte über 25 mg/l auf. Der diffuse Nährstoffeintrag in Oberflächengewässer war jeweils in den Regionen am höchsten, in denen hohe Tierbestände gehalten werden (Umweltbundesamt 2009a u. b). Eine Einschränkung des Verzehrs tierischer Lebensmittel kann somit langfristig einen Beitrag zur Verbesserung der Trinkwasserqualität leisten.

Weitere Probleme der Massentierhaltung entstehen durch **gasförmige Emissionen** aus dem Stoffwechsel der Tiere sowie durch Abbauprodukte aus Gülle und Mist, insbesondere Methan, Ammoniak und schwefelhaltige Substanzen. Während letztere vor allem zur Geruchsbelästigung beitragen, hat Methan eine Klima schädigende Wirkung (s. Kap. 12.4, S. 337). Aus Ammoniak können Salpetersäure sowie Distickstoffoxid (Lachgas, N_2O) entstehen. Beide Substanzen erhöhen den Nitrateintrag in die Umwelt, N_2O wirkt zudem als starkes Treibhausgas. In Regionen mit intensiver Tierhaltung, etwa in Niedersachsen, sind gehäuft Atemwegserkrankungen, wie Asthma, zu beobachten (Radon et al. 2005). Dafür werden neben den genannten gasförmigen Substanzen als potenzielle Ursache auch die in den emittierten Stäuben vorhandenen Bakterien, Endotoxine, Allergene, Pilze sowie Desinfektionsmittel und Pestizide diskutiert (Reijnders 2001, S. 457f; Schulze et al. 2006).

Mastfutter für Schweine werden teilweise erhebliche Mengen an **Kupfer** als Wachstumsförderer zugesetzt. Dies führte in den Regionen der Niederlande mit intensiver Schweinemast zur Kupferanreicherung im Boden, was sich nachteilig auf die Bodenbiologie und die Bodenfruchtbarkeit auswirkt (Reijnders 2001, S. 454).

Auch die in der Tierhaltung als Futterzusatz und Therapeutika eingesetzten **Antibiotika** gelangen in die Umwelt, wo sie zur zunehmenden Resistenz von pathogenen Mikroorganismen und deren Ausbreitung beitragen (BfR 2011). In den USA stammen schätzungsweise 50 % der vom Menschen aufgenommenen Antibiotika aus kontaminiertem Trinkwasser (FAO 2006, S. 167). Die Ausbringung von Gülle und Mist belastet Gewässer, aber auch pflanzliche Lebensmittel mit Enteropathogenen, wie *Salmonella sp.* und *Escherichia coli*, die beim Menschen zu Infektionserkrankungen führen können (Heaton und Jones 2008).

Das derzeitige Abwassermanagement in der Intensivtierhaltung reicht nicht aus, um Gewässer vor der Kontamination mit Tierarzneimitteln und anderen Rückständen effektiv zu schützen. Die langfristigen Auswirkungen von derart belastetem Wasser auf die Umwelt und die menschliche Gesundheit stehen in jüngster Zeit zunehmend im wissenschaftlichen und gesundheitspolitischen Fokus (Sarmah et al. 2006; Burkholder et al. 2007).

Tiertransporte stellen eine weitere ökologische Belastung dar, die indirekt durch einen hohen Verzehr tierischer Lebensmittel verursacht wird. Dies betrifft die Fahrten von den Zuchtbetrieben zunächst zu den Aufzuchtbetrieben, von dort zu den Mastbetrieben und danach zu den Schlachtbetrieben. Für die oftmals quer durch Europa verlaufenden Transporte werden fast ausschließlich LKW eingesetzt. Dies ist mit Schadstoffemissionen, vor allem in Form von Ruß und Stickoxiden, verbunden.

Intensiver Ackerbau steigert weltweit die **Degradation**, den Qualitäts- bzw. Totalverlust von fruchtbarem Boden. Seit 1945 wurden weltweit etwa 20 % der kultivierten Landfläche unter Einfluss des Menschen degradiert. Auch Flächen, die sich nicht für den Ackerbau, sondern nur als extensiv bewirtschaftetes Weideland eignen, sind davon betroffen, da sie zu dicht mit Tieren besetzt werden. Dies gilt in Australien für etwa 55 % und in Afrika, Nord- und Lateinamerika für etwa 75 % der Weideflächen (Reijnders 2001, S. 446 f).

Die hohe Nachfrage nach Fleisch, Milch und Eiern hat zu einer Zucht von Nutztieren geführt, die auf Maximalleistung ausgerichtet ist. Die Folge ist eine erhebliche Verarmung der **genetischen Vielfalt** der Tierbestände mit einer verminderten Anpassungsfähigkeit der Organismen an wechselnde Umweltbedingungen. Auf diese Weise kann die Krankheitsanfälligkeit zunehmen, was wiederum zur Infektionsgefährdung kompletter Bestände bzw. zur prophylaktischen Verabreichung von Tierarzneimitteln führt.

Auch der hoch industrialisierte **Fischfang** hat negative Auswirkungen auf die Umwelt. Bereits 1990 waren in der weltweiten Seefischerei die maximalen Fangmengen erreicht, weitere Steigerungen sind nach Einschätzung der FAO (Food and Agriculture Organization) in Zukunft nicht mehr möglich. Im Jahr 2003 waren etwa 50 % der kommerziell genutzten Fischbestände maximal ausgebeutet und weitere 25 % überfischt (FAO 2000, S. 3; FAO 2004, S. 32). Die zunehmende Überfischung führt zu einem dramatischen Artenverlust in den Ozeanen. So ist beispielsweise beim Thunfisch und anderen Raubfischen seit 1950 ein Rückgang der Artenvielfalt um rund 50 % zu verzeichnen (Worm et al. 2005).

12.3 Energie- und Ressourcenverbrauch bei der Produktion tierischer und pflanzlicher Lebensmittel

Für die Produktion von Lebensmitteln ist der Einsatz von Energie notwendig. Diese stammt zum größten Teil aus nicht erneuerbaren, insbesondere fossilen Energiequellen, wie Erdöl, Erdgas, Stein- und Braunkohle. Dabei erfordert die Herstellung tierischer Lebensmittel einen wesentlich höheren **Primärenergieaufwand** als die pflanzlicher Lebensmittel (Tab. 12.1, S. 334). Dies beginnt bereits bei der Herstellung und beim Transport der Agrochemikalien, die im Futtermittelanbau angewendet werden. Weitere Energie wird bei Verarbeitung und Transport der Futtermittel, bei Tiertransporten und Schlachtung sowie bei Verarbeitung, Transport, Kühlung und Lagerung der Fleischwaren bzw. von Milch und Eiern verbraucht.

Tab. 12.1 Primärenergiebedarf bei der Erzeugung von Nahrungsmitteln (nach Lünzer 1992, S. 293)

Nahrungsmittel (Art der Erzeugung)	Verhältnis Energieaufwand zu Energieertrag (Input : Output)
Kartoffeln (ökologisch)	1 : 6
Kartoffeln (konventionell)	1 : 2
Obst	2 : 1
Gemüse (Gewächshaus, Winter)	bis 575 : 1
Milch (extensiv)	1 : 3
Milch (intensiv)	10 : 1
Eier (extensiv)	2 : 1
Eier (intensiv)	7 : 1
Rindfleisch (Weide)	1 : 2
Rindfleisch (Kraftfutter)	10–35 : 1
Fisch (Küstenfischerei, extensiv)	4 : 1
Fisch (Hochseefischerei)	10–250 : 1

So wird beispielsweise für die Produktion von Rindfleisch (bei Fütterung mit Kraftfutter) die bis zu 35-fache Menge an Primärenergie verbraucht als Nahrungsenergie im verzehrstauglichen Produkt enthalten ist.

Bei der Herstellung pflanzlicher Lebensmittel, wie Kartoffeln, Getreide und Hülsenfrüchte, ist der erzeugte Nahrungsenergiegehalt meist deutlich höher als die eingesetzte Primärenergie. Auch die Anbauweise hat einen Einfluss auf den Primärenergieaufwand: Die konventionelle Landwirtschaft ist wesentlich energieintensiver als der ökologische Landbau (Bockisch 2000, S. 169 u. 178f).

Zu den energieaufwändigsten Formen der Nahrungsbeschaffung zählt die **Hochseefischerei**. Um 1 Kilokalorie (kcal) Nahrungsenergie aus Hochseefisch zu erhalten, müssen bis zu 250 kcal in Form von Primärenergie eingesetzt werden. Der Anbau von Nahrungspflanzen wie Kartoffeln ermöglicht hingegen vielfach einen Energiegewinn und ist somit wesentlich effektiver. Hauptenergielieferant bei der Erzeugung pflanzlicher Lebensmittel – und damit kostenlose Energiequelle – ist die Strahlungsenergie der Sonne. So liefert etwa der ökologische Kartoffelanbau bei einem Einsatz von 1 kcal Primärenergie 6 kcal für den menschlichen Organismus verwertbare Nahrungsenergie.

Werden Pflanzen jedoch in **beheizten Gewächshäusern** gezogen, ist dies mit einem extremen Energieeinsatz verbunden. Entsprechend bieten pflanzliche Lebensmittel aus saisonaler und regionaler Erzeugung ein großes Einsparpotenzial an Primärenergie und sind aus ernährungsökologischer Sicht bevorzugt zu verzehren.

Tab. 12.2 Wasserverbrauch bei der Produktion von Nahrungsmitteln (nach MAKONNEN UND HOEKSTRA 2010, S. 5 u. 2011)

Nahrungsmittel (Art der Erzeugung)	Wasserverbrauch (l/kg)
Rindfleisch	15400
Schweinefleisch	6000
Sojabohnen	2200
Weizen	1800
Kartoffeln	290

Der **Wasserverbrauch** ist bei der Produktion tierischer Nahrungsmittel deutlich höher als bei pflanzlichen, v.a. aufgrund des Wasserbedarfs für den Anbau der Futtermittel (Tab. 12.2). So wird Wasser z.B. beim Anbau von Reis, gemessen am erzeugten Protein, etwa 5-mal effektiver genutzt als bei der Produktion von Rindfleisch (UNESCO 2009, S. 107).

Die Umwandlung pflanzlicher Produkte in – vermeintlich höherwertige – tierische Nahrungsmittel wird als Veredelung bezeichnet. Der derzeitige Einsatz hochwertiger Futtermittel, die auch als Lebensmittel für den Menschen dienen können, insbesondere Getreide und Sojabohnen, führt zu unterschiedlichen **Veredelungsverlusten**. Die Erzeugung von 1kg Rindfleisch erfordert durchschnittlich 7kg Getreide, bei Schweinefleisch sind es 4kg und bei Geflügelfleisch 2kg (Konversionsraten pro kg erzeugtem Lebendgewicht) (HORRIGAN et al. 2002). Andere Berechnungen gehen von 13kg Getreide plus 30kg Grünfutter/Heu für 1kg Rindfleisch aus (PIMENTEL und PIMENTEL 2003). Der tierische Organismus benötigt einen Großteil der Nahrungsenergie zur Aufrechterhaltung seiner eigenen Lebensvorgänge. Nur ein kleiner Teil von etwa 5–18% bleibt am Ende dieses Prozesses für die menschliche Ernährung erhalten. Im Durchschnitt ergibt sich für die Nahrungsenergie ein Input-Output-Verhältnis von 11:1 (Tab. 12.3). Ähnliches gilt für Protein: Aus durchschnittlich 11kg pflanzlichem

Tab. 12.3 Veredelungsverluste bei der Produktion tierischer Nahrungsmittel (nach REIJNDERS 2001, S. 445)

Nahrungsmittel	Input (Futter) : Output (tierisches Erzeugnis)	
	Nahrungsenergie	Nahrungsprotein
Rindfleisch	20 : 1	17 : 1
Schweinefleisch	6 : 1	11 : 1
Hühnerfleisch	10 : 1	6 : 1
Hühnereier	–	4 : 1
Milch	8 : 1	3 : 1

– = nicht angegeben

Protein werden 1 kg tierisches Protein in Form von Fleisch gewonnen. Die Erzeugung von Milch und Eiern ist effizienter, hier beträgt das Verhältnis 3:1 (Milch) bzw. 4:1 (Eier).

Die berechneten Konversionsraten sind von vielen Faktoren und den zugrunde liegenden Annahmen abhängig (z.B. Anteil der von Menschen essbaren und nicht essbaren Futtermittelbestandteile, Tiergenetik, Haltungsform), sodass in der Literatur eine große Bandbreite zu finden ist. Teilweise wird angemerkt, dass die tatsächlichen Konversionsraten deutlich unterschätzt werden (Council for Agricultural Science and Technology 1999, S. 42).

Die hohe Ressourcenverschwendung bei der Produktion tierischer Lebensmittel zeigt sich auch beim **Landverbrauch**. Um 1000 kcal in Form von Rindfleisch zu produzieren, werden 30 m^2 Fläche benötigt (davon 25,9 m^2 Grünland). Bei Getreide sind es hingegen nur 1,1 m^2 (Fallstudie USA, Bundesstaat New York) (Peters et al. 2007).

Wichtigstes Futtermittel ist Getreide: Im Jahr 2002 wurde über ein Drittel der Welt-Getreideernte als Tierfutter verwendet. Ein erheblicher Teil der pflanzlichen Futtermittel stammt aus den Schwellen- und Entwicklungsländern. Sie werden als Devisenbringer exportiert, obwohl sie dort direkt zur Ernährung der Menschen eingesetzt werden könnten. Mittlerweile belegt der Futtermittelanbau mehr als ein Drittel der weltweiten Ackerflächen (FAO 2006, S. 12 u. 32). Die explosionsartige Steigerung der weltweiten Sojabohnenproduktion von 17 Mio. t im Jahr 1950 auf etwa 220 Mio. t im Jahr 2007 ist primär

Auswirkungen des Sojabohnenanbaus

In Brasilien hat sich die Anbaufläche für Sojabohnen auf ehemaligen Weideflächen und Regenwaldarealen während der letzten zehn Jahre auf 210 000 km^2 verdoppelt (zum Vergleich: Gesamtfläche Deutschlands: 357 000 km^2). Etwa 20 % der dortigen Sojabohnen-Anbaufläche dient dem Export, vor allem für die Schweine- und Hühnermast in Europa. Getrieben durch den steigenden Futtermittelbedarf der industriellen Viehwirtschaft in Brasilien, China, Indien und anderen Ländern, wird zukünftig eine weitere Flächenerhöhung um 40 000 km^2 oder mehr erwartet (Gesamtfläche der Schweiz: 41 000 km^2). Aufgrund der wachsenden inländischen Fleischerzeugung dürfte Brasilien in absehbarer Zeit zum weltweit größten Fleischexporteur aufsteigen (Naylor et al. 2005; Galloway et al. 2007).

Die hohe Nachfrage nach Sojabohnenprodukten als Futtermittel hat zu einem ökologischen Raubbau durch Abholzung, Bodenverdichtung und Erosion geführt. Der fortschreitende Verlust von tropischem Regenwald hat weitreichende Auswirkungen auf globale Ökosysteme und trägt zur Klimaerwärmung bei (s. Kap. 12.4, S. 337 ff). Gleichzeitig erfordert der Futtermittelanbau in Monokulturen einen hohen Einsatz von mineralischen Düngern und Pestiziden, die die Gewässer belasten und die Trinkwasserqualität in den Anbauländern verschlechtern. In manchen Regionen wurden riesige Landflächen für den Anbau von Sojabohnen durch die Vertreibung der ansässigen Bevölkerung verfügbar gemacht. Die forcierte Landflucht trägt erheblich zur Verelendung dieser vertriebenen Menschen und zum Wachstum der Slums in den Städten bei.

auf deren Nutzung als Futtermittel zurückzuführen (Reijnders 2001, S. 445; FAOSTAT 2009).

Auch Fisch dient als Futtermittel. Im Jahr 2004 wurden etwa ein Viertel der weltweiten Fischfangmengen in Form von Fischmehl und Fischöl zu Viehfutter verarbeitet, insbesondere für Schweine und Geflügel. Um 1 kg Fischöl oder Fischmehl zu produzieren sind 45 kg Nassfisch notwendig. Auf diese Weise verstärkt die Intensivtierhaltung die Überfischung der Weltmeere (FAO 2006, S. 205 f).

Eine **weltweite Ernährung** mit einem hohen Anteil an Nahrungsmitteln tierischen Ursprungs, wie sie in den westlichen Industrienationen üblich ist, wäre nicht möglich und ist auch in unseren Breiten nur zu Lasten der Schwellen- und Entwicklungsländer realisierbar. Derzeit werden in den Industrieländern etwa 80 kg Fleisch pro Kopf und Jahr konsumiert (in Deutschland 60 kg). Würde die gesamte Weltbevölkerung die gleiche Menge Fleisch verzehren, wären dafür 25 Mio. km^2 Landfläche nötig, zwei Drittel mehr als die derzeit weltweit bewirtschaftete Agrarfläche (15 Mio. km^2) (Naylor et al. 2005).

12.4 Klimawirkung von Lebensmitteln tierischer Herkunft

Seit dem Jahr 1900 ist die globale durchschnittliche Lufttemperatur um etwa 0,8 °C angestiegen (IPCC 2001, S. 3). Von den vergangenen zehn Jahren (Stand 2007) waren neun die wärmsten seit Beginn der globalen Klimaaufzeichnungen (etwa 1860). Die Häufung extremer Wetter-Ereignisse, wie Stürme, Überschwemmungen, Dürren und warme Winter, ist die spürbare Folge des bisherigen Temperaturanstiegs. Ohne wirkungsvolle Schutzmaßnahmen wird für die kommenden 100 Jahre eine weitere Temperaturerhöhung um bis zu 6 °C oder mehr erwartet. Durch das Abschmelzen der Gletscher steigt der Meeresspiegel bis zum Jahr 2100 vermutlich um 60 cm an. In der Folge werden küstennahe Gebiete überflutet und einige Inseln (z.B. die Marshall-Inseln im Pazifik) komplett im Meer verschwinden. Das

CO_2-Äquivalente

Die Klimawirkung (Treibhausgaspotenzial) gasförmiger Emissionen wird in CO_2-Äquivalenten angegeben. Dabei werden die Wirkungscharakteristika von Treibhausgasen und deren unterschiedliche atmosphärische Verweildauer berücksichtigt und in Relation zur Klimawirkung von CO_2 gesetzt. Ermittelt wird ein zeitliches Integral über einen bestimmten Zeitraum (meist 100 Jahre). Dabei entsprechen 1 kg Methan 23 kg CO_2 und 1 kg N_2O 310 kg CO_2 (Wiegmann et al. 2005, S. 8; von Koerber et al. 2007).

Tab. 12.4 Beitrag der Ernährung zum Treibhauseffekt in Deutschland* (nach Enquête-Komission „Schutz der Atmosphäre" des Deutschen Bundestags 1994)

Bereich	CO_2-Äquivalente (%)
Landwirtschaft	**52**
Tierproduktion	44
Pflanzenproduktion	8
Verarbeitung	**6**
(Industrie, Handwerk)	
Handel	**13**
Verpackung	5
Transport	4
Sonstiges	4
Verbraucher	**29**
Küchen- und Essraum-Heizung	9
Kühlen	6
Gastgewerbe	4
Lebensmitteleinkauf	4
Erhitzen	3
Spülen	3
Summe	**100**

* 1991, in % der emittierten CO_2-Äquivalente pro Jahr innerhalb des Bereichs Landwirtschaft und Ernährung (entspricht 260 Mio. t CO_2)

gesamte Ausmaß der negativen Konsequenzen eines derart veränderten Weltklimas ist kaum abschätzbar (von Koerber et al. 2007).

Ursache der Klimaerwärmung ist die steigende Konzentration von **Treibhausgasen** in der Atmosphäre aufgrund menschlicher Aktivitäten, insbesondere der Verbrennung fossiler Energieträger. Der Ausstoß von Kohlendioxid (CO_2), Methan (CH_4), Fluorchlorkohlenwasserstoffen (FCKW) und Distickstoffoxid (Lachgas, N_2O) führt zu einem anthropogenen Zusatz-Treibhauseffekt, der den natürlichen Treibhauseffekt bei weitem übertrifft. Etwa 60 % des Zusatz-Treibhauseffekts entfallen auf CO_2.

Der **Ernährungsbereich** ist in Deutschland für etwa 20 % der Treibhausgase verantwortlich, mit einer Schwankungsbreite von 16–22 % in Abhängigkeit der zugrundeliegenden Systemgrenzen (von Koerber und Kretschmar 2009). Etwa die Hälfte der ernährungsbedingten Emissionen stammt aus der Landwirtschaft, hauptsächlich aus der Produktion tierischer Nahrungsmittel (Tab. 12.4). Weltweit verursacht allein die Viehhaltung etwa 18 % des gesamten Ausstoßes an Treibhausgasen, das ist mehr als der globale Transportsektor. In Brasilien, wo auf erheblichen Landflächen intensive Rinderhaltung betrieben wird, beträgt der Anteil der Viehwirtschaft an den Treibhausgas-Emissionen des Landes 60 % (FAO 2006, S. 114 und 272).

Zentrale Ursache für die hohe Klimabelastung durch die Produktion tierischer Nahrungsmittel ist deren **Energieintensität**. Der Anbau der Futtermittel und die dabei eingesetzten Agrochemikalien, v. a. mineralische Stickstoffdünger, sowie die Tierhaltung selbst verbrauchen Energie aus überwiegend fossilen Quellen. Zudem dienen durchschnittlich mehr als zwei Drittel der in den Futterpflanzen enthaltenen Nahrungsenergie dem Stoffwechsel der Tiere und gehen als

Veredelungsverlust verloren (s. Kap. 12.3, S. 333). Dies verbraucht deutlich mehr Energie und produziert wesentlich mehr Treibhausgase, insbesondere CO_2, als der Anbau pflanzlicher Lebensmittel. Eine Ausnahme bildet der Nassreisanbau, bei dem große Mengen Methan entstehen und in die Atmosphäre gelangen.

Die Lagerung und Ausbringung von Gülle und Mist führt über mikrobielle Umwandlungsprozesse zur Entstehung von **Methan** und **N_2O**. In den Mägen von Wiederkäuern (Rinder, Schafe und Ziegen) entsteht durch den mikrobiellen Abbau der Nahrung ebenfalls Methan (von Koerber et al. 2007). Weltweit stammen etwa 35–40 % der anthropogenen Methan-Emissionen sowie 65 % der N_2O-Emissionen aus der Viehwirtschaft (FAO 2006, S. 112 und 114). Hinzu kommen indirekte Treibhausgas-Emissionen, beispielsweise durch die Verluste von FCKW aus Kühl- und Gefrieranlagen für tierische Nahrungsmittel (Reijnders 2001, S. 458).

Verarbeitete tierische Nahrungsmittel, wie Käse und Wurst, belasten das Klima mehr als die entsprechenden Rohprodukte, wie Milch und Fleisch (Tab. 12.5, S. 340). Aufgrund der hohen Verzehrsmengen sind Milchprodukte noch vor Fleisch für den größten Teil der ernährungsbedingten Treibhausgas-Emissionen verantwortlich (441 vs. 213 kg CO_2-Äquivalente pro Person und Jahr). Die Erzeugung pflanzlicher Lebensmittel verursacht im Vergleich zu tierischen Lebensmitteln wesentlich weniger klimaschädliche Treibhausgase (< 20 %). Bei pflanzlichen Produkten spart die ökologische Erzeugung durchschnittlich 15 % der Treibhausgas-Emissionen gegenüber der konventionellen ein, bei tierischen Produkten sind es durchschnittlich 10 %.

Der wachsende Bedarf an Futtermitteln führt in vielen Entwicklungsländern zu einer Ausdehnung der Anbauflächen. Dabei werden natürliche Ökosysteme zerstört, beispielsweise tropische Wälder in Brasilien. Dies hat neben negativen Auswirkungen auf die Artenvielfalt auch eine Klima schädigende Wirkung, da die Regenwälder einen natürlichen CO_2-Speicher darstellen. Schätzungsweise 20 % der anthropogenen CO_2-Emissionen sind auf die Abholzung der tropischen Wälder zurückzuführen (Wassenaar et al. 2007).

12.5 Umweltwirkung verschiedener Ernährungsstile

Bei der Gesamtbewertung der Umwelt- und Klimawirkung verschiedener Lebensmittel und Kostformen müssen zahlreiche Faktoren berücksichtigt werden. Extensive Haltungsformen mit geringem Energieinput sind deutlich weniger klimaschädlich als intensive Produktionssysteme mit einem hohen Einsatz von Kraftfutter, wie Getreide und Ölsamen, das teilweise von weit her transportiert wurde.

Tab. 12.5 Treibhausgas-Emissionen bei tierischen und pflanzlichen Lebensmitteln in Deutschland (Erzeugung; Verarbeitung, Kühlung, Transport) (alle Daten nach Fritsche und Eberle 2007, S. 5; außer [1] von Koerber et al. 2007)

Nahrungsmittel	CO_2-Äquivalente in g/kg Produkt	
	konventionell	ökologisch
Tierische Nahrungsmittel		
Rindfleisch	13311	11374
Rindfleisch (TK*)	14341	12402
Geflügelfleisch	3508	3039
Geflügelfleisch (TK)	4538	4069
Schweinefleisch	3252	3039
Schweinefleisch (TK)	4282	4069
Rohwurst[1]	8000	–
Butter	23794	22089
Käse	8512	7951
Sahne	7631	7106
Quark, Frischkäse	1929	1804
Joghurt	1231	1159
Milch	940	883
Hühnereier	1931	1542
Pflanzliche Lebensmittel		
Gemüse (frisch)	153	130
Gemüse (Konserven)	511	479
Gemüse (TK)	415	378
Tomaten (frisch)	339	228
Obst[1]	450	–
Kartoffeln (frisch)	199	138
Kartoffeln (trocken)	3776	3354
Pommes frites (TK)	5728	5568
Tofu[1]	1100	700**
Brötchen, Weißbrot	661	553
Mischbrot	768	653
Feinbackwaren	938	838
Teigwaren	919	770

* Tiefkühlware
** Bio-Tofu (mit regenerativer Energie hergestellt)
– = nicht angegeben

Bei einem Vergleich von beispielsweise Rindfleisch mit Schweine- oder Geflügelfleisch bzw. mit pflanzlichen Lebensmitteln müssen deshalb alle Umweltwirkungen und Ressourceneinsätze sowie weitere Aspekte, wie Landschaftsschutz und Artenvielfalt, einbezogen

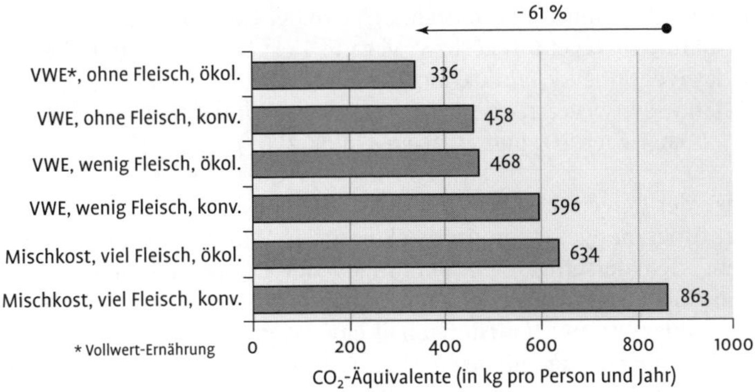

Abb. 12.3 *Treibhausgas-Emissionen bei verschiedenen Ernährungsstilen (nach* HOFFMANN *2002, S. 308)*

werden (VON KOERBER et al. 2007).

In einer Modellrechnung wurden einzelne Umweltwirkungen einer vegetarischen und einer nichtvegetarischen Kost untersucht. Dabei wurde das vegetarische Verzehrsmuster von Siebenten-Tags-Adventisten in Kalifornien mit der Fleisch-basierten Ernährungsweise der kalifornischen Allgemeinbevölkerung verglichen. Die nichtvegetarische Kost verbrauchte gegenüber der vegetarischen Kost etwa die 2,5-fache Menge an Primärenergie, die 3-fache Menge an Wasser sowie die 13-fache Menge an Mineraldünger. In absoluten Zahlen verursachte die nichtvegetarische Kost einen Mehrverbrauch von 1000 Litern Wasser pro Person und Woche. Die berechneten Unterschiede zwischen den beiden Kostformen waren insbesondere auf den Rindfleischkonsum der Nicht-Vegetarier zurückzuführen (MARLOW et al. 2009).

An der Universität Gießen wurden verschiedene Ernährungsstile auf ihre Klimawirkung untersucht: Eine durchschnittliche Mischkost mit viel Fleisch, die Vollwert-Ernährung mit moderaten Mengen oder ohne Fleisch, jeweils in einer Variante mit konventionell und ökologisch erzeugten Nahrungsmitteln. Die größte Einsparung klimaschädlicher Treibhausgase zeigte sich bei einer Verminderung bzw. völligen Einsparung des Fleischverzehrs, die zweitgrößte bei der Verwendung von Öko-Lebensmitteln. Bereits durch diese beiden Maßnahmen ließen sich die Treibhausgas-Emissionen um fast zwei Drittel gegenüber einer fleischreichen und konventionell erzeugten Kost reduzieren (Abb. 12.3).

In einer Modellrechnung, in der die Gesamt-Umweltwirkungen verschiedener Ernährungsstile in Italien miteinander verglichen wurden, konnte diese Reihenfolge der abnehmenden Umweltbelastungen bestätigt werden:

- italienische Durchschnittskost mit Lebensmitteln aus konventioneller Produktion (Referenzkost)
- Mischkost mit Lebensmitteln aus konventioneller Produktion

- Mischkost mit Lebensmitteln aus ökologischer Erzeugung
- lakto-ovo-vegetarische bzw. vegane Kost mit Lebensmitteln aus konventioneller Produktion
- lakto-ovo-vegetarische bzw. vegane Kost mit Lebensmitteln aus ökologischer Erzeugung (Baroni et al. 2007)

Basis der Berechnung waren jeweils bilanzierte Kostvarianten, die in Nahrungsenergiezufuhr und Relation der Hauptnährstoffe weitgehend den derzeitigen Empfehlungen der Ernährungswissenschaft entsprachen. Die Berechnungen ergaben, dass bei identischem Nahrungsenergie- und Nährstoffgehalt eine **vegane Kost aus ökologischer Erzeugung** mit der geringsten Umweltbelastung und eine Mischkost aus konventioneller Produktion mit der höchsten Umweltbelastung verbunden sind. Noch deutlich schlechter schnitt die als Referenzkost herangezogene italienische Durchschnittsernährung ab (Abb. 12.4). Von den einzelnen Lebensmitteln hatte Rindfleisch die größte Umweltwirkung, gefolgt von Käse, Fisch und Milch.
Weitere Untersuchungen zeigen, dass die Erzeugung von Protein aus pflanzlichen Lebensmitteln insgesamt wesentlich klimaverträglicher ausfällt als aus tierischen Lebensmitteln. Beispielsweise können pro kg Treibhausgas etwa 160 g Protein aus Vollweizen, 120 g aus Sojabohnen, 40 g aus Kartoffeln sowie 20 g aus Reis, aber nur 10 g aus Rindfleisch erzeugt werden. Aus Klimaschutzsicht ist die Proteinerzeugung aus Rindfleisch damit sogar ineffizienter als die aus proteinarmem Gemüse, wie z. B. Möhren (Carlsson-Kanyama und González 2009).

Abschließend kann festgehalten werden, dass die Produktion von Lebensmitteln negative Auswirkungen auf die Umwelt durch Schadstoffemissionen, Boden- und Biotopzerstörung sowie Energie- und Ressourcenverbrauch hat. Folgen dieser anthropogenen Eingriffe sind ein Rückgang der weltweiten Artenvielfalt, Beeinträchtigungen der Gesundheit des Menschen sowie der globale Klimawandel. Die Gefährdung der natürlichen Lebensgrundlagen betrifft alle Menschen durch die Verknappung fruchtbaren Ackerbodens, von Wasser und fossiler Energie sowie durch Dürren und Überflutungen. Im Vergleich zu Industrienationen werden bereits heute in den Schwellen- und Entwicklungsländern in absoluten Mengen mehr Fleisch und in absehbarer Zeit auch mehr Milch produziert und konsumiert, sodass die Ernährungsweise in diesen Ländern einen steigenden Einfluss auf die weltweiten Umweltprobleme haben wird.

Die Produktion tierischer Nahrungsmittel trägt überdurchschnittlich zur Schädigung der Umwelt, insbesondere zum Klimawandel, bei. Durch eine Verringerung des Verzehrs tierischer zugunsten pflanzlicher Lebensmittel lassen sich die negativen Umweltwirkungen des

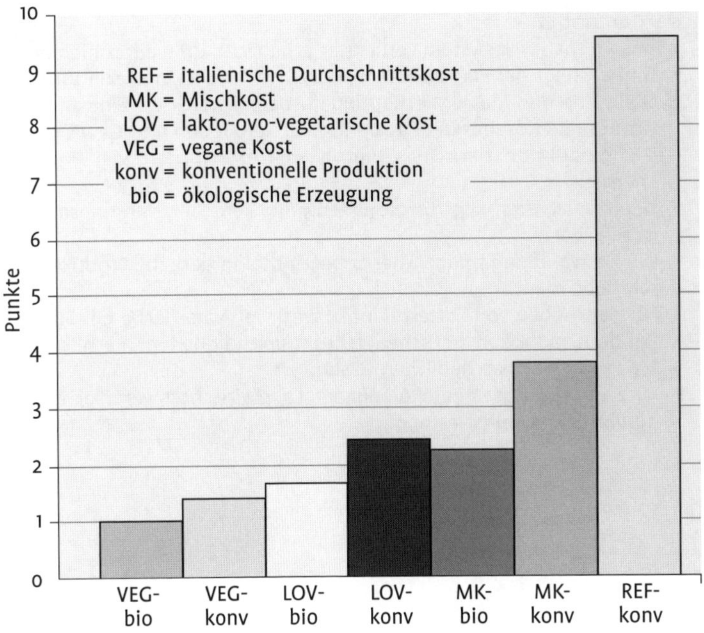

Abb. 12.4 *Gesamt-Umweltwirkung verschiedener Ernährungsstile (nach* Baroni *et al. 2007)*

Alle Ernährungsstile bilanziert mit identischem Nahrungsenergiegehalt und Energie% der Hauptnährstoffe (außer Referenzkost REF-konv). Die berechneten Gesamt-Umweltwirkungen werden in „Punkten" ausgedrückt. Je höher der Wert, desto höher der Schaden für die Umwelt. VEG-bio = 1 (Lesebeispiel: Die Gesamt-Umweltwirkung von REF-konv beträgt das 9,5-fache von VEG-bio).

globalen Ernährungssystems am effektivsten reduzieren (Leitzmann 2003; Pimentel und Pimentel 2003). Den zweitstärksten Einfluss hat die Bevorzugung ökologisch erzeugter Lebensmittel gegenüber konventionell erzeugten.

Vegetarische Ernährungsformen können somit einen entscheidenden Beitrag zur Schonung der Umwelt und zum Schutz des Klimas leisten, da ihre ganzheitlichen und nachhaltigen Konzepte umweltverträgliche Verfahren der Nahrungserzeugung fördern, wie sie beispielsweise in der ökologischen Landwirtschaft und im Naturkosthandel bereits praktiziert werden. Alle Verbraucher sind dazu angehalten eine pflanzlich betonte Ernährung zu praktizieren, denn eine weiter wachsende Weltbevölkerung und der zunächst noch steigende Fleischverzehr in Schwellen- und Entwicklungsländern wird die Umwelt weiter überlasten.

Kernaussagen
- Unser Ernährungssystem verursacht erhebliche Umweltprobleme.
- Global steigt der Fleischverzehr, in Deutschland ist er rückläufig.
- Gülle aus der Massentierhaltung fördert durch den Eintrag von Nitrat und Phosphat die Eutrophierung von Böden und Gewässern.
- Die Produktion tierischer Nahrungsmittel erfordert viel Primärenergie.
- Der Wasserverbrauch für die Erzeugung tierischer Nahrungsmittel ist sehr hoch.
- Die Umwandlung pflanzlicher Lebensmittel in tierische Produkte ist sehr ineffizient.
- Für den Anbau von Futterpflanzen wird viel Ackerfläche benötigt.
- Bei der Produktion tierischer Nahrungsmittel entstehen erhebliche Mengen an klimaschädlichen Gasen.
- Eine vegane Kost aus ökologischer Landwirtschaft verursacht die geringste Umweltbelastung.

13 Schlussbemerkungen und abschließende Bewertung

Inzwischen gibt es eine Vielzahl von wissenschaftlichen Veröffentlichungen über die Auswirkungen der weltweit praktizierten vegetarischen Ernährungsformen. Studien mit verschiedenen Bevölkerungsgruppen erlauben konkrete Aussagen über den Einfluss des Vegetarismus auf die Gesundheit, aber auch auf die Lebensweise der Menschen allgemein sowie auf die Umwelt. Die Daten gestatten sowohl eine differenzierte Bewertung dieser Ernährungsweise als auch verbindliche Empfehlungen. Die im vorliegenden Text dargestellten Erkenntnisse werden hier in Form einer abschließenden Bewertung des Vegetarismus zusammengefasst.

Die Frage nach der artgerechten Ernährung des Menschen kann entwicklungsgeschichtlich beantwortet werden. Während des weitaus größten Teils dieser Entwicklung haben die Vorfahren des Menschen eine überwiegend vegetarische Ernährungsweise praktiziert. Da auch unterschiedliche Mengen an Produkten vom Tier verzehrt wurden, wird der Mensch meist als Allesfresser (Omnivore) eingestuft. Anhand der anatomischen und physiologischen Gegebenheiten des menschlichen Körpers wird die überwiegend vegetarische Vergangenheit deutlich. Eine vegane Ernährung kann anhand dieser Merkmale nicht abgeleitet werden.

Weltweit ist für körperlich bewegungsarme Wohlstandsbürger eine pflanzlich geprägte Ernährung vorteilhaft. Pflanzliche Kost ist einerseits relativ energiearm und daher besonders für Menschen zweckmäßig, die keine körperliche Arbeit verrichten, andererseits nährstoffreich und deshalb gut geeignet, den Bedarf an vielen Nährstoffen zu decken. Eine vegetarische Ernährungsweise ist daher nicht nur artgerecht, sondern auch zeitgemäß.

Die übliche, fleischbetonte Ernährung in modernen Industriegesellschaften trägt zu zahlreichen ernährungsassoziierten Krankheiten bei, wie Übergewicht und deren Folgen, die inzwischen epidemische Ausmaße angenommen haben. Hauptursache des Übergewichts ist eine unausgeglichene Energiebilanz durch eine zu hohe Zufuhr an Nahrungsenergie – vor allem auch durch den Verzehr energiereicher tierischer Produkte – und eine körperlich inaktive Lebensweise. Die wasserreichen pflanzlichen Lebensmittel bieten durch ihr größeres

Volumen und ihre niedrige Energiedichte einen gewissen Schutz gegen eine zu hohe Aufnahme an Nahrungsenergie.

Gesundheitlich problematische Nahrungsinhaltsstoffe, wie gesättigte Fettsäuren, Cholesterin und Purine, finden sich häufig in Produkten tierischer Herkunft. Auch die übermäßige Aufnahme von freiem Eisen, N-Nitrosoverbindungen und Pyrolyseprodukten erfolgt hauptsächlich durch Fleischverzehr. All diese Substanzen können zu ernährungsassoziierten Krankheiten, wie Diabetes mellitus, Herz-Kreislauf-Erkrankungen und Krebs, beitragen.

Eine Ernährungsweise mit einem hohen Anteil tierischer Lebensmittel enthält naturgemäß weniger pflanzliche Lebensmittel. Gerade die in pflanzlichen Lebensmitteln vorkommenden sekundären Pflanzenstoffe und Ballaststoffe leisten jedoch einen bedeutenden Beitrag zur Erhaltung, Wiederherstellung und Förderung der Gesundheit. Um den vollen Wert der natürlicherweise vorhandenen Nähr- und Wirkstoffe zu nutzen, kann und sollte ein Teil der pflanzlichen Lebensmittel auch als Rohkost verzehrt werden.

Diese bekannten Vorteile einer vegetarischen Kost müssen aus ernährungswissenschaftlicher Sicht allerdings nicht dazu führen, tierische Produkte völlig zu meiden, wie es bei Veganern der Fall ist. Im Gegenteil, die bekannten Schwächen des Veganismus könnten bereits durch den Verzehr eines recht geringen Teils an tierischen Produkten behoben werden. Entsprechend sind diese Schwächen beim Vegetarismus, bei dem auch Milchprodukte und Eier verzehrt werden, nicht vorhanden. Wichtig zu wissen ist auch, dass Vollwertköstler, die geringe Mengen an Fleischprodukten essen, bei manchen Nährstoffen eine noch bessere Versorgung aufweisen. Letztlich kommt es darauf an, den Fleischverzehr stark zu senken, um die negativen gesundheitlichen und ökologischen Nachteile zu minimieren.

Für die meisten Vegetarier und Veganer sind jedoch nicht gesundheitliche, sondern ethische, religiöse oder politische Motive ausschlaggebend. Diese Vegetarier, aber besonders Veganer, sollten sich gründlich über eine bedarfsgerechte Nährstoffzufuhr informieren, die in begründeten Fällen auch Supplemente (Vitamin B_{12}!) oder besser angereicherte Lebensmittel beinhalten kann. Menschen, die aus gesundheitlichen Gründen Vegetarier werden, haben sich meist gut darüber informiert, wie eine vollwertige vegetarische Ernährung zusammengestellt sein sollte. Personen, die aus ethisch-moralischen, religiösen, ökologischen oder Gründen des Tierschutzes den Vegetarismus praktizieren, meiden oft lediglich den Verzehr tierischer Produkte, ohne die verbleibende Kost zu optimieren. Mangelernährung und gesundheitliche Beeinträchtigungen können die Folge sein. Die bei Veganern immer wieder festgestellte marginale Versorgung mit kritischen Nährstoffen, die zu ernsten gesundheitlichen Problemen führen kann, ist vermeidbar.

Besonders der höhere Nährstoffbedarf in bestimmten Lebensphasen wie Kindheit, Jugend und Alter oder in Situationen wie Krankheit, Schwangerschaft und Stillzeit, muss beachtet werden. Der Ruf des Vegetarismus nimmt Schaden durch die öffentlich diskutierten Probleme einer falsch durchgeführten vegetarischen Ernährungsweise. Deshalb sind gute Informationsquellen wie auch eine kompetente Ernährungsberatung für viele Vegetarier genauso wichtig wie für die Allgemeinbevölkerung.

In einem ganzheitlichen Konzept des Vegetarismus werden häufig Erzeugnisse aus ökologischer Landwirtschaft und fairem Handel sowie wenig verarbeitete, saisonale Lebensmittel aus der Region bevorzugt. Eine gut zusammengestellte vegetarische Ernährungsweise kann somit einen direkten Beitrag zur Lösung der gesundheitlichen und ökologischen Probleme des 21. Jahrhunderts leisten.

Abschließend sollte festgestellt werden, dass es für die Akzeptanz einer vegetarischen Ernährungsweise entscheidend ist, dass sie schmackhaft und zielgruppengerecht zubereitet wird. Ideelle oder pragmatische Entscheidungen für den Vegetarismus führen nur zu einem dauerhaften Wechsel und Erfolg, wenn Genuss und Freude am Essen erhalten oder gar gesteigert werden. Vielfältige Erfahrungen aus der Praxis zeigen, dass es auf diese Weise einen Gewinn an Lebensqualität geben kann. Nach allem was heute bekannt ist, hat der Vegetarismus beste Chancen, die Ernährungsform der Zukunft zu werden.

Kernaussagen

- Der Mensch entwickelte sich mit überwiegend pflanzlicher Kost; als opportunistischer Omnivore nutzte er jedoch in unterschiedlichem Ausmaß auch tierische Nahrungsquellen.
- Vegetarische Kostformen sind artgerecht und zeitgemäß.
- Die Vielzahl wissenschaftlicher Studien erlaubt konkrete Aussagen über die Auswirkungen einer vegetarischen Ernährung.
- Pflanzliche Lebensmittel leisten einen bedeutenden Beitrag zur Gesundheit.
- Vegetarier weisen ein geringeres Risiko für eine Reihe von chronischen, ernährungsassoziierten Krankheiten auf.
- Lakto-(ovo-)vegetarische Ernährung ist geeignet, den Nährstoffbedarf in allen Lebensphasen zu decken.
- Eine vegane Ernährung kann den Nährstoffbedarf in allen Lebensphasen decken, wenn eine vielfältige Lebensmittelzusammenstellung erfolgt und kritische Nährstoffe bei Bedarf supplementiert werden.
- Auch für Vegetarier kann eine Ernährungsberatung hilfreich sein.
- Vegetarische Ernährungsweisen sind umwelt- und klimaverträglich.
- Vegetarische Speisen bieten einen Zugewinn an kulinarischen Möglichkeiten.

Literaturverzeichnis

Aalderink J, Hoffmann I, Groeneveld M, Leitzmann C (1994): Ergebnisse der Gießener Vollwert-Ernährungs-Studie. Lebensmittelverzehr und Nährstoffaufnahme von Vollwertköstlerinnen und Mischköstlerinnen. Ernähr Umschau 41 (9), 328–35.

Abrams SA (2003): Normal acquisition and loss of bone mass. Horm Res 60 (Suppl 3), 71–6.

Acuff S (2004): Das Makrobiotische Gesundheitsbuch, 255 S. Goldmann, München, 8. Aufl.

ADA (American Dietetic Association) (2003): Position of the American Dietetic Association and Dietitians of Canada: vegetarian diets. J Am Diet Assoc 103 (6), 748–65.

ADA (American Dietetic Association) (2009): Craig WJ, Mangels AR (authors): Position of the American Dietetic Association: vegetarian diets. J Am Diet Assoc 109 (7), 1266–82.

Adam O, Lasch K (1998): Ernährung und Arthritis. Der Bay Int 18 (1–7), 264–70.

Adams CJ (1999): The sexual politics of meat: a feminist-vegetarian critical theory, 272 p. Continuum, London.

Adventistischer Pressedienst (2010): Weltweit 16,6 Millionen Adventisten. Pressemitteilung vom 25.10.2010.

Aeberli I, Kaspar M, Zimmermann MB (2007): Dietary intake and physical activity of normal weight and overweight 6 to 14 year old Swiss children. Swiss Med Wkly 137(29–30), 424–30.

Agte V, Tarwadi K (2010): The importance of nutrition in the prevention of ocular disease with special reference to cataract. Ophthalmic Res 44 (3), 166–72.

Agudo A, Cabrera L, Amiano P, Ardanaz E et al. (2007): Fruit and vegetable intakes, dietary antioxidant nutrients, and total mortality in Spanish adults: findings from the Spanish cohort of the European Prospective Investigation into Cancer and Nutrition (EPIC-Spain). Am J Clin Nutr 85 (6), 1634–42.

Ahmadieh H, Arabi A (2011): Vitamins and bone health: beyond calcium and vitamin D. Nutr Rev 69 (10), 584–98.

al-Dlaigan YH, Shaw L, Smith AJ (2001): Vegetarian children and dental erosion. Int J Paediatr Dent 11 (3), 84–92.

Alewaeters K, Clarys P, Hebbelinck M, Deriemaeker P, Clarys JP (2005): Cross-sectional analysis of BMI and some lifestyle variables in Flemish vegetarians compared with non-vegetarians. Ergonomics 48 (11–14), 1433–44.

Alexander DD, Cushing CA (2011): Red meat and colorectal cancer: a critical summary of prospective epidemiologic studies. Obes Rev 12 (5), e472–93.

Alexander DD, Morimoto LM, Mink PJ, Cushing CA (2010a): A review and meta-analysis of red and processed meat consumption and breast cancer. Nutr Res Rev 23 (2), 349–65.

Alexander DD, Mink PJ, Cushing CA, Sceurman B (2010b): A review and meta-analysis of prospective studies of red and processed meat intake and prostate cancer. Nutr J 9, 50.

Alexy U, Clausen K, Kersting M (2008): Die Ernährung gesunder Kinder und Jugendlicher nach dem Konzept der Optimierten Mischkost. Ernähr Umsch 55 (3), 168–77.

Allen LH (1998): Zinc and micronutrient supplements for children. Am J Clin Nutr 68 (2 Suppl), 495S–498S.

Allen NE, Appleby PN, Davey GK, Kaaks R et al. (2002): The associations of diet with serum insulin-like growth factor I and its main binding proteins in 292 women meat-eaters, vegetarians, and vegans. Cancer Epidemiol Biomarkers Prev 11 (11), 1441–8.

Allen NE, Appleby PN, Davey GK, Key TJ (2000): Hormones and diet: low insulin-like growth factor I but normal bioavailable androgens in vegan men. Br J Cancer 83 (1), 95–7.

ALLENDER S, SCARBOROUGH P, PETO V, RAYNER M ET AL. (2008): European cardiovascular disease statistics 2008, 112 p. European Heart Network, Brussels.

ALTPETER W (1964): Zur Geschichte der Lebensreform, 14 S. Neuform-Vereinigung, Bad Homburg.

ANDRÈS E, LOUKILI NH, NOEL E, KALTENBACH G ET AL. (2004): Vitamin B_{12} (cobalamin) deficiency in elderly patients. Can Med Assoc J 171 (3), 251–9.

ANTONY AC (2003): Vegetarianism and vitamin B_{12} (cobalamin) deficiency. Am J Clin Nutr 78 (1), 3–6.

APPLEBY PN, ALLEN NE, KEY TJ (2011): Diet, vegetarianism, and cataract risk. Am J Clin Nutr 93 (5), 1128–35.

APPLEBY PN, DAVEY GK, KEY TJ (2002a): Hypertension and blood pressure among meat eaters, fish eaters, vegetarians and vegans in EPIC-Oxford. Public Health Nutr 5 (5), 645–54.

APPLEBY PN, KEY TJ, THOROGOOD M, BURR ML, MANN J (2002b): Mortality in British vegetarians. Public Health Nutr 5 (1), 29–36.

APPLEBY P, RODDAM A, ALLEN N, KEY T (2007): Comparative fracture risk in vegetarians and nonvegetarians in EPIC-Oxford. Eur J Clin Nutr 61 (12), 1400–6.

APPLEBY PN, THOROGOOD M, MANN JI, KEY TJ (1998): Low body mass index in non-meat eaters: the possible roles of animal fat, dietary fibre and alcohol. Int J Obes Relat Metab Disord 22 (5), 454–60.

APPLEBY PN, THOROGOOD M, MANN JI, KEY TJ (1999): The Oxford Vegetarian Study: an overview. Am J Clin Nutr 70 (3 Suppl), 525S–531S.

ARBEITSKREIS JODMANGEL (Hrsg) (eingesehen am 08.07.2009) o.J.: Aktueller Stand der Jodversorgung in Deutschland. www.jodmangel.de/wissenschaft_und_praxis/versorgungsstand.php#23.

AUNE D, URSIN G, VEIERØD MB (2009): Meat consumption and the risk of type 2 diabetes: a systematic review and meta-analysis of cohort studies. Diabetologia 52 (11), 2277–87.

AUSTIN MA (1999): Epidemiology of hypertriglyceridemia and cardiovascular disease. Am J Cardiol 83 (9B), 13f–16f.

BADER N, MÖLLER U, LEITERER M, FRANKE K, JAHREIS G (2005): Pilot study: tendency of increasing iodine content in human milk and cow's milk. Exp Clin Endocrinol Diabetes 113 (1), 8–12.

BAINES S, POWERS J, BROWN WJ (2007): How does the health and well-being of young Australian vegetarian and semi-vegetarian women compare with non-vegetarians? Public Health Nutr 10 (5), 436–42.

BALL MJ, ACKLAND ML (2000): Zinc intake and status in Australian vegetarians. Br J Nutr 83 (1), 27–33.

BALL MJ, BARTLETT MA (1999): Dietary intake and iron status of Australian vegetarian women. Am J Clin Nutr 70 (3), 353–8.

BALTZER E (1983): Pythagoras, der Weise von Samos. Ein Lebensbild, 180 S (reprografischer Nachdruck der Ausgabe Nordhausen 1868). Verlag Heilbronn, Heilbronn.

BARBOSA JC, SHULTZ TD, FILLEY SJ, NIEMAN DC (1990): The relationship among adiposity, diet, and hormone concentrations in vegetarian and nonvegetarian postmenopausal women. Am J Clin Nutr 51 (5), 798–803.

BARCLAY AW, PETOCZ P, MCMILLAN-PRICE J, FLOOD VM ET AL. (2008): Glycemic index, glycemic load, and chronic disease risk – a meta-analysis of observational studies. Am J Clin Nutr 87 (3), 627–37.

BARLÖSIUS E (1997): Naturgemäße Lebensführung. Zur Geschichte der Lebensreform um die Jahrhundertwende. 299 S. Campus, Frankfurt/M.

BARNARD ND, COHEN J, JENKINS DJ, TURNER-MCGRIEVY G ET AL. (2006): A low-fat vegan diet improves glycemic control and cardiovascular risk factors in a randomized clinical trial in individuals with type 2 diabetes. Diabetes Care 29 (8), 1777–83.

BARNARD ND, COHEN J, JENKINS DJ, TURNER-MCGRIEVY G ET AL. (2009a): A low-fat vegan diet and a conventional diabetes diet in the treatment of type 2 diabetes: a randomized, controlled, 74-wk clinical trial. Am J Clin Nutr 89 (5 Suppl), 1588S–1596S.

BARNARD ND, GLOEDE L, COHEN J, JENKINS DJ ET AL. (2009b): A low-fat vegan diet elicits greater macronutrient changes, but is comparable in adherence and acceptability, compared with a more conventional diabetes diet among individuals with type 2 diabetes. J Am Diet Assoc 109 (2), 263–72.

BARONI L, CENCI L, TETTAMANTI M, BERATI M (2007): Evaluating the environmental impact of various dietary patterns combined with different food production systems. Eur J Clin Nutr 61 (2), 279–86.

BARR SI (1999): Vegetarianism and menstrual cycle disturbances: is there an association? Am J Clin Nutr 70 (3 Suppl), 549S–554S.

BARR SI, BROUGHTON TM (2000): Relative weight, weight loss efforts and nutrient intakes among health-conscious vegetarian, past vegetarian and nonvegetarian women ages 18 to 50. J Am Coll Nutr 19 (6), 781–8.

BAŞ M, KARABUDAK E, KIZILTAN G (2005): Vegetarianism and eating disorders: association between eating attitudes and other psychological factors among Turkish adolescents. Appetite 44 (3), 309–15.

BÄSSLER KH, GOLLY I, LOEW D, PIETRZIK K (2002): Vitamin-Lexikon, 728 S. Urban und Fischer, München, 3. Aufl.

BAUMGARTNER J (1989): Vegetarismus im Kaiserreich: 1871–1914. Gesellschaftsveränderung durch Lebensreform? 170 S. Magisterarbeit. Institut für Sozial- und Wirtschaftsgeschichte, Ludwig-Maximilians-Universität München.

BAUMGARTNER J (1992): Ernährungsreform – Antwort auf Industrialisierung und Ernährungswandel, 297 S. Peter Lang, Frankfurt/M.

BAZZANO LA, THOMPSON AM, TEES MT, NGUYEN CH, WINHAM DM (2011): Non-soy legume consumption lowers cholesterol levels: a meta-analysis of randomized controlled trials. Nutr Metab Cardiovasc Dis 21 (2), 94–103.

BECHTHOLD A (2009): Referenzwerte für die Nährstoffzufuhr. Ernähr Umsch 56 (6), 346–53.

BEESON WL, MILLS PK, PHILLIPS RL, ANDRESS M, FRASER GE (1989): Chronic disease among Seventh-day Adventists, a low-risk group. Cancer 64 (3), 570–81.

BENITO-GARCIA E, FESKANICH D, HU FB, MANDL LA, KARLSON EW (2007): Protein, iron, and meat consumption and risk for rheumatoid arthritis: a prospective cohort study. Arthritis Res Ther 9 (1), R16.

BERKOW SE, BARNARD ND (2005): Blood pressure regulation and vegetarian diets. Nutr Rev 63 (1), 1–8.

BEYERLEIN A, NEHRING I, RZEHAK P, HEINRICH J ET AL. (2012): Gestational weight gain and body mass index in children: results from three german cohort studies. PLoS One 7 (3), e33205.

BFR (Bundesinstitut für Risikobewertung) (2004): Nutzen und Risiken der Jodprophylaxe in Deutschland. Aktualisierte Stellungnahme vom 1. Juni 2004.

BFR (Bundesinstitut für Risikobewertung) (2006): Trans-Fettsäuren sind in der Ernährung unerwünscht – zu viel Fett auch. Stellungnahme Nr. 15.

BFR (Bundesinstitut für Risikobewertung) (2007): Gesundheitliche Risiken durch zu hohen Jodgehalt in getrockneten Algen. Aktualisierte Stellungnahme Nr. 26.

BFR (Bundesinstitut für Risikobewertung) (2011): Fragen und Antworten zu den Auswirkungen des Antibiotika-Einsatzes in der Tierproduktion. http://www.bfr.bund.de/cm/343/fragen-und-antworten-zu-den-aus wirkungen-des-antibiotika-einsatzes-in-der-tierproduktion.pdf (abgerufen 31.01.2013). FAQ des BfR vom 21. Dezember 2011.

BFR (Bundesinstitut für Risikobewertung) (2012): Fragen und Antworten zur Jodversorgung und zur Jodmangelvorsorge. FAQ vom 7. Februar 2012. www.bfr.bund.de/de/fragen_und_antworten_zur_jodversorgung_und_zur_jodmangelvorsorge-128626.html (eingesehen am 03.07.2012).

BIBLIOGRAPHISCHES INSTITUT (Hrsg) (1860): Meyers Neues Konversations-Lexikon für alle Stände. Band 15. Hildburghausen, 1. Aufl.

BIBLIOGRAPHISCHES INSTITUT (Hrsg) (1930): Meyers Lexikon. Band 12. Hildburghausen, 7. Aufl.

BINGHAM SA, DAY NE, LUBEN R, FERRARI P ET AL. (2003): Dietary fibre in food and protection against colorectal cancer in the European Prospective Investigation into Cancer and Nutrition (EPIC): an observational study. Lancet 361 (9368), 1496–501.

BIESALSKI HK, BISCHOFF U, PUCHSTEIN C (Hrsg) (2004): Ernährungsmedizin, 734 S. Thieme, Stuttgart, 3. Aufl.

BIESALSKI HK, KÖHRLE J, SCHÜMANN K (Hrsg) (2002): Vitamine, Spurenelemente und Mineralstoffe, 774 S. Thieme, Stuttgart.

BIESALSKI K, GRIMM P (2007): Taschenatlas der Ernährung, 410 S. Thieme, Stuttgart, 4. Aufl.

BIOLAND (2007): Jod in Lebensmitteln. Pressemitteilung 11/2007.

Bischoff-Ferrari HA, Dawson-Hughes B, Baron JA, Burckhardt P et al. (2007): Calcium intake and hip fracture risk in men and women: a meta-analysis of prospective cohort studies and randomized controlled trials. Am J Clin Nutr 86 (6), 1780–90.

Bischoff-Ferrari HA, Dawson-Hughes B, Baron JA, Kanis JA et al. (2011): Milk intake and risk of hip fracture in men and women: a meta-analysis of prospective cohort studies. J Bone Miner Res 26 (4), 833–9.

Blix G (2001): Religion, spirituality, and a vegetarian dietary. In: Sabaté J (ed). Vegetarian nutrition, p. 507–32. CRC Press, Boca Raton.

Blomhoff R, Carlsen MH, Andersen LF, Jacobs DR Jr (2006): Health benefits of nuts: potential role of antioxidants. Br J Nutr 96 (Suppl 2), S52–S60.

BMELV (Bundesministerium für Ernährung, Landwirtschaft und Verbraucherschutz) und BMG (Bundesministerium für Gesundheit) (2007): Gesunde Ernährung und Bewegung. www.ble.de/cln_090/nn_984462/SharedDocs/Downloads/05__Programme/04__NationalerAktionsplan/EckpunktepapierGesundeErnaehrung,templateId=raw,property=publicationFile.pdf/EckpunktepapierGesundeErnaehrung.pdf (eingesehen am 08.07.2009).

Bockisch FJ (Hrsg) (2000): Bewertung von Verfahren der ökologischen und konventionellen landwirtschaftlichen Produktion im Hinblick auf den Energieeinsatz und bestimmte Schadgasemissionen. Studie als Sondergutachten im Auftrag des Bundesministeriums für Ernährung, Landwirtschaft und Forsten. 206 S. Bundesforschungsanstalt für Landwirtschaft, Braunschweig.

Bolland MJ, Grey A, Avenell A, Gamble GD, Reid IR (2011): Calcium supplements with or without vitamin D and risk of cardiovascular events: reanalysis of the Women's Health Initiative limited access dataset and meta-analysis. BMJ 342, d2040.

Bommer S, Bommer L (1943): Die Ernährung der Griechen und Römer, 108 S. Müllersche Verlagsbuchhandlung, Planegg.

Brants HA, Löwik MR, Westenbrink S, Hulshof KF, Kistemaker C (1990): Adequacy of a vegetarian diet at old age (Dutch Nutrition Surveillance System). J Am Coll Nutr 9 (4), 292–302.

Brathwaite N, Fraser HS, Modeste N, Broome H, King R (2003): Obesity, diabetes, hypertension, and vegetarian status among Seventh-Day Adventists in Barbados: preliminary results. Ethn Dis 13 (1), 34–9.

Brenna JT (2002): Efficiency of conversion of alpha-linolenic acid to long chain n-3 fatty acids in man. Curr Opin Clin Nutr Metab Care 5 (2), 127–32.

Brenna JT, Salem N Jr, Sinclair AJ, Cunnane SC (2009): alpha-linolenic acid supplementation and conversion to n-3 long-chain polyunsaturated fatty acids in humans. Prostaglandins Leukot Essent Fatty Acids 80 (2–3), 85–9.

Brestrich M, Claus J, Blümchen G (1996): Die lactovegetabile Diät: Einfluss auf das Verhalten von Körpergewicht, Lipidstatus, das Fibrinogen und Lipoprotein(a) bei Herzkreislaufkranken während einer stationären Rehabilitationsmaßnahme. Z Kardiol 85 (6), 418–27.

Brockhaus (Hrsg) (2006): Brockhaus Enzyklopädie in 30 Bänden. Band 28. Leipzig, 21. Aufl.

Brownlee M (2005): The pathobiology of diabetic complications: a unifying mechanism. Diabetes 54 (6), 1615–25.

Bruker MO (2005): Unsere Nahrung – unser Schicksal, 460 S. emu, Lahnstein, 40. Aufl.

Bühling KJ, Schaff J, Bertram H, Hansen R et al. (2003): Jodversorgung in der Schwangerschaft – eine aktuelle Bestandsaufnahme in Berlin. Z Geburtshilfe Neonatol 207 (1), 12–6.

BUND, Misereor (Hrsg) (1998): Zukunftsfähiges Deutschland, 472 S. Birkhäuser, Basel, 5. Aufl.

Burdge GC, Wootton SA (2002): Conversion of alpha-linolenic acid to eicosapentaenoic, docosapentaenoic and docosahexaenoic acids in young women. Br J Nutr 88 (4), 411–20.

Burger M, Mensink GB, Bergmann E, Pietrzik K (2003): Characteristics associated with alcohol consumption in Germany. J Stud Alcohol 64 (2), 262–9.

Burkholder JA, Libra B, Weyer P, Heathcote S et al. (2007): Impacts of waste from concentrated animal feeding operations on water quality. Environ Health Perspect 115 (2), 308–12.

BURR ML, SWEETNAM PM (1982): Vegetarianism, dietary fiber, and mortality. Am J Clin Nutr 36 (5), 873–7.

BUTLER TL, FRASER GE, BEESON WL, KNUTSEN SF ET AL. (2008): Cohort profile: the Adventist Health Study-2 (AHS-2). Int J Epidemiol 37 (2), 260–5.

BVDF (Bundesverband der Deutschen Fleischwarenindustrie) (2012): Fleischverbrauch und Fleischverzehr je Kopf der Bevölkerung. http://www.bvdf.de/in_zahlen/tab_06/ (eingesehen am 10.07.2012).

CACCIAPUOTI F (2011): Hyper-homocysteinemia: a novel risk factor or a powerful marker for cardiovascular diseases? Pathogenetic and therapeutical uncertainties. J Thromb Thrombolysis 32 (1), 82–8.

CADE JE, BURLEY VJ, GREENWOOD DC (2004): The UK Women's Cohort Study: comparison of vegetarians, fish-eaters and meat-eaters. Public Health Nutr 7 (7), 871–8.

CAMPOS H, BAYLIN A, WILLETT WC (2008): Alpha-linolenic acid and risk of nonfatal acute myocardial infarction. Circulation 118 (4), 339–45.

CAPALDO SD (1997): Experimental determinations of carcass processing by plio-pleistocene hominids and carnivores at FLK 22 (Zinjanthropus). Olduvai Gorge, Tanzania. J Hum Evol 33 (5) 555–97.

CARLSSON-KANYAMA A, GONZÁLEZ AD (2009): Potential contributions of food consumption patterns to climate change. Am J Clin Nutr 89 (5 Suppl), 1704S–1709S.

CASELLA EB, VALENTE M, DE NAVARRO JM, KOK F (2005): Vitamin B_{12} deficiency in infancy as a cause of developmental regression. Brain Dev 27 (8), 592–4.

CHAN DS, LAU R, AUNE D, VIEIRA R ET AL (2011): Red and processed meat and colorectal cancer incidence: meta-analysis of prospective studies. PLoS One. 6 (6), e20456.

CHAN J, JACELDO-SIEGL K, FRASER GE (2009): Serum 25-hydroxyvitamin D status of vegetarians, partial vegetarians, and nonvegetarians: the adventist Health Study-2. Am J Clin Nutr 89 (5 Suppl), 1686S–1692S.

CHANG-CLAUDE J, HERMANN S, EILBER U, STEINDORF K (2005): Lifestyle determinants and mortality in German vegetarians and health-conscious persons: results of a 21-year follow-up. Cancer Epidemiol Biomarkers Prev 14 (4), 963–8.

CHEN CW, LIN YL, LIN TK, LIN CT ET AL. (2008): Total cardiovascular risk profile of Taiwanese vegetarians. Eur J Clin Nutr 62 (1), 138–44.

CHOBANIAN AV, BAKRIS GL, BLACK HR, CUSHMAN WC ET AL. (2003): Seventh report of the Joint National Committee on Prevention, Detection, Evaluation, and Treatment of High Blood Pressure. Hypertension 42 (6), 1206–52.

CHOI HK, ATKINSON K, KARLSON EW, WILLETT W, CURHAN G (2004): Purine-rich foods, dairy and protein intake, and the risk of gout in men. N Engl J Med 350 (11), 1093–103.

CHRIST H, BRAUNER R (2004): Risiken der Nutzung der Gentechnik in der Landwirtschaft, 40 S. Öko-Institut, Freiburg.

CIANI F, POGGI GM, PASQUINI E, DONATI MA, ZAMMARCHI E (2000): Prolonged exclusive breastfeeding from vegan mother causing an acute onset of isolated methylmalonic aciduria due to a mild mutase deficiency. Clin Nutr 19 (2), 137–9.

CLARKE R, BIRKS J, NEXO E, UELAND PM ET AL. (2007): Low vitamin B_{12} status and risk of cognitive decline in older adults. Am J Clin Nutr 86 (5), 1384–91.

CONKLIN-BRITTAIN NL, WRANGHAM RW, HUNT KD (1998): Dietary response of chimpanzees and cercopithecines to seasonal variation in fruit abundance. II. Macronutrients. Intern J Primatol 19 (6), 971–98.

COOPER AJ, SHARP SJ, LENTJES MA, LUBEN RN ET AL. (2012): A prospective study of the association between quantity and variety of fruit and vegetable intake and incident type 2 diabetes. Diabetes Care 35 (6), 1293–300.

COUNCIL FOR AGRICULTURAL SCIENCE AND TECHNOLOGY (1999): Animal agriculture and global food supply. Task force report, no. 135.

CRAIG WJ, PINYAN L (2001): Nutrients of concern in vegetarian diets. p. 299–332. In: Sabaté J (ed). Vegetarian nutrition. CRC Press, Boca Raton.

CROFT MT, LAWRENCE AD, RAUX-DEERY E, WARREN MJ, SMITH AG (2005): Algae acquire vitamin B_{12} through a symbiotic relationship with bacteria. Nature 438 (7064), 90–3.

CROSS AJ, POLLOCK JR, BINGHAM SA (2003): Haem, not protein or inorganic iron, is responsible for endogenous intestinal N-nitrosation arising from red meat. Cancer Res 63 (10), 2358–60.

CROWE FL, APPLEBY PN, ALLEN NE, KEY TJ (2011): Diet and risk of diverticular disease in Oxford cohort of European Prospective Investigation into Cancer and Nutrition (EPIC): prospective study of British vegetarians and non-vegetarians. BMJ 343, d4131.

CROWE FL, STEUR M, ALLEN NE, APPLEBY PN ET AL. (2010): Plasma concentrations of 25-hydroxyvitamin D in meat eaters, fish eaters, vegetarians and vegans: results from the EPIC-Oxford study. Public Health Nutr 14 (2), 340–6.

CROWE FL, APPLEBY PN, TRAVIS RC, KEY TJ (2013): Risk of hospitalization or death from ischemic heart disease among British vegetarians and nonvegetarians: results from the EPIC-Oxford cohort study. Am J Clin Nutr (doi: 10.3945/ajcn.112.044073).

CUNNANE SC (2007): Docosahexaenoic acid and human brain evolution: missing the forest for the trees – comments by Cunnane. Brit J Nutr 97 (5), 1021–2.

CURTIS MJ, COMER LK (2006): Vegetarianism, dietary restraint and feminist identity. Eat Behav 7 (2), 91–104.

CVA (Christian Vegetarian Association) (2007): How is vegetarianism good stewardship? www.all-creatures.org/cva/honoring.htm (eingesehen am 08.07.2009).

DAGNELIE PC (1990): Makrobiotische Kinderernährung. Ernähr Umsch 37 (5), 194–201.

DAGNELIE PC, VAN STAVEREN WA, VERGOTE FJ, DINGJAN PG ET AL. (1989a): Increased risk of vitamin B_{12} and iron deficiency in infants on macrobiotic diets. Am J Clin Nutr 50 (4), 818–24.

DAGNELIE PC, VAN STAVEREN WA, VERSCHUREN SA, HAUTVAST JG (1989b): Nutritional status of infants aged 4 to 18 months on macrobiotic diets and matched omnivorous control infants: a population-based mixed-longitudinal study. I. Weaning pattern, energy and nutrient intake. Eur J Clin Nutr 43 (5), 311–23.

DAGNELIE PC, VAN STAVEREN WA, VERGOTE FJ, BUREMA J ET AL. (1989c): Nutritional status of infants aged 4 to 18 months on macrobiotic diets and matched omnivorous control infants: a population-based mixed-longitudinal study. II. Growth and psychomotor development. Eur J Clin Nutr 43 (5), 325–38.

DAGNELIE P, VERGOTE F, VAN STAVEREN W, VAN DEN BERG H ET AL. (1990): High prevalence of rickets in infants on macrobiotic diets. Am J Clin Nutr 51 (2), 202–8.

DAGNELIE PC, VAN STAVEREN WA (1994): Macrobiotic nutrition and child health: results of a population-based, mixed-longitudinal cohort study in The Netherlands. Am J Clin Nutr 59 (5 Suppl), 1187S–1196S.

DAS UN (2006): Essential fatty acids – a review. Curr Pharm Biotechnol 7 (6), 467–82.

DAUCHET L, AMOUYEL P, HERCBERG S, DALLONGEVILLE J (2006): Fruit and vegetable consumption and risk of coronary heart disease: a meta-analysis of cohort studies. J Nutr 136 (10), 2588–93.

DAVEY GK, SPENCER EA, APPLEBY PN, ALLEN NE ET AL. (2003): EPIC–Oxford: lifestyle characteristics and nutrient intakes in a cohort of 33 883 meat-eaters and 31 546 non meat-eaters in the UK. Public Health Nutr 6 (3), 259–69.

DAVIS BC, KRIS-ETHERTON PM (2003): Achieving optimal essential fatty acid status in vegetarians: current knowledge and practical implications. Am J Clin Nutr 78 (3 Suppl), 640S–646S.

DE BIASE SG, FERNANDES SF, GIANINI RJ, DUARTE JL (2007): Vegetarian diets and cholesterol and triglycerides levels. Arq Bras Cardiol 88 (1), 35–9.

DE GROOT RH, HORNSTRA G, VAN HOUWELINGEN AC, ROUMEN F (2004): Effect of alpha-linolenic acid supplementation during pregnancy on maternal and neonatal polyunsaturated fatty acid status and pregnancy outcome. Am J Clin Nutr 79 (2), 251–60.

DE MUNTER JS, HU FB, SPIEGELMAN D, FRANZ M, VAN DAM RM (2007): Whole grain, bran, and germ intake and risk of type 2 diabetes: a prospective cohort study and systematic review. PLoS Med 4 (8), 1385–95.

DERIEMAEKER P, ALEWAETERS K, HEBBELINCK M, LEFEVRE J ET AL. (2010): Nutritional status of Flemish vegetarians compared with non-vegetarians: a matched samples study. Nutrients 2 (7), 770–80.

DEWELL A, WEIDNER G, SUMNER MD, CHI CS, ORNISH D (2008): A very-low-fat vegan diet increases intake of protective dietary factors and decreases intake of pathogenic dietary factors. J Am Diet Assoc 108 (2), 347–56.

DGE (Deutsche Gesellschaft für Ernährung) (1999): Sind unsere Böden an Nährstoffen „verarmt"? DGE aktuell 26 (14.12.1999).

DGE (Deutsche Gesellschaft für Ernährung) (Hrsg) (2006): Evidenzbasierte Leitlinie Fettkonsum und Prävention ausgewählter ernährungsmitbedingter Krankheiten, 319 S. Bonn.

DGE (Deutsche Gesellschaft für Ernährung) (Hrsg) (2007): Stellungnahme: Obst und Gemüse in der Prävention chronischer Krankheiten, 43 S. Bonn.

DGE (Deutsche Gesellschaft für Ernährung) (Hrsg) (2008): Ernährungsbericht 2008, 437 S. Bonn.

DGE (Deutsche Gesellschaft für Ernährung) (Hrsg) (2012): Ernährungsbericht 2012, 427 S. Bonn.

DGE (Deutsche Gesellschaft für Ernährung), ÖGE (Österreichische Gesellschaft für Ernährung), SGE (Schweizerische Gesellschaft für Ernährungsforschung), SVE (Schweizerische Vereinigung für Ernährung) (Hrsg) (2008): Referenzwerte für die Nährstoffzufuhr, 240 S. Neuer Umschau Buchverlag, Neustadt a.d. Weinstraße, 3. korr. Nachdruck.

DGE (Deutsche Gesellschaft für Ernährung), ÖGE (Österreichische Gesellschaft für Ernährung), SGE (Schweizerische Gesellschaft für Ernährungsforschung), SVE (Schweizerische Vereinigung für Ernährung) (Hrsg) (2012): Referenzwerte für die Nährstoffzufuhr. Vitamin D, 96 S. Neuer Umschau Buchverlag, Neustadt a.d. Weinstraße, 4. korr. Nachdruck.

DHL (Deutsche Hochdruckliga) (Hrsg) (2008): Leitlinien zur Behandlung der arteriellen Hypertonie, 121 S. Heidelberg.

DHL (Deutsche Hochdruckliga) (Hrsg) (2011): Neue Entwicklungen in der Hochdrucktherapie. Eine Bewertung durch die Deutsche Hochdruckliga, 50 S. Heidelberg.

Diamond H, Diamond M (2005): Fit fürs Leben, Fit for Life, 346 S. Goldmann, München, 45. Aufl.

Dierauer U (2001): Vegetarismus und Tierschonung in der griechisch-römischen Antike. In: Linnemann M, Schorcht C (Hrsg). Vegetarismus. Zur Geschichte und Zukunft einer Lebensweise, 9–72. Harald Fischer, Erlangen.

Djoussé L, Gaziano JM (2008): Egg consumption and risk of heart failure in the Physicians' Health Study. Circulation 117 (4), 512–6.

DKFZ (Deutsches Krebsforschungszentrum) (Hrsg) (2008a): Durch Rauchen und Passivrauchen verursachte Krebserkrankungen, 2 S. Heidelberg.

DKFZ (Deutsches Krebsforschungszentrum) (Hrsg) (2008b): Frauen und Rauchen in Deutschland, 2 S. Heidelberg.

Dong JY, Zhang L, Zhang YH, Qin LQ (2011): Dietary glycaemic index and glycaemic load in relation to the risk of type 2 diabetes: a meta-analysis of prospective cohort studies. Br J Nutr 106 (11), 1649–54.

Donovan UM, Gibson RS (1995): Iron and zinc status of young women aged 14 to 19 years consuming vegetarian and omnivorous diets. J Am Coll Nutr 14 (5), 463–72.

Donovan UM, Gibson RS (1996): Dietary intakes of adolescent females consuming vegetarian, semi-vegetarian, and omnivorous diets. J Adolesc Health 18 (4), 292–300.

Doughman SD, Krupanidhi S, Sanjeevi CB (2007): Omega-3 fatty acids for nutrition and medicine: considering microalgae oil as a vegetarian source of EPA and DHA. Curr Diabetes Rev 3 (3), 198–203.

Draper A, Lewis J, Malhotra N, Wheeler E (1993): The energy and nutrient intakes of different types of vegetarian: a case for supplements? Br J Nutr 69 (1), 3–19.

Dror DK, Allen LH (2008): Effect of vitamin B_{12} deficiency on neurodevelopment in infants: current knowledge and possible mechanisms. Nutr Rev 66 (5), 250–5.

Dusseldorp M van, Arts IC, Bergsma JS, de Jong N et al. (1996): Catch-up growth in children fed a macrobiotic diet in early childhood. J Nutr 126 (12), 2977–83.

Eaton SB (2006): The ancestral human diet: what was it and should it be a paradigm for contemporary nutrition? Proc Nutr Soc 65 (1), 1–6.

Eaton SB, Eaton SB, Cordain L (2002): Evolution, diet and health. In: Ungar PS, Teaford MF (ed). Human diet: origin and evolution, 7–17. Bergin and Garvey, Atlanta.

Eaton SB, Konner M (1985): Paleolithic nutrition. A consideration of its nature and current implications. New Engl J Med 312 (5), 283–9.

Elliott P, Stamler J, Dyer AR, Appel L et al. (2006): Association between protein intake and blood pressure: the INTERMAP study. Arch Intern Med 166 (1), 79–87.

ELMADFA I, AIGN W, MUSKAT E, FRITZSCHE D (2007): Die große GU Nährwert Kalorien Tabelle. Neuausgabe 2006/07, 128 S. Gräfe und Unzer, München.

ELMADFA I, LEITZMANN C (2004): Ernährung des Menschen, 660 S. Ulmer, Stuttgart, 4. Aufl.

ELMADFA I, SINGER I (2009): Vitamin B_{12} and homocysteine status among vegetarians: a global perspective. Am J Clin Nutr 89 (5 Suppl), 1693S–1698S.

ELWOOD PC, PICKERING JE, GIVENS DI, GALLACHER JE (2010): The consumption of milk and dairy foods and the incidence of vascular disease and diabetes: an overview of the evidence. Lipids 45 (10), 925–39.

ENGELHARDT U, HEMPEN CH (2006): Chinesische Diätetik, 788 S. Urban und Fischer, München, 3. Aufl.

ENQUÊTE-KOMMISSION „SCHUTZ DER ERDATMOSPHÄRE" DES DEUTSCHEN BUNDESTAGES (Hrsg.) (1994): Landwirtschaft und Ernährung – Quantitative Analysen und Fallstudien und ihre klimatische Relevanz. In: Landwirtschaft, Band 1, Teilband II, 42. Economica, Bonn.

ERKKILÄ AT, HERRINGTON DM, MOZAFFARIAN D, LICHTENSTEIN AH (2005): Cereal fiber and whole-grain intake are associated with reduced progression of coronary-artery atherosclerosis in postmenopausal women with coronary artery disease. Am Heart J 150 (1), 94–101.

EVANA (European Vegetarian and Animals News Alliance (2013): Vegetarians around the world. www.evana.org/index.php?id=70650 (eingesehen am 01.04.2013).

EVERS J (2002): Die Evers-Diät, 141 S. Haug, Heidelberg, 13. Aufl.

FAASSEN AV, HAZEN MJ, VAN DEN BRANDT PA, VAN DEN BOGAARD AE ET AL. (1993): Bile acids and pH values in total feces and in fecal water from habitually omnivorous and vegetarian subjects. Am J Clin Nutr 58 (6), 917–22.

FAEH D, CHIOLERO A, PACCAUD F (2006): Homocysteine as a risk factor for cardiovascular disease: should we (still) worry about? Swiss Med Wkly 136 (47–48), 745–56.

FAO (Food and Agriculture Organization) (2000): The state of world fisheries and aquaculture, 142 p. Rome.

FAO (Food and Agriculture Organization) (2004): The state of world fisheries and aquaculture, 153 p. Rome.

FAO (Food and Agriculture Organization) (2006): Livestock's long shadow. Environmental issues and options, 390 p. Rome.

FAO (Food and Agricultural Organisation) (2008): The state of food insecurity in the world. High food prices and food security – threads and opportunities, 56 p. Rome.

FAOSTAT (2009): Datenbank der FAO (http://faostat.fao.org) (eingesehen am 13.05.2009).

FAO/WHO (Food and Agriculture Organization/World Health Organization) (2004): Vitamin and mineral requirements in human nutrition: report of a joint FAO/WHO expert consultation on human vitamin and mineral requirements, 360 p. WHO, Geneva, 2nd ed.

FARAMAWI MF, JOHNSON E, FRY MW, SALL M, ZHOU Y (2007): Consumption of different types of meat and the risk of renal cancer: meta-analysis of case-control studies. Cancer Causes Control 18 (2), 125–33.

FARMER B, LARSON BT, FULGONI VL 3RD, RAINVILLE AJ, LIEPA GU (2011): A vegetarian dietary pattern as a nutrient-dense approach to weight management: an analysis of the national health and nutrition examination survey 1999–2004. J Am Diet Assoc 111 (6), 819–27.

FERDOWSIAN HR, BARNARD ND (2009): Effects of plant-based diets on plasma lipids. Am J Cardiol 104 (7), 947–56.

FESKANICH D, WILLETT WC, COLDITZ GA (2003): Calcium, vitamin D, milk consumption, and hip fractures: a prospective study among postmenopausal women. Am J Clin Nutr 77 (2), 504–11.

FIDDES N (2001): Fleisch. Symbol der Macht, 302 S. Zweitausendeins, Frankfurt/M., 3. Aufl.

FKE (Forschungsinstitut für Kinderernährung) eingesehen am 14.07.2009) o.J.: Ernährungsplan für das 1. Jahr. www.fke-do.de/content.php?seite=seiten/inhalt.php&details=60.

FLACHOWSKY G, SCHÖNE F, JAHREIS G (2006): Zur Jodanreicherung in Lebensmitteln tierischer Herkunft. Ernähr Umsch 53 (1), 17–21.

FLIGHT I, CLIFTON P (2006): Cereal grains and legumes in the prevention of coronary heart disease and stroke: a review of the literature. Eur J Clin Nutr 60 (10), 1145–59.

Florentin M, Liberopoulos EN, Wierzbicki AS, Mikhailidis DP (2008): Multiple actions of high-density lipoprotein. Curr Opin Cardiol 23 (4), 370–8.

Fokkema MR, Brouwer DA, Hasperhoven MB, Hettema Y et al. (2000): Polyunsaturated fatty acid status of Dutch vegans and omnivores. Prostaglandins Leukot Essent Fatty Acids 63 (5), 279–85.

Fontana L, Klein S, Holloszy JO (2006): Long-term low-protein, low-calorie diet and endurance exercise modulate metabolic factors associated with cancer risk. Am J Clin Nutr 84 (6), 1456–62.

Fontana L, Shew JL, Holloszy JO, Villareal DT (2005): Low bone mass in subjects on a long-term raw vegetarian diet. Arch Intern Med 165 (6), 684–9.

Food and Nutrition Board/Institute of Medicine (1999): Dietary reference intakes for calcium, phosphorus, magnesium, vitamin D, and fluoride. 448 p. National Academy Press, Washington.

Food and Nutrition Board/Institute of Medicine (2002): Dietary reference intakes for vitamin A, vitamin K, arsenic, boron, chromium, copper, iodine, iron, manganese, nickel, silicon, vanadium, and zinc, 800 p. National Academy Press, Washington.

Food and Nutrition Board/National Research Council (1989): Diet and health: implications for reducing chronic disease risk, 766 p. National Academy Press, Washington.

Fox N, Ward K (2008): Health, ethics and environment: a qualitative study of vegetarian motivations. Appetite 50 (2–3), 422–29.

Francois CA, Connor SL, Bolewicz LC, Connor WE (2003): Supplementing lactating women with flaxseed oil does not increase docosahexaenoic acid in their milk. Am J Clin Nutr 77 (1), 226–33.

Fraser GE (1999): Associations between diet and cancer, ischemic heart disease, and all-cause mortality in non-Hispanic white California Seventh-day Adventists. Am J Clin Nutr 70 (3 Suppl), 532S–538S.

Fraser GE, Shavlik DJ (2001): Ten years of life: is it a matter of choice? Arch Intern Med 161 (13), 1645–52.

Frentzel-Beyme R, Claude J, Eilber U (1988): Mortality among German vegetarians: first results after five years of follow-up. Nutr Cancer 11 (2), 117–26.

Friedrich-Schiller-Universität Jena (2006): Tierschutz wichtige Motivation für den Verzicht auf Fleisch. www.uni-protokolle.de/nachrichten/id/120266/ (eingesehen am 08.07.2009).

Friedrich-Schiller-Universität Jena (2007): Ergebnisse der Vegetarierstudie. www.vegetarierstudie.uni-jena.de/ (eingesehen am 08.07.2009).

Fritsche UR, Eberle U (2007): Treibhausgasemissionen durch Erzeugung und Verarbeitung von Lebensmitteln, 13 S. Öko-Institut, Freiburg.

Fritzen F (2006): Gesünder leben. Die Lebensreformbewegung im 20. Jahrhundert. 366 S. Franz Steiner, Stuttgart.

Fung TT, Schulze M, Manson JE, Willett WC, Hu FB (2004): Dietary patterns, meat intake, and the risk of type 2 diabetes in women. Arch Intern Med 164 (20), 2235–40.

Gale CR, Deary IJ, Schoon I, Batty GD (2007): IQ in childhood and vegetarianism in adulthood: 1970 British cohort study. BMJ 334 (7587), 245.

Galley HF, Thornton J, Howdle PD, Walker BE, Webster NR (1997): Combination oral antioxidant supplementation reduces blood pressure. Clin Sci (Lond) 92 (4), 361–5.

Galloway JN, Burke M, Bradford GE, Naylor R et al. (2007): International trade in meat: the tip of the pork chop. Ambio 36 (8), 622–9.

Ganss C, Schlechtriemen M, Klimek J (1999): Dental erosions in subjects living on a raw food diet. Caries Res 33 (1), 74–80.

Gardner EJ, Ruxton CH, Leeds AR (2007): Black tea – helpful or harmful? A review of the evidence. Eur J Clin Nutr 61 (1), 3–18.

Gelber RP, Gaziano JM, Orav EJ, Manson JE et al. (2008): Measures of obesity and cardiovascular risks among men and women. J Am Coll Cardiol 52 (8), 605–15.

Geppert J, Koletzko B (2004): Zufuhr an essenziellen Fettsäuren bei ovo-lacto-vegetarischer Ernährung. Akt Ernährmed 29 (2), P3–P4.

Geppert J, Kraft V, Demmelmair H, Koletzko B (2005): Docosahexaenoic acid supplementation in vegetarians effectively increases omega-3 index: a randomized trial. Lipids 40 (8), 807–14.

GfK (Gesellschaft für Konsumforschung) (1983): Vegetarier-Befragung, Studiennummer 433042. Nürnberg.

GIBSON RA, MAKRIDES M, SMITHERS LG, VOEVODIN M, SINCLAIR AJ (2009): The effect of dairy foods on CHD: a systematic review of prospective cohort studies. Br J Nutr 102 (9), 1267–75.

GIBSON S (2008): Sugar-sweetened soft drinks and obesity: a systematic review of the evidence from observational studies and interventions. Nutr Res Rev 21 (2), 134–47.

GIEM P, BEESON WL, FRASER GE (1993): The incidence of dementia and intake of animal products: preliminary findings from the Adventist Health Study. Neuroepidemiology 12 (1), 28–36.

GILLETTE GUYONNET S, ABELLAN VAN KAN G, ANDRIEU S, BARBERGER GATEAU P ET AL. (2007): IANA task force on nutrition and cognitive decline with aging. J Nutr Health Aging 11 (2), 132–52.

GILSING AM, CROWE FL, LLOYD-WRIGHT Z, SANDERS TA ET AL. (2010): Serum concentrations of vitamin B_{12} and folate in British male omnivores, vegetarians and vegans: results from a cross-sectional analysis of the EPIC-Oxford cohort study. Eur J Clin Nutr 64 (9), 933–9.

GOFF LM, BELL JD, SO PW, DORNHORST A, FROST GS (2005): Veganism and its relationship with insulin resistance and intramyocellular lipid. Eur J Clin Nutr 59 (2), 291–8.

GOYENS PL, SPILKER ME, ZOCK PL, KATAN MB, MENSINK RP (2006): Conversion of alpha-linolenic acid in humans is influenced by the absolute amounts of alpha-linolenic acid and linoleic acid in the diet and not by their ratio. Am J Clin Nutr 84 (1), 44–53.

GRAHAM I, ATAR D, BORCH-JOHNSEN K, BOYSEN G ET AL. (2007): European guidelines on cardiovascular disease prevention in clinical practice: executive summary. Fourth Joint Task Force of the European Society of Cardiology and other societies on cardiovascular disease prevention in clinical practice (constituted by representatives of nine societies and by invited experts). Eur J Cardiovasc Prev Rehabil 14 (Suppl 2), E1–E40.

GRANT WB, HOLICK MF (2005): Benefits and requirements of vitamin D for optimal health: a review. Altern Med Rev 10 (2), 94–111.

GREENE-FINESTONE LS, CAMPBELL MK, EVERS SE, GUTMANIS IA (2008): Attitudes and health behaviours of young adolescent omnivores and vegetarians: a school-based study. Appetite 51 (1), 104–10.

GRUBE A (2006): Vegane Lebensstile, 148 S. Ibidem, Stuttgart.

GU Y, NIEVES JW, STERN Y, LUCHSINGER JA, SCARMEAS N (2010): Food combination and Alzheimer disease risk: a protective diet. Arch Neurol 67 (6), 699–706.

GUÉGUEN L, POINTILLART A (2000): The bioavailability of dietary calcium. J Am Coll Nutr 19 (2 Suppl), 119S–136S.

GÜNTHER AL, BUYKEN AE, KROKE A (2007a): Protein intake during the period of complementary feeding and early childhood and the association with body mass index and percentage body fat at 7 y of age. Am J Clin Nutr 85 (6), 1626–33.

GÜNTHER AL, REMER T, KROKE A, BUYKEN AE (2007b): Early protein intake and later obesity risk: which protein sources at which time points throughout infancy and childhood are important for body mass index and body fat percentage at 7 y of age? Am J Clin Nutr 86 (6), 1765–72.

HADDAD EH, BERK LS, KETTERING JD, HUBBARD RW, PETERS WR (1999): Dietary intake and biochemical, hematologic, and immune status of vegans compared with nonvegetarians. Am J Clin Nutr 70 (3 Suppl), 586S–593S.

HADDAD EH, SABATÉ J, WHITTEN CG (1999): Vegetarian food guide pyramid: a conceptual framework. Am J Clin Nutr 70 (3 Suppl), 615S–619S.

HADDAD EH, TANZMAN JS (2003): What do vegetarians in the United States eat? Am J Clin Nutr 78 (3 Suppl), 626S–632S.

HADDY FJ, VANHOUTTE PM, FELETOU M (2006): Role of potassium in regulating blood flow and blood pressure. Am J Physiol Regul Integr Comp Physiol 290 (3), R546–R552.

HAFSTRÖM I, RINGERTZ B, SPÅNGBERG A, VON ZWEIGBERGK L ET AL. (2001): A vegan diet free of gluten improves the signs and symptoms of rheumatoid arthritis: the effects on arthritis correlate with a reduction in antibodies to food antigens. Rheumatology (Oxford) 40 (10), 1175–9.

HAHN A, WALDMANN A (2004): Gesund mit reiner Pflanzenkost? Unimagazin Hannover, Forschungsmagazin der Universität Hannover 1/2, 6–9.

HALDAR S, ROWLAND IR, BARNETT YA, BRADBURY I ET AL. (2007): Influence of habitual diet on antioxidant status: a study in a population of vegetarians and omnivores. Eur J Clin Nutr 61 (8), 1011–22.

Haliloglu B, Aksungar FB, Ilter E, Peker et al. (2010): Relationship between bone mineral density, bone turnover markers and homocysteine, folate and vitamin B_{12} levels in postmenopausal women. Arch Gynecol Obstet 281 (4), 663–8.

Hamer M, Chida Y (2007): Intake of fruit, vegetables, and antioxidants and risk of type 2 diabetes: systematic review and meta-analysis. J Hypertens 25 (12), 2361–9.

Hampel R, Bennöhr G, Gordalla A, Below H (2009): Jodidurie bei Erwachsenen in Deutschland 2005 im WHO-Zielbereich. Medizinische Klinik 104 (6) 425–8.

Hampel R, Zöllner H (2004): Zur Jodversorgung und Belastung mit strumigenen Noxen in Deutschland. Ernähr Umsch 51 (4), 132–7.

Hanish OZA (2004): Mazdaznan Ernährungskunde und Kochbuch, 368 S. Ruf an die Welt, Bringhausen (Deutsche Zentralausgabe 1964), 63. Aufl.

Harvey LJ, Armah CN, Dainty JR, Foxall RJ et al. (2005): Impact of menstrual blood loss and diet on iron deficiency among women in the UK. Br J Nutr 94 (4), 557–64.

Haussleiter J (1935): Der Vegetarismus in der Antike, 427 S. Töpelmann, Berlin.

Havlik J, Plachy V, Fernandez J, Rada V (2010): Dietary purines in vegetarian meat analogues. J Sci Food Agric 90 (14), 2352–7.

Hayashi H, Sakamoto M, Benno Y (2002): Fecal microbial diversity in a strict vegetarian as determined by molecular analysis and cultivation. Microbiol Immunol 46 (12), 819–31.

He FJ, Nowson CA, Lucas M, MacGregor GA (2007): Increased consumption of fruit and vegetables is related to a reduced risk of coronary heart disease: meta-analysis of cohort studies. J Hum Hypertens 21 (9), 717–28.

He J, Gu D, Wu X, Chen J et al. (2005): Effect of soybean protein on blood pressure: a randomized, controlled trial. Ann Intern Med 143 (1), 1–9.

Heaney RP, Layman DK (2008): Amount and type of protein influences bone health. Am J Clin Nutr 87 (5), 1567S–1570S.

Heaton JC, Jones K (2008): Microbial contamination of fruit and vegetables and the behaviour of enteropathogens in the phyllosphere: a review. J Appl Microbiol 104 (3), 613–26.

Hebbelinck M, Clarys P (2001): Physical growth and development of vegetarian children and adolescents. p 173–93. In: Sabaté J (ed). Vegetarian nutrition. CRC Press, Boca Raton.

Hebbelinck M, Clarys P, De Malsche A (1999): Growth, development, and physical fitness of Flemish vegetarian children, adolescents, and young adults. Am J Clin Nutr 70 (3 Suppl), 579S–585S.

Heepe F, Wigand M (2002): Lexikon Diätetische Indikationen, 640 S. Springer, Berlin, 4. Aufl.

Heidemann C, Du Y, Scheidt-Nave C (2012): Diabetes mellitus: Wie hoch ist die Zahl der Erwachsenen mit Diabetes in Deutschland? S. 4f In: Kurth BM: Erste Ergebnisse aus der „Studie zur Gesundheit Erwachsener in Deutschland" (DEGS). Bundesgesundheitsbl 2012.

Heins U (2001): Einfluss der Kostform auf den Eisen-, Zink- und Kupferstatus in der Schwangerschaft, 288 S. Dissertation, Shaker, Aachen.

Heintze T (2001): Alles über die Haysche Trennkost, 111 S. Falken, Niedernhausen.

Herman K, Czajczyńska-Waszkiewicz A, Kowalczyk-Zając M, Dobrzyński M (2011): Assessment of the influence of vegetarian diet on the occurrence of erosive and abrasive cavities in hard tooth tissues. Postepy Hig Med Dosw (Online) 65, 764–9.

Herrmann W, Schorr H, Obeid R, Geisel J (2003): Vitamin B_{12} status, particularly holotranscobalamin II and methylmalonic acid concentrations, and hyperhomocysteinemia in vegetarians. Am J Clin Nutr 78 (1), 131–6.

Heseker H, Overzier S, Strathmann S (2007): Ernährungssituation im Alter. Ernährung 1 (2), 60–6.

Heyll U (2006): Wasser, Fasten, Luft und Licht. Die Geschichte der Naturheilkunde in Deutschland, 310 S. Campus, Frankfurt/M.

HHS (U.S. Department of Health and Human Services)/USDA (U.S. Department of Agriculture) (2005): Dietary guidelines for Americans, 71 p. Washington, 6th ed. Guidelines for Americans, 71 p. Washington, 6th ed.

Higdon JV, Frei B (2006): Coffee and health: a review of recent human research. Crit Rev Food Sci Nutr 46 (2), 101–23.

Hill K (1982): Hunting and human evolution. J Hum Evol 11 (6), 521–44.

Hoffmann I (2002): Ernährungsempfehlungen und Ernährungsweisen. Auswirkungen auf Gesundheit, Umwelt und Gesellschaft, 462 S. Habilitationsschrift, Universität Gießen.

Hoffmann I (2004): Ernährungsökologie – ein Beitrag zur Gesundheit von Mensch, Umwelt und Gesellschaft. S. 20–35. In: Eden-Stiftung (Hrsg). Lebensreform Gestern – zukunftsfähige Lebensweise Heute und Morgen. Tagungsband, Bad Soden/Ts.

Hoffmann I, Groeneveld MJ, Boeing H, Koebnick C et al. (2001): Giessen Wholesome Nutrition Study: relation between a health-conscious diet and blood lipids. Eur J Clin Nutr 55 (10), 887–95.

Hofmeyr GJ, Atallah AN, Duley L (2006): Calcium supplementation during pregnancy for preventing hypertensive disorders and related problems. Cochrane Database Syst Rev 3, CD001059.

Holick MF (1995): Environmental factors that influence the cutaneous production of vitamin D. Am J Clin Nutr 61 (3 Suppl), 638S–645S.

Holick MF (2006): Resurrection of vitamin D deficiency and rickets. J Clin Invest 116 (8), 2062–72.

Holick MF, Chen TC (2008): Vitamin D deficiency: a worldwide problem with health consequences. Am J Clin Nutr 87 (4), 1080S–1086S.

Hölling H, Schlack R (2007): Essstörungen im Kindes- und Jugendalter. Erste Ergebnisse aus dem Kinder- und Jugendgesundheitssurvey (KiGGS). Bundesgesundheitsbl Gesundheitsforsch Gesundheitsschutz 50 (5–6), 794–9.

Hollis BW (2005): Circulating 25-hydroxyvitamin D levels indicative of vitamin D sufficiency: implications for establishing a new effective dietary intake recommendation for vitamin D. J Nutr 135 (2), 317–22.

Holzinger S, Anke M, Röhrig B, Gonzalez D (1998): Molybdenum intake of adults in Germany and Mexico. Analyst 123 (3), 447–50.

Hong YM (2010): Atherosclerotic cardiovascular disease beginning in childhood. Korean Circ J 40(1), 1–9.

Hooper L, Thompson RL, Harrison RA, Summerbell CD et al. (2006): Risks and benefits of omega-3 fats for mortality, cardiovascular disease, and cancer: systematic review. BMJ 332 (7544), 752–60.

Ho-Pham LT, Nguyen PL, Le TT, Doan TA et al. (2009): Veganism, bone mineral density, and body composition: a study in Buddhist nuns. Osteoporos Int 20 (12), 2087–93.

Ho-Pham LT, Vu BQ, Lai TQ, Nguyen ND, Nguyen TV (2012): Vegetarianism, bone loss, fracture and vitamin D: a longitudinal study in Asian vegans and non-vegans. Eur J ClinNutr 66 (1), 75–82.

Horrigan L, Lawrence RS, Walker P (2002): How sustainable agriculture can address the environmental and human health harms of industrial agriculture. Environ Health Perspect 110 (5), 445–56.

Høst A, Halken S, Muraro A, Dreborg S et al. (2008): Dietary prevention of allergic diseases in infants and small children. Pediatr Allergy Immunol 19 (1), 1–4.

Hu FB, Stampfer MJ, Manson JE, Rimm EB et al. (1999a): Dietary intake of alpha-linolenic acid and risk of fatal ischemic heart disease among women. Am J Clin Nutr 69 (5), 890–7.

Hu FB, Stampfer MJ, Rimm EB, Manson JE et al. (1999b): A prospective study of egg consumption and risk of cardiovascular disease in men and women. J Am Med Assoc 281 (15), 1387–94.

Hu FB, Willett WC, Li T, Stampfer MJ et al. (2004): Adiposity as compared with physical activity in predicting mortality among women. N Engl J Med 351 (26), 2694–703.

Huang T, Yang B, Zheng J, Li G et al. (2012): Cardiovascular disease mortality and cancer incidence in vegetarians: a meta-analysis and systematic review. Ann Nutr Metab 60 (4), 233–40.

Hubbard RW, Fleming E (2001): A vegetarian diet: health advantages for the elderly. p. 251–75. In: Sabaté J (ed). Vegetarian nutrition. CRC Press, Boca Raton.

Hughes R, Magee EA, Bingham S (2000): Protein degradation in the large intestine: relevance to colorectal cancer. Curr Issues Intest Microbiol 1 (2), 51–8.

Huncharek M, Muscat J, Kupelnick B (2008): Impact of dairy products and dietary calcium on bone-mineral content in children: results of a meta-analysis. Bone 43 (2), 312–21.

Hung CJ, Huang PC, Li YH, Lu SC et al. (2006): Taiwanese vegetarians have higher insulin sensitivity than omnivores. Br J Nutr 95 (1), 129–35.

HUNT JR (2003): Bioavailability of iron, zinc, and other trace minerals from vegetarian diets. Am J Clin Nutr 78(3 Suppl), 633S–639S.

HUNT JR, MATTHYS LA, JOHNSON LK (1998): Zinc absorption, mineral balance, and blood lipids in women consuming controlled lactoovo-vegetarian and omnivorous diets for 8 wk. Am J Clin Nutr 67 (3), 421–30.

HURRELL R, EGLI I (2010): Iron bioavailability and dietary reference values. Am J Clin Nutr 91 (5 Suppl), 1461S–1467S.

IDF (International Diabetes Federation) (2011): One adult in ten will have diabetes by 2030. Pressemeldung vom 14.11.2011. www.idf.org/media-events/press-releases/2011/diabetes-atlas-5th-edition (eingesehen am 05.07.2012).

IGN (Internationale Gesellschaft für Nutztierhaltung) (2007): Animal suffering and well-being: international symposium on the state of science (21st IGN-Meeting). Tagungsband, 85 S. Bubendorf/Schweiz.

INGENSIEP HW (2001): Vegetarismus und Tierethik im 18. und 19. Jahrhundert – Wandel der Motive und Argumente der Wegbereiter. In: Linnemann M, Schorcht C (Hrsg). Vegetarismus. Zur Geschichte und Zukunft einer Lebensweise, 73–105. Harald Fischer, Erlangen.

INNIS SM (1993): Essential fatty acid requirements in human nutrition. Can J Physiol Pharmacol 71 (9), 699–706.

INNIS SM (2007): Human milk: maternal dietary lipids and infant development. Proc Nutr Soc 66 (3), 397–404.

IPCC (Intergovernmental Panel on Climate Change) (2007): Climate change 2007: the physical science basis. Summary for policymakers. Geneva.

IVU (International Vegetarian Union) (2006): Frequently asked questions – definitions. www.ivu.org/faq/definitions.html (eingesehen am 08.07.2009).

JOHN JH, ZIEBLAND S, YUDKIN P, ROE LS ET AL. (2002): Effects of fruit and vegetable consumption on plasma antioxidant concentrations and blood pressure: a randomised controlled trial. Lancet 359 (9322), 1969–74.

JOHNSON RJ, SEGAL MS, SAUTIN Y, NAKAGAWA T ET AL. (2007): Potential role of sugar (fructose) in the epidemic of hypertension, obesity and the metabolic syndrome, diabetes, kidney disease, and cardiovascular disease. Am J Clin Nutr 86 (4), 899–906.

JOHNSTON PK (2001): Vegetarian diets in pregnancy and lactation. p. 195–219. In: Sabaté J (ed). Vegetarian nutrition. CRC Press, Boca Raton.

JOINT FAO/WHO EXPERT CONSULTATION ON HUMAN VITAMIN AND MINERAL REQUIREMENTS (2004): Vitamin and mineral requirements in human nutrition: report of a joint FAO/WHO expert consultation, 360 p. WHO, Geneva, 2nd ed.

JOINT WHO/FAO EXPERT CONSULTATION (2003): Diet, nutrition and the prevention of chronic diseases, 149 p. WHO Technical Report Series, Genf.

KADRABOVÁ J, MADARIC A, KOVÁCIKOVÁ Z, GINTER E (1995): Selenium status, plasma zinc, copper, and magnesium in vegetarians. Biol Trace Elem Res 50 (1), 13–24.

KAHLEOVA H, MATOULEK M, MALINSKA H, OLIYARNIK O ET AL. (2011): Vegetarian diet improves insulin resistance and oxidative stress markers more than conventional diet in subjects with type 2 diabetes. Diabet Med 28 (5), 549–59.

KAHN HA, PHILLIPS RL, SNOWDON DA, CHOI W (1984): Association between reported diet and all-cause mortality. Twenty-one-year follow-up on 27,530 adult Seventh-Day Adventists. Am J Epidemiol 119 (5), 775–87.

KANIS JA, JOHANSSON H, ODEN A, DE LAET C ET AL. (2005): A meta-analysis of milk intake and fracture risk: low utility for case finding. Osteoporos Int 16 (7), 799–804.

KAPISZEWSKA M (2006): A vegetable to meat consumption ratio as a relevant factor determining cancer preventive diet. The Mediterranean versus other European countries. Forum Nutr 59, 130–53.

KAPLAN HF (1993): Leichenschmaus. Ethische Gründe für eine vegetarische Ernährung, 215 S. Rowohlt, Reinbek.

KAPLAN HF (2007): Der Verrat des Menschen an den Tieren, 212 S. Vegi, Neukirch-Egnach.

KARAKAYA F, EMEIS M, MILDENBERGER E, ROSSI R (2006): Nutritiv bedingter konnataler Vitamin B_{12}-Mangel als Ursache von Krampfanfällen und Myoklonien im Neugeborenenalter. Neuropediatrics 210, P13 (Kongressbeitrag).

KARPPANEN H, KARPPANEN P, MERVAALA E (2005): Why and how to implement sodium, potassium, calcium, and magnesium changes in food items and diets? J Hum Hypertens 19 (Suppl 3), S10–S19.

KARPPANEN H, MERVAALA E (2006): Sodium intake and hypertension. Prog Cardiovasc Dis 49 (2), 59–75.

KASPER H (2009): Ernährungsmedizin und Diätetik, 644 S. Urban & Fischer, München, 11. Aufl.

KAWASAKI T, DELEA CS, BARTTER FC, SMITH H (1978): The effect of high-sodium and low-sodium intakes on blood pressure and other related variables in human subjects with idiopathic hypertension. Am J Med 64 (2), 193–8.

KELLER M (2008): Alternative Ernährungskonzepte: Ein explorativer Beitrag zur systematischen Auseinandersetzung mit alternativen Ernährungsformen unter besonderer Berücksichtigung der Hayschen Trennkost, 438 S. Dr. Kovač, Hamburg.

KELLER M (2009): Vitamin B_{12} – Manchmal wird es knapp. UGB-Forum 26 (2), 58–61.

KELLER M, REDEMANN B, SCHUMANN L, CHÁVEZ ZANDER U, LEITZMANN C (2013): Vitamin B_{12} status of German vegans and vegetarians. Poster, 6th International Congress on Vegetarian Nutrition, Feb 24-26, Loma Linda

KERSTETTER JE, O'BRIEN KO, INSOGNA KL (2003): Dietary protein, calcium metabolism, and skeletal homeostasis revisited. Am J Clin Nutr 78 (3 Suppl), 584S–592S.

KESTELOOT H, SANS S, KROMHOUT D (2006): Dynamics of cardiovascular and all-cause mortality in Western and Eastern Europe between 1970 and 2000. Eur Heart J 27 (1), 107–13.

KEY TJ, APPLEBY PN (2001): Vegetarianism, coronary risk factors and coronary heart disease. p. 33–54. In: Sabaté J (ed). Vegetarian nutrition. CRC Press, Boca Raton.

KEY TJ, APPLEBY PN, DAVEY GK, ALLEN NE ET AL. (2003): Mortality in British vegetarians: review and preliminary results from EPIC-Oxford. Am J Clin Nutr 78 (3 Suppl), 533S–538S.

KEY TJ, APPLEBY PN, SPENCER EA, TRAVIS RC ET AL. (2009): Cancer incidence in vegetarians: results from the European Prospective Investigation into Cancer and Nutrition (EPIC-Oxford). Am J Clin Nutr 89 (5 Suppl), 1613S–1619S.

KEY TJ, DAVEY GK, APPLEBY PN (1999b): Health benefits of a vegetarian diet. Proc Nutr Soc 58 (2), 271–5.

KEY TJ, FRASER GE, THOROGOOD M, APPLEBY PN ET AL. (1999a): Mortality in vegetarians and nonvegetarians: detailed findings from a collaborative analysis of 5 prospective studies. Am J Clin Nutr 70 (3 Suppl), 516S–524S.

KHAW KT, WAREHAM N, BINGHAM S, WELCH A ET AL. (2008): Combined impact of health behaviours and mortality in men and women: the EPIC-Norfolk prospective population study. PLoS Med 5 (1), e12.

KIM MK, CHO SW, PARK YK (2012): Long-term vegetarians have low oxidative stress, body fat, and cholesterol levels. Nutr Res Pract 6 (2), 155–61.

KIRK SF, CADE JE, BARRETT JH, CONNER M (1999): Diet and lifestyle characteristics associated with dietary supplement use in women. Public Health Nutr 2 (1), 69–73.

KITTAKA-KATSURA H, FUJITA T, WATANABE F, NAKANO Y (2002): Purification and characterization of a corrinoid compound from Chlorella tablets as an algal health food. J Agric Food Chem 50 (17), 4994–7.

KLAUS D, HOYER J, MIDDEKE M (2010): Salt restriction for the prevention of cardiovascular disease. Dtsch Arztebl Int 107 (26), 457–62.

KLIPSTEIN-GROBUSCH K, KROKE A, VOSS S, BOEING H (1998): Einfluß von Lebensstilfaktoren auf die Verwendung von Supplementen in der Brandenburger Ernährungs- und Krebsstudie. Z Ernährungswiss 37 (1), 38–46.

KNISKERN MA, JOHNSTON CS (2010): Protein dietary reference intakes may be inadequate for vegetarians if low amounts of animal protein are consumed. Nutrition 27 (6), 727–30.

KNUTSEN SF (1994): Lifestyle and the use of health services. Am J Clin Nutr 59 (5 Suppl), 1171S–1175S.

KOEBNICK C, HEINS UA, HOFFMANN I, DAGNELIE PC, LEITZMANN C (2001): Folate status during pregnancy in women is improved by long-term high vegetable intake compared with the average western diet. J Nutr 131 (3), 733–9.

KOEBNICK C, HOFFMANN I, DAGNELIE PC, HEINS UA ET AL. (2004): Long-term ovo-lacto vegetarian diet impairs vitamin B_{12} status in pregnant women. J Nutr 134 (12), 3319–26.

KOEBNICK C, LEITZMANN R, GARCÍA AL, HEINS UA ET AL. (2005): Long-term effect of a plant-based diet on magnesium status during pregnancy. Eur J Clin Nutr 59 (2), 219–25.

KOERBER KV, KRETSCHMER J (2009): Ernährung und Klima – Nachhaltiger Konsum ist ein Beitrag zum Klimaschutz. In: Agrarbündnis (Hrsg): Der kritische Agrarbericht 2009, 280-5. ABL Bauernblatt, Hamm.

Koerber Kv, Kretschmer J, Schlatzer M (2007): Ernährung und Klimaschutz. Wichtige Ansatzpunkte für verantwortungsbewusstes Handeln. Ernährung im Fokus 7 (5), 130–7.

Koerber Kv, Männle T, Leitzmann C (2012): Vollwert-Ernährung. Konzeption einer zeitgemäßen und nachhaltigen Ernährung, 420 S. Haug, Stuttgart, 12. Aufl.

Kokubo Y, Iso H, Ishihara J, Okada K et al. (2007): Association of dietary intake of soy, beans, and isoflavones with risk of cerebral and myocardial infarctions in Japanese populations: the Japan Public Health Center-based (JPHC) study cohort I. Circulation 116 (22), 2553–62.

Koletzko B (2008): Anforderungen an die richtige Säuglingsernährung. Ernähr Umsch 55 (1), 9–11.

Koletzko B, Pietrzik K (2004): Gesundheitliche Bedeutung der Folsäurezufuhr. Dtsch Arztebl 101 (23), A1670–A1681.

Kontogianni MD, Panagiotakos DB, Pitsavos C, Chrysohoou C, Stefanadis C (2008): Relationship between meat intake and the development of acute coronary syndromes: the CARDIO2000 case-control study. Eur J Clin Nutr 62 (2), 171–7.

Konz F (2006): Der große Gesundheits-Konz, 1455 S. Universitas, München, 8. Aufl.

Kornsteiner M, Singer I, Elmadfa I (2008): Very low n-3 long-chain polyunsaturated fatty acid status in Austrian vegetarians and vegans. Ann Nutr Metab 52 (1), 37–47.

Krabbe WR (1974): Gesellschaftsveränderung durch Lebensreform, 181 S. Vandenhoeck und Ruprecht, Göttingen.

Krajcovicová-Kudlácková M, Blazícek P, Kopcová J, Béderová A, Babinská K (2000): Homocysteine levels in vegetarians versus omnivores. Ann Nutr Metab 44 (3), 135–8.

Krajcovicová-Kudlácková M, Bucková K, Klimes I, Seboková E (2003): Iodine deficiency in vegetarians and vegans. Ann Nutr Metab 47 (5), 183–5.

Krajcovicová-Kudlácková M, Simoncic R, Babinská K, Béderová A et al. (1995): Selected vitamins and trace elements in blood of vegetarians. Ann Nutr Metab 39 (6), 334–9.

Krajcovicová-Kudlácková M, Simoncic R, Béderová A, Klvanová J et al. (1996): Lipid and antioxidant blood levels in vegetarians. Nahrung 40 (1), 17–20.

Krajcovicová-Kudlácková M, Valachovicová M, Pauková V, Dusinská M (2008): Effects of diet and age on oxidative damage products in healthy subjects. Physiol Res 57 (4), 647–51.

Krebs NF (1998): Zinc supplementation during lactation. Am J Clin Nutr 68 (2 Suppl), 509S–512S.

Kris-Etherton PM, Hu FB, Ros E, Sabaté J (2008): The role of tree nuts and peanuts in the prevention of coronary heart disease: multiple potential mechanisms. J Nutr 138 (9), 1746S–1751S.

Kristensen M, Jensen M, Kudsk J, Henriksen M, Mølgaard C (2005): Short-term effects on bone turnover of replacing milk with cola beverages: a 10-day interventional study in young men. Osteoporos Int 16 (12), 1803–8.

Krivosíková Z, Krajcovicová-Kudlácková M, Spustová V, Stefíková K et al. (2010): The association between high plasma homocysteine levels and lower bone mineral density in Slovak women: the impact of vegetarian diet. Eur J Nutr 49 (3), 147–53.

Kropp C, Brunner KM (2004): Ökologisierungspotenziale der privaten Konsum- und Ernährungsmuster, 71 S. BMBF-Forschungsprojekt „Von der Agrarwende zur Konsumwende?“ Diskussionspapier Nr. 1 (www.konsumwende.de).

Kühne P (2008): Anthroposophische Ernährung – Lebensmittel und ihre Qualität, 180 S. Arbeitskreis für Ernährungsforschung, Bad Vilbel.

Kuo CS, Lai NS, Ho LT, Lin CL (2004): Insulin sensitivity in Chinese ovo-lactovegetarians compared with omnivores. Eur J Clin Nutr 58 (2), 312–6.

Lamberg-Allardt C, Kärkkäinen M, Seppänen R, Biström H (1993): Low serum 25-hydroxyvitamin D concentrations and secondary hyperparathyroidism in middle-aged white strict vegetarians. Am J Clin Nutr 58 (5), 684–9.

Lanham-New SA (2008): The balance of bone health: tipping the scales in favor of potassium-rich, bicarbonate-rich foods. J Nutr 138 (1), 172S–177S.

Lanou AJ, Svenson B (2010): Reduced cancer risk in vegetarians: an analysis of recent reports. Cancer Manag Res 20 (3), 1–8.

Lanou AJ (2009): Should dairy be recommended as part of a healthy vegetarian diet? Counterpoint. Am J Clin Nutr 89 (5 Suppl), 1638S–1642S.

Lanou AJ, Berkow SE, Barnard ND (2005): Calcium, dairy products, and bone health in children and young adults: a reevaluation of the evidence. Pediatrics 115 (3), 736–43.

Larsson CL, Johansson GK (2002): Dietary intake and nutritional status of young vegans and omnivores in Sweden. Am J Clin Nutr 76 (1), 100–6.

Larsson CL, Klock KS, Astrøm AN, Haugejorden O, Johansson G (2001): Food habits of young Swedish and Norwegian vegetarians and omnivores. Public Health Nutr 4 (5), 1005–14.

Larsson SC, Wolk A (2012): Red and processed meat consumption and risk of pancreatic cancer: meta-analysis of prospective studies. Br J Cancer 106 (3), 603–7.

Laskowska-Klita T, Chełchowska M, Ambroszkiewicz J, Gajewska J, Klemarczyk W (2011): The effect of vegetarian diet on selected essential nutrients in children. Med Wieku Rozwoj 15 (3), 318–25.

Lechner K, Födinger M, Grisold W, Püspök A, Sillaber C (2005): Vitamin-B_{12}-Mangel: Neue Daten zu einem alten Thema. Wien Klin Wochenschr 117 (17), 579–91.

Leitzmann C (2003): Nutrition ecology: the contribution of vegetarian diets. Am J Clin Nutr 78 (3 Suppl), 657S–659S.

Leitzmann C (2005): Vegetarian diets: What are the advantages? p. 147–56. In: Elmadfa I (ed). Forum Nutrition 57: Diet diversification and health promotion. Karger, Basel

Leitzmann C (2009): Vegetarismus. CH Beck, 125 S. München, 3. Aufl.

Leitzmann C, Keller M, Hahn A (2005): Alternative Ernährungsformen, 247 S. Hippokrates, Stuttgart, 2. Aufl.

Leitzmann C, Michel P (1993): Alternative Kostformen aus ernährungsphysiologischer Sicht. Akt Ernähr Med 18 (1), 2–13.

Leitzmann C, Müller C, Michel P, Brehme U et al. (2009): Ernährung in Prävention und Therapie, 569 S. Hippokrates, Stuttgart, 3. Aufl.

Leung AM, Lamar A, He X, Braverman LE, Pearce EN (2011): Iodine status and thyroid function of Boston-area vegetarians and vegans. J Clin Endocrinol Metab 96 (8), E1303–7.

Lewin MH, Bailey N, Bandaletova T, Bowman R et al. (2006): Red meat enhances the colonic formation of the DNA adduct O6-carboxymethyl guanine: implications for colorectal cancer risk. Cancer Res 66 (3), 1859–65.

Li D (2011): Chemistry behind Vegetarianism. J Agric Food Chem 59 (3), 777–84.

Li D, Ball M, Bartlett M, Sinclair A (1999): Lipoprotein(a), essential fatty acid status and lipoprotein lipids in female Australian vegetarians. Clin Sci (Lond) 97 (2), 175–81.

Li K, Kaaks R, Linseisen J, Rohrmann S (2012): Associations of dietary calcium intake and calcium supplementation with myocardial infarction and stroke risk and overall cardiovascular mortality in the Heidelberg cohort of the European Prospective Investigation into Cancer and Nutrition Study (EPIC-Heidelberg). Heart 98 (12), 920–5.

Lightowler HJ, Davies GJ (1998): Iodine intake and iodine deficiency in vegans as assessed by the duplicate-portion technique and urinary iodine excretion. Br J Nutr 80 (6), 529–35.

Lin CL, Fang TC, Gueng MK (2001): Vascular dilatory functions of ovo-lactovegetarians compared with omnivores. Atherosclerosis 158 (1), 247–51.

Linkosalo E, Markkanen H (1985): Dental erosions in relation to lactovegetarian diet. Scand J Dent Res 93 (5), 436–41.

Lips P (2007): Vitamin D status and nutrition in Europe and Asia. J Steroid Biochem Mol Biol 103 (3–5), 620–5.

Löffler G, Petrides PE, Heinrich PC (Hrsg) (2007): Biochemie und Pathobiochemie, 1263 S. Springer, Heidelberg, 8. Aufl.

Lombard KA, Mock DM (1989): Biotin nutritional status of vegans, lactoovovegetarians, and nonvegetarians. Am J Clin Nutr 50 (3), 486–90.

Lönnerdal B (2009): Soybean ferritin: implications for iron status of vegetarians. Am J Clin Nutr 89 (5 Suppl), 1680S–1685S.

López-Quesada E, Vilaseca MA, Lailla JM (2003): Plasma total homocysteine in uncomplicated pregnancy and in preeclampsia. Eur J Obstet Gynecol Reprod Biol 108 (1), 45–9.

Lorgeril M de, Salen P (2004): Alpha-linolenic acid and coronary heart disease. Nutr Metab Cardiovasc Dis 14 (3), 162–9.

Louwman MW, van Dusseldorp M, van de Vijver FJ, Thomas CM et al. (2000): Signs of impaired cognitive function in adolescents with marginal cobalamin status. Am J Clin Nutr 72 (3), 762–9.

Löwik MR, Schrijver J, Odink J, van den Berg H, Wedel M (1990): Long-term effects of a vegetarian diet on the nutritional status of elderly people (Dutch Nutrition Surveillance System). J Am Coll Nutr 9 (6), 600–9.

Lu SC, Wu WH, Lee CA, Chou HF et al. (2000): LDL of Taiwanese vegetarians are less oxidizable than those of omnivores. J Nutr 130 (6), 1591–6.

Lücke T, Korenke GC, Poggenburg I, Bentele KHP et al. (2007): Mütterlicher Vitamin-B_{12}-Mangel: Ursache neurologischer Symptomatik im Säuglingsalter. Z Geburtsh Neonatol 211 (4), 157–61.

Lünzer I (1992): Rohstoff- und Energiebilanzen aus ökologischer Sicht. In: Vogtmann H (Hrsg). Ökologische Landwirtschaft, S. 277–302. Müller, Karlsruhe, 2. Aufl.

Majchrzak D, Singer I, Männer M, Rust P et al. (2006): B-vitamin status and concentrations of homocysteine in Austrian omnivores, vegetarians and vegans. Ann Nutr Metab 50 (6), 485–91.

Malik VS, Hu FB (2007): Dietary prevention of atherosclerosis: go with whole grains. Am J Clin Nutr 85 (6), 1444–5.

Malik VS, Schulze MB, Hu FB (2006): Intake of sugar-sweetened beverages and weight gain: a systematic review. Am J Clin Nutr 84 (2), 274–88.

Malter M, Schriever G, Eilber U (1989): Natural killer cells, vitamins, and other blood components of vegetarian and omnivorous men. Nutr Cancer 12 (3), 271–8.

Mamun AA, Kinarivala M, O'Callaghan MJ, Williams GM et al (2010): Associations of excess weight gain during pregnancy with long-term maternal overweight and obesity: evidence from 21 y postpartum follow-up. Am J Clin Nutr 91 (5), 1336–41.

Mangat I (2009): Do vegetarians have to eat fish for optimal cardiovascular protection? Am J Clin Nutr 89 (5 Suppl), 1597S–1601S.

Mangels AR, Messina V (2001): Considerations in planning vegan diets: infants. J Am Diet Assoc 101 (6), 670–7.

Marlowe FW (2005): Hunter-gatherers and human evolution. Evol Anthropol 14 (2), 54–67.

Marlow HJ, Hayes WK, Soret S, Carter RL et al. (2009): Diet and the environment: does what you eat matter? Am J Clin Nutr 89 (5 Suppl), 1699S–1703S.

Martins Y, Pliner P, O'Connor R (1999): Restrained eating among vegetarians: does a vegetarian eating style mask concerns about weight? Appetite 32 (1), 145–54.

Massey LK (1998): Does excess dietary protein adversely affect bone? J Nutr 128 (6), 1048–50.

Massey LK (2003): Dietary animal and plant protein and human bone health: a whole foods approach. J Nutr 133 (3), 862S–865S.

Mattes RD (2008): The energetics of nut consumption. Asia Pac J Clin Nutr 17 (Suppl 1), 337–9.

Max Rubner-Institut (Hrsg) (2008:a): Nationale Verzehrsstudie II. Ergebnisbericht, Teil 1. 144 S. Karlsruhe.

Max Rubner-Institut (Hrsg) (2008b): Nationale Verzehrsstudie II. Ergebnisbericht, Teil 2. 280 S. Karlsruhe.

McCully KS (2007): Homocysteine, vitamins, and vascular disease prevention. Am J Clin Nutr 86 (5), 1563S–8S.

McDougall J, Bruce B, Spiller G, Westerdahl J, McDougall M (2002): Effects of a very low-fat, vegan diet in subjects with rheumatoid arthritis. J Altern Complement Med 8 (1), 71–5.

McDougall J, Litzau K, Haver E, Saunders V, Spiller GA (1995): Rapid reduction of serum cholesterol and blood pressure by a twelve-day, very low fat, strictly vegetarian diet. J Am Coll Nutr 14 (5), 491–6.

McGill HC Jr (1996): Overview. p. 151–61. In: Fuster V, Ross R, Topol EJ (ed). Atherosclerosis and coronary artery disease. Lippincott-Raven Publishers, Philadelphia.

McKenna AA, Ilich JZ, Andon MB, Wang C, Matkovic V (1997): Zinc balance in adolescent females consuming a low- or high-calcium diet. Am J Clin Nutr 65 (5), 1460–4.

McLean JA, Barr SI (2003): Cognitive dietary restraint is associated with eating behaviors, lifestyle practices, personality characteristics and menstrual irregularity in college women. Appetite 40 (2), 185–92.

Mekonnen MM, Hoekstra AY (2010): The green, blue and grey water footprint of farm animals and animal products. Value of Water Research Report Series No. 48. UNESCO-IHE, Delft.

Mekonnen MM, Hoekstra AY (2011): The green, blue and grey water footprint of crops and derived crop products. Hydrol Earth Syst Sci 15 (5), 1577–1600.

Melby CL, Goldflies DG, Toohey ML (1993): Blood pressure differences in older black and white long-term vegetarians and nonvegetarians. J Am Coll Nutr 12 (3), 262–9.

Melby CL, Toohey ML, Cebrick J (1994): Blood pressure and blood lipids among vegetarian, semivegetarian, and nonvegetarian African Americans. Am J Clin Nutr 59 (1), 103–9.

Mellen PB, Liese AD, Tooze JA, Vitolins MZ et al. (2007): Whole-grain intake and carotid artery atherosclerosis in a multiethnic cohort: the Insulin Resistance Atherosclerosis Study. Am J Clin Nutr 85 (6), 1495–502.

Mellen PB, Walsh TF, Herrington DM (2008): Whole grain intake and cardiovascular disease: a meta-analysis. Nutr Metab Cardiovasc Dis 18 (4), 283–90.

Menotti A, Kromhout D, Blackburn H, Fidanza F et al. (1999): Food intake patterns and 25-year mortality from coronary heart disease: cross-cultural correlations in the Seven Countries Study. The Seven Countries Study Research Group. Eur J Epidemiol 15 (6), 507–15.

Merriam-Webster online (2009): www.merriamwebster.com/dictionary/vegetable (eingesehen am 08.07.2009).

Messina V, Mangels AR (2001): Considerations in planning vegan diets: children. J Am Diet Assoc 101 (6), 661–9.

Mezzano D, Kosiel K, Martínez C, Cuevas A et al. (2000): Cardiovascular risk factors in vegetarians. Normalization of hyperhomocysteinemia with vitamin B_{12} and reduction of platelet aggregation with n-3 fatty acids. Thromb Res 100 (3), 153–60.

Miller ER 3rd, Erlinger TP, Appel LJ (2006): The effects of macronutrients on blood pressure and lipids: an overview of the DASH and OmniHeart trials. Curr Atheroscler Rep 8 (6), 460–5.

Miller HE, Rigelhof F, Marquart L, Prakash A, Kanter M (2000): Antioxidant content of whole grain breakfast cereals, fruits and vegetables. J Am Coll Nutr 19 (3 Suppl), 312S–319S.

Mills PK (2001): Vegetarian diets and cancer risk. p. 55–90. In: Sabaté J (ed). Vegetarian nutrition. CRC Press, Boca Raton.

Milton K (1993): Diet and primate evolution. Sci Am 269 (2), 86–93.

Misra D, Berry SD, Broe KE, McLean RR et al. (2011): Does dietary protein reduce hip fracture risk in elders? The Framingham Osteoporosis Study. Osteoporos Int 22 (1), 345–9.

Motala AA, Omar MA, Pirie FJ (2003): Diabetes in Africa. Epidemiology of type 1 and type 2 diabetes in Africa. J Cardiovasc Risk 10 (2), 77–83.

Mukuddem-Petersen J, Oosthuizen W, Jerling JC (2005): A systematic review of the effects of nuts on blood lipid profiles in humans. J Nutr 135 (9), 2082–9.

Müller H, de Toledo FW, Resch KL (2001): Fasting followed by vegetarian diet in patients with rheumatoid arthritis: a systematic review. Scand J Rheumatol 30 (1), 1–10.

Muskiet FA, Fokkema MR, Schaafsma A, Boersma ER, Crawford MA (2004): Is docosahexaenoic acid (DHA) essential? Lessons from DHA status regulation, our ancient diet, epidemiology and randomized controlled trials. J Nutr 134 (1), 183–6.

Myint PK, Luben RN, Wareham NJ, Bingham SA, Khaw KT (2009): Combined effect of health behaviours and risk of first ever stroke in 20,040 men and women over 11 years' follow-up in Norfolk cohort of European Prospective Investigation of Cancer (EPIC-Norfolk): prospective population study. Brit Med J 338, b349.

Myint PK, Luben RN, Welch AA, Bingham SA et al. (2008): Plasma vitamin C concentrations predict risk of incident stroke over 10 y in 20 649 participants of the European Prospective Investigation into Cancer (EPIC-Norfolk) study. Am J Clin Nutr 87 (1), 64–9.

Nakamoto K, Watanabe S, Kudo H, Tanaka A (2008): Nutritional characteristics of middle-aged Japanese vegetarians. J Atheroscler Thromb 15 (3), 122–9.

Nathan I, Hackett AF, Kirby S (1996): The dietary intake of a group of vegetarian children aged 7–11 years compared with matched omnivores. Br J Nutr 75 (4), 533–44.

NAYLOR R, STEINFELD H, FALCON W, GALLOWAY J ET AL. (2005): Agriculture. Losing the links between livestock and land. Science 310 (5754), 1621–2.

NELSON M, BAKALIOU F, TRIVEDI A (1994): Iron-deficiency anaemia and physical performance in adolescent girls from different ethnic backgrounds. Br J Nutr 72 (3), 427–33.

NETTLETON JA, STEFFEN LM, LOEHR LR, ROSAMOND WD, FOLSOM AR (2008): Incident heart failure is associated with lower whole-grain intake and greater high-fat dairy and egg intake in the Atherosclerosis Risk in Communities (ARIC) study. J Am Diet Assoc 108 (11), 1881–7.

NEW SA (2003): Intake of fruit and vegetables: implications for bone health. Proc Nutr Soc 62 (4), 889–99.

NEW SA (2004): Do vegetarians have a normal bone mass? Osteoporos Int 15 (9), 679–88.

NIEMAN DC (2001): Implications of the vegetarian diet for athletes. p. 277–96. In: Sabaté J (ed). Vegetarian nutrition. CRC Press, Boca Raton.

NIEMAN DC, UNDERWOOD BC, SHERMAN KM, ARABATZIS K ET AL. (1989): Dietary status of Seventh-Day Adventist vegetarian and non-vegetarian elderly women. J Am Diet Assoc 89 (12), 1763–9.

NIEVES JW (2005): Osteoporosis: the role of micronutrients. Am J Clin Nutr 81 (5), 1232S–1239S.

NORDESTGAARD BG, BENN M, SCHNOHR P, TYBJAERG-HANSEN A (2007): Nonfasting triglycerides and risk of myocardial infarction, ischemic heart disease, and death in men and women. J Am Med Assoc 298 (3), 299–308.

NORDIN BC (2000): Calcium requirement is a sliding scale. Am J Clin Nutr 71 (6), 1381–3.

OBEID R, MCCADDON A, HERRMANN W (2007): The role of hyperhomocysteinemia and B-vitamin deficiency in neurological and psychiatric diseases. Clin Chem Lab Med 45 (12), 1590–606.

O'CONNELL JF, HAWKES K, BLURTON JONES NG (1999): Grandmothering and the evolution of Homo erectus. J Hum Evol 36 (5), 461–85.

ÖKOTEST (2008): Vitamine und Mineralstoffe. Ökotest 2, 42–79.

OMENN GS, GOODMAN GE, THORNQUIST MD, BALMES J ET AL. (1996): Risk factors for lung cancer and for intervention effects in CARET, the Beta-Carotene and Retinol Efficacy Trial. J Natl Cancer Inst 88 (21), 1550–9.

ORNISH D, SCHERWITZ LW, BILLINGS JH, BROWN SE ET AL. (1998): Intensive lifestyle changes for reversal of coronary heart disease. J Am Med Assoc 280 (23), 2001–7.

ORTEGA RM, QUINTAS ME, MARTÍNEZ RM, ANDRÉS P ET AL. (1999): Riboflavin levels in maternal milk: the influence of vitamin B_2 status during the third trimester of pregnancy. J Am Coll Nutr 18 (4), 324–9.

OUTILA TA, KÄRKKÄINEN MU, SEPPÄNEN RH, LAMBERG-ALLARDT CJ (2000): Dietary intake of vitamin D in premenopausal, healthy vegans was insufficient to maintain concentrations of serum 25-hydroxyvitamin D and intact parathyroid hormone within normal ranges during the winter in Finland. J Am Diet Assoc 100 (4), 434–41.

OVESEN L, ANDERSEN R, JAKOBSEN J (2003): Geographical differences in vitamin D status, with particular reference to European countries. Proc Nutr Soc 62 (4), 813–21.

PAN A, SUN Q, BERNSTEIN AM, SCHULZE MB ET AL. (2012): Red meat consumption and mortality: results from 2 prospective cohort studies. Arch Intern Med 172 (7), 555–63.

PAPAKONSTANTINOU E, PANAGIOTAKOS DB, PITSAVOS C, CHRYSOHOOU C ET AL. (2005): Food group consumption and glycemic control in people with and without type 2 diabetes: the ATTICA study. Diabetes Care 28 (10), 2539–40.

PARK SY, MURPHY SP, WILKENS LR, NOMURA AM ET AL. (2007): Calcium and vitamin D intake and risk of colorectal cancer: the Multiethnic Cohort Study. Am J Epidemiol 165 (7), 784–93.

PATTISON DJ, SILMAN AJ, GOODSON NJ, LUNT M ET AL. (2004): Vitamin C and the risk of developing inflammatory polyarthritis: prospective nested case-control study. Ann Rheum Dis 63 (7), 843–7.

PAULY L, STEHLE P, VOLKERT D (2007): Nutritional situation of elderly nursing home residents. Z Gerontol Geriatr 40 (1), 3–12.

PEDERSEN M, STRIPP C, KLARLUND M, OLSEN SF ET AL. (2005): Diet and risk of rheumatoid arthritis in a prospective cohort. J Rheumatol 32 (7), 1249–52.

PEETERS PH, SLIMANI N, VAN DER SCHOUW YT, GRACE PB ET AL. (2007): Variations in plasma phytoestrogen concentrations in European adults. J Nutr 137 (5), 1294–300.

Pepper MR, Black MM (2011): B_{12} in fetal development. Semin Cell Dev Biol 22 (6), 619–23.

Perry CL, McGuire MT, Neumark-Sztainer D, Story M (2001): Characteristics of vegetarian adolescents in a multiethnic urban population. J Adolesc Health 29 (6), 406–16.

Perry CL, McGuire MT, Neumark-Sztainer D, Story M (2002): Adolescent vegetarians: how well do their dietary patterns meet the healthy people 2010 objectives? Arch Pediatr Adolesc Med 156 (5), 431–7.

Peters CJ, Wilkins JL, Fick GW (2007): Testing a complete-diet model for estimating the land resource requirements of food consumption and agricultural carrying capacity – The New York State example. Renewable Agriculture and Food Systems 22 (2), 145–53, 2007.

Pettersen BJ, Anousheh R, Fan J, Jaceldo-Siegl K, Fraser GE (2012): Vegetarian diets and blood pressure among white subjects: results from the Adventist Health Study-2 (AHS-2). Public Health Nutr 15 (10), 1909–16.

Pieracci FM, Barie PS (2005): Iron and the risk of infection. Surg Infect (Larchmt) 6 Suppl 1, S41–6.

Pimentel D, Pimentel M (2003): Sustainability of meat-based and plant-based diets and the environment. Am J Clin Nutr 78 (3 Suppl), 660S–663S.

Pitsavos C, Panagiotakos DB, Tzima N, Chrysohoou C et al. (2005): Adherence to the Mediterranean diet is associated with total antioxidant capacity in healthy adults: the ATTICA study. Am J Clin Nutr 82 (3), 694–9.

Plourde M, Cunnane SC (2007): Extremely limited synthesis of long chain polyunsaturates in adults: implications for their dietary essentiality and use as supplements. Appl Physiol Nutr Metab 32 (4), 619–34.

Poirier P, Giles TD, Bray GA, Hong Y et al. (2006): Obesity and cardiovascular disease: pathophysiology, evaluation, and effect of weight loss: an update of the 1997 American Heart Association Scientific Statement on Obesity and Heart Disease from the Obesity Committee of the Council on Nutrition, Physical Activity, and Metabolism. Circulation 113 (6), 898–918.

Pollak K (1993): Wissen und Weisheit der alten Ärzte: Die Heilkunde der Antike, 383 S. Bechtermünz, Eltville.

Potthof C (2006): Mit Sicherheit nicht sicher. Ökologie und Landbau 140 (1), 30–2.

Powers HJ (2003): Riboflavin (vitamin B_2) and health. Am J Clin Nutr 77 (6), 1352–60.

Puddey IB, Beilin LJ (2006): Alcohol is bad for blood pressure. Clin Exp Pharmacol Physiol 33 (9), 847–52.

Pungs B (2006): Vegetarismus. Religiöse und politische Dimensionen eines Ernährungsstils, 237 S. Dissertation. Philosophische Fakultät III, Humboldt-Universität, Berlin.

Qi L, van Dam RM, Rexrode K, Hu FB (2007): Heme iron from diet as a risk factor for coronary heart disease in women with type 2 diabetes. Diabetes Care 30 (1), 101–6.

Rademacher C (2008): Die Dreidimensionale Lebensmittelpyramide. Ernähr Umsch 55 (1), 44–50.

Radon K, Schulze A, Strien R van, Ehrenstein V et al. (2005): Atemwegsgesundheit und Allergiestatus bei jungen Erwachsenen in ländlichen Regionen Niedersachsens. Pneumologie 59 (12), 897–900.

Rajaram S, Wien M (2001): Vegetarian diets in the prevention of osteoporosis, diabetes, and neurological disorders. p. 109–34. In: Sabaté J (ed). Vegetarian nutrition. CRC Press, Boca Raton.

Rajpathak SN, Crandall JP, Wylie-Rosett J, Kabat GC et al. (2009): The role of iron in type 2 diabetes in humans. Biochim Biophys Acta 1790 (7), 671–81.

Rajpathak S, Ma J, Manson J, Willett WC, Hu FB (2006): Iron intake and the risk of type 2 diabetes in women: a prospective cohort study. Diabetes Care 29 (6), 1370–6.

Rasmussen BM, Vessby B, Uusitupa M, Berglund L et al. (2006): Effects of dietary saturated, monounsaturated, and n-3 fatty acids on blood pressure in healthy subjects. Am J Clin Nutr 83 (2), 221–6.

Reddy S, Sanders TA, Owen RW, Thompson MH(1998): Faecal pH, bile acid and sterol concentrations in premenopausal Indian and white vegetarians compared with white omnivores. Br J Nutr 79 (6), 495–500.

Refsum H (2001): Folate, vitamin B_{12} and homocysteine in relation to birth defects and pregnancy outcome. Br J Nutr 85 (Suppl 2), S109–S113.

Regan T (2004): The case for animal rights, 474 p. University of California Press, Berkeley.

Rehner G, Daniel H (2002): Biochemie der Ernährung, 601 S. Spektrum, Heidelberg, 2. Aufl.

Reijnders L (2001): Environmental impacts of meat production and vegetarianism. In: Sabaté J (ed). Vegetarian nutrition, p. 441–61. CRC Press, Boca Raton.

Reinert A, Rohrmann S, Becker N, Linseisen J (2007): Lifestyle and diet in people using dietary supplements: a German cohort study. Eur J Nutr 46 (3), 165–73.

Richter V, Rassoul F, Hentschel B, Kothe K et al. (2004): Age-dependence of lipid parameters in the general population and vegetarians. Z Gerontol Geriatr 37 (3), 207–13.

Riedweg C (2002): Pythagoras: Leben, Lehre, Nachwirkung, 206 S. C.H. Beck, München.

Rizzoli R, Bonjour JP (2004): Dietary protein and bone health. J Bone Miner Res 19 (4), 527–31.

RKI (Robert Koch-Institut) (Hrsg) (2005): Diabetes mellitus. Themenheft 24, 35 S. Berlin.

RKI (Robert Koch-Institut) (Hrsg) (2006): Gesundheit in Deutschland, 224 S. Berlin.

RKI, GEKID (Robert Koch-Institut, Gesellschaft der epidemiologischen Krebsregister in Deutschland) (Hrsg) (2008): Krebs in Deutschland 2003–2004:. Häufigkeiten und Trends. 112 S. Berlin, 6. Aufl.

Robinson F, Hackett AF, Billington D, Stratton G (2002): Changing from a mixed to self-selected vegetarian diet–influence on blood lipids. J Hum Nutr Diet 15 (5), 323–9.

Rogers IS, Northstone K, Dunger DB, Cooper AR (2010): Diet throughout childhood and age at menarche in a contemporary cohort of British girls. Public Health Nutr 13 (12), 2052–63.

Ros E, Tapsell LC, Sabaté J (2010): Nuts and berries for heart health. Curr Atheroscler Rep 12 (6), 397–406.

Rosell M, Appleby P, Key T (2005): Height, age at menarche, body weight and body mass index in life-long vegetarians. Public Health Nutr 8 (7), 870–5.

Rosell MS, Appleby PN, Spencer EA, Key TJ (2004): Soy intake and blood cholesterol concentrations: a cross-sectional study of 1033 pre- and postmenopausal women in the Oxford arm of the European Prospective Investigation into Cancer and Nutrition. Am J Clin Nutr 80 (5), 1391–6.

Rosell MS, Lloyd-Wright Z, Appleby PN, Sanders TA et al. (2005): Long-chain n-3 polyunsaturated fatty acids in plasma in British meat-eating, vegetarian, and vegan men. Am J Clin Nutr 82 (2), 327–34.

Rosen S (1992): Die Erde bewirtet euch festlich – Vegetarismus und die Religionen der Welt, 158 S. Adyar, Satteldorf.

Rothschuh KE (1983): Naturheilbewegung, Reformbewegung, Alternativbewegung. 148 S. Hippokrates, Stuttgart.

Rottka H, Hermann-Kunz E, Hahn B, Lang HP (1988) Berliner Vegetarier Studie. 1. Mitteilung: Lebensmittelverzehr, Nährstoff- und Energieaufnahme im Vergleich zu Nicht-Vegetariern. Akt Ernährungsmed 13 (6), 161–70.

Rottka H, Thefeld W (1984): Gesundheit und vegetarische Ernährungsweise. Akt Ernährungsmed 9 (6), 209–16.

Rumbak I, Žižić V, Sokolić L, Cvijetić S et al. (2012): Bone mineral density is not associated with homocysteine level, folate and vitamin B_{12} status. Arch Gynecol Obstet, 285 (4), 991–1000.

Saag KG, Choi H (2006): Epidemiology, risk factors, and lifestyle modifications for gout. Arthritis Res Ther 8 (Suppl 1), S2.

Sabaté J, Wien M (2010): Vegetarian diets and childhood obesity prevention. Am J Clin Nutr 91 (5), 1525S–1529S.

Sabaté J (2001): The public health risk-to-benefit ratio of vegetarian diets: changing paradigms. p. 19–30. In: Sabaté J (ed). Vegetarian nutrition. CRC Press, Boca Raton.

Sabaté J, Ang Y (2009): Nuts and health outcomes: new epidemiologic evidence. Am J Clin Nutr 89 (5 Suppl), 1643S–1648S.

Sabaté J, Blix G (2001): Vegetarian diets and obesity control. p. 91–107. In: Sabaté J (ed). Vegetarian nutrition. CRC Press, Boca Raton.

Sabaté J, Duk A, Lee CL (1999): Publication trends of vegetarian nutrition articles in biomedical literature, 1966–1995. Am J Clin Nutr 70 (3 Suppl), 601S–607S.

Sacks FM, Appel LJ, Moore TJ, Obarzanek E et al. (1999): A dietary approach to prevent hypertension: a review of the Dietary Approaches to Stop Hypertension (DASH) study. Clin Cardiol 22 (7 Suppl), III6–III10.

Sacks FM, Lichtenstein A, Van Horn L, Harris W et al. (2006): Soy protein, isoflavones, and cardiovascular health: a summary of a statement for professionals from the American Heart Association Nutrition Committee. Arterioscler Thromb Vasc Biol 26 (8), 1689–92.

Sacks FM, Svetkey LP, Vollmer WM, Appel LJ et al. (2001): Effects on blood pressure of reduced dietary sodium and the Dietary Approaches to Stop Hypertension (DASH) diet. DASH-Sodium Collaborative Research Group. N Engl J Med 344 (1), 3–10.

Sahni S, Cupples LA, McLean RR, Tucker KL et al. (2010): Protective effect of high protein and calcium intake on the risk of hip fracture in the Framingham offspring cohort. J Bone Miner Res 25 (12), 2770–6.

Sandberg AS (2002): Bioavailability of minerals in legumes. Br J Nutr 88 (Suppl 3), S281–S285.

Sanders TA (1999): Essential fatty acid requirements of vegetarians in pregnancy, lactation, and infancy. Am J Clin Nutr 70 (3 Suppl), 555S–559S.

Sanders TA (2009): DHA status of vegetarians. Prostaglandins Leukot Essent Fatty Acids 81 (2–3), 137–41.

Sanders TA, Reddy S (1992): The influence of a vegetarian diet on the fatty acid composition of human milk and the essential fatty acid status of the infant. J Pediatr 120 (4 Pt 2), S71–S77.

Sanjoaquin MA, Appleby PN, Spencer EA, Key TJ (2004a): Nutrition and lifestyle in relation to bowel movement frequency: a cross-sectional study of 20 630 men and women in EPIC-Oxford. Public Health Nutr 7 (1), 77–83.

Sanjoaquin MA, Appleby PN, Thorogood M, Mann JI, Key TJ (2004b): Nutrition, lifestyle and colorectal cancer incidence: a prospective investigation of 10 998 vegetarians and non-vegetarians in the United Kingdom. Br J Cancer 90 (1), 118–21.

Santarelli RL, Pierre F, Corpet DE (2008): Processed meat and colorectal cancer: a review of epidemiologic and experimental evidence. Nutr Cancer 60 (2), 131–44.

Sarmah AK, Meyer MT, Boxall AB (2006): A global perspective on the use, sales, exposure pathways, occurrence, fate and effects of veterinary antibiotics (VAs) in the environment. Chemosphere 65 (5), 725–59.

Schmicker R (1991): Diätprinzipien bei Dialysepatienten. Akt Ernährungsmed 16 (3), 138–40.

Schmid A (2006): Einfluss von Nitrat und Nitrit aus Fleischerzeugnissen auf die Gesundheit des Menschen. Ernähr Umsch 53 (12), 490–5.

Schmid A, Wilmes G, Stork A, Weiss M, Heseker H (2001): Ernährungs- und Bewegungsmangel im Altenheim weitverbreitet. Geriatrie Journal 3 (1–2), 31–4.

Schneider R (1997): Vom Umgang mit Zahlen und Daten. Eine praxisnahe Einführung in die Statistik und Ernährungsepidemiologie, 320 S. Umschau, Frankfurt/M.

Schnitzer JG (2004): Schnitzer-Intensivkost, Schnitzer-Normalkost, 128 S. Schnitzer, Friedrichshafen.

Scholl TO (2005): Iron status during pregnancy: setting the stage for mother and infant. Am J Clin Nutr 81 (5), 1218S–1222S.

Schönberger T (2001): Vegetarisch leben – die Ernährungsweise der Zukunft? In: Linnemann M, Schorcht C (Hrsg). Vegetarismus. Zur Geschichte und Zukunft einer Lebensweise, 129–37. Harald Fischer, Erlangen.

Schönhöfer-Rempt R (1988): Gießener Vegetarierstudie: Ernährungsgewohnheiten, Gesundheitsverhalten sowie Einstellung und Wissen zu ernährungsbezogenen Themen, 204 S. Dissertation. Institut für Ernährungswissenschaft, Justus-Liebig-Universität Gießen. Wissenschaftlicher Fachverlag, Niederkleen.

Schrenk F (2001): Die Frühzeit des Menschen. Der Weg zum Homo sapiens, 126 S. C.H. Beck, München, 3. Aufl.

Schrott E, Bolen CN (2004): Die köstliche Küche des Ayurveda, 336 S. Goldmann, München.

Schulze A, Strien R van, Ehrenstein V, Schierl R et al. (2006): Ambient endotoxin level in an area with intensive livestock production. Ann Agric Environ Med 13 (1), 87–91.

Schwartz RH (o.J.) Seventh Day Adventists. www.ivu.org/history/adventists/white.html (eingesehen am 08.07.2009).

Sebastian A, Frasetto IA, Sellmeyer DE, Meriam RL, Morris RC (2002): Estimation of the net acid load of the diet of ancestral pre-agricultural Homo sapiens and their hominid ancestors. Am J Clin Nutr 76 (6), 1308–16.

Segura R, Javierre C, Lizarraga MA, Ros E (2006): Other relevant components of nuts: phytosterols, folate and minerals. Br J Nutr 96 (Suppl 2), S36–44.

SELVIN E, MARINOPOULOS S, BERKENBLIT G, RAMI T ET AL. (2004): Meta-analysis: glycosylated hemoglobin and cardiovascular disease in diabetes mellitus. Ann Intern Med 141 (6), 421–31.

SEMLER E (2006): Rohkost. Historische, therapeutische und theoretische Aspekte einer alternativen Ernährungsform, 473 S. Dissertation. Institut für Ernährungswissenschaft, Justus-Liebig-Universität Gießen.

SEMLER E, HEINTZE T (2007): Haysche Trennkost. In: Bühring M (Hrsg): Naturheilverfahren und unkonventionelle medizinische Richtungen. Springer, Berlin (Nachlieferung).

SHAIKH MG, ANDERSON JM, HALL SK, JACKSON MA (2003): Transient neonatal hypothyroidism due to a maternal vegan diet. J Pediatr Endocrinol Metab 16 (1), 111–3.

SHERRATT A (2007): Vegetarians and their children. J Appl Philos 24 (4), 425–34.

SHERWOOD KL, HOUGHTON LA, TARASUK V, O'CONNOR DL (2006): One-third of pregnant and lactating women may not be meeting their folate requirements from diet alone based on mandated levels of folic acid fortification. J Nutr 136 (11), 2820–6.

SIENER R, HESSE A (2003): The effect of a vegetarian and different omnivorous diets on urinary risk factors for uric acid stone formation. Eur J Nutr 42 (6), 332–7.

SINGER P (1996): Animal Liberation. Die Befreiung der Tiere, 415 S. Rowohlt, Reinbek.

SINGH PN (2001): Does low meat consumption contribute to greater longevity? p. 135–70. In: Sabaté J (ed). Vegetarian nutrition. CRC Press, Boca Raton.

SINGH PN, SABATÉ J, FRASER GE (2003): Does low meat consumption increase life expectancy in humans? Am J Clin Nutr 78 (3 Suppl), 526S–532S.

SINHA R, CROSS AJ, GRAUBARD BI, LEITZMANN MF, SCHATZKIN A (2009): Meat intake and mortality: a prospective study of over half a million people. Arch Intern Med 169 (6), 562–71.

SMITH AM (2006): Veganism and osteoporosis: a review of the current literature. Int J Nurs Pract 12 (5), 302–6.

SNOWDON DA (1988): Animal product consumption and mortality because of all causes combined, coronary heart disease, stroke, diabetes, and cancer in Seventh-day Adventists. Am J Clin Nutr 48 (3 suppl), 739–48.

SOLFRIZZI V, PANZA F, FRISARDI V, SERIPA D ET AL. (2011): Diet and Alzheimer's disease risk factors or prevention: the current evidence. Expert Rev Neurother 11 (5), 677–708.

SONG Y, MANSON JE, BURING JE, LIU S (2004): A prospective study of red meat consumption and type 2 diabetes in middle-aged and elderly women: the Women's Health Study. Diabetes Care 27 (9), 2108–15.

SPECKER BL (1994): Nutritional concerns of lactating women consuming vegetarian diets. Am J Clin Nutr 59 (5 Suppl), 1182S–1186S.

SPECKER BL, BLACK A, ALLEN L, MORROW F (1990): Vitamin B_{12}: low milk concentrations are related to low serum concentrations in vegetarian women and to methylmalonic aciduria in their infants. Am J Clin Nutr 52 (6), 1073–6.

SPENCER EA, APPLEBY PN, DAVEY GK, KEY TJ (2003): Diet and body mass index in 38 000 EPIC-Oxford meat-eaters, fish-eaters, vegetarians and vegans. Int J Obes Relat Metab Disord 27 (6), 728–34.

SPENCER C (2000): Vegetarianism: a history, 384 p. Grub Street, London.

SPIELBERG P (2007): Schul- und Komplementärmedizin: Miteinander statt nebeneinander. Dtsch Arztebl 104 (46), A-3148.

SRIKUMAR TS, JOHANSSON GK, OCKERMAN PA, GUSTAFSSON JA, AKESSON B (1992): Trace element status in healthy subjects switching from a mixed to a lactovegetarian diet for 12 mo. Am J Clin Nutr 55 (4), 885–90.

STABLER SP, ALLEN RH (2004): Vitamin B_{12} deficiency as a worldwide problem. Annu Rev Nutr 24, 299–326.

STAHL A, HESEKER H (2007): Folat. Physiologie, Vorkommen, Analytik, Referenzwerte und Versorgung in Deutschland. Ernähr Umsch 54 (6), 336–43.

STANFORD CB (1996): The hunting ecology of wild chimpanzees: implications for the evolutionary ecology of pliocene hominids. Am Anthropol 98 (1), 96–113.

STARY HC (2000): Lipid and macrophage accumulations in arteries of children and the development of atherosclerosis. Am J Clin Nutr 72 (5 Suppl), 1297S–1306S.

STATISTISCHES BUNDESAMT (Hrsg) (2006): Bevölkerung Deutschlands bis 2050 – 11. koordinierte Bevölkerungsvorausberechnung, 66 S. Wiesbaden.

STATISTISCHES BUNDESAMT (Hrsg) (2008a): Statistisches Jahrbuch 2008 für die Bundesrepublik Deutschland, 734 S. Wiesbaden.

STATISTISCHES BUNDESAMT (Hrsg) (2008b): Sterbetafel Deutschland 2005/07. Wiesbaden.

STATISTISCHES BUNDESAMT (2011): 2010: Herz-Kreislauferkrankungen verursachten rund 41 % aller Todesfälle. Pressemitteilung Nr. 354 vom 23.09.2011. https://www.destatis.de/DE/PresseService/Presse/Pressemitteilungen/2011/09/PD11_354_232.html (eingesehen am 06.07.2012).

STAVEREN WAv, DAGNELIE PC (1988): Food consumption, growth, and development of Dutch children fed on alternative diets. Am J Clin Nutr 48 (3 Suppl), S819–S821.

STEFFEN LM, KROENKE CH, YU X, PEREIRA MA ET AL. (2005): Associations of plant food, dairy product, and meat intakes with 15-y incidence of elevated blood pressure in young black and white adults: the Coronary Artery Risk Development in Young Adults (CARDIA) study. Am J Clin Nutr 82 (6), 1169–77.

STORCKSDIECK S, WALCZYK T, RENGGLI S, HURRELL RF (2008): Oxalic acid does not influence nonhaem iron absorption in humans: a comparison of kale and spinach meals. Eur J Clin Nutr 62 (3), 336–41.

STRASSNER C (1998): Ernähren sich Rohköstler gesünder? Die Gießener Rohkost-Studie, 243 S. Dissertation, Verlag für Medizin und Gesundheit, Heidelberg.

STRAZZULLO P, D'ELIA L, KANDALA NB, CAPPUCCIO FP (2009): Salt intake, stroke, and cardiovascular disease: meta-analysis of prospective studies. BMJ 339, b4567.

STREULING I, BEYERLEIN A, ROSENFELD E, SCHUKAT B, VON KRIES R (2011): Weight gain and dietary intake during pregnancy in industrialized countries – a systematic review of observational studies. J Perinat Med 39 (2), 123–9.

STRÖHLE A (2011): Vitamin D im Blickfeld der Prävention. Ernährung im Fokus 11 (6), 242–51.

STRÖHLE A, HAHN A (2006): Evolutionäre Ernährungswissenschaft und steinzeitliche Ernährungsempfehlungen: Stein der allgemeinen Weisheit oder Stein des Anstoßes? Teil 1: Konzept, Begründung und paläoanthropologische Befunde. Teil 2: Ethnographische Daten und ernährungswissenschaftliche Implikationen. Ernähr Umschau 53 (1), 10–6 und (2), 53–8.

STRÖHLE A, WALDMANN A, WOLTERS M, HAHN A (2006a): Vegetarische Ernährung: Präventives Potenzial und mögliche Risiken. Teil 1: Lebensmittel pflanzlicher Herkunft. Wien Klin Wochenschr 118 (19–20), 580–93.

STRÖHLE A, WALDMANN A, WOLTERS M, HAHN A (2006b): Vegetarische Ernährung: Präventives Potenzial und mögliche Risiken. Teil 2: Lebensmittel tierischer Herkunft und Empfehlungen. Wien Klin Wochenschr 118 (23–24), 728–37.

STRÖHLE A, WOLTERS M, HAHN A (2009): Die Ernährung des Menschen im evolutionsmedizinischen Kontext. Wien Klin Wochenschr 121 (5–6), 173–87.

STRONG JP, ZIESKE AW, MALCOM GT (2001): Lipoproteins and atherosclerosis in children: an early marriage? Nutr Metab Cardiovasc Dis 11 (Suppl 5), 16–22.

SU TC, JENG JS, WANG JD, TORNG PL ET AL. (2006): Homocysteine, circulating vascular cell adhesion molecule and carotid atherosclerosis in postmenopausal vegetarian women and omnivores. Atherosclerosis 184 (2), 356–62.

SUMM U, HEINTZE T (2008): Der Trennkost-Doktor, 158 S. Knaur, München.

SWINBURN BA, CATERSON I, SEIDELL JC, JAMES WP (2004): Diet, nutrition and the prevention of excess weight gain and obesity. Public Health Nutr 7 (1A), 123–46.

SZETO YT, KWOK TC, BENZIE IF (2004): Effects of a long-term vegetarian diet on biomarkers of antioxidant status and cardiovascular disease risk. Nutrition 20 (10), 863–6.

TANG AL, SHAH NP, WILCOX G, WALKER KZ, STOJANOVSKA L (2007): Fermentation of calcium-fortified soymilk with Lactobacillus: effects on calcium solubility, isoflavone conversion, and production of organic acids. J Food Sci 72 (9), M431–M436.

TANTAMANGO-BARTLEY Y, JACELDO-SIEGL K, FAN J, FRASER G (2013): Vegetarian diets and the incidence of cancer in a low-risk population. Cancer Epidemiol Biomarkers Prev 22 (2), 286–94.

TAVARES NR, MOREIRA PA, AMARAL TF (2009): Riboflavin supplementation and biomarkers of cardiovascular disease in the elderly. J Nutr Health Aging 13 (5), 441–6.

TAYLOR EF, BURLEY VJ, GREENWOOD DC, CADE JE (2007): Meat consumption and risk of breast cancer in the UK Women's Cohort Study. Br J Cancer 96 (7), 1139–46.

TEAS J, PINO S, CRITCHLEY A, BRAVERMAN LE (2004): Variability of iodine content in common commercially available edible seaweeds. Thyroid 14 (10), 836–41.

TEMELIE B (2009): Ernährung nach den Fünf Elementen, 223 S. Joy, Sulzberg, 38. Aufl.

TEPPER BJ, TRAIL AC, SHAFFER SE (1996): Diet and physical activity in restrained eaters. Appetite 27 (1), 51–64.

TEUTEBERG HJ, WIEGELMANN G (2005): Nahrungsgewohnheiten in der Industrialisierung des 19. Jahrhunderts, 417 S. Lit Verlag, Münster, 2. Aufl. (unveränderter Neudruck der Erstauflage von 1972).

THAMM M, ELLERT U, THIERFELDER W, LIESENKOTTER KP, VÖLZKE H (2007): Jodversorgung in Deutschland – Ergebnisse des Jodmonitorings im Kinder- und Jugendgesundheitssurvey (KiGGS). Bundesgesundheitsbl Gesundheitsforsch Gesundheitsschutz 50 (5–6), 744–9.

THANE CW, BATES CJ (2000): Dietary intakes and nutrient status of vegetarian preschool children from a British national survey. J Hum Nutr Diet 13 (3), 149–62.

THE ALPHA-TOCOPHEROL, BETA CAROTENE CANCER PREVENTION STUDY GROUP (1994): The effect of vitamin E and beta-carotene on the incidence of lung cancer and other cancers in male smokers. N Engl J Med 330 (15), 1029–35.

THEFELD W, ROTTKA H, MELCHERT HU (1986): Verhaltensweisen und Gesundheitszustand von Vegetariern. Erste Fragebogenergebnisse der Berliner Vegetarier-Studie. Akt Ernähr Med 11 (3), 127–35.

THE VEGETARIAN SOCIETY (2008): Persönliche Mitteilung von Fay Counts (Fundraising & Membership Manager) v. 11.04.2008.

THE VEGETARIAN SOCIETY OF THE UNITED KINGDOM (2011): Annual report, 31 March 2011. http://www.vegsoc.org/document.doc?id=266 (eingesehen am 07.07.2012).

THOMAS HV, DAVEY GK, KEY TJ (1999): Oestradiol and sex hormone-binding globulin in premenopausal and post-menopausal meat-eaters, vegetarians and vegans. Br J Cancer 80 (9), 1470–5.

THOROGOOD M, MANN J, APPLEBY P, MCPHERSON K (1994): Risk of death from cancer and ischaemic heart disease in meat and non-meat eaters. Brit Med J 308 (6945), 1667–70.

THORPE DL, KNUTSEN SF, BEESON WL, RAJARAM S, FRASER GE (2008): Effects of meat consumption and vegetarian diet on risk of wrist fracture over 25 years in a cohort of peri- and postmenopausal women. Public Health Nutr 11 (6), 564–72.

TIGHE P, DUTHIE G, VAUGHAN N, BRITTENDEN J ET AL. (2010): Effect of increased consumption of whole-grain foods on blood pressure and other cardiovascular risk markers in healthy middle-aged persons: a randomized controlled trial. Am J Clin Nutr 92 (4), 733–40.

TIMKO CA, HORMES JM, CHUBSKI J (2012): Will the real vegetarian please stand up? An investigation of dietary restraint and eating disorder symptoms in vegetarians versus non-vegetarians. Appetite 58 (3), 982–90.

TOELLER M (2005): Evidenz-basierte Ernährungsempfehlungen zur Behandlung und Prävention des Diabetes mellitus. Autorisierte deutsche Version nach: Diabetes and Nutrition Study Group (DNSG) of the European Association for the Study of Diabetes (EASD) (2004): Diabetes und Stoffwechsel 14, 75–94.

TONSTAD S, BUTLER T, YAN R, FRASER GE (2009): Type of vegetarian diet, body weight, and prevalence of type 2 diabetes. Diabetes Care 32 (5), 791–6.

TOOHEY ML, HARRIS MA, DEWITT W, FOSTER G ET AL. (1998): Cardiovascular disease risk factors are lower in African-American vegans compared to lacto-ovo-vegetarians. J Am Coll Nutr 17 (5), 425–34.

TRAPP CB, BARNARD ND (2010): Usefulness of vegetarian and vegan diets for treating type 2 diabetes. Curr Diab Rep 10 (2), 152–8.

TURNER-MCGRIEVY GM, BARNARD ND, SCIALLI AR (2007): A two-year randomized weight loss trial comparing a vegan diet to a more moderate low-fat diet. Obesity (Silver Spring) 15 (9), 2276–81.

TZOULAKI I, BROWN IJ, CHAN Q, VAN HORN L ET AL. (2008): Relation of iron and red meat intake to blood pressure: cross sectional epidemiological study. Brit Med J 337 (a258).

UESHIMA H, STAMLER J, ELLIOTT P, CHAN Q ET AL. (2007): Food omega-3 fatty acid intake of individuals (total, linolenic acid, long-chain) and their blood pressure: INTERMAP study. Hypertension 50 (2), 313–9.

UMWELTBUNDESAMT (2009a): Umweltdaten Deutschland online: Grundwasserqualität. www.env-it.de/umweltdaten/public/theme.do?nodeIdent=2397 (eingesehen am 08.07.2009).

UMWELTBUNDESAMT (2009b): Umweltdaten Deutschland online: Oberflächengewässer. Einträge von Nähr- und Schadstoffen. www.env-it.de/umweltdaten/public/theme.do?no deIdent=2395 (eingesehen am 08.07.2009).

UNESCO (The United Nations Educational, Scientific and Cultural Organization) (2009): Water in a changing world. The United Nations World Water Development Report 3. Paris.

UNGAR PS (ed) (2006): Evolution of the human diet. The known, the unknown, and the unknowable. 432 p. Oxford University Press, Oxford.

UNGAR PS, GRINE FE, TEAFORD MF (2006): Diet in early homo: a review of the evidence and a new model of adaptive versatility. Annu Rev Anthropol 35, 209–28.

UNICEF (United Nations Children's Fund), UNU (United Nations University), WHO (World Health Organization) (2001): Iron deficiency anaemia: assessment, prevention and control. A guide for programme managers, 114 p. WHO, Geneva.

URBANO G, LÓPEZ-JURADO M, ARANDA P, VIDAL-VALVERDE C ET AL. (2000): The role of phytic acid in legumes: antinutrient or beneficial function? J Physiol Biochem 56 (3), 283–94.

VALACHOVICOVÁ M, KRAJCOVICOVÁ-KUDLÁCKOVÁ M, BLAZÍCEK P, BABINSKÁ K (2006): No evidence of insulin resistance in normal weight vegetarians. A case control study. Eur J Nutr 45 (1), 52–4.

VAN DER A DL, PEETERS PH, GROBBEE DE, MARX JJ, VAN DER SCHOUW YT (2005): Dietary haem iron and coronary heart disease in women. Eur Heart J 26 (3), 257–62.

VANG A, SINGH PN, LEE JW, HADDAD EH, BRINEGAR CH (2008): Meats, processed meats, obesity, weight gain and occurrence of diabetes among adults: findings from Adventist Health Studies. Ann Nutr Metab 52 (2), 96–104.

VEBU (Vegetarier-Bund Deutschlands) (2008): Persönliche Mitteilung des Vorsitzenden Thomas Schönberger v. 14.03.2008.

VEBU (Vegetarier-Bund Deutschlands) (2009): Bald jeder Dritte Vegetarier? Aktuelle Zahlen und Fakten. www.vebu.de/aktuelles/news/293–bald-jeder-dritte-vegetarier-aktuelle-zahlen-und-fakten (eingesehen am 08.07.2009).

VERKLEIJ-HAGOORT AC, DE VRIES JH, URSEM NT, DE JONGE R ET AL. (2006): Dietary intake of B-vitamins in mothers born a child with a congenital heart defect. Eur J Nutr 45 (8), 478–86.

VINNARI M, MONTONEN J, HÄRKÄNEN T, MÄNNISTÖ S (2009): Identifying vegetarians and their food consumption according to self-identification and operationalized definition in Finland. Public Health Nutr 12 (4), 481–8.

VOLKERT D (1994): Besondere Anforderungen an die Ernährung im höheren Lebensalter. Ernähr Umsch 41 (7), 260–4.

VOLKERT D, KREUEL K, HESEKER H, STEHLE P (2004): Energy and nutrient intake of young-old, old-old and very-old elderly in Germany. Eur J Clin Nutr 58 (8), 1190–200.

VORMANN J, GOEDECKE T (2002): Latente Azidose: Übersäuerung als Ursache chronischer Erkrankungen. Schweiz Zschr Ganzheits-Medizin 14 (2), 90–6.

VSDC (Vegetarian Society of the District of Columbia) (2009): Welcome to the Vegetarian Society of DC. www.vsdc.org (eingesehen am 08.07.2009).

WACKER J, FRÜHAUF J, SCHULZ M, CHIWORA FM ET AL. (2000): Riboflavin deficiency and preeclampsia. Obstet Gynecol 96 (1), 38–44.

WAERLAND A (o.J.): Befreiung aus dem Hexenkessel der Krankheiten, 261 S. Humata, Bern, 6. Aufl.

WALDMANN A, KOSCHIZKE JW, LEITZMANN C, HAHN A (2003): Dietary intakes and lifestyle factors of a vegan population in Germany: results from the German Vegan Study. Eur J Clin Nutr 57 (8), 947–55.

WALDMANN A, KOSCHIZKE JW, LEITZMANN C, HAHN A (2004a): Dietary iron intake and iron status of German female vegans: results of the German vegan study. Ann Nutr Metab 48 (2), 103–8.

WALDMANN A, KOSCHIZKE JW, LEITZMANN C, HAHN A (2004b): Homocysteine and cobalamin status in German vegans. Public Health Nutr 7 (3), 467–72.

WALDMANN A, KOSCHIZKE JW, LEITZMANN C, HAHN A (2005a): German Vegan Study: diet, lifestyle factors and cardiovascular risk profile. Ann Nutr Metab 49 (6), 366–72.

WALDMANN A, KOSCHIZKE JW, LEITZMANN C, HAHN A (2005b): Dietary intakes and blood concentrations of antioxidant vitamins in German vegans. Int J Vitam Nutr Res 75 (1), 28–36.

WALDMANN A, DÖRR B, KOSCHIZKE JW, LEITZMANN C, HAHN A (2006): Dietary intake of vitamin B_6 and concentration of vitamin B_6 in blood samples of German vegans. Public Health Nutr 9 (6), 779–84.

WALLIN A, ORSINI N, WOLK A (2011): Red and processed meat consumption and risk of ovarian cancer: a dose-response meta-analysis of prospective studies. Br J Cancer 104 (7), 1196–201.

WANDMAKER H (1992): Willst Du gesund sein? Vergiß den Kochtopf! 621 S. Goldmann, München, 17. Aufl.

WANG L, MANSON JE, BURING JE, SESSO HD (2008a): Meat intake and the risk of hypertension in middle-aged and older women. J Hypertens 26 (2), 215–22.

WANG YF, CHIU JS, CHUANG MH, CHIU JE, LIN CL (2008b): Bone mineral density of vegetarian and non-vegetarian adults in Taiwan. Asia Pac J Clin Nutr 17 (1), 101–6.

WARD LM, GABOURY I, LADHANI M, ZLOTKIN S (2007): Vitamin D-deficiency rickets among children in Canada. Can Med Assoc J 177 (2), 161–6.

WARENSJÖ E, BYBERG L, MELHUS H, GEDEBORG R ET AL. (2011): Dietary calcium intake and risk of fracture and osteoporosis: prospective longitudinal cohort study. BMJ 342, d1473.

WASSENAAR T, GERBER P, VERBURG PH, ROSALES M ET AL. (2007): Projecting land use changes in the neotropics: the geography of pasture expansion into forests. Global Environ Chang 17 (1), 86–104.

WATANABE F (2007): Vitamin B_{12} sources and bioavailability. Exp Biol Med (Maywood) 232 (10), 1266–74.

WATANABE F, TAKENAKA S, KATSURA H, MASUMDER SA ET AL. (1999): Dried green and purple lavers (Nori) contain substantial amounts of biologically active vitamin B_{12} but less of dietary iodine relative to other edible seaweeds. J Agric Food Chem 47 (6), 2341–3.

WATANABE F, TAKENAKA S, KITTAKA-KATSURA H, EBARA S, MIYAMOTO E (2002): Characterization and bioavailability of vitamin B_{12}-compounds from edible algae. J Nutr Sci Vitaminol (Tokyo) 48 (5), 325–31.

WATZL B, LEITZMANN C (2005): Bioaktive Substanzen in Lebensmitteln, 254 S. Hippokrates, Stuttgart, 3. Aufl.

WCRF, AICR (World Cancer Research Fund, American Institute for Cancer Research) (Hrsg) (2007a): Ernährung, körperliche Aktivität und Krebsprävention: Eine globale Perspektive (Deutsche Zusammenfassung), 16 S. London.

WCRF, AICR (World Cancer Research Fund, American Institute for Cancer Research) (ed) (2007b): Food, nutrition, physical activity, and the prevention of cancer: a global perspective. 517 p. AICR, Washington.

WEAVER CM (2009): Should dairy be recommended as part of a healthy vegetarian diet? Point. Am J Clin Nutr 89 (5 Suppl), 1634S–1637S.

WEIKERT C, WALTER D, HOFFMANN K, KROKE A ET AL. (2005): The relation between dietary protein, calcium and bone health in women: results from the EPIC-Potsdam cohort. Ann Nutr Metab 49 (5), 312–8.

WEISBERG P, SCANLON KS, LI R, COGSWELL ME (2004): Nutritional rickets among children in the United States: review of cases reported between 1986 and 2003:. Am J Clin Nutr 80 (6 Suppl), 1697S–1705S.

WEISS R, FOGELMAN Y, BENNETT M (2004): Severe vitamin B_{12} deficiency in an infant associated with a maternal deficiency and a strict vegetarian diet. J Pediatr Hematol Oncol 26 (4), 270–1.

WEISSER U (1999): Hippokrates/Galen. In: Engelhardt Dv, Hartmann F (Hrsg). Klassiker der Medizin. Band 1: Von Hippokrates bis Christoph Wilhelm Hufeland, 11–29. C.H. Beck, München.

WELCH AA, SHAKYA-SHRESTHA S, LENTJES MA, WAREHAM NJ, KHAW KT (2010): Dietary intake and status of n-3 polyunsaturated fatty acids in a population of fish-eating and non-fish-eating meat-eaters, vegetarians, and vegans and the product-precursor ratio [corrected] of α-linolenic acid to long-chain n-3 polyunsaturated fatty acids: results from the EPIC-Norfolk cohort. Am J Clin Nutr 92 (5), 1040–5.

WFP (World Food Programme) (2011): 10 Fakten über Hunger. http://de.wfp.org/stories/10-fakten-%C3%BCber-hunger (eingesehen am 10.07.2012).

White WB (2007): Smoking-related morbidity and mortality in the cardiovascular setting. Prev Cardiol 10 (2 Suppl 1), 1–4.

WHO (World Health Organization) (1946): Constitution of the World Health Organization, 19 p. WHO, Geneva.

WHO (World Health Organization) (2003a): Prevention and management of osteoporosis: report of a WHO scientific group. 192 p. Geneva.

WHO (World Health Organization) (2003b): The world health report 2003, 193 p. Geneva.

WHO (World Health Organization) (2004): Iodine status worldwide: WHO global database on iodine deficiency, 48 p. Geneva.

WHO (World Health Organization) (2008): Worldwide prevalence of anaemia 1993–2005, 40 p. Geneva.

WHO (World Health Organization) (2011): Cardiovascular diseases (CVDs). Fact sheet N. 317 http://www.who.int/mediacentre/factsheets/fs317/en/index.html (eingesehen am 06.07.2012).

WHO (World Health Organization) (2012a): Obesity and overweight. Fact sheet N. 311, Mai 2012. http://www.who.int/mediacentre/factsheets/fs311/en/index.html (eingesehen am 10.07.2012).

WHO (World Health Organization) (2012b): Cancer. Fact sheet N. 297, Februar 2012. http://www.who.int/mediacentre/factsheets/fs297/en/index.html (eingesehen am 07.07.2012).

Whorton JC (2001): The historical context of vegetarianism. In: Sabaté J (ed). Vegetarian nutrition, 483–505. CRC Press, Boca Raton.

Wichtl M (Hrsg) (2008): Teedrogen und Phytopharmaka, 785 S. Wiss Verl Ges, Stuttgart, 5. Aufl.

Wiegmann K, Eberle U, Fritsche UR, Hünecke K (2005): „Ernährungswende", Diskussionspapier Nr. 7: Umweltauswirkungen von Ernährung – Stoffstromanalysen und Szenarien, 63 S. Öko-Institut, Hamburg.

Wierzbicki AS (2007): Homocysteine and cardiovascular disease: a review of the evidence. Diab Vasc Dis Res 4 (2), 143–50.

Wilson AK, Ball MJ (1999): Nutrient intake and iron status of Australian male vegetarians. Eur J Clin Nutr 53 (3), 189–94.

Wirz A (1993) Die Moral auf dem Teller, 247 S. Chronos, Zürich.

Wiseman MJ, Hunt R, Goodwin A, Gross JL et al. (1987): Dietary composition and renal function in healthy subjects. Nephron 46 (1), 37–42.

Wolf-Maier K, Cooper RS, Banegas JR, Giampaoli S et al. (2003): Hypertension prevalence and blood pressure levels in 6 European countries, Canada, and the United States. JAMA 289 (18), 2363–9.

Wolff E, Dansinger ML (2008): Soft drinks and weight gain: how strong is the link? Medscape J Med 10 (8), 189.

Wolters M, Ströhle A, Hahn A (2004): Cobalamin: a critical vitamin in the elderly. Prev Med 39 (6), 1256–66.

Woo J, Kwok T, Ho SC, Sham A, Lau E (1998): Nutritional status of elderly Chinese vegetarians. Age Ageing 27 (4), 455–61.

Worm B, Sandow M, Oschlies A, Lotze HK, Myers RA (2005): Global patterns of predator diversity in the open oceans. Science 309 (5739), 1365–9.

Worsley A, Skrzypiec G (1998): Teenage vegetarianism: prevalence, social and cognitive contexts. Appetite 30 (2), 151–70.

Yamagishi S, Nakamura K, Imaizumi T (2005): Advanced glycation end products (AGEs) and diabetic vascular complications. Curr Diabetes Rev 1 (1), 93–106.

Yang G, Shu XO, Jin F, Zhang X et al. (2005): Longitudinal study of soy food intake and blood pressure among middle-aged and elderly Chinese women. Am J Clin Nutr 81 (5), 1012–7.

Yeakel JD, Bennett NC, Koch PL, Dominy N (2007): The isotopic ecology of African mole rats informs hypotheses on the evolution of human diet. Proc Biol Sci 274 (1619), 1723–30.

Young G, Conquer J (2005): Omega-3 fatty acids and neuropsychiatric disorders. Reprod Nutr Dev 45 (1), 1–28.

Young VR, Pellett PL (1994): Plant proteins in relation to human protein and amino acid nutrition. Am J Clin Nutr 59 (5 Suppl), 1203S–1212S.

Yu CH, Zinman B (2007): Type 2 diabetes and impaired glucose tolerance in aboriginal populations: a global perspective. Diabetes Res Clin Pract 78 (2), 159–70.

Yuan G, Al-Shali KZ, Hegele RA (2007): Hypertriglyceridemia: its etiology, effects and treatment. CMAJ 176 (8), 1113–20.

Yusuf S, Hawken S, Ounpuu S, Dans T et al. (2004): Effect of potentially modifiable risk factors associated with myocardial infarction in 52 countries (the INTERHEART study): case-control study. Lancet 364 (9438), 937–52.

Zhang Z, Ma G, Chen S, Li Z et al. (2013): Comparison of plasma triacylglycerol levels in vegetarians and omnivores: A meta-analysis. Nutrition 29 (2), 426–30.

Zhao Y, Martin BR, Weaver CM (2005): Calcium bioavailability of calcium carbonate fortified soymilk is equivalent to cow's milk in young women. J Nutr 135 (10), 2379–82.

Zimmermann MB (2007): The impact of iodised salt or iodine supplements on iodine status during pregnancy, lactation and infancy. Public Health Nutr 10 (12A), 1584–95.

Zittermann A (2003): Vitamin D in preventive medicine: are we ignoring the evidence? Br J Nutr 89 (5), 552–72.

ZMP (Zentrale Markt- und Preisberichtstelle) (2007): Fleischeinkäufe legen leicht zu. Pressemitteilung vom 12.10.2007.

Zösch S (2012): Persönliche Mitteilung v. 09.07.2012.

Zyriax BC, Boeing H, Windler E (2005): Nutrition is a powerful independent risk factor for coronary heart disease in women – the CORA study: a population-based case-control study. Eur J Clin Nutr 59 (10), 1201–7.

Sachregister